当代名中医专科专病经方
薪传临证绝技丛书

名中医

脑病经方薪传临证绝技

U0094360

主编 雷 威 郑嘉泉 谭晓文

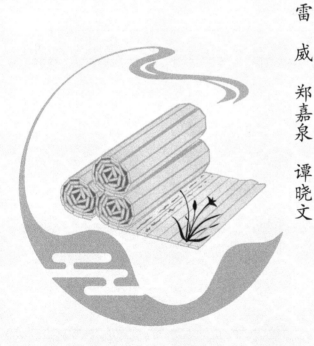

科学技术文献出版社
SCIENTIFIC AND TECHNICAL DOCUMENTATION PRESS
·北京·

图书在版编目（CIP）数据

名中医脑病经方薪传临证绝技 / 雷威，郑嘉泉，谭晓文主编. —北京：科学技术文献出版社，2023.10

（当代名中医专科专病经方薪传临证绝技丛书）

ISBN 978-7-5189-9211-9

Ⅰ.①名… Ⅱ.①雷… ②郑… ③谭… Ⅲ.①脑病—经方—汇编 ②脑病—中医临床—经验—中国—现代 Ⅳ.① R289.5 ② R277.72

中国版本图书馆 CIP 数据核字（2022）第 092844 号

名中医脑病经方薪传临证绝技

策划编辑：薛士滨　　责任编辑：刘英杰　张雪峰　　责任校对：张　微　　责任出版：张志平

出　版　者　科学技术文献出版社
地　　　址　北京市复兴路15号　　邮编 100038
编　务　部　（010）58882938，58882087（传真）
发　行　部　（010）58882868，58882870（传真）
邮　购　部　（010）58882873
官 方 网 址　www.stdp.com.cn
发　行　者　科学技术文献出版社发行　全国各地新华书店经销
印　刷　者　北京虎彩文化传播有限公司
版　　　次　2023 年 10 月第 1 版　2023 年 10 月第 1 次印刷
开　　　本　710×1000　1/16
字　　　数　371千
印　　　张　23　彩插 2 面
书　　　号　ISBN 978-7-5189-9211-9
定　　　价　78.00元

《当代名中医专科专病经方薪传临证绝技》丛书
编委会

协编单位　中国中医药研究促进会仲景星火工程分会

中国中医药信息学会人才信息分会

中国针灸学会针灸技师工作委员会

世界中医药学会联合会中医疗养研究专业委员会

中国民间中医医药研究开发协会中医膏方养生分会

中关村炎黄中医药科技创新联盟

中华中医药中和医派杨建宇京畿豫医工作室

世界中医药协会国际中和医派研究总会

北京世中联中和国际医学研究院

《名中医脑病经方薪传临证绝技》编委会

主　编　雷　威　临沂市人民医院
　　　　郑嘉泉　鄂尔多斯市中医医院
　　　　谭晓文　湖南省湘西州民族中医院
副主编　千元江　鄂尔多斯市中医医院
　　　　杨子庆　杭州中西医结合医院
　　　　黄宏烨　黄石市中医医院
　　　　刘京芳　河北省中医药科学院
　　　　刘　佳　新疆维吾尔自治区中医医院
　　　　杨建宇　光明中医杂志
　　　　张　泽　辽宁中医药大学附属医院
　　　　刘德祥　北京德祥堂中医学研究院有限公司
　　　　郭　宇　北京中医药大学东直门医院（通州院区）
编　委　（按姓氏笔画排序）
　　　　王学平　固安县中医院
　　　　邓恒芳　红城邓恒芳中西医诊所
　　　　刘军兵　重庆市九龙坡区中医院
　　　　李　聪　容城县中医医院
　　　　何　冠　重庆市第一社会福利院
　　　　张新宇　容城县中医医院
　　　　陈　蓉　重庆市九龙坡区中医院
　　　　陈玉娇　北京中医药大学东直门医院（通州院区）
　　　　陈建强　济南市中西医结合医院
　　　　翟妮娜　岷县中医院

主编简介

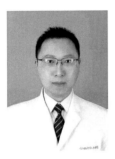

雷威，男，2010 年毕业于山东中医药大学第一临床医学院，硕士研究生，主治医师。兼任中国中西医结合学会传统经典名方临床研究专业委员会委员，中国中西医结合学会消化专业委员会脾胃学说应用与创新专家委员会青年委员，山东省中医药学会肾病专业委员会委员，山东省中医药学会综合医院中医工作专业委员会委员，临沂市中医药学会肾病专业委员会副主任委员。

发表 SCI 收录论文 3 篇，国家级、省级重点期刊论文 5 篇，获得临沂市科学技术成果奖三等奖 1 次。

擅长中医药治疗消化系统疾病（非萎缩/萎缩性胃炎、反流性食道炎、结肠炎）、慢性肾脏病（慢性肾炎、肾病综合征、慢性肾衰等）、甲状腺乳腺疾病（桥本氏甲状腺炎、甲状腺结节、乳腺炎、乳腺结节等）、神经系统疾病（脑梗死、头痛、眩晕综合征、耳鸣、失眠等）。

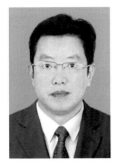

郑嘉泉，男，1999 年毕业于内蒙古医学院中医系，学士，主任医师，现任鄂尔多斯市中医医院脑病科主任，鄂尔多斯市名中医。兼任内蒙古自治区中医药学会脑病分会副主任委员，内蒙古自治区中医药学会第十届理事，内蒙古自治区中医药学会络病分会委员，世界中联心身医学专业委员会理事，中华国医经方高级研究员，中国中医药信息学会中医药人才信息分会理事，鄂尔多斯市医学会神经内科分会第三届委员会委员。

在国家级核心期刊发表学术论文十余篇。

擅长中西医结合治疗脑梗死、脑出血、周围神经病变、癫痫、多发性硬化、痴呆、抑郁、焦虑等神经系统疾病及高血压、糖尿病、心脏病等内科常见病，尤其对顽固性头痛、头晕、失眠的治疗有独特疗效。

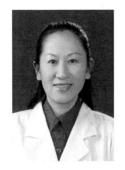

　　谭晓文，女，毕业于湖南中医药大学，医学硕士，湖南省湘西州民族中医院主任医师（二级）。

　　兼任湖南省名中医，第六批全国老中医药专家学术经验继承工作指导老师，湖南省博士后科研流动站协作研发中心博士后合作导师，中国民族医药学会副会长、土家医药分会副会长，中华中医药学会常务委员，湘西自治州民族中医学会会长，湖南省中医药跨世纪学科带头人，湖南省医疗事故鉴定专家，湖南省高级职称评审专家、湖南省司法鉴定专家、湖南省中医药科技奖评审专家、湘西自治州十四届人大常委会委员，中国民族医药学会医养结合分会常务委员，世界中医药联合会慢病管理专业委员会常务委员，湖南省中医及中西医结合学会常务理事，湖南省首届医养结合专业委员会常务委员，湖南省中医药国际合作专业委员会常务委员，湖南省职业康复专业委员会常务委员，湘西自治州神经病学专业委员会副主任委员、中医学会理事，国家中医药管理局苗医推拿重点专科项目负责人，湖南省中医药学会养生康复保健专业委员会委员、湘西自治州非物质文化保护项目评审专家、吉首市非物质文化保护项目评审专家委员会委员。

助推"经方热""经药热"
学术化、规范化、专科化！

《当代名中医专科专病经方薪传临证绝技》丛书终于要出版了！可喜可贺！

这是《医圣仲景文库》系列的成果！

也是我们中和医派中华国医专病专科经方大师研修班的成果！

更是中关村炎黄中医药科技创新联盟中医药国际"一带一路"经方行的成果！

又是中华中医药中和医派杨建宇京畿豫医工作室倡导推动的"经药理论体系"的成果！

也是每年10月21日"世界中医经方日"活动推动的抓手！

而关键所在，《当代名中医专科专病经方薪传临床绝技》丛书有助于推动"经方热""经药热"的学术化、规范化、专科化的发展！

不忘初心，砥砺前行！

重温中医药经典，找回中医药灵魂，再塑中医药伟大，成了中医药人的重要共识与努力导向。提升中医药经典研学力道，钻研中医药经方，以及共同推广普及经方临床应用，成了弘扬中医药经典理论，提高中医药临床服务能力的捷径，成了中医药临床疗效的保障。著名中医药经方大师——黄煌教授，宣讲经方应用，在全球范围内推广普及、规范推进经方的临床应用，助推全球中医"经方热"澎湃前行，是大家公认的挖掘经方宝藏的"兵工团长"。2014年我们中和医派第三代传人王丽娟，主持开展的中华国医专病专科经方大师研修班系列，在北京、南阳、郑州、成都、宁夏、深圳逐次展开，继推至海外。2017年，以黄煌教授为总指挥的中医药国际"一带一路"经方行活动，确定了每年10月21日作为"世界中医经方日"，将全球"经方热"推向新的辉煌！继而，在中和医派"经方""精方"基础上，倡导"道地药材""精准用药"，强调"动态辨证"，推出"经药"概念，创新"经药理论体系"，得到"当代神农""中药泰斗"祝之友教授的认可，并以国家中医药管理局全国名老中医药专家祝之友传承工作室的中医临床中药学学科传承的重要内容为导向，大力开展有关中医药"经药"的学术研讨和"经药理论体系"的创新构建，以神农本草经研修班和采药识药班为抓手，以纪念祝之友老教授从事中医药50周年活动为契机，在全国各地乃至港澳台、东南亚地区开展中医临床、中药学学术活动及"经药理论"研讨。

祝之友杨建宇经药传承研究室在印度尼西亚巴淡岛挂牌，确定每年农历四月二十六日为"世界中医经药日"。教材专著、专业论文持续出版发表，网络课堂、全球会议持续进行，助推中医"经药热"与"经方热"，相得益彰，携手共进，在中医药时代的大潮中，奔涌前进！

近来，仲景书院经方精英传人、中国中医科学院何庆勇教授，在全国各地开展"何庆勇经方经药"专题研修班、讲习班，这不但是祝之友老教授和我在仲景书院反复宣讲"经药概念"和"经药理论体系"的成果之一，更是"北京－河南－南阳"仲景书院的重大学术成果之一，因为以后还会有更多的像何庆勇教授这样的仲景学术精英、"经方"、"经药"传人，竭力开展"经方""经药"学术传承。再推中医药"经方热""经药热"新高潮，再续中医药"经方热""经药热"新辉煌！

"精研经典弘扬国粹，创新汉方惠泽苍生。"这是国医大师孙光荣教授的题词，也是《当代名中医专科专病经方薪传临床绝技》丛书所有的编者们数十年如一日在学习与临床实践中遵守的准则。熟读中医药经典，夯实中医药基础理论，传承《神农本草经》华夏先民原创治病用药经验精华，探解《黄帝内经》中医药道法自然、天人合一的奥旨，规范在《伤寒杂病论》指导下经方理法方药的临床诊病疗病用药体系，重塑中医药独特的临床辨证思维和优势显著的特色疗法的魂灵，重构中医药"经方""经药"理论体系在中医药理论和临床中的支撑与引领，回归中医药"经方""经药"的学术化发展，规范化推广及其专病专科化应用，促进中医药"经方热""经药热"回归主流中医医院的专病专科科室，成为中医药各专科最普遍的诊疗方式和首要选择，同时，提升中医药学术发展和规范化拓展与应用。而《当代名中医专科专病经方薪传临床绝技》丛书就是围绕各专科专病之优势病种，汇编总结临床卓有成就的各地著名中医专家、临床大家在临床中应用"经方""经药"理论的实践经验和妙招绝技，旨在给年轻中医药学者提供学习"经方""经药"的临床验案及理论精要，更重要的是通过各专病专科的"经方""经药"的汇总，促进各专病专科临床中医师明了各自专病专科常用的"经方""经药"，并从中汲取名老中医的临床经验，从而在整体上提升中医药服务大众健康的能力和水平，使中医药"经方热""经药热"走向学术化、规范化、专科化发展更有理论意义和现实意义，促进中医药事业大发展、大繁荣！

《当代名中医专科专病经方薪传临床绝技》丛书共计30册，是在名誉主编国医大师唐祖宣教授的具体指导下，在各分册主编带领编委会的努力下，历经3年，大家一边干好本职工作，一边积极抗击疫情，挤用休息时间，编写稿子，十分辛苦，十分不易，在此给大家道一声"您辛苦啦！大家都是人民的健康卫士！大家都是优秀的抗疫英雄！促进中医药'经方热''经药热'学术化、规范化、专科化发展，大家都是功臣！历史一定会铭记，中医药人不会忘记"。另外，还要感谢科学技术文献出版社对这套书的大力支持和帮助，从选题策划论证，到书稿的编撰排版，无不映衬体现着出版社领导、编辑的辛苦劳动和付出！在此一并表示衷心的感谢和深深的感恩！

最后，仍用我恩师孙光荣国医大师的话来结尾：

美丽中国有中医！

中医万岁！

杨建宇

2022.10.21·世界中医经方日·明医中和斋

注：杨建宇　教授、执业中医师、研究员

光明中医杂志社主编

中国中医药现代远程教育杂志社主编

中国中医药研究促进会仲景医学研究分会副会长兼秘书长

中关村炎黄中医药科技创新联盟执行主席

中华中医药中和医派创始人·掌门人

中医药国际"一带一路"经方行总干事

目录

第一章 中风专辑

有关中风的记述，始见于《黄帝内经》（简称《内经》）。如卒中昏迷期间有"仆击""大厥""薄厥"之称；对于半身不遂有"偏枯""偏风""身偏不用"等称。《灵枢·九宫八风》谓："其有三虚而偏中于邪风，则为击仆偏枯矣。"所指"击仆偏枯"即属本病。

《金匮要略》首创"中风"之名，确立"内虚邪中论"，认为"夫风之为病，当半身不遂。或但臂不遂者，此为痹，脉微而数，中风使然"。张仲景根据邪中深浅、病情轻重将中风分为中经、中络、中腑、中脏四证，为后世辨治本病奠定了基础。

唐宋以后，中风之名仍被使用，但对中风病因的认识有了重大突破，尤其金元时期，突出以"内风"立论，是中风学说的一大转折。元代王履从病因学角度归类，提出"真中风"与"类中风"。如《医经溯洄集·中风辨》说："因于风者，真中风也；因于火、因于气、因于湿者，类中风，而非中风也。"

至明代，张介宾在《景岳全书·非风》中提出了"中风非风"的论点，认为本病的发生"皆内伤积损颓败而然，原非外感风寒所致"。同代医家李中梓将中风中脏腑明确分为闭、脱二证。

近代医家张伯龙、张山雷、张寿甫等结合西医学知识探讨中风发病机制，但对于该病并未提出新的名词。

现代，本病与西医学的脑卒中大体相同，包括缺血性脑卒中和出血性脑卒中。缺血性脑卒中主要包括短暂性脑缺血发作、血栓形成性脑梗死、血栓栓塞性脑梗死；出血性脑卒中主要包括高血压性脑病等。

中西医对中风的认识

一、中医对中风的认识

中风是以猝然昏仆，不省人事，半身不遂，口眼歪斜，语言不利为主要临床症状的病证。轻者可无昏仆，仅有口眼歪斜、半身不遂、语言謇涩等症状。好发于中老年人，并具有起病急剧、变化迅速的特点。因本病起病急剧、变化迅速，与自然界善行而数变之风邪特性相似，故古人以此类比，将其名为中风。临床还可见突发眩晕，或视一为二，或不识事物及亲人，或步履维艰，或偏身疼痛，或肢体抖动不止等主要表现，而不以半身不遂等症状为主者，仍属中风病范畴。

历代对中风病的认识，从其病因学说的发展，大致可分为两个阶段，唐宋以前以"内虚邪中"立论，唐宋以后以内风立论。

本病在脏腑功能失调、气血亏虚的基础上，多由于忧思恼怒，或饮食不节，或房事所伤，或劳累过度，或气候骤变等诱因，以致阴亏于下，肝阳暴涨，内风旋动，夹痰夹火，横窜经脉，气血逆乱直冲犯脑，导致脑脉痹阻或血溢脑脉之外，蒙蔽心窍而发生猝然昏仆、半身不遂等症。其具体病因病机可有内风动越、五志化火、痰阻脉络、气机失调、血液瘀滞等不同。

总之，本病的病位在脑髓血脉，涉及心、肝、脾、肾等多个脏腑。常由于脑络受损、神机失用，而导致多脏腑功能紊乱。其病性属本虚标实，急性期以风火痰瘀等标实证候为主，恢复期及后遗症期则表现为虚实夹杂或本虚之证，以气虚血瘀、肝肾阴虚为多，亦可见气血不足、阳气虚衰之象，而痰瘀互结是中风各阶段的基本病机。

中风之发生，总不外乎在本为阴阳偏盛，气血逆乱；在标为风火相煽，痰浊壅塞、瘀血内阻，形成本虚标实、上盛下虚的症候。但病位有浅深，病情有轻重，证候有寒热虚实，病势有顺逆的不同，现从如下几个方面做辨证要点简要介绍。

1. 辨别中经络、中脏腑　中风急性期，分为中经络、中脏腑，以有无神志障碍为划分标准。凡具有半身不遂，口舌歪斜，舌强言謇而神志清楚者为中经络；不知人事，或神志不清、迷蒙，而伴见半身不遂、口舌歪斜者为中脏腑。中经络病位浅，病情相对较轻；中脏腑病位深，病情较重。

2. 辨别中脏腑之闭证、脱证　闭证是邪闭于内，症见神志昏迷、牙关紧闭、口噤不开、双手握固、肢体强痉、大小便闭，多属于实证；脱证是阳脱于外，症见神志迷糊、面色苍白、目合口开、气息低微、肢冷汗出、手撒遗尿等，多属于虚证，乃五脏之气衰弱欲绝、阴阳即将离决之候。另外，临床上尚有内闭清窍未开而外脱虚象已露，即所谓内闭外脱之候，此时往往是疾病安危演变的关键时期，应高度重视。

3. 辨别闭证之阳闭、阴闭　阳闭是闭证兼有热象，为痰热蒙蔽清窍，症见突然晕倒，不省人事，面红目赤，口噤气粗，便秘溲黄，舌红，苔黄腻，脉弦滑而数。阴闭是痰湿闭阻清窍，症见突然昏倒，不知人事，面色不红，静而不烦，痰涎壅盛，四肢不温，舌苔白腻，脉沉滑。

4. 辨别分期　中风病程可分为急性期、恢复期、后遗症期三个阶段，急性期为发病后2周以内，中脏腑可至1个月；恢复期指发病2周后或1个月至半年内；后遗症期指发病半年以上。

中风为本虚标实、上盛下虚之证。急性期虽有本虚之证，但以风阳、痰热、腑实、血瘀等"标实"之候为主；又因风夹浊邪蒙蔽心窍，壅塞清阳之腑，故上盛症状也较明显。按照急者治其标的原则，治用平肝息风、化痰通腑、活血化瘀、清热涤痰诸法。此时邪气盛，证偏实，故治无缓法，速去其病则安，但泄热通腑勿使通泄过度，以防伤正。恢复期以后，多属于本虚标实而侧重在"本虚"，其虚可见气虚与阴虚，但以气虚为多见。按照缓则治其本的原则，应以"扶正"为主。然半身不遂、偏身麻木之症俱在，乃瘀血、痰湿阻络而成，故治宜标本兼顾、益气活血，育阴通络、潜阳滋阴、健脾化痰均是常用之法。各临床大家在治疗中风各阶段的侧重点上会有所不同，但都遵循辨证论治的基本准则，名家们多年辨治该病的具体经验在下文中会详细讲明。

在其他治法之中，针灸治疗中风后遗症，可以起到疏通气血、调理气机、开窍通络之效，临床应用效果良好。推拿手法适用于以半身不遂为主要症状的中风患者，尤其是半身不遂的重症。推拿治疗促进气血运行，有利于患肢功能的恢复。中药熏洗、药浴具有温经活血、通络逐瘀的作用，直接作用在局部，可以明显减轻中风后肩关节疼痛、手部发胀等直接影响患者运动功能恢复的症状。中风后强调早期康复，在患者神志清楚，生命体征平稳，没有严重并发症、合并症时即可开始康复方法的介入，但需注意康复方法的正确选择，要持之以恒，循序渐进。

中风起病突然，变化迅速，病死率和病残率均较高，属于急危重症。中经络者如调治得当，病情得到控制，三五日即可进入恢复期，可不遗留后遗症；若调治失当，病情转重，可由中经络向中脏腑转化，预后较差，多数遗留后遗症。中脏腑向中经络转化，标志着病情好转。若中脏腑者出现四肢厥冷、呃逆不止、戴阳、呕血、便血、抽搐神昏、瞳孔大小不等等表现，则病情危险，预后很差，若救治不及时，往往趋于死亡；多次中风者预后较差，虽得救治，终因脑髓受损，病情迁延而遗留中风后遗症。总之，中风患者的预后转归取决于体质的强弱、正邪盛衰、病情轻重、治疗是否得当及时及平日的护理调养是否到位等因素。

二、西医对中风的认识

根据症状，中医的中风相当于西医的"脑血管意外疾病"。这是一种急性脑血管疾病，是由于脑部血管突然破裂或因血管阻塞导致血液不能流入大脑而引起脑组织损伤的一组疾病，包括缺血性和出血性卒中。

缺血性卒中的发病率高于出血性卒中，占脑卒中总数的60%～70%。颈内动脉、椎动脉闭塞和狭窄均可引起缺血性脑卒中，年龄多在40岁以上，男性较女性多，严重者可引起死亡。

（一）脑梗死

脑梗死旧称脑梗塞，又称缺血性脑卒中，是指因脑部血液供应障碍，缺血、缺氧所导致的局限性脑组织缺血性坏死或软化。脑梗死的临床常见类型有脑血栓形成、腔隙性梗死和脑栓塞等，脑梗死占全部脑卒中的80%。与其关系密切的疾病有糖尿病、肥胖、高血压、风湿性心脏病、心律失常、各种原因的脱水、动脉炎、休克、血压下降过快过多等。临床表现以猝然昏倒、不省人事、半身不遂、言语障碍、智力障碍为主要特征。脑梗死不仅给人类健康和生命造成极大威胁，而且给患者、家庭及社会带来极大的痛苦和沉重的负担。

脑梗死作为一种突发性脑部疾病可发生于任何年龄段，坏死程度因血栓部位及大小不同而有差别。多见于45～70岁中老年人，发病较急，多无前驱症状，局灶性神经体征在数分钟至数小时达到高峰，并且多表现完全性卒中，意识清楚或轻度意识障碍，颈内动脉或大脑中动脉主干栓塞导致大面积脑梗死，可发生严重脑水肿、颅内压增高，甚至脑疝和昏迷，少见痫性发作；椎－基底动脉系统栓塞常发生昏迷，个别病例局灶性休征稳定或一度好转后又出现加重提示梗死再发或继发出血等。

1. 急性期一般治疗　治疗原则为尽早改善脑缺血区的血液循环，促进神经功能恢复。急性期应尽量卧床休息，加强皮肤、口腔、呼吸道及大小便的护理，注意水、电解质的平衡，如起病48～72小时后仍不能自行进食者，应给予鼻饲流质饮食以保障营养供应。应当把患者的生活护理、饮食、其他合并症的处理摆在首要位置。由于部分脑梗死患者在急性期生活不能自理，甚至吞咽困难，若不给予合理的营养，能量代谢会很快出现问题，这时即使治疗用药再好也难以收到好的治疗效果。

2. 脑水肿的治疗　若发生脑水肿，西医常用20%的甘露醇高渗溶液或者10%甘果糖（甘油果糖），通过高渗脱水而发生药理作用，药物代谢生成的能量得到利用，进入脑代谢过程，使局部代谢改善，通过上述作用能降低颅内压和眼压，消除脑水肿，增加脑血容量和脑耗氧量，改善脑代谢。

3. 急性期溶栓治疗　血栓和栓塞是脑梗死发病的基础，因而理想的方法是使缺血性脑组织在出现坏死之前恢复正常的血流。脑组织获得脑血流的早期再灌注，可减轻缺血程度，限制神经细胞及其功能的损害。溶栓治疗可采用链激酶、尿激酶。抗凝剂可使用肝素、双香豆素，用以防止血栓扩延和新的血栓发生。

（1）超早期溶栓治疗：可能恢复梗死区血流灌注，减轻神经元损伤。①药物溶栓：常用尿激酶有阿替普酶（重组组织型纤溶酶原激活物）；不推荐用链激酶静脉溶栓，因易引起出血。②动脉溶栓：作为卒中紧急治疗，可在数字减影血管造影直视下进行超选择介入动脉溶栓。

（2）脑保护治疗：在缺血瀑布启动前用药，可通过降低脑代谢、干预缺血引发细胞毒性机制，减轻缺血性脑损伤。药物包括自由基清除剂（氧化物歧化酶、巴比妥盐、维生素E和维生素C、21－氨基类固醇等）、阿片受体阻断药纳洛酮、电压门控性钙通道阻断药、兴奋性氨基酸受体阻断药和镁离子等。

（3）抗凝治疗：为防止血栓扩展、进展性卒中、溶栓治疗后再闭塞等，可以短期应用。常用药物包括肝素、肝素钙（低分子量肝素）及华法林等。治疗期间应监测凝血时间和凝血酶原时间，需备有维生素K、鱼精蛋白等拮抗药，处理可能的出血并发症。

（4）降纤治疗：通过降解血中冻干人纤维蛋白原、增强纤溶系统活性以抑制血栓形成。可选择的药物包括巴曲酶、去纤酶（降纤酶）、安克洛酶、蚓激酶等。

（二）脑出血

脑出血是指非外伤性脑实质内血管破裂引起的出血，占全部脑卒中的20%～30%，急性期病死率为30%～40%。发生的原因主要与脑血管的病变有关，即与高血脂、糖尿病、高血压、血管的老化、吸烟等密切相关。脑出血的患者往往在情绪激动、费劲用力时突然发病，早期死亡率很高，幸存者中多数留有不同程度的运动障碍、认知障碍、言语吞咽障碍等后遗症。

高血压性脑出血常发生于50～70岁，男性略多，冬春季易发，通常在活动和情绪激动时发病，出血前多无预兆，半数患者出现剧烈头痛，常见呕吐，出血后血压明显升高，临床症状常在数分钟至数小时达到高峰，临床症状、体征因出血部位及出血量不同而异，基底核、丘脑与内囊出血引起轻偏瘫是常见的早期症状；少数病例出现痫性发作，常为局灶性的；重症者迅速转入意识模糊或昏迷。

脑出血的治疗原则为安静卧床、脱水降颅压、调整血压、防止继续出血、加强护理维持生命功能，防治并发症，以挽救生命，降低死亡率、残疾率，减少复发。

（1）一般应卧床休息2～4周，保持安静，避免情绪激动和血压升高。严密观察体温、脉搏、呼吸和血压等生命体征，注意瞳孔变化和意识改变。

（2）保持呼吸道通畅，清理呼吸道分泌物或吸入物。必要时及时行气管插管或切开术；有意识障碍、消化道出血者禁食24～48小时，必要时应排空胃内容物。

（3）水电解质平衡和营养：每日入液量可按尿量＋500 mL计算，如有高热、多汗、呕吐，维持中心静脉压在5～12 mmHg水平。注意防止水电解质紊乱，以免加重脑水肿。每日补钠、钾、糖类、热量，必要时给脂肪乳剂注射液（脂肪乳）、人血清白蛋白、氨基酸或能量合剂等。

（4）调整血糖：血糖过高或过低者，应及时纠正，维持血糖水平在6～9 mmol/L。

（5）明显头痛、过度烦躁不安者，可酌情适当给予镇静止痛剂；便秘者可选用缓泻剂。

（6）降低颅内压：脑出血后脑水肿约在48小时达到高峰，维持3～5天后逐渐消退，可持续2～3周或更长。脑水肿可使颅内压增高，并致脑疝形成，是影响脑出血死亡率及功能恢复的主要因素。积极控制脑水肿、降低颅内压是脑出血急性期治疗的重要环节。

（7）一般来说，病情危重致颅内压过高出现脑疝，内科保守治疗效果不佳时，应及时进行外科手术治疗。

（8）康复治疗：脑出血后，只要患者的生命体征平稳、病情不再进展，宜尽早进行康复治疗。早期分阶段综合康复治疗对恢复患者的神经功能、提高生活质量有益。

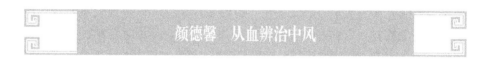

颜德馨　从血辨治中风

颜德馨，男，主任医师，教授，博士研究生导师，国医大师，长期从事疑难病症的研究，学术上推崇气血学说，诊治疑难病症以"气为百病之长""血为百病之胎"为纲，根据疑难病症的缠绵难愈、证候复杂等特点，倡立"久病必有瘀、怪病必有瘀"的理论，并提出"疏其血气，令其条达而致和平"是治疗疑难病症的主要治则，创立"衡法"观点，为诊治疑难病症建立了一套理论和治疗方法，尤其在心脑血管病领域，颇有成效。2001年在上海市卫生局领导下组建上海市中医心脑血管病临床医学中心，目前中心建设已取得初步成效。

一、中风治血的理论渊源

中医学对中风早有认识，《素问》就有厥癫疾、煎厥、薄厥、大厥、偏枯的记载。如《素问·生气通天论》云："阳气者，大怒则形气绝，而血菀于上，使人薄厥。"《素问·调经论》则云："血之与气并走于上，则为大厥。"《灵枢·五乱》云："乱于头，则为厥逆，头重眩仆。"说明本病的病变部位在头，主要病机是"血菀于上"。继《内经》之后，历代医家对本病病因病机做了进一步探讨，因所处的历史条件及个人经验不同，各有发挥，意见不一，多强调全身状况而忽视局部，强调证的普遍性而忽视病的特异性。其实，无论是肝阳上亢，心火暴盛，还是内伤积损，痰湿生热，皆可相互影响，而致"肝阳化风""热极生风""阴（血）虚生风"，最后导致"血菀（瘀）于上"的病理改变，可谓殊途同归。如《医学衷中参西录》所云："有心机亢进之甚者，其鼓血上行之力甚大，能使脑部之血管至于破裂。"现代医学将本病分为出血与缺血两大类，前者包括脑出血、蛛网膜下腔出血；后者包括脑血栓形成、脑栓塞和短暂性脑缺血发作。脑出血的原因，以高血压和动脉硬化最多，蛛网膜下腔出血以动脉瘤破裂常见，属《内经》之薄厥、大厥范畴。由于气血与心、肝有着不可分割的联系，肝在志为怒，主藏血而为风脏；心藏神，主血脉而为火脏，若因"烦劳则张"，或因"肝气当治而未得"导致肝气郁滞，郁则善怒，怒则气上，营血沸腾，则血热妄行于上。对脑血栓形成，认为系脑动脉硬化所致。随着脑血管壁粥样斑块形成，管腔变窄，血流缓慢，血液黏度增高，而呈现气滞痰积血瘀证。如《灵枢》所云："上气不足，脑为之不满，耳为之苦鸣，头为之苦倾，目为之眩。"盖因情志不舒，肝气受郁，初病在经，久病入络，或因邪客经脉，或气虚血瘀，或痰瘀交阻，导致循环障碍而发为中风。无论从中医学或西医学角度来认识，"血菀（瘀）于上"是中风的主要病理改变，为中风治血奠定了理论基础。

二、中风治血的应用

目前临床治疗存在着侧重临床表现而忽略出血和瘀血在本病中的重要影响的倾向。颜教授认为，鉴于"血菀（瘀）于上"的病机，在辨证基础上，结合辨病，重视治血是十分必要的。如《医林改错》云："凡遇是证，必细心研究，审气血之荣枯，辨经络之通滞。"尤其是高血压、动脉硬化、脑动脉破裂引起的中风，一般无凝血功能障碍，应用西药止血缺乏指征和疗效，更应发挥中医之特长采用引血下行、活血止血等治法。

（1）活血化瘀，清热通腑法：用于各类中风，辨证为痰热腑实者。症见血压偏高，突然半身不遂，口眼歪斜，头痛较剧，恶心呕吐，痰多舌謇，大便秘结，舌黯红，苔黄或腻，脉弦滑。方用星蒌承气汤加减。药用胆南星、瓜蒌、生大黄、芒硝、青礞石、丹参、桃仁、赤芍、怀牛膝等。对出血性中风急性期者，加用花蕊石、生蒲黄、生地黄等凉血止血；昏迷惊厥者，加服安宫牛黄丸或至宝丹开窍镇静；对于缓解期血肿吸收缓慢者，在控制血压前提下，用水蛭、川芎各等份研末，装入胶囊（每粒含生药 0.25 g），每次4粒，口服，每天2次。

（2）活血化瘀，滋阴息风法：用于各类中风证属阴虚风动者。症见头痛而眩，面色潮红，腰酸耳鸣，少寐多梦，突然半身不遂，口眼歪斜，语言謇涩，舌有瘀点，脉细弦。方用镇肝熄风汤加减。药用生地黄、玄参、麦冬、川牛膝、红花、鸡血藤、珍珠母、生牡蛎、白芍等。若头痛较剧者，加山羊角、钩藤、蔓荆子以平肝潜阳；若中风日久，肢体震颤，活动不利，舌红、脉细者，用地黄饮子加水蛭、通天草等。

（3）活血化瘀，祛风化痰法：用于缺血性中风或中风后遗症，证属痰瘀交阻者。症见形体肥胖，手足麻木，肌肤不仁或口眼歪斜，半身不遂，舌黯红或有瘀点，苔白腻，脉细涩。方用大秦艽汤加减。药用秦艽、丹参、鸡血藤、穿山甲、威灵仙、防风、天南星、白芥子、黄药子、皂角刺等。中风后遗症仅有舌强语謇、口角歪斜者，用神仙解语丹或指迷茯苓丸。

（4）活血化瘀，益气养血法：用于缺血性中风或中风后遗症，证属气虚血瘀者。症见半身不遂，麻木酸楚，口眼歪斜，流涎，神倦乏力，自汗气短，便溏心悸，或肢体水肿，舌淡黯有瘀点，苔薄白，脉弦细或细涩。方用补阳还五汤加减。药用黄芪、太子参、丹参、赤芍、鸡血藤、当归、川芎、红花、威灵仙、地龙等。肢体麻木，不知痛痒为主者，加桑枝、伸筋草、续断、桑寄生等活血通络。颜教授认为，无论在发作期还是后遗症期，中风均有明显瘀血证，故治法不离活血通窍。由于气为血帅，血为气母，气血互根，故在治血同时，必须重视气的作用，用药注重选气血药配伍，如蒲黄合石菖蒲、水蛭合通天草，皆气血同求之义。同时出血与瘀血有相互转化关系，因此不可一味止血或化瘀，当先分清是出血性中风，抑或缺血性中风，再选用凉血止血或活血化瘀，使血行而无出血之虞，血止而无留瘀之患。

三、典型病案

稽某，女，81岁，2006年8月3日初诊。患者素有高血压病、冠心病，因头晕、呕吐9小时入院。查体：语言欠清，左侧鼻唇沟变浅，右侧肢体活动欠利，肌力2级，巴宾斯基征阳性。血压150/100 mmHg。头颅CT检查：右侧基底节区脑出血。诊断：脑出血，予甘露醇静脉滴注等对症处理，症状未见好转，延请颜教授会诊。症见：肢体偏瘫，头痛眩晕，恶心呕吐，口干少饮，大便秘结，舌红、少苔，脉细弦滑。辨证：贼风内潜、瘀阻清阳。治法：活血化瘀、清热通腑。处方：生地黄 12 g，桃仁、红花、当归、藁本、通天草、赤芍各 9 g，川芎、怀牛膝各 5 g，花蕊石 15 g，生大黄 6 g；8 剂，每天 1 剂，水煎服。

二诊：眩晕恶心止，纳谷转馨，寐安，二便调，舌红偏黯、苔薄，脉弦滑。病情稳定，但患者年高，阴分已亏，守前法加减。处方：赤芍、桃仁、红花、当归、白术、藁本、通天草各 9 g，花蕊石、生地黄各 15 g，枳壳、川芎、怀牛膝、桔梗各 5 g，火麻仁 12 g，生甘草 3 g；14 剂。

复诊：患者药后精神日振，无头痛，肌力恢复正常，活动自如。随诊调治月余出院。

按：本例患者年事已高，肝肾亏损，复因劳累，虚阳内张。血与气并走于上，瘀阻清窍，筋脉失养，内风与痰瘀胶滞，证属内虚邪中，故治当祛邪为先。治以活血化瘀、清热通腑，方用血府逐瘀汤活血化瘀、疏通气血；加花蕊石入厥阴凉血止血；生大黄通腑泄热；通天草苦平利水通阳。诸药合用，治风先治血，血活气通，不息风而风去瘀化，故收效显著。

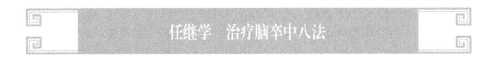

任继学 治疗脑卒中八法

任继学，吉林省扶余人，长春中医药大学终身教授，历任长春中医药大学内科教研室主任，博士研究生导师，广州中医药大学客座教授。世界中医药学会联合会高级专家顾问委员会委员，中华中医药学会终身理事。被国家确认为全国首批、第二批、第三批老中医药专家学术经验继承工作指导老师，享受国务院政府特殊津贴。吉林省英才奖章获得者。国家人力资源和社会保障部、原卫生部、国家中医药管理局白求恩奖章获得者。2009 年，他被国家人力资源和社会保障部、原卫生部等评为首届"国医大师"。

一、开闭固脱法

脑卒中闭证、脱证，多见于脑卒中中脏腑的危急阶段。任老认为，此证多因寒（邪）、虚（正）相搏阻隔脏气，脏气与脑气不相衔接，阴维、阳维、阴络、阳络等窍络窒塞，神机失灵所致。故临床可见猝仆倒地，口噤目张，两手握固，二便不通，脉洪数弦大等闭证；或汗出如雨，鼾睡不语，手足懈弛不收，脉细微等脱证。对其治疗，任老认为，凡闭者，欲其开，不开则死；凡脱者，欲其固，不固则亡。大凡搐鼻、揩齿、探吐、开窍等皆为开法，故常用开关散、三宝汤、三化汤（大黄、枳实、厚朴、羌活）开窍启关，兴奋神机。任老每先用白矾散（白矾，生姜）煎液频频灌之，使患者吐出痰毒，利于进药。对于脱证，任老自拟两救固脱饮（人参、附子、龟板胶、玳瑁、山茱萸、阿胶、鸡子黄、胆南星），煎后贮冰箱冷藏，急时温开顿服，以摄纳真阴、顾护元气。若症见眼合、手撒、遗尿等危症，任老必以大剂参附注射液、参麦注射液静脉滴注，以敛阳固脱。任老根据长期临床实践指出，眼合者为肝绝，手撒者为脾绝，遗尿者为肾绝，只有顾其肝、脾、肾三脏，才能化险为夷。治闭如此，治脱亦如此。解后再按常法辨治，可善其后。

二、理气豁痰法

《内经》云："血之与气，并走于上，则为大厥，厥则暴死，气复反则生，不反则死。"卒中是虚风内动，正气引邪，邪正相争，冲气上逆所致。故理气降逆是治疗脑卒中的重要环节，所谓"大气一转，其气乃散"。又因气引痰动，痰塞气道，清气不升，浊气不降，气脉闭塞，故见半身不遂、口舌歪斜、头痛肢麻、腹胀痰多等。故任老常言，人体本气而生，气始于肾，释放于肝，升降于脾，宣布于肺，贯行于心，敷布经络肢体，无处不到。脑卒中气机不畅，肝无疏泄之能，阳气堆积于内，阳动必生风，风主动，火主炎上，上犯于脑，阻塞窍络，津液不行而外渗，稀者为饮，浊者为痰，遂发痰饮。据此，任老自拟理气反正散（珍珠母、丹参、沉香、乌药、白蒺藜、佛手、桑枝、青皮、胆南星、郁金）以理气；拟涤痰散（风化硝、猴枣、胆南星、石菖蒲、天竺黄、竹沥，共为细末，每服 1.5 g，每天 2 次，生姜汁送下）以豁痰，多能出奇制胜，可收到事半功倍的效果，深达朱丹溪"善治痰者，不治痰而治气，气顺则一身之津液亦随气而顺矣"之旨。另自拟豁痰丸（玳瑁、羚羊角、皂角炭、胆南星、西瓜硝、蛇胆陈皮末、竹沥、沉香、枯矾，共为细面，炼蜜为丸，重 1.5 g，白开水送下）。任老常用此法治疗脑卒中急性期、恢复期、后遗症期，收效甚著。

三、潜阳息风法

任老认为，脑卒中成因，多由虚风内起、鼓动营气上逆所致。虚风者，肝肾之阳不能潜纳于下，则症见声色俱厉、气粗息高、扬手掷足、口苦咽干、目张头痛等。若以发散之品、燥热之剂，则外在真气耗散，内在阴亏津竭，肝阳失敛，邪气横逆，病多转危。因肝阳一动，浮火四起，不能安于下，故当用介类以使阳气潜藏于下，则阳定、风息、热消。据此，任老自拟潜阳熄风煎（羚羊角、天竺黄、玳瑁、珍珠母、紫贝齿、龟板、僵蚕、葛根、生槐花、生地黄、胆南星、秦艽）水煎服。阳偏亢者，任老选吴瑭医案方（生地黄、生白芍、生牡蛎、麦芽、生鳖甲、甘草、阿胶）煎汤送服；风偏盛者，选王旭高医案方（何首乌、当归、白芍、旋覆花、陈皮、秦艽、菊花、钩藤、天麻、蒺藜、桑枝）煎汤送服，多在3日内收效，2周内阳平风息，疗效确切。

四、化瘀降浊法

脑卒中后期，以五脏虚损为主，但也有湿、热、痰、瘀等邪实的表现，任老多责之为嗜食肥甘、素体肥胖之人。因肥则腠理致密，脂膏堆积于内，附于脉络，气血不通，积损为患。故临床常见肢瘫言謇，头晕肢麻，口舌歪斜，痰多呕恶，舌红苔白，脉弦滑等症。任老因症审因，自拟活络化浊散〔生槐花、葛根、赤芍、地龙、川芎、西红花（另吞）、三七粉（分3次冲服）、豨莶草、胆南星、橘络〕煎汤口服，以化瘀降浊；或用醒脑通脉散（血竭、西红花、葛根、三七、麝香、东牛黄、珍珠、白花蛇舌草、玳瑁、胆南星、川芎、白薇，共为细面，每服1.5 g，日3次，生黄芪、丹参，水煎冲服）；或用菖蒲郁金汤以化痰开窍，使顽痰瘀血得以剔除。伴有高脂血症者，则加桑寄生、芜蔚子、黄精、灵芝、生山楂等，以降脂化瘀；过于肥胖者，则加滑石、泽泻、木通、茯苓皮等利水除湿，瘀浊尽除，气血通畅，则病自愈。

五、破瘀醒神法

本法是针对急性出血性脑卒中而设。任老认为，出血性脑卒中发病时邪盛正衰，邪气上犯于脑，正气内收，邪气外鼓，可造成络破血溢，瘀血壅塞经脉，神机受阻，轻者中络、中经，重者元神被蒙，神明不用而成中腑、中脏之证。据"血实宜决之""离经之血……亦是瘀血""故凡血证总以祛瘀为要""瘀血不去，新血不生"之训，任老拟破瘀通脉法，自拟破瘀醒神汤（炒水蛭、炮山甲、酒大黄、白薇、桃仁、西红花、石菖蒲、麝香、羚羊角、土鳖虫）等水煎服（不能口服者采用低位灌肠），同时辨服三宝丸、苏合香丸、清开灵注射液静脉滴注等。实践证明，本法有很强的醒脑开窍、消散瘀血、疏理神机、促进血行的作用，对火毒痰浊壅塞神机者尤为适宜。任老常用此法解危急，效果甚佳。

六、补肾填精法

任老认为，脑卒中之体，肝为际，肾为本，肾虚是脑卒中致病的关键。肾阴亏损，不能滋养肝体，肝体失养，导致肝阳失敛，阳动生风。此虚火上燃，虚者宜补，而不用苦寒直折，折则虚火四起，有燎原之势，故用滋降厚味之品，透达下焦，以补其不足，精足则阴自敛阳。填补摄纳之后，则浮阳、气火自平，痰浊不壅，脑髓得养，神机得复，此为补肾填精之理。任老常用成药集灵膏、填精两仪粉口服，并配益脑丸（何首乌、黄精、西红花、桑枝、豨莶草、生地黄、天冬、龟板、泽泻、三七、玳瑁、砂仁、淡菜、燕菜、丹参、五味子，共为细末，蜜大丸，每服1丸，日服3次，白开水送下）。此法自恢复期即可辨证施用，多用于后遗症期，可使肾足、髓充、脑健、神机活跃，真气内守，虚风自息而病愈，长期服用，未见血压升高者。

七、益气活血法

脑卒中急性期之后，多有手足偏枯、唇缓流涎、半身不遂、口舌歪斜、语言謇涩等后遗症，用单纯内服汤药或针灸治疗均不能令人满意。任老认为，病至此期，瘀血顽痰阻痹经脉，胶固不解为其基本病理，其病势胶结顽痼，多须采用多种疗法协同配合，全力去除其壅结之痰瘀，方可获效。故任老在补阳还五汤的基础上，重用乌梢蛇、僵蚕、全蝎、水蛭等虫类药物以搜风剔邪、逐瘀祛痰，使顽痰瘀血尽除，对肢瘫、语謇、舌强等症状有明显的改善作用。对素罹高血压者，任老常用玄参、天花粉佐黄芪以防其温，以代赭石、磁石镇坠以防其升，方不致有误。对肝肾、阴血不足所致肢体拘挛变形、肌肉萎缩者，任老常加地黄、石斛、枸杞子、鸡血藤等养血补肾，并嘱患者坚持体操、气功、针灸等综合疗法，以舒筋活络、益气活血。

八、通腑泄热法

便秘是脑卒中常见症状之一，尤以阳闭者多见。对其病机任老多责中焦痰热蕴结，消灼津液。若因腑气不通，浊邪上扰心神则易致意识障碍，加重病情。故通腑泄热之法，一可使腑气通畅，气血得以敷布，通痹达络，促使半身不遂等症好转；又可克服气血逆乱以防内闭。大凡脉滑实有力，苔黄糙腻，大便不通，浊热内蕴，腹压增高者，径投大黄、枳实、玄明粉、全瓜蒌等下夺通腑，釜底抽薪以泄浊热。若脉象弦滑动数，舌苔垢腻，神志昏昧，此痰热阻闭窍络，血菀于上，宜用川贝母、郁金、胆南星、石菖蒲、天竺黄、黄连为方及礞石滚痰丸、至宝丹以开泄痰热而启闭塞。一旦苏醒，即加活血化瘀通络之品，灵活分型辨治，每获佳效。

九、典型病案

任某，女，52 岁，2005 年 3 月 20 日初诊。患者于 2 小时前去卫生间时，突然觉头晕目眩，仆倒，瞬间头痛如裂，并伴左侧肢体强直不可屈伸，随后出现神志不清，遂由家属送至长春市某医院，经门诊急检头颅 CT 扫描（基底节区高密度灶，并破入侧脑室、四脑室，出血量约 80 mL），诊断为"脑出血"，鉴于出血量较大，建议手术治疗，且向家属交代患者病情较重，即使手术治疗，亦不能排除死亡的危险。遂转往他院救治。既往高血压病史5 年，最高血压达 160/100 mmHg，未规律服用降压药物治疗，血压维持在110 ~ 150/85 ~ 95 mmHg；甲状腺结节病史 2 年。否认肺结核、乙肝等传染病史；否认药物及食物过敏史。

初诊：症见头痛如裂，躁动不安，谵语，2 小时内已呕吐 3 次（均为胃内容物），左侧肢体活动不利，不能翻身及转侧，言语不能，颜面潮红而青，呼吸气粗，不能进食水，嗜睡，大便秘结，小便失禁，舌质红，有瘀斑，苔厚腻，脉沉弦而滑。查体：血压 240/140 mmHg；嗜睡，言语不能，概测智能不能配合，项强二横指；肌力查体不能配合，左侧肢体肌张力降低，左巴宾斯基征阳性。任继学教授详细查看患者，确定中医诊断：出血性中风，络损血溢证；风头眩。治法：破血化瘀，醒神开窍，通腑泄浊。处方：①至宝丹 1 丸，真紫雪散 1 支，醒脑健神丹 0.2 g，西藏红花 1 g，真天然牛黄 0.1 g，血竭粉 0.1 g，琥珀粉 0.1 g，珍珠粉 0.1 g。用真犀牛角尖加用羚羊角 5 g，玳瑁 15 g。煎水 50 mL 磨汁上药，高位保留灌肠法给药，每次 5 mL，1 ~ 2 小时 1 次。②大黄 10 g（后下），赤芍 10 g，地肤子 15 g，胆南星 3 g，赤茯苓 15 g，生蒲黄 15 g，地龙 15 g，竹沥拌郁金 15 g，石菖蒲15 g，羌活 15 g，羚羊角 10 g。1 剂两煎 100 mL，高位保留灌肠，每 2 小时1 次。大便以通为度。③用前方 3 小时后大便未通，又方酒炙大黄 7 g，烫水蛭 5 g，生蒲黄 15 g，枳实 10 g，厚朴 15 g，车前子 15 g，羌活 15 g，地龙 15 g，朴硝 5 g，兑入煎好的汤剂中，1 剂两煎 100 mL，高位灌肠 2 小时 1 次。大便以通为度。④醒脑静注射液 20 mL，兑入 0.9% 氯化钠注射液 250 mL/d 静脉滴注；清开灵注射液 50 mL，兑入 0.9% 氯化钠注射液 250 mL/d 静脉滴注。在此间静脉加点 20% 甘露醇注射液 250 mL 1 次。

二诊（2005 年 3 月 21 日）：患者头痛减轻，头昏脑胀，仍躁动不安，时有谵语，左侧肢体活动不利，不能翻身及转侧，颜面色泽青黄少华，神志渐清，言语不能，呼吸气粗，已无项强，可以自己用吸管进饮食及汤散药物，口淡无味，小便黄赤，大便偏溏，日行 2 次。查体：血压 150/100 mmHg；嗜睡，言语不能，概测智能不能配合；肌力查体不能配合，左侧肢体肌张力降低，左巴宾斯基征阳性；脑膜刺激征阴性；舌质黯，有瘀斑，苔微黄厚腻欠润，脉象沉弦而滑。处方：制豨莶草 20 g，生蒲黄 15 g，酒川芎 10 g，当归尾 15 g，胆南星 3 g，赤茯苓 20 g，生地 10 g，金钱白花蛇 2 条打碎，秦艽 20 g，酒大黄 3 g（后下），石斛 15 g。1 剂水煎，日 3 次，口服。

三诊（2005 年 3 月 22 日）：患者病情明显好转，神志清，问答反应灵敏，头痛明显减轻，仍面色青赤，觉头晕沉重，左侧肢体活动不利，心烦易怒，善太息，五心烦热，饮食正常，口淡无味，睡眠差，小便频，大便略干。查体：血压 140/90 mmHg。神志清楚，构音障碍，概测智能正常，左侧肢体肌力 3 级、肌张力降低，右侧肢体肌力 5 级、肌张力正常，左巴宾斯基征阳性；脑膜刺激征阴性；舌质隐青，有瘀斑，苔白厚腻少津，脉沉弦无力。任老指出：瘀血渐化，脑元神见聪，神志得清，腑气已通，正气来复。治法：化瘀通腑，涤痰醒脑，养阴清热。处方：生蒲黄 15 g，栀子 3 g，石菖蒲 15 g，竹沥拌郁金 15 g，当归尾 15 g，制豨莶草 30 g，白薇 15 g，生地黄 15 g，石斛 15 g，玄参 15 g，酒大黄 3 g，秦艽 15 g，厚朴 15 g，羚羊角 6 g，玳瑁 15 g。2 剂水煎，日 3 次，口服。

四诊（2005 年 3 月 25 日）：患者病情稳定，神志清，问答反应灵敏，颜面青赤，已无头痛，头晕沉重明显好转，心烦易怒、善太息减少，五心烦热减轻，左侧肢体活动仍不利，饮食见增，寐安，小便正常，大便不畅。查体：血压 140/95 mmHg；神志清楚，构音障碍，概测智能正常，左侧肢体肌力 3 级、肌张力降低，右侧肢体肌力 5 级、肌张力正常，左巴宾斯基征阳性；脑膜刺激征阴性；舌质隐青，有瘀斑，苔厚腻黄少津，脉沉弦而缓。患者病情趋于平稳，上方已收效，效不更方，治法同上。处方：玄参 15 g，生地黄 15 g，石斛 20 g，酒大黄 5 g，姜厚朴 15 g，白薇 15 g，赤芍 15 g，生蒲黄 15 g，石菖蒲 15 g，竹沥拌郁金 15 g，胆南星 3 g，水蛭 5 g，地龙 15 g。2 剂水煎，日 3 次，口服。

经以上救治，患者病情日趋平稳，继以中药汤剂调治 1 个月后，患者一般状态良好，生活质量显著提高，病情好转而出院。

按：本例患者由于出血量较大（80 mL），西医外科手术治疗疗效也不十分肯定，任老应用破血化瘀为主的治法，辨证施治，取得了确切的疗效，为中医治疗急性出血性中风树立了治疗典范。任老提出出血性中风的病机为：气血逆乱，脑之元神为瘀、痰、热、风、浊毒，五邪所伤。"阴在内，阳之守也，阳在外，阴之使也"，人年四十，阴气自半，该患者由于久患风头旋，气血已失常度，气血逆乱而风生，风热、火毒性炎上，上窜脑之络脉、血脉、毛脉，脉络之血受风热鼓动，痰瘀、浊毒随之相加损伤脉络之体，导致"脑中血海"失于正常，固守失职，血溢于外。离经之血化而为瘀血、浊毒，损及脑髓，清窍失养，神机失于元神之统摄，不能灌注周身脏腑经络、四肢百骸。该患者头痛如裂，即为风热挟痰浊、瘀毒损伤脑髓而致。且该患者出血量较大，"琼室"为离经之血充塞，导致脑之元神、神机、神经不能协调配合，一身之主不明，上下失应，内外失和，故而神志失常，躁扰不宁。

任老认为，出血性中风的急性期应以通为主，新暴之病，必宜"猛峻之药急去之"，邪去则通，故治法必以"破血化瘀、泄热醒神、豁痰开窍"为临床急救用药准绳。该患者初诊时腑气不通，致使风热痰毒内聚上壅加剧，故以至宝丹、真紫雪散、醒脑健神丹等清热开窍、化浊解毒药配合破血化瘀通腑之品治之。其取高位灌肠之法，思其取灌肠之由有二：一者，患者神志不清，不易进药，且容易误吸，延误治疗时机；二者，可使药物直达病所，使通腑泄热之品更快、更佳发挥功效。以清开灵注射液、醒脑静注射液静脉滴注，增加泄热醒神、涤痰开窍之功。初诊用药后，腑气通，神志即有渐清之势，随后三诊则以破血化瘀、豁痰开窍为主导，佐以通腑泄热养阴而收功。可见"破血化瘀、泄热醒神、豁痰开窍"虽为治疗出血性中风的有效之法，但也应视病情轻重缓急，在治疗时有所侧重，才能不失任老应用该法的魂。

"见痰休治痰，见血休治血……明得个中趣，方是医中杰。"于出血性中风的诊治，任老首次提出"破血化瘀、泄热醒神、豁痰开窍"的治法，并以此为课题，对此进行了验证，其有效性、安全性得到了证实，为出血性中风的治疗提供了新的治疗思路。

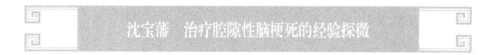

沈宝藩　治疗腔隙性脑梗死的经验探微

　　沈宝藩，男，1935年出生，上海人，国医大师，新疆维吾尔自治区中医医院首席专家，教授，主任医师。擅长诊治心脑血管疾病，研制出"平肝脉通片""化痰脉通片""补气脉通片""西红花康复液"，临床疗效显著。

　　腔隙性脑梗死是脑梗死的一种，是以小穿通动脉闭塞所致脑深部的微小梗死为特征的缺血性脑血管病变。本病属证候较轻的缺血性中风。过去曾认为腔隙性脑梗死因很少影响肢体功能活动，故其愈后较好。近代研究发现，由于有些患者为多发性脑梗死，故其危害性仍较大，如不及时治疗也易发生血管性痴呆及思维情志改变。

一、五脏亏虚、气血不足为本，痰瘀为标

　　沈老认为人体五脏直接或间接地与气血津液生成输布调节有关。而人到中老年，五脏功能渐见虚衰，致气血津液的生化和血行调节水液的输布功能日渐衰减，正如《灵枢·天年篇》云："五十岁肝气始衰，肝叶始薄，胆汁始减，目始不明；六十岁心气始衰，若忧悲，血气懈惰，故好卧；七十岁脾气虚，皮肤枯；八十岁肺气衰，魄离，故言善误；九十岁肾气焦，四脏经脉空虚；百岁，五脏皆虚，神气皆去，形骸独居而终矣""气为血帅，血为气母"。如气虚不足以推动血液运行，则血凝，而瘀血即生，从而出现气血运行不畅的血瘀病证。同时，气虚亦可致气机不畅、肝气不疏、气失疏泄，均使水液输布失调，变生痰湿病证，而且痰瘀致病往往互为因果。如痰浊滞留经脉、络脉，可使血行不畅，而致血瘀形成，而瘀血停积阻滞脉道也影响津液输布，积聚而成痰湿。因此，瘀血一旦形成，也会引起痰浊，而痰凝不散，也可继发血瘀病证。唐容川《血证论》有"盖人身气道不可有塞滞，内有瘀血则阻碍气道，不得升降，是以壅而为咳……水壅即为痰饮，痰饮为瘀血所阻""须知痰水之壅出瘀血使然""血积既久亦能化为痰水"的说法。

《丹溪心法》曰："痰央瘀血，逐成窠囊。"总之，沈师认为本病的实质是脏腑内伤，由气累血，或因虚致瘀，瘀久生痰、生毒，留恋于络脉中，标志着一种正虚邪实、病势胶着的病理状态。

二、脑络为病，久病缠绵

沈老继先人之见，将叶氏"久病入络"和"久痛入络"的络病学说应用于腔隙性脑梗死病诊治。他认为，中风病患，引起机体气血交乱于下，逆乱于上。脑位上，脑为神藏，一身之流，上下相召为生理之常；若下则气血失和而生逆变，脑为之受扰，致气血逆乱，因逆而致变，因变受损，因损致病。故脑生病，其病机有二：一是脑之气街为患，气机受阻，气化欲行小运，引起气不顺为风，风动生热，热为火之渐，久而不解，风热伤及脑髓、大经、小络、孙脉；二为"脑中血海"之络脉、毛脉受损造成血络、血道循环障碍，使血失气煦，血为之凝，凝则为瘀，血瘀痰生、热结，脑之络脉瘀塞，损伤脑之神机，神经失治而发本病。临床常见头晕头痛、肢体麻木、口舌歪斜、语言不清、肢体活动不灵，皆为内伤积损、脏腑失调、气血上逆、痰瘀阻闭、脉络不通所致。

三、治疗原则和治程中应注意的几个问题

临床中沈老将腔隙性脑梗死分为风痰瘀血痹阻脉络、肝阳风动痰火瘀阻、气虚血瘀痰阻脉络、阴虚火动或挟瘀挟痰进行治疗。按"百病兼痰""百病兼瘀""痰瘀同源"之说为此病制定了痰瘀同治的治则，并将痰瘀同治法贯穿治程始终，获得"痰一化，络自通，风自清"的效果。

痰瘀同治法治疗腔隙性脑梗死应当注意以下几个问题。①痰瘀致病互为因果：治疗过程中治瘀勿忘治痰，治痰应当活血。病证呈现的痰湿或血瘀有轻有重，因此，临证时当注意辨清痰和瘀孰轻孰重，按证情所示严谨配伍祛瘀药与祛痰药之比重。②分清寒热虚实：活血药有凉血祛瘀药、破血消瘀药、温经活血药、益气通络药、养血活血药；祛痰药按证情不同可选用涤痰开窍、清化热痰、温化寒痰、润燥化痰、健脾化痰等药，临证时应辨证选用。③注意配伍理气药：气行血行，活血化瘀药与理气药配伍，可加强血液的流通而有助于痰散血行。同样，为加强祛痰药的疗效也应配伍理气药，正如名家所说"善治痰者，不治痰而治气，气顺则痰消""治痰不行气，非治也"。④按证情的标本虚实缓急而灵活加减应用：老年性心脑血管疾病按中

医辨证为本虚标实证，病属急性期一般呈现痰瘀互结证候，治疗时当采用痰瘀同治法，但该法属消法范畴，在急性期应用时应注意攻邪勿伤正。或当中病即止，即在标实之证缓解时配用扶正固本之品。当病久呈现体虚证为甚时，更要注意以扶正为主，以益气助阳或养阴补血为主，而且活血药应选用益气养血活血之品，化痰药应按证选用健脾化痰或清润化痰之品。

四、典型病案

夏某，男，汉族，78 岁，2004 年 7 月 12 日初诊。糖尿病患者，半个月前突然头晕明显，且伴头痛，右上肢麻木，手抖，CT 示两侧基底节多发性腔隙性脑梗死，住院治疗 1 个月好转出院。今日感上症加重，遂来院就诊。入院查脑 CT：双侧基底节区腔隙性脑梗死。症见：精神疲乏，头晕，伴有上肢麻木，手抖，口干口渴，多饮，饮食不充进，大便干，夜寐欠安，舌红，苔少，脉细数。中医诊断：中风（中经络），消渴。西医诊断：腔隙性脑梗死，2 型糖尿病。辨证：肝肾不足，气阴两虚，阴虚风动，瘀阻脉络。治法：滋补肝肾，益气养阴，息风通络。处方：生熟地 13 g，山药 13 g，山萸肉 13 g，当归 10 g，赤芍 10 g，丹参 10 g，太子参 13 g，玄参 13 g，女贞子 10 g，天麻 10 g，郁金 10 g，首乌藤 13 g，陈皮 6 g，络石藤 10 g。7 剂，水煎服，日 1 剂。

二诊：服上方 21 剂后，头晕、肢麻、口渴减轻，手仍抖动，舌红，苔少，脉细数，加桑寄生、续断各 10 g，全蝎 6 g，广白芍 13 g，连服 1 个月，肢麻、手抖等诸症明显减轻而出院。

按：患者年老，肝肾不足，气阴两虚，阴虚风动，血脉瘀阻，未见阴虚灼津痰火证候，予以六味地黄丸加减以滋补肝肾为主，配用太子参、玄参、女贞子、天麻加强益气养阴息风之力，经治后气阴虚损之证虽有改善，但手抖风动之证未见改善，加用白芍、全蝎养肝镇痉息风，标本兼治而获良效。

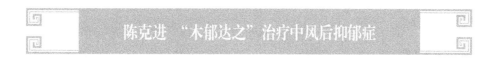

陈克进 "木郁达之" 治疗中风后抑郁症

陈克进，男，湖北省中医院神经内科主任医师，硕士研究生导师。1993年获湖北省劳动模范称号，1997 年获湖北省有突出贡献的中青年专家称号，

2005年获中国医师奖。擅长缺血性中风及出血性中风的急性期、恢复期、康复期的中医药和综合治疗，对中风后出现的肩臂痛、肢体拘急强硬疼痛进行中医药治疗；对中医脑病如癫痫、偏头痛、抑郁症、焦虑症、失眠等病症，采用中医治疗或中西医结合治疗；对中枢神经和周围神经引起的肢体疼痛、麻木采用中医药治疗，能改善患者症状，对控制病情有着较好的疗效。

陈师认为，中风后抑郁症的发病与中风后经脉痹阻、脏腑阴阳失调有关。病因病机为气机不畅，痰瘀内生，损及人体阴阳气血，使脑神失养、神失所藏而发病。病变在脑，与肝、心、肾有关，尤以肝脏功能失调为主，病多虚实兼见。患者中风后情志不舒，肝失调达，气机不畅，而致肝气郁结，肝郁乘脾，使脾失健运，故见胃纳减少；肝郁抑脾，耗伤心气，营血渐耗，心失所养，神失所藏，则见心神不安、失眠易醒、注意力下降、悲观抑郁等症；肝郁脾伤，气虚无力行血，血行不畅而致血瘀，故可见气短乏力，头晕神疲，舌黯淡有瘀斑；痰气郁结阻滞气机，出现胸部闷塞，咽中异物感；心肾不交，肾水不能上济于心，心火不能下降于肾，则可见五心烦热，腰膝酸软，畏冷，潮热盗汗。

一、"木郁达之"治疗中风后抑郁症

在中风病治疗的基础上兼以"木郁达之"，使肝气郁结得以畅达，故治以息风通络、疏肝解郁、养心安神。以逍遥散、牵正散加减为主方，药用柴胡、川芎各6 g，当归、赤芍、地龙、僵蚕各10 g，合欢皮、夜交藤、茯苓各15 g，全蝎5 g。随证加减。

（1）肝郁化火：兼见性情急躁易怒，胸胁胀痛，头痛、目赤、耳鸣、大便秘结等，舌质红，苔黄，脉弦数。上方加丹皮、栀子以清肝泻火。

（2）气虚血瘀：中风后精神抑郁，多思善疑，头晕神疲，气短乏力，心悸失眠，健忘，舌黯淡或有瘀斑，苔薄白或白腻，脉沉细或弦细，上方加柏子仁、酸枣仁以养心安神，加丹参、桃仁以活血化瘀，加太子参益气健脾。

（3）心肾不交：中风后情绪不宁，心烦而悸，健忘，失眠多梦，五心烦热，腰膝酸软，畏冷，潮热，盗汗，舌质红少津，苔少，甚则无苔，脉细数。上方去柴胡，合交泰丸（黄连、肉桂），以交通心肾，加山药、山茱萸以滋补肾阴。

（4）痰气郁结：精神抑郁，胸部闷塞，咽中异物感，或咳嗽有痰，舌

质淡红，苔白腻，脉弦滑。上方加半夏、厚朴、生姜以化痰散结。若痰郁化热，则加黄连、贝母、竹茹，以清热化痰。

同时配合心理疏导，使患者端正态度，积极配合，解除顾虑，增强信心，改变行为，以保持良好的精神状态，移情易志，通利血气，发挥人体自身的积极作用，从而达到治疗疾病的目的。

二、典型病案

李某，男，55 岁。半年前因脑出血在外院手术治疗，术后肢体功能较好。近来情绪低落，急躁易怒，头痛健忘，思维迟钝，伴目赤、口苦，睡眠差，大便 2～3 日一行，舌红，苔黄，脉弦。诊断：①中风，中经络；②郁证。辨证：肝郁化火。治法：通络息风、疏肝解郁。处方：丹皮、当归、赤芍、地龙、僵蚕各 10 g，栀子、柴胡、川芎各 6 g，全蝎 5 g，合欢皮、夜交藤、茯苓、茯神各 15 g。治疗 1 个月，患者诸症状明显改善，嘱续服 1 个月，以巩固疗效。

按：中风后抑郁症属继发性抑郁症，与患者的情志密切相关。高血压是导致中风病最主要和最常见的原因。中风后抑郁症病机特点与肝气郁结及脾虚、生痰、化火、血瘀密切相关。陈师对急性脑血管病（脑梗死、脑出血）所致的抑郁症，采用逍遥散合牵正散加减治疗，常取得较好的疗效。抑郁严重、悲观欲绝者，常配合使用西药阿米替林或氟哌噻吨美利曲辛片、氟西汀治疗，均有较理想的疗效。

刘胜利 辨治糖尿病性脑卒中经验

刘胜利，从事中医临床治疗工作 40 年。出生于中医世家，是北京中医药大学特聘教授，早年曾跟随著名老中医门兆义、杨少伯学习研究中医精粹。

糖尿病性脑卒中是糖尿病严重并发症之一，是患者致残、致死重要原因。糖尿病性脑卒中属中医的"消渴并发中风"范畴。由于患者长期血糖升高，以及有高血脂、高血压、高黏血症、微循环障碍、动脉硬化等病理变化长期存在，在各种诱因（如精神紧张、血压升高、气候突变、用力过猛、血糖过低等）刺激下，造成脑血管堵塞或破裂而形成脑卒中。由于糖尿病患者的血液易呈高黏、高滞、高凝倾向，血液黏稠度增高，局部血流相对缓慢，故脑卒中以脑梗死居多，脑出血较少。由于目前 CT 检查较为普及，缺血性与出血性脑卒中较易鉴别诊断。中医认为消渴病机主要是禀赋不足，阴津亏损，燥热偏胜。消渴日久，一是阴虚燥热炼液为痰；二是病久入络，血脉瘀滞，使血行不畅，致使痰瘀互结，痹阻脑络，蒙蔽脑窍，神机不利，发为中风。亦可因阴虚燥热，久致肝肾阴虚，阴虚阳亢，暴怒伤肝，肝阳暴涨，风火相煽，血随气逆，上冲犯脑，发为中风。消渴并发中风，有的患者则以中风为首发病，后才发现有消渴。中医治则常为滋阴、化痰、活血、通腑、通络、平肝、息风、醒神开窍等法。临床急性期多以中药结合胰岛素等西药进行抢救，恢复期以中药、针灸理疗、功能锻炼等综合康复疗法为主，并注意控制血糖、血压等，如有中风先兆，需积极防治，以防复中。

一、气阴两虚，痰瘀阻络证

患者，男，59 岁，2006 年 10 月 29 日入院。有糖尿病史 12 年，不规则服用二甲双胍、消渴丸等降糖药治疗，血糖控制不佳。近日来，口干、多尿、多饮。自己增加服药剂量。前日清晨起床时发现口舌歪斜，语言不利，左侧肢体乏力，经当地卫生院治疗 2 日，病情加重而来诊。入院时症见：口舌歪斜，舌强言謇，左半身不遂伴麻木，口干，多饮，乏力，舌质红绛有瘀点，苔白稍腻，脉弦细。左侧上下肢肌力 3 级，巴宾斯基征阳性。血压150/94 mmHg，查随机血糖 20.1 mmol/L，空腹血糖 14 mmol/L，CT 检查：右侧脑梗死。诊断：2 型糖尿病并脑梗死，证属气阴两虚，痰瘀阻络。治疗以胰岛素控制血糖，用参麦注射液和脉络宁注射液各 20 mL，分别加入0.9% 氯化钠溶液 250～500 mL，静脉滴注，1 次/日，行适量脱水、保持水电解质平衡等支持疗法。治法：益气养阴、化痰通络。处方（生脉散合化痰通络汤加减）：人参 15 g，麦冬 15 g，五味子 12 g，葛根、花粉各 15 g，法半夏、茯苓、白术、胆南星、天竺黄、丹参、桃仁、大黄各 10 g，水蛭、全蝎各 6 g，甘草 5 g。水煎，1 剂/日，分 2 次服。治疗半个月，病情明显好转，血糖 7～10 mmol/L，餐后 2 小时血糖 9～14 mmol/L，口舌歪斜明显好转，语言流利，左侧肌力 4 级。继随证加减配合针灸康复治疗 1 个月，诸症悉除，带药出院以善其后，嘱其糖尿病饮食，监测、控制血糖。

按：糖尿病血糖长期控制不佳，病久致气阴两虚，影响气血正常运行，使血行瘀滞；且阴虚内热，耗津灼液，炼液为痰，痰瘀痹阻脑络，上蒙清窍，致脑髓神机受损而发脑卒中。该病是气阴两虚为本，痰瘀痹阻脑络为标，治宜标本兼治。一要益气养阴，以固其本；二要化痰瘀，通脑络，恢复脑髓神机功能。参麦注射液由中药人参、麦冬提炼而成，能益气固脱、养阴生津；脉络宁注射液系川牛膝、石斛、玄参、红花、炮山甲等中药，经提取制成的注射液，能补益肝肾、养阴清热、活血化瘀，正适宜糖尿病性脑梗死病变。方中红花、川牛膝活血化瘀、通经脉而引血下行；炮山甲等破瘀通络，走窜力强，既能旁达四肢，又能直达脑部病所，起到活血、溶栓、化瘀通塞的作用，从而逐步恢复偏瘫肢体的功能。中药用生脉散益气生津，化痰通络汤活血化瘀、化痰通络，诸药合用，切中病机。治疗半个月，偏瘫失语明显好转，血糖控制理想，血压正常。遂随证加减配合针灸康复治疗，诸症渐除，带药出院以巩疗效，嘱其控制血糖，并行糖尿病饮食，增强康复锻炼，以善其后。

二、津亏腑实，痰瘀闭窍证

患者，女，67 岁，2007 年 3 月 19 日入院，有糖尿病史 15 年。3 年前因左侧轻度偏瘫在外院住院，经 CT 诊断为右侧腔隙性脑梗死，治疗半个月痊愈出院。4 日前清晨出现口舌歪斜，语言不利，右侧上下肢偏瘫，经当地医院治疗无效。入院症见：口舌歪斜，语言不利，右侧肢体偏瘫麻木，口渴欲饮，间有眩晕，咳痰色黄，平素大便干，腹胀 6 日未大便，查体：右巴宾斯基征阳性，肌力 3 级。舌质黯红，苔黄腻，脉弦滑。查空腹血糖 16.4 mmol/L，早餐后 2 小时血糖 19.6 mmol/L，高脂血症。CT 检查：左侧脑梗死。诊断：2 型糖尿病并脑梗死。辨证：燥热津亏、痰热腑实、脑络痹阻。治法：滋阴润燥、化痰通腑、息风降逆。治疗以胰岛素控制血糖，用生脉注射液和清开灵注射液各 20 mL，分别加入 0.9% 氯化钠溶液 250 ~ 500 mL 静脉滴注，1 次/日。适量脱水、对症支持疗法。处方（星蒌承气汤加味）：全瓜蒌、太子参、生地各 15 g，胆南星、丹参、玄参、山栀子、天竺黄、大黄、天麻、钩藤、麦冬各 10 g，芒硝（后下）、甘草各 5 g。水煎，1 剂/日，分 2 次服。治疗 1 日后，大便通下，精神好转，遂去芒硝。治疗 10 日，诸症好转，语言、瘫痪肢体恢复明显。遂随证加减，结合针灸、康复功能锻炼 32 日后出院。

按：糖尿病日久，病情控制不佳，阴虚燥热，伤及津液，大肠津亏液少。燥热熏灼肠道，传导失司，腑气不通，则腹胀便秘，数日未行。痰热互结而生风，风痰瘀血痹阻脑窍而出现中风诸症。该证以舌苔黄腻、脉弦滑、便秘为特征，临床多以通腑泻下法治之。该法具有通导大便、排出积滞、荡涤实热、攻补兼施等作用。既可预防"血菀于上"，又可使"上走之气血"复返。据"脏病以腑为出路"的原则，采用大黄、芒硝等通腑泻下，太子参、生地、玄参、麦冬滋阴润燥，全瓜蒌、胆南星、天竺黄清热涤痰开窍，天麻、钩藤平肝息风降逆。生脉注射液益气滋阴复脉，清开灵注射液是由安宫牛黄丸改制而成的中药针剂，具有清热解毒、化痰通络、醒神开窍之功能，对属痰热内郁，痰瘀阻络，清窍闭塞所致中风疗效显著。二者为静脉滴注药物，为急性脑卒中及时给药创造了条件。胰岛素控制血糖。诸药合用，加上结合针灸、康复功能锻炼，切中病机，使风痰瘀血闭窍得解，脑髓神机功能恢复而取效。

三、肝肾阴虚，风阳上扰证

患者，男，62 岁，2005 年 10 月 20 日入院。有糖尿病 10 年，高血压病 8 年，长期不规则服用二甲双胍、格列本脲、复方罗布麻片等治疗糖尿病和高血压病，血糖及高血压控制不佳。平素有头痛头晕、耳鸣目眩、手足心热、少寐多梦、口干乏力。3 日前突然发生右侧偏瘫，口舌歪斜，语言不利，经当地卫生院治疗不佳而收入笔者所在医院。症见右侧偏瘫及麻木，口舌歪斜，舌强语謇，舌质黯红，苔少，脉弦细。查体：血压 164/100 mmHg，右侧上下肢肌力 2 级，肌张力尚可，巴宾斯基征阳性。CT 检查：左侧脑梗死。空腹血糖 13.6 mmol/L，餐后血糖 18.4 mmol/L。诊断：2 型糖尿病并脑梗死。辨证：肝肾阴虚，风阳上扰。治法：滋阴潜阳、息风通络。治疗以胰岛素、依那普利控制血糖血压，脉络宁注射液 20 mL 加入 0.9% 氯化钠溶液中静脉滴注，1 次/日。适量脱水及对症支持疗法。处方（镇肝熄风汤加减）：白芍、玄参、天冬、龟板（先煎）、葛根、丹参、钩藤、夏枯草各 15 g，生龙骨、生牡蛎、代赭石各 25 g（先煎），牛膝 12 g，僵蚕 10 g，全蝎、甘草各 5 g。水煎，1 剂/日，分 2 次服。以上法治疗 2 周，血糖、血压接近正常，偏瘫、口舌歪斜、舌强语謇明显好转。遂随证加减，配合针灸理疗、功能康复治疗 29 日，痊愈出院。嘱其行糖尿病饮食，监测血糖、血压，适当锻炼，持之以恒，以免复发。

按：糖尿病失治误治日久，因阴伤肺燥，津液失于敷布，肝肾失于濡养，肝肾阴虚，阴虚阳亢，风阳内动，夹痰夹瘀，上扰清窍，走窜经络，脑髓神机受损，则并发脑卒中诸症。舌脉为肝肾阴虚之象。平素有头痛头晕、耳鸣目眩、手足心热、少寐多梦、口干乏力等症，为素有肝肾阴虚，不能上养头目，血糖失于控制之象。采用胰岛素、依那普利等控制血糖、血压。脉络宁注射液能补益肝肾、养阴清热、活血化瘀。镇肝熄风汤加减方，具滋阴潜阳、息风通络之功效。配合针灸理疗、功能康复等治疗，诸法合用，切中病机，故能取得较好疗效。

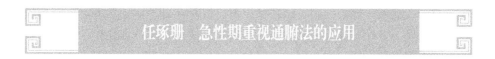

任琢珊　急性期重视通腑法的应用

任琢珊，主任医师，首席医师，教授，全国第二、第三批老中医药专家学术经验继承工作指导老师。原河北大学附属医院中西医结合科主任，原保定市中西医结合学会理事长，现为河北大学附属医院医疗技术专家组成员，全国名中医、中西医结合脑血管病专家，在脑血管病及内科疑难杂症的中西医结合诊治方面积累了丰富经验。

一、急性期重视通腑法的应用

脑出血常合并其他脏腑功能失调而出现中焦气机紊乱、痰热互结；或脱水药应用日久，灼伤津液导致恶心呕吐、纳差、便干、便秘；腑气不通，浊邪上犯，蒙闭清窍，使意识障碍加重。任老认为此时必通腑气，不必拘泥于病重而不敢用通下之法。腑气通，痰热壅盛之邪速去而正安。常用大黄单煎或大黄、三七共煎汤口服或鼻饲，亦可配伍瓜蒌、胆南星、竹茹、枳实、厚朴，即星蒌承气汤之意。由于病后胃肠蠕动减慢，肠中毒素吸收增加，加剧脑损害，通腑法有利于废物排出，起到排毒护脑作用，且促进胃肠功能恢复。大黄通腑且可降低胃中 pH 值，保护胃黏膜，防治应激性溃疡。此法既可通腑泄热、通畅气机以敷布气血，又可急下存阴。

二、活血化瘀治疗可贯穿始终

任老认为，离经之血即为瘀血，故脑出血可视为"瘀血"，即可应用活血化瘀治疗（有凝血功能障碍者除外）。他还认为，脑出血急性期如同缺血性脑卒中一样，也存在"半暗带"，其外周尚有血管痉挛区域，且痉挛面积与出血部位及出血量呈正相关。出血后血肿周围、相邻部位，甚至远隔区域出现广泛的脑血流量下降，从而引起持续的脑缺血性损害，加速脑出血后脑水肿的发生和发展。这种病理改变，可以严重影响患者病情和预后，所以，改善"半暗带"或血管痉挛区域的供血，是治疗脑出血急性期的重要环节。现代医学的这一发现，为脑出血的活血化瘀治法奠定了一定理论基础。

脑出血后促使纤维蛋白结合的凝血酶释放继发性增加，从病理生理学角度，凝血酶释放增加，可加速破裂血管的堵塞，阻断再出血。但此酶的过量释放对神经细胞有损害作用。故在脑出血急性期，如果病情允许，可酌情应用活血化瘀药治疗。恢复期再出血的可能性减少，而用活血化瘀药治疗可改善血肿周围血液循环，增加局部血流量从而促进部分脑组织功能恢复。

在任老的指导下，临证中凡脑出血急性期适合内科治疗的患者（基底节或脑叶出血 < 30 mL，小脑出血 < 10 mL，脑干出血 < 5 mL），除采用脱水、降颅压、调节血压、防治脑 – 内脏综合征等常规治疗方法外，酌予活血化瘀药治疗，如选用常规剂量复方丹参注射液、川芎嗪注射液、血塞通注射液等，或辨证加活血化瘀中药治疗，常用补阳还五汤、镇肝熄风汤等加减，酌情选用水蛭治疗亦可取得较好的临床疗效。由于脑出血以老年为多，许多恢复期患者表现出虚象，且一般以肝肾阴虚者为多，这也可能与脱水药的应用有关，此期多采用补肾调肝兼以活血化瘀治疗，较单纯活血化瘀疗效更佳。

三、注重病后精神障碍的调治

脑出血患者常合并精神障碍，其中抑郁症的发病率为 25% ~ 60%。合并抑郁症的患者多丧失功能锻炼的信心，严重影响病后康复，不容忽视。除指导家属做好患者的饮食起居、心理疏导以助患者恢复外，任老予以辨证论治，认为其多为虚实夹杂之证，虚多实少，虚者多为肝肾阴虚、肝郁脾虚、心肾不交、虚火上炎等，实者多与瘀、痰有关。常用治疗方法有养肝补肾、交通心肾、疏肝解郁、活血化瘀等，常用方有一贯煎、丹栀逍遥散加减，并在方中加入现代药理研究具有抗抑郁作用的中药，如石菖蒲、黄芪、银杏叶、补骨脂、黄连等，严重者还可配合盐酸多塞平口服，常取得较好疗效。

四、典型病案

杨某，男，68 岁，农民，2004 年 11 月 8 日初诊。晚餐后突然出现头痛、呕吐，继则昏仆，不省人事，左侧偏瘫，尿失禁。有高血压病病史 10 年，未规律服降压药，血压波动在 250～150/120～110 mmHg 之间。刻诊：体温 36.9 ℃，脉搏 90 次/分，呼吸 24 次/分，血压 220/120 mmHg，呈浅昏迷状态，压眶反应存在，双瞳孔等大、等圆，双肺呼吸音清，心率 90 次/分，律齐，腹部正常，左侧肢体肌力 0 级，右侧肢体有自主活动，左侧巴宾斯基征阳性，余病理反射未引出。头颅 CT：右侧基底节区脑出血。中医诊断：中风（中脏腑）。经及时给予脱水、降颅压等对症及支持治疗 1 周后，病情逐渐稳定，意识转清，血压高，精神差，纳差，表情淡漠，时烦躁，左侧肢体肌力无明显恢复，肢体软瘫，便秘，舌质红，苔黄厚腻，脉弦滑。辨证：痰热蕴结，肝风内动。治法：平肝息风，化痰通腑，醒神开窍。处方（镇肝熄风汤加减）：赤芍药 15 g，玄参 15 g，龟板 30 g，茵陈 10 g，代赭石 30 g，菊花 15 g，桑枝 30 g，牛膝 20 g，甘草 6 g，钩藤 20 g，大黄（后下）10 g，胆南星 10 g，石菖蒲 15 g，当归 10 g，绿萼 10 g。日 1 剂，水煎服。3 剂后，血压 160/90 mmHg，精神好转，腑气已通，舌苔白略厚，脉弦，较前缓和。6 剂后，左下肢肌力 3 级。上方加桃仁 6 g，红花 6 g，再进 5 剂，左下肢肌力 3＋级，上肢肌力 2 级，血压 150/80 mmHg，患者精神明显好转，复查头颅 CT 示血肿明显吸收，住院 3 周出院。后以上方加减再服 1 个月，未服其他降压药，血压基本正常，已能拄拐杖行走。

按：本例为基底节区脑出血，经抢救治疗病情渐稳定，但血压仍高，便秘，精神状态差。辨证属痰热蕴结，肝风内动。治宜镇肝息风，化痰通腑，活血化瘀。用赤芍药、牛膝、红花、桃仁等促进瘀血吸收；大黄、玄参通腑泄热，且二者有活血祛瘀的作用；龟板、钩藤、代赭石、菊花、桑枝有平肝息风降压作用，胆南星、石菖蒲化痰醒脑。

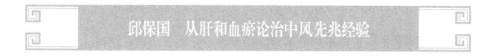

邱保国 从肝和血瘀论治中风先兆经验

邱保国，河南省中医药研究院附属医院研究员，全国名老中医，原河南省中医药研究院院长。

一、对中风病先兆认识

邱老师认为中风病细查病情有先兆症状，常发生在中老年人，男性多见于女性，患者多肥胖，患有高血压病、糖尿病、冠心病、高脂血症或高黏血症。中老年人常见的先兆症状可表现为眩晕、大拇指及次指麻木不仁、舌硬、唇麻、唇跳动或发紫、睡卧一侧口流涎沫、一侧上肢或下肢发麻、肌肉跳动、一时语言不清。特别是表现为偏侧肢体乏力、发麻。应引起高度重视，进行全面检查，及时做出诊断，早诊断、早治疗。我国 11 个省较大样本调查显示，人群中 79.7% 脑卒中事件和 36.7% 冠心病事件均由血压升高导致。因此，对患有高血压和心血管疾病者及出现中风先兆症状者要特别注意。

二、强调肝阳化风和血瘀致病作用

《黄帝内经》明确指出："诸风掉眩，皆属于肝。"提示肝在中风先兆的发病中占有重要的地位。邱老师认为，只要正确认识中风先兆中肝的病机变化规律，同时认清血瘀是其基本病理基础，就掌握了中风先兆的病机关键和病理变化。

肝的生理特性为喜条达而恶抑郁，如情志失调，肝气郁结，若肝郁日久则可化火，肝火旺盛，日久耗血动血，灼血伤络，则血瘀血热；火盛则灼伤肝阴，阴不涵木，肝体和肝用不协调，则阴阳失调，肝阳化风，气血逆乱，目冲犯脑；再是血瘀阻滞，气血失于流畅，筋脉失养，血瘀于脑窍而致病。临床中可见高血压患者由于肝阳化风，气血并逆，直冲犯脑，常致脑血管痉挛，而致中风先兆；糖尿病、高脂血症，脉络血瘀受阻，滞留初期可发生先兆症状。前者如不能阻止病程发展，可突发出血性中风，后者可形成缺血性中风，或气血并逆与血瘀脉络受阻病机并存。中风先兆属病程早期，头颅 CT 和 MRI 不显示病灶区，主要依据临床症状和病史等综合判断。其致病机制，要抓住肝阳化风和血瘀致病的证候，进行辨证识别和治疗。

三、审证求因，抓紧时间治疗

依据中风先兆的发病原因和机制，一旦确诊，必须立即给予药物治疗，迅速改善脑病变部位的血液供应，防止病程发展。临证中风先兆分为阳亢动风血瘀型和阳亢痰湿血瘀型，分别给予镇肝息风、育阴潜阳、化痰通络、活血化瘀治疗。

中风先兆是临床常见病、多发病，不及时治疗常引起严重后果。金代刘完素谓："中风者，俱有先兆之证。凡人如觉大拇指及次指麻木不仁，或手足不用，或肌肉蠕动者，三年内必有大风。"（《素问病机气宜保命集·中风论》）清代李用粹告诫："平人手指麻木，不时眩晕，乃中风先兆，须预防之。"（《证治汇补·中风》）邱老师借鉴前人经验，认为本病多发于肝，肝风内动、瘀血内停为其重要病机，治疗当以平肝潜阳、育阴息风、化瘀通络为主要方法，辨证论治，效果甚佳。

四、典型病案

患者，女，55 岁，2012 年 10 月 12 日初诊。主诉：间断右侧肢体活动不利 1 日。现病史：患者因加班劳累突然感头晕目眩，眼胀，纳食减少，欲呕吐，间断出现右侧肢体活动不利 1 日。舌质黯红，苔淡黄腻，脉弦滑。查体：体胖，血压 194/105 mmHg，心率 68 次/分。既往有高血压 10 余年，服药不正规。面部正常，肢体活动如常，未引出病理反射。头颅 CT 未发现异常。西医诊断：高血压病。中医诊断：中风先兆。辨证：痰浊血瘀型。治法：平肝潜阳、化痰祛湿、活血通络。处方：川牛膝 15 g，天麻 15 g，钩藤 15 g，半夏 12 g，胆南星 10 g，橘红 10 g，夏枯草 10 g，益母草 10 g，泽泻 15 g，车前草 30 g，丹参 30 g，水蛭 10 g，桃仁 10 g，红花 10 g。服用上方 4 剂，水煎服，每日 1 剂。

复诊（2012 年 10 月 16 日）：服上方后次日，患者目眩、头晕、眼胀、右手乏力消失。血压下降至正常，为 130/85 mmHg，心率 70 次/分，但便秘，已 4 日未大便。上方去半夏、胆南星，天麻、钩藤、川牛膝均减为 10 g，加火麻仁 15 g、肉苁蓉 15 g。继续服 7 剂，以巩固其效果。

按：本例以川牛膝引血下行，并有补益肝肾作用；重用天麻、钩藤、夏枯草以平肝潜阳，息风止痉；半夏、胆南星、橘红燥湿，清气涤痰。患者眼胀、欲呕，说明湿重，现代医学认为是颅压高所致，故加用泽泻、车前草、益母草，以获祛湿利水减颅压效果。继续加用桃仁、红花、水蛭以加强活血化瘀通络作用。综观本案例用药，以平肝活瘀为基本治则，又兼化痰祛湿，故诸药合用达平肝潜阳、化痰祛湿、活血通脉作用，可奏良效。

王新志 运用乌头治疗中风的经验

王新志,教授,主任医师,博士研究生导师,长期从事中医脑病的临床教学、科研工作,擅长运用中西结合疗法治疗中风脑梗死、脑出血、各种瘫痪,以及高血压病、脑动脉硬化等神经内科疾病。王新志教授临床重视中医整体观念,辨证论治,用药谨遵《素问·六元正纪大论》"有故无殒,亦无殒也"之旨,强调有是证,用是药,疗效卓著。

一、用乌头治疗中风

乌头辛热,有大毒,自古医家莫不谈之色变;又《素问·至真要大论》曰:"诸风掉眩,皆属于肝"。乌头当属禁用之例,以免助纣。因此,乌头等温热药治疗中风经验颇少。

而王教授认为温热药治疗中风早在医圣张仲景《金匮要略》中已有记载。例如《金匮要略·中风历节病脉证并治第五》记载侯氏黑散方用桂枝、细辛、干姜;风引汤用桂枝、干姜;《古今录验》续命汤用麻黄、桂枝、干姜。

而乌头用于治疗中风也早已有所论述。《神农本草经》谓:"主中风,恶风,洗洗,出汗,除寒湿痹,咳逆上气,破积聚,寒热。"《本草纲目》谓其主治诸风,风痹血痹,半身不遂。乌头又有川乌头与草乌头之别。《中医大辞典》谓川乌头"又名川乌……辛,热,有大毒。入心、脾经。祛风湿,散寒,止痛。治风寒湿痹,半身不遂,历节风痛拘挛麻木。"《中医大辞典》谓"草乌头又名草乌……辛,热,有大毒。入肝、脾经。祛风除湿,散寒止痛,散结消肿。治风寒湿痹,中风瘫痪。"基于以上理论支持,王教授谨遵《素问·六元正纪大论》"有故无殒,亦无殒也"之旨,强调有是证,用是药,大胆运用乌头治疗中风,疗效卓著。

中风病久治不愈,气机不能正常循行,导致全身气血津液输布失常,津液停而为痰湿,血液运行不畅而为瘀血,痰湿瘀血留滞经络以致气血不得宣畅,表现为口眼歪斜、偏瘫、肢体麻木、关节伸屈不利等症。乌头(制川乌、制草乌)温通血脉而使痰化血行,气血运行通畅,这也是治疗本病取效的点睛之笔。

二、典型病案

患者甲，高血压病史 8 年，于 2003 年突发脑梗死，CT 示双侧基底节多发梗死，现左侧肢体麻木，面部潮红，腹胀，便意频频，便后胀减，舌黯红，苔薄白，脉沉弱。诊断：中风后遗症。辨证：大气虚损，痰瘀互结。处方（升陷汤合小活络丹加减）：黄芪 20 g，升麻 6 g，桔梗 6 g，柴胡 6 g，制川乌 10 g，制草乌 10 g，制乳香 12 g，制没药 12 g，胆南星 10 g，地龙 10 g，杜仲 15 g，桑寄生 15 g，桑枝 15 g，怀牛膝 10 g，川木瓜 15 g，石菖蒲 12 g，厚朴 9 g。7 剂。嘱其制川乌、制草乌先煎半小时，然后加入余药共煎，制川乌、制草乌总煎药时间不应少于 1 小时。服药后，便意频频消失，腹胀减轻，自觉余症也有所好转。药已中病，效不更方，于原方去厚朴，黄芪增至 40 g。患者坚持服药，症状持续好转。

按：《医学衷中参西录》："有肌肉痹木，抑搔不知疼痒者，其人或风寒袭入经络；或痰涎郁塞经络；或风寒痰涎，互相凝结经络之间，以致血脉闭塞，而其原因，实由于胸中大气虚损。"大气虚损，导致全身气血津液失于正常输布，津液停而为痰湿，血液运行不畅而为瘀血，痰湿瘀血留滞脉络而致双侧基底节多发梗死，左侧肢体麻木；中气不运而腹胀；下元失固而便意频频。故用升陷汤从本而治，升举下陷之气，促进气血运行，以期大气旺盛，痰化血行，且《神农本草经》谓黄芪"主大风"。盖患者患病已八年之久，恐单用升陷汤难以获得预期效果，遂合用小活络丹。胆南星、石菖蒲化痰除湿；制乳香、制没药、地龙活血化瘀通络；桑枝、木瓜温经通脉，为引经药；寄生、杜仲固摄下元；厚朴理气以疗腹胀；制川乌、制草乌似与患者面部潮红之症不符，然而王教授认为不能症见面部潮红就弃温热药而不用，要跳出"人参杀人无过，大黄救人无功"的怪圈，谨记中医整体观念，辨证论治，有是证，用是药。患者便意频频，脉沉弱，下元虚衰，气虚阳浮，浮阳僭越，故症见面部潮红。方中制川乌、制草乌既可引火归原而疗面部潮红，温摄下焦以司小便，又能温通血脉，使补气活血化痰药物更好地发挥活血祛瘀、化痰通络的效果。

武连仲 神-脑-心-肾-督轴论脑卒中

武连仲，主任医师，教授。从医40年，擅长运用中药、针灸治疗各种脑病、中风、偏瘫、面瘫、痛症、神经痛、神经衰弱、抽动、震颤等各种中医针灸疑难症，临床疗效显著。发表国家级刊物论文多篇，并有《汉英双解针灸大辞典》及《武连仲教授神针妙论一隅》等专著。

一、神-脑-心-肾-督轴论

脑卒中是指急性起病、迅速出现局限性或弥漫性脑功能缺失征象的脑血管性临床病症，在脑水肿、颅内高压的临床症状消退后即进入恢复期及后遗症期。脑血液供应丰富，故在体为血；脑为元神之府，精明之府，其用在神。心主血脉，主神志，心血供养脑脉，脑神统领心神。肾藏精生髓，督脉入属于脑。脑为髓海，藏精髓而不泻，心肾相交，则脑窍通畅，神明志清，故脑之功能寄托于手足少阴。恢复期、后遗症期在经历了脑卒中急性期内风翕张，夹邪阻塞清窍，影响神气出入涣散，窍闭神匿，神不导气，经络不通的阶段后，或窍闭已开，神失其用；或窍闭持久，肾精亏虚，髓海不足，督脉痿颓，元神损伤，心神不能复明，窍闭神散，神呆，阴阳失衡。故神、脑、心、肾、督在生理上密切联系，在恢复期及后遗症期脑卒中病理中互相影响。

二、平阴阳、刚柔、缓急

脑卒中恢复期及后遗症期常瘫、挛并存，此时协调偏瘫肢体的阴阳、刚柔、缓急是治疗痉挛性瘫痪的关键。

1. 平衡阴阳

平衡阴阳指阴阳经筋的经气平衡。筋，肉之力，是产生力量的肌肉。经筋相当于肌力，上肢屈肌属阴，伸肌属阳，下肢反之。阴阳经筋缓急失衡则"大筋软短，小筋弛长，软短为拘，弛长为痿"。由于阴阳经气出现次序不同，阴经经气总为主为先，阳经经气恢复缓慢，故被动运动肌常较难恢复。故治则为先阴后阳、补（经）气强筋或阴阳俱补，即先增加阴经经筋力量，再从阴引阳增加阳经经筋力量，补益阴、阳经筋经气。常用补肾三穴太溪、复溜、肾俞，分别补肾气、肾阴、肾阳。

2. 平抑缓急

缓急指屈肌和伸肌肌张力降低与升高。"阴跷为病，阳缓而阴急。阳跷为病，阴缓而阳急……阳跷病拘急，阴跷病缓。"故下肢肌张力升高取跷脉为主，阴阳俱急俱泻，俱缓俱补。阴急阳缓治以扶阳抑阴，取陷谷透涌泉，重泻大钟，泻照海、血海；阴缓阳急治以补阴（跷）照海、泻阳（跷）申脉。下肢用反治法从阴引阳、从阳引阴。取阴经穴先补后泻（如大钟在急性期、恢复前期用补法，恢复中后期、后遗症期随肌张力逐步升高用泻法），先多后少（早期极泉、少海、尺泽可同用，后期选一即可）；阳经穴反之，持续用补法，取穴先少后多，并注意远端穴外关、合谷有屈、伸、外展的不同得气标准。

3. 矫正纠偏

武老同中求异，善用肾经治风三穴太溪、复溜、照海，强筋健骨、滋阴息风、矫正纠偏。肾经照海穴通阴跷，主身体平衡，凡步态不稳、足下垂、内翻等阴急阳缓，肌力、肌张力不平衡均可用。太溪为肾经原穴，肾主骨，骨为人体支撑；肾又为作强之官，技巧出焉，故适用于肢体酸软、肌力低下、精细动作协调差。复溜为肾经经穴，属金，本经母穴，滋水柔筋，疏通经络，疏而不躁，主伸性抽动，用于中风恢复期及后遗症期下肢肌力未恢复而阴液不足、经脉拘挛之肌张力持续增高状态。

三、通督升清利活络

1. 通督调神

通督调神即疏通督脉，调理神机。阳气者，精则养神，柔则养筋。取上星透百会、印堂平补平泻，完骨小幅度、高频率捻转补法养血健脑，用于脑卒中后痴呆等神呆、神散的阴证，以代替内关、水沟，减轻针刺痛感和局部硬结。

2. 升清降浊

列缺为肺经络穴，上焦如雾，主阴液代谢。斜向上顺经刺，提插补法，配璇玑、曲池、合谷、足三里、丰隆宣发肃降，斡旋气机，化痰降浊，用于浊阻窍络之标证。

3. 舌部点刺

舌位于阴阳之交，上抵督阳，下达任阴，为心之苗，为活络，故可交通心肾、调节阴阳而与脑密切相关。主要采用点刺法，轻刺为补，重刺为泻。顺刺（针的移动方向与针柄倾斜方向一致）为补，逆刺为泻。不出血为补，出血为泻。出血量少（1~5滴）为补，量多（10滴~1mL）为泻。金津、玉液主阴血，舌下穴（舌与下腭交界处，舌系带边缘）主阳气。金津、玉液点刺出血为主以活络利窍；舌下穴速刺疾出或留针以生津利窍。

四、辨部位选穴处方

根据步态和下肢远端特点，结合经络循行分布与神经系统定位诊断，将脑卒中恢复期及后遗症期分为3类选穴处方。

1. 颈内动脉系统

以"划圈"偏瘫步态为主，左右差异明显，见足下垂加内翻，所以治疗注意平衡阴阳、矫正纠偏和巨刺。上肢阴经取极泉、少海、尺泽、郄门等，阳经取肩髃、抬肩（三角肌中点）、肩前（三角肌前缘中点或肩髃、臂臑连线中点）、曲池、手三里、外关、合谷、阳池、八邪等；下肢阴经取复溜、太溪、三阴交、照海、申脉等，阳经取血海、四强（髌骨一缘中点上4.5寸）、梁丘、风市、委中、胫前三针［足三里、丰隆、腾跃（丰隆直下3寸）］等。下肢远端固定终末配穴为大钟、足临泣、太冲。

2. 椎-基底动脉系统

病变以共济失调、前倾歪斜、醉汉步态、脑神经损害、交叉瘫、视觉障碍、自主神经症状为主要表现，故近端取风池、完骨改善供血，养血健脑；远端加前廉泉（上廉泉的前方、颏后1寸凹陷中）、正廉泉（结喉上缘凹陷处）。上肢以阳经穴为主，如曲池、手三里、外关、天井、腕骨；下肢酌取胫前三针、阳陵泉、三阴交、委中、申脉、解溪、足临泣。下肢远端固定终末配穴为太溪、复溜、照海。

3. 慢性缺血性脑病

慢性缺血性脑病指双侧、反复发生的弥漫性、缺血性轻微脑损害，如腔隙性脑梗死等，CT可并见脑萎缩、脑白质稀疏。症见起步困难，双足跛行，双拖步，小碎步。本型为虚中夹实证，髓海空虚、肾精不足为本；湿浊阻窍、神明被遏为标，以上廉泉（舌骨体上缘中点）、金津、玉液为主穴，瘀浊内盛上肢取曲池、手三里、列缺、合谷；下肢选复溜、足三里、丰隆升清降浊，补泻结合。下肢远端固定终末配穴选太冲、陷谷透涌泉。

五、组合穴效专力宏

1. 卒中后便秘

先针双丰隆，提插泻法，要求针感传至第2、3、4趾，然后提插捻转泻法针双大横、左水道、左归来，以及左水道、左归来外2寸的阿是穴，至针感遍布肠道，以通气或有便意为度。此组穴亦为其他各种便秘治标之法。

2. 卒中后尿潴留或尿失禁

本法具双向调节作用，先深刺双侧维胞（髂前上棘内1寸），用提插捻转泻法，针尖斜向腹股沟方向进针3寸，后平补平泻水分、阴交、双侧带脉（肋弓下，脐旁6寸，平髂棘），得气后留针20分钟，尿潴留者起针后诱导排尿。

3. 卒中后感觉异常

肢体麻木以阳明、少阳经为主轻刺，上肢加风池，下肢泻足三里、丰隆。肿胀、足跟痛、大腿后侧痛加阴经穴太白、公孙轻刺，并多取阳经穴浅刺。

4. 中枢性面瘫

先针健侧颔厌，颔厌"维筋相交"，是交叉取穴首选穴、胆经最高穴位，清窍所居，清气所至，可升清利窍，是治疗中枢性面瘫、脑卒中后精神障碍等脑病要穴。后酌取患侧颧髎、巨髎、口禾髎、地仓、颊车、太阳、攒竹、鱼腰等。

5. 假性延髓性麻痹

吞咽障碍、构音困难之标为关窍不利，本是浊阻清窍、精髓不足，治以通关利窍，深刺风池、翳风、前廉泉、上廉泉，点刺咽后壁、舌根、金津、玉液。运动性失语以金津、玉液、前廉泉为主；感觉性失语以内关、通里、舌下穴（以2寸针点刺或留针均可）为主；命名性失语以足三里、复溜、正廉泉为主。

6. 卒中后肩痛

根据肩关节功能受限程度酌用肩三针（肩髃、肩内陵、肩外陵）、肩五针（肩三针加肩前、抬肩）、肩七针（肩五针加臑会、臂臑），针尖均斜向三角肌下缘，并见到三角肌束跳动的针感。云门透中府，肩贞、肩井、肩外俞、肩中俞、曲垣、秉风、天宗同用称七星穴。肩背为手太阳经分布区域，补之温升阳化，泻之除痹活血，以助肩关节外展，防止重力性脱臼。

7. 卒中后偏身肿胀

见于偏瘫侧手足。发病早期偏虚，治则以养血健脑为主；中期气滞水停，局部邪盛属实，宜通经活络，利湿散邪；后期久病气虚，治以温阳（经）行气。

8. 卒中后精神障碍

首辨阴阳，阴静阳躁，如见目光呆滞、表情淡漠、喜静卧、少言寡语，属阴证，在通督调神的基础上加前顶、后顶、通天兴阳强督，治疗阳气痿颓；若躁扰不宁、心悸失眠，属阳证，以百会配四神聪镇静安神。次辨虚实，虚证髓海不足耳鸣，取少阴补肾三穴（太溪、复溜、肾俞）；真气亏耗神昏宜大补元气，取廉泉、膻中、足三里、关元等；本虚标实取脑病"三才穴"（水沟、廉泉、复溜）升清降浊，醒神健脑。

六、直刺提插引针感

武老提出了新的直刺观念，他认为针体与所刺穴位的前后左右各成等角为直刺方向，如足三里、阳陵泉等腧穴处并非一水平面，针体与皮肤成90°的传统规定显然不如直刺新观念确切。取穴特别是取阴经穴的手法主要为提插，武老认为该法是传统刺法中最重要的一种寻气基本手法，尤其适用于运动、神经系统。寻气时沿经络垂直方向做扇形轨迹提插变换方向（而捻转只是同心圆）行气催气，针体与穴位前后左右皮肤均呈等角，直刺其经，速度不宜过快。中经得气后直夺其气，结合苍龟探穴法在轻、巧、快、弹、借（力）的轻灵手法基础上，引发酸、麻、重、胀、痛、凉、热、串、动、抽10种针感。例如，用苍龟探穴、飞经走气法取阴经极泉，可表现为阳经得气（手指伸展）；取阳经合谷，可表现为阴经得气（手指屈曲）。同时创造性地提出提插量化补泻标准，即刺激程度轻，引发1次串、动、抽、麻等针感，为补；刺激程度重，引发2、3次针感，为轻泻，4、5次为重泻。

七、倡雀啄基本刺法

武老提出新的针刺基本手法除捻转、提插外还有雀啄，即刺入局部后针体上下颤动，针与局部组织无相对运动。凡局部组织浅薄，浮络、孙络处用浅部雀啄，如水沟雀啄泻法醒神开窍，正廉泉雀啄补法滋水利窍。

八、一源三歧创新穴

1. 极泉

极者，心也，心主神明；泉，水之出，神气源泉。其在上臂内侧中央腋窝最凹陷处，为心经起始穴，故有醒神导气、疏通三阴三阳经气之功。武老本着取穴安全、有效、简便的原则，取腋横纹中点下 1.5～2.0 寸为中极泉；阴在前，阳在后，从该穴向前刺可从阳引阴，引发上肢及手指屈曲，向后刺从阴引阳，引发上肢及手指伸展。腋横纹前侧端直下 1.5 寸为前极泉（肱二头肌外侧沟中），从肌腹后、下缘该穴进针同样可从阴引阳。腋横纹后侧端直下 1.5 寸为后极泉（肱二头肌内侧沟中），从肌腹前、上缘处进针亦可从阳引阴。

2. 廉泉

廉泉为任脉与阴维交会穴，足少阴肾经结穴，因部位得名。舌下腺开口处古称海泉，廉泉邻近海泉之侧，廉通濂，濂水之意，言中秋之后，海潮最大，比喻人之口津滋滋如潮，源源若泉。根据位置分正廉泉、下廉泉、前廉泉，一针三刺，从而发挥全身和局部双重治疗作用。其中正廉泉为结喉上缘凹陷处，位于任脉正经上，直刺 5 分，雀啄补法滋肾补水，对头脑清窍有特异性治疗作用，治疗髓海空虚、浊阴阻窍致脑动脉硬化症、血管性痴呆或中风后遗症等；上廉泉在舌骨体上缘中点，向后上方咽后壁方向斜刺 2～3 寸透达舌根，平补平泻通关利窍，治疗真阴不足、窍络失濡所致假性延髓性麻痹、吞咽困难或失语；前廉泉在上廉泉的前方、颏后 1 寸凹陷中，向上直刺 1～1.5 寸提插泻法以活络利舌、清热解毒，治疗瘀血痰热乘风而动，阻塞清窍所致中风失语本证。

九、典型病案

李某，男，65 岁，2003 年 1 月 6 日初诊。主诉：右肢活动不利伴失语 3 月余。现病史：2002 年 10 月 16 日晚 10 点睡觉前无明显诱因自觉脑部不适，随即右肢力量全无，失语，继而陷入昏迷，急送医院查血压 230/100 mmHg，头颅 CT 示左基底节出血，破入侧脑室和第 3、4 脑室。行脑室外引流减压术，术后清醒，遗有失语，伸舌偏右，右肢肌力 0 级。继续输液治疗 2 个月，诸症略改善后出院。刻诊：血压 160/90 mmHg，混合性失语，强哭强笑，偏瘫步态，左颞侧颅骨缺如，右侧中枢性面瘫，伸舌右偏，右肢肌力

3级，肘、腕、指关节挛缩屈曲，足下垂并内翻，感觉正常，腱反射活跃，右霍夫曼征（＋），右锥体束征（＋），舌红，苔黄腻，脉弦滑。既往高血压史10年，血压最高280/100 mmHg，间断口服降压药。西医诊断：脑出血术后。中医诊断：中风（中脏腑转出中经络）。窍闭虽开，神失其用，神不导气，阴阳失衡。治法：通督调神，平衡阴阳。处方及操作：上星透百会、印堂平补平泻，完骨（双）直刺，施小幅度、高频率捻转补法，手法持续1分钟；巨刺颔厌，平补平泻捻转1分钟；颧髎、巨髎、口禾髎、地仓、颊车、太阳直刺提插泻法；上廉泉斜刺平补平泻；舌根、舌尖顺刺，舌下穴点刺；极泉（原穴沿经下移2寸）、尺泽直刺提插泻法，引发上肢及手指自然伸展；肩髃、肩内陵、肩外陵、肩前、抬肩仿扬刺法，直刺提插要求见三角肌小幅度跳动；曲池、手三里、外关、合谷、八邪直刺提插，要求肱桡肌束及五指轻微伸展；复溜、照海直刺提插补法，大钟提插泻法，使患肢外展、屈曲；血海、梁丘、四强直刺提插补法，使股四头肌束不自主抽动；足三里直刺提插补法，使针感传至第2、第3、第4趾；丰隆、阳陵泉直刺提插泻法，针感传至第2、第3、第4趾及第4、第5趾，并见足轻微跖屈；足临泣直刺提插泻法，使足背曲。除舌针、极泉、尺泽、复溜、照海、大钟不留针外，余穴留针30分钟，每日针刺1次，6天为一个疗程。配合其他疗法，仅嘱加强肢体被动运动，适当主动运动，保持肢体功能位。两个疗程后患者强哭强笑好转，语言仍欠利，右鼻唇沟稍浅，右肢肌力3＋级，肘、腕、指关节无明显挛缩，足下垂、内翻减轻，去太阳、颊车，以太溪代替照海（操作及要求针感同照海）。继针刺2个疗程，患者恢复部分主动运动，被动运动无抵抗，在家中继续康复治疗。

按：武老重视神的生理功能和病理改变，认为脑卒中恢复期、后遗症期神、脑、心、肾、督关系密切，以阴阳、刚柔、缓急明辨痉挛性瘫痪，通过升清降浊、疏通督脉、舌部点刺以调神，并根据步态和下肢远端特点结合经络循行选穴处方，总结出一系列中风合并症有效验方。发展腧穴刺法理论，提出直刺新观念和雀啄刺为第3种基本针刺手法，完善了提插补泻手法量学标准，一穴三刺，自成体系，疗效确切。

杨森　治疗脑梗死经验拾零

杨森，主任医师，敦煌市中医院院长，第四批甘肃省老中医药专家学术经验继承工作指导老师，主编出版了《实用中医药诊疗技术》等专著，发表学术论文 30 余篇，在内、外科疾病诊治方面有较深的造诣，尤擅治神经系统的疾病，在治疗脑梗死方面有其独特的见解。

一、重视饮食和情志对脑梗死的影响

脑梗死属中医"中风"范畴，杨森老师认为本病的发生、发展与饮食、情志关系密切。若过食肥甘醇酒，致使脾胃受伤，脾失运化，痰浊内生，郁久化热，痰热互结，壅滞经脉，上蒙清窍；或素体肝旺，气机郁结，克伐脾土，致痰浊内生，蒙闭清窍；或肝郁化火，烁津成痰，痰郁互结，携风阳之邪，窜扰经脉，发为本病。此即《丹溪心法·中风》所谓"土生痰，痰生热，热生风也。"情志失调，肝失条达，气机郁滞，血行不畅，瘀结脑脉；暴怒，肝阳暴涨，或心火暴盛，风火相煽，血随气逆，上冲犯脑；凡此种种，均易引起气血逆行，上扰脑窍而发为中风。尤以暴怒引发本病者最为多见。老师还认为，纠正不良饮食习惯、保持心情愉快是治疗脑梗死的一个重要环节，在饮食和情志调节的基础上，再给予药物治疗可以起到事半功倍的作用。故在治疗脑梗死过程中，杨森常仔细地向患者说明正确饮食的重要性，纠正其不良饮食习惯，并耐心倾听患者诉说烦恼，开导患者，使其保持愉快的心情。

二、气虚血瘀为病之本

脑梗死是各种原因导致脑动脉血流中断，局部脑组织发生缺氧、缺血性坏死，而出现的相应神经功能缺损。杨森老师认为出现神经功能缺损症状的主要原因在于气虚血瘀。"年四十而阴气自半也，起居衰矣"，年老体弱，或久病气血亏损，元气耗损，脑脉失养。气虚则运血无力，血流不畅，而致脑脉瘀滞不通；阴血亏虚则阴不制阳，内风携痰浊、瘀血上扰清窍，发为本病。正如《景岳全书·非风》说："卒倒多由昏愦，本皆内伤积颓败而然。"

气虚血瘀是贯穿中风始终的最基本病机，王清任提出中风是"元气既虚，必不能达于血管，血管无气，必停留而瘀"，杨森认为缺血性中风临床虽有经络痹阻、风痰上扰、痰热腑实和阴虚风动等几个证型，但气虚是致病的根源，血瘀是病邪的核心，气虚血瘀是最根本的病理机制。

三、益气活血为治疗大法

气虚血瘀证可见于中风病初期、缺血性中风发作期及中风恢复期和后遗症期，系因元气亏虚，中气不足而致气无力行血，血行缓慢为瘀的一种证候。缺血性中风病患者有以下特点：一是发生于年逾四旬之人；二是形盛气衰之人易得之；三是眩晕、肢体麻木之人易得之；四是病至者，多静卧而得之。阳动阴静，卧则血归于肝，阳入于阴，故气血流行缓慢，易停而为瘀，瘀血痹阻经脉，气血不能上达于脑髓，致脑失所养，故在夜间睡眠或安静状态下易发病。基于对脑梗死之元气耗伤、脑脉瘀滞不通的这一发病基础及病理环节的认识，在治疗上益气活血法可切中病机，杨森非常推崇清代王清任之补阳还五汤，认为本方补阳者，实大补宗气也，使气盛血行，气血通畅，"血行风自灭"，血行则津液得以运行，痰饮自消，故治中风有奇效。

四、典型病案

李某，男，58岁。高血压病史15年，2007年曾患缺血性中风，经治疗好转。2008年11月6日晨再次出现左侧肢体瘫软无力，语言不利，下肢功能障碍。经头部CT检查诊断为脑梗死。患者面白不华，遍体松浮，舌质淡黯，舌体胖，舌边齿痕，苔浊腻，脉弦缓沉细。辨证：气虚兼瘀痰交阻。处方（王清任补阳还五汤加减）：生黄芪60g，当归尾6g，红花6g，地龙10g，莪术6g，桃仁6g，川芎3g，赤芍6g，僵蚕12g。1剂/日，水煎分服。用药10天，患者精神好转，左肢较前有力，但仍需搀扶而行，脉较前稍有力，舌质淡。继以前方重用生黄芪至90g服用。服药20天后，不需搀扶即可慢步行走，舌脉无明显变化。此后数日症情未见进一步改善，舌脉同前，原方重用生黄芪至120g，续服20天后，病情明显改善，不用他人搀扶可自行行走，口齿清晰，活动灵便，近如常人。

按：随着生黄芪量的增加，患者病情渐好转，反映出本病例气虚与瘀浊的标本关系。王清任在其所制方后谓："先黄芪用一二两，以后渐加至四两，至微效时，日服两剂，岂不是八两。""渐加"二字甚有深意，总结了王清任用黄芪的经验和教训，充满了审慎再三而后放胆使用之意。中风后半身不遂等症，毕竟属沉疴痼疾，诚王清任所谓"此法虽良善之方，然病久气太亏……皆不能愈之症"，非常病用非常药，在初投小效，而总体病机未变时，需放胆加量，获效方休。

通过多年临床观察，杨森认为脑梗死的中医发病机制为本虚标实。其本在气虚，其标在痰瘀互结，阻于脑络，气血运行受阻，脑失所养。气虚血瘀贯穿缺血性中风的始终，是缺血性中风的主证。因此，治疗上应标本兼顾，扶元气，化瘀血，疏通经脉，调畅气血。补阳还五汤重用生黄芪为君药，大补脾胃中气以资化源，固摄经络真气，以节散流，使气旺血行，祛瘀不伤正气；当归尾活血养血为臣药；川芎、赤芍、桃仁、红花为佐药，以助当归尾活血祛瘀之力；地龙通络，性善走窜，可增强全方补气通络功效，使药力周行全身。诸药合用，则气旺血行，瘀消脉通，筋脉得以濡养，病体缓缓康复。

姚真敏　治疗脑梗死后遗症临证特色

姚真敏，浙江省名中医，治学严谨，熟谙经典，长于仲景《金匮要略》。临证胆大心细，处方知常达变，从医近 40 载，临床经验丰富。在长期的临床实践中，不但擅治内科杂证，且精于老年病的诊治，尤其对脑梗死等引起的中风后遗症的治疗有独到见解、自成特色，其辨证之精，立方遣药之巧，足资吾辈等师法。现就姚真敏治疗脑梗死后遗症的临证经验探述如下。

一、阐病机，剖析医理

姚老认为中风之命名主要言其起病急剧，变化迅速，犹如"暴风之疾速，矢石之中的"，与善行数变的风邪特性相似，故命名之。认为本病与现代医学的急性脑血管疾病（脑血管意外）大体相同。其发病多是由于患者平素气血亏虚，心、肝、肾、脾等脏阴阳失调，产生风、火、痰、瘀等一系列病理变化，复因忧思恼怒，五志过极，饮食劳伤而诱发，形成上实下虚，阴阳互不维系的危急证候。其病机在于本虚标实。脑梗死是脑血管疾病的一种，属中风范畴，其病机亦为本虚标实，姚老认为此处的标实即为血瘀，其基本病理为络脉瘀阻，认为本病是由于气血逆乱，循肝经直冲巅顶，损伤脑络，血瘀脑窍，瘀血阻于脑络而发。姚老非常重视"瘀血"的致病作用，认为脑梗死与瘀血的关系十分密切，这与现代医学的认识相一致。现代医学认为脑梗死主要的原因是脑血栓的形成与脑栓塞，而脑血栓的形成是由于脑部血管壁发生病变，血流缓慢、血液成分改变和黏度增加形成血栓，致使血管发生闭塞。现代研究证明，缺血性中风先兆患者的血液处于以浓、黏、聚为特征的"高凝状态"，表现为血液流动性下降、黏滞性增高、血细胞间聚集性增高、分散性下降、血液凝固性增加及浓稠性增高等，致使血液流行缓慢不畅，容易造成阻塞致瘀。这些都属于中医"血瘀"的范围。

二、立大法，益气化瘀

脑梗死的主要原因是脑血栓的形成与脑栓塞，病理为络脉瘀阻，是因脑络受损，血瘀脑络，瘀血阻于脑络而发病，故与瘀血的关系十分密切。因此，姚老在临证治疗时十分注重对"瘀"的祛化，以活血化瘀通络为治疗本病的基本原则，并针对其气虚血瘀的病机特点，注意顾护正气，固本培元，标本兼顾，把益气化瘀确立为治疗本病的基本大法。又根据本病患者临床多兼有痰瘀闭阻的病理特点，临床治疗在用益气化瘀、活血通络的方法时，还十分重视对痰的清化，注重化痰泄浊，效果较好。

三、度病势，辨深浅轻重

姚老长期致力于《金匮要略》的教学与研究工作，推崇仲景之说，重视审度病势、辨别病位深浅和病势的轻重。强调临证当首辨中络、中经、中腑、中脏之不同，以区别风邪入中的浅深和病情的轻重。《金匮要略·中风历节病脉证并治第五》说："邪在于络，肌肤不仁；邪在于经，即重不胜；邪入于腑，即不识人；邪入于脏，舌即难言，口吐涎。"姚老师常以此作为中风证候分类辨别的参考，临证时常抓住患者的神志状况（有无神志异常）来区分中经络和中脏腑之不同，以明确病势之轻重。其次，姚老还十分重视运用现代医学的检查手段，借助头颅 CT、MRI 等对其进行定性定位，中西医互参，对病情的发展真正做到心中有数，而后再确定治则，对症处方用药，有的放矢，以提高临床疗效。姚老闲暇时还每每教导学生要熟读经典，领悟奥义，融会贯通，古为今用，更好指导临床实践，多次提及《金匮翼·中风统论》之言，"而其为病，则有脏腑经络浅深之异。口眼歪斜，络病也，其邪浅而易治。手足不遂，身重重痛，经病也，邪差深矣，故多从倒仆后见之。卒中昏厥，语言错乱，腑病也，其邪尤为深矣。大抵倒仆之候，经腑皆能有之，其倒后神清识人者在经，神昏不识人者在腑耳。至于唇缓失音，耳聋目瞀，遗尿声鼾等症，则为中脏，病之最深者也。"其在今天的临床诊疗中仍有很好的指导意义。

四、重辨证，标本兼顾

中风乃本虚标实，上盛下虚之证。在后遗症期虽说以虚为主，治疗的重点在本虚（其虚可见气虚或阴虚，而以气虚为多见），按"缓则治其本"的原则，治以扶正为主，然半身不遂、偏身麻木等乃瘀血、湿痰阻络之"标实"之候，故姚老认为治疗应在扶正基础上，重视对邪的祛除，而使邪去正固，真正做到"标本兼顾"。

脑梗死后遗症期相当于现代医学的"慢性淤血期"，其后遗症往往不能短期内恢复和完全恢复，因此病程往往较长。在这个过程中，每个患者由于体质的不同，年龄、性别的差异，病程的长短，病情的轻重，饮食、环境等的不同，所表现出来的症情亦往往不同，有的且有复中的可能，因此在治疗的过程中需视症情进出，辨证论治。要在益气化瘀大法的基础上，视病情与兼证之不同，兼以育阴通阳、滋阴潜阳、健脾化痰诸法，随证治之。

五、重康复，强调尽早功能锻炼

姚老认为脑梗死后遗症在治疗上应以尽可能多地恢复患者功能为目的，而脑梗死后遗症患者功能恢复的快慢和程度在很大程度上亦取决于是否尽快进行功能锻炼，认为此时除用药"益气活血，通络化痰"之外，康复锻炼是最有效的治疗方法之一。并认为康复锻炼不应等到后遗症期才做，应尽早进行，在急性期后即可开始，这一点对防止肢体关节、肌肉挛缩及恢复瘫痪肢体，在某种意义上说比药物还重要。虽然其机制尚未完全明了，但现代医学研究已表明，此时血管自动调节功能已经恢复，康复锻炼能促进患侧大脑侧支循环，改善脑细胞营养与代谢，是有效的治疗方法。

六、典型病案

解某，男，73 岁，退休，1998 年 10 月 11 日初诊。患者于 9 个月前始觉双下肢无力，继则双上肢亦觉无力，在某院门诊求治，未见明显好转。8个月前，因劳倦受风突感上肢麻木抖动，继则口眼歪斜，左侧半身不遂，略有寒热（某医院 CT 提示为"脑动脉血栓形成，脑梗死，伴有轻度脑萎缩征象"）。一直在某医院治疗，病情虽已稳定，但后遗症明显，功能恢复不理想，遂改投中医一试。诊见面红，步履不稳，行走需亲属搀扶，并见语言謇涩，大便干结，多矢气臭秽，小便黄，脉缓，舌淡，苔黄厚腻。诊为中风后遗症（脑梗死型）。投以益气活血、化痰宣窍、健腑通便剂。处方：当归12 g，黄芪30 g，川芎10 g，桃仁10 g，红花6 g，地龙12 g，水蛭6 g，半夏18 g，茯苓12 g，天竺黄10 g，川厚朴6 g，炒枳壳6 g，石菖蒲10 g，炒远志6 g，黄芩10 g，炒莱菔子15 g，陈皮6 g，天麻10 g，钩藤12 g（后下），生白术10 g；7剂。药后即自觉症状有改善，以后每诊均以原法出入。六诊后几乎痊愈，后未再诊。2个月后随访，病情稳定，语言流利，患肢功能恢复良好，肢体活动自如，能单独行走，每日到公园锻炼，白发根部有黑发再生，生活基本自理。

按：本例乃中风之后遗症，相当于现代医学急性脑血管疾病中缺血性脑血管病之脑梗死后的"慢性淤血期"。患者年事已高，脏腑虚衰，气血不足，脉络空虚，复因劳倦受风，风邪乘虚入中，血脉痹阻，肌肉、筋脉失于濡养而诱发中风。来诊时已至后遗症期，从其面赤、步履不稳、语言謇涩、苔厚黄腻等症而辨之，当属气虚血瘀、痰瘀闭阻之证，故投以补阳还五汤益气化瘀，加水蛭增强活血化瘀通络之功；予陈皮、半夏、白术、茯苓、天竺黄清化热痰。小承气汤泻火通便；天麻、钩藤、石菖蒲、炒远志交通心肾、健脑宣窍。诸药合用而奏益气活血、化痰宣窍、健脑通便之功，使正固、瘀去、痰化，而取良效。

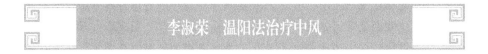

李淑荣　温阳法治疗中风

李淑荣，主任医师，从事中风研究和临床30余年，积累了丰富的临床经验。李主任崇尚清末名医郑寿全"扶阳"思想，临床喜用温阳法治疗各种疾病。并受黄元御及近代医家彭子益对阳气升降运动理论的影响及启发，提出了中风后多阳虚的学术观点。对李主任学术思想整理和总结，以及对其学术思想渊源的挖掘，可为中风的治疗提供新的思路及治疗手段。

一、中风后多阳虚的理论基础

1. 阳主阴从　郑寿全认为，元阴元阳是立命之根本，但在阴阳两纲中，表面上看阴阳是相互为用的关系，处于等同地位，互为消长。然在消长的过程中却表现出"阳主阴从""阳统乎阴"的现象。阴阳二者之间的关系关键在阳气，阳为主，阴为从，只有阳气致密于外，阴血才能固守于内。二者虽说互根，但有主次之分。所以郑寿全重视阳气，认为"阳者阴之根""有阳则生，无阳则死"。郑寿全推崇辛热扶阳治法，擅用生姜、附子等药，这是建立在注重阳气的理论之上的。

2. 阳气运动过程中以阳气潜藏为要　阳气宜潜宜藏，以潜藏为顺，不得随意飞越。郑寿全曰："先天之真阳，喜藏而不喜露，藏则命根永固，露则危亡立至。"祝味菊在《伤寒质难》中指出："火气潜密，是谓少火，少火生气，所以生万物也，苟能秘藏，固多多益善也。"但其蒸腾气化却是水火升降的根本，水火升降全在于真阳气化的发动推行。

3. 生理状态下阳气正常升降　《黄帝内经》云："肾者，主蛰，封藏之本，精之处也。"肾主藏，封藏阳气，阳气只有储藏充足，才能有效释放。彭子益曰："肾水无封藏太过之病，肾水愈能封藏，阳根愈坚固也。"黄元御曰："阳气蛰封，此木火生长之根本也。"在阳气运动过程中，肝阳是肾阳的升泻状态，肾中元阳之气以肝木温升的形式发散，肝木之气温升而化心火，心火为君火，为阳气释放的鼎盛状态，心火在肺金清敛肃降的作用下，化生少阳相火，下降入肾水中潜藏，以补充水中之火。此阳气在升降运动过程中，脾胃中气为轴枢，脾气左升以助肝木上升，胃气右降以助肺金敛降和相火潜藏。

4. 对中风病机的认识　中风是阳气宣泄太过或不及，气机逆乱，升降失序所致。如肾阴亏虚，封藏不利，肝阳暴涨，肝阳太过，过度宣泄肾中阳气，肝木左升太过，导致肺金右降不及，气机瘀滞而中风。彭子益认为"人身肾水之气，封藏不及，则现阳越，头晕、发热、足肿等病。封藏不及者，金气收敛之力衰，木气疏泄太过也""木气疏泄偏胜，伤及肾家藏气，肾阳外泄，肾气空虚"。黄元御《四圣心源》载："肾主蛰藏，相火之下秘而不泄者，肾藏之也。精去则火泄而水寒，寒水泛滥，浸淫脾土，脾阳颓败。"中风后由于心火胆火不能右降于下，回归肾水之中，肾中阳气得不到补充，肾中元阳之气不能持续温升，最终导致肾阳亏虚，脾土得不到阳气温养而致脾阳亏虚。如肾阳亏虚，元阳之气不足，不能充分完成"少火生气"。肝木温升不及，同时肾阳亏虚不能温养脾土，脾气亦虚，不能助肝木温升，导致气机闭阻，虚而生风，产生痰浊瘀血，阻滞经络而中风。黄元御曰"冬水闭藏，一得春风鼓动，阳从地起，生意乃萌……盖厥阴肝木，生于肾水而长于脾土，水土温和，则肝木发荣，木静而风恬。水寒土湿，不能生长木气，则木郁而风生""盖血中温气，化火之本，而温气之原，则根于坎中之阳，坎阳虚亏，不能生发乙木，温气衰损，故木陷而血瘀"。彭子益认为"人身肝木之气，疏泄不及……水中的火气不足""木气之风上冲，因木之阳下陷；木阳上达，则木风不冲。"此言气滞血瘀也因阳虚。

综上所述，李主任认为，中风开始以阳气宣泄太过为主，然后导致肾中阳气宣泄过度，阳气亏虚；或本阳气亏虚，继而阳气疏泄不及。总以中风后阳气多亏虚。

二、辨证论治

1. 肾阴亏虚，肝阳上亢化风　症见半身不遂，口角歪斜，或头晕，耳鸣，大便秘结，舌红苔黄，脉弦长有力。治宜潜阳息风。方予镇肝熄风汤加减。药物组成：生龙骨30 g，生牡蛎30 g，龟板20 g，赭石30 g，玄参20 g，天门冬20 g，白芍药30 g，山药60 g，砂仁10 g，炙甘草20 g，川楝子10 g，牛膝20 g，生麦芽10 g，茵陈10 g，知母10 g，黄柏10 g。

2. 肾阴阳两亏，气虚血瘀　上证经治疗后肝阳已潜，转为肾阴阳两亏，气虚血瘀。症见半身不遂，口角歪斜，语言謇涩，口角流涎，大便干燥，小便频数，舌红或嫩红，脉弦无力或涩。治宜补肾温阳，益气活血。方予地黄饮子合补阳还五汤加味。药物组成：熟地黄30 g，山药15 g，石斛10 g，麦门冬10 g，山茱萸10 g，五味子10 g，茯苓10 g，石菖蒲10 g，远志10 g，肉桂10 g，附子10 g，巴戟天10 g，肉苁蓉10 g，菟丝子10 g，黄芪25 g，当归10 g，地龙10 g，蜈蚣2条，全蝎6 g，生龙骨20 g，生牡蛎20 g。

3. 肾阳亏虚，水中火亏，不能生木，肝阳不升，郁而化风　症见平素阳虚之体，急性起病，半身不遂，语言謇涩，口角流涎，时有烦躁，倦怠乏力，舌淡，苔薄白水滑，脉弦细无力。治宜补肾通阳，养肝息风。方予当归四逆汤加减。药物组成：当归10 g，乌梅10 g，细辛10 g，桂枝10 g，通草10 g，干姜15 g，附子（先煎）15 g，砂仁10 g，白术10 g，茯苓15 g，生姜 15 g，菟丝子 10 g，肉苁蓉 10 g。

4. 肝风已息，脾肾阳亏　症见半身不遂，口角歪斜，语言謇涩，口角流涎，面色淡白，困倦多睡，畏寒喜暖，口不渴，或饮水较少，喜热饮，夜尿频多，或滴沥不尽，甚者小便失禁，大便日不行而无腹胀，更有甚者大便数十日一行，舌质黯淡，苔白或黄白厚腻，苔面水滑，满口津液，脉弦无力或涩。治宜温阳补肾，升阳益气，活血通络。方予四逆汤加味。药物组成：附子（先煎）10~15 g，干姜 10 g，炙甘草 10 g，桂枝 10 g，鹿茸（单煎）2 g，枸杞子 10 g，肉苁蓉 10 g，菟丝子 10 g，淫羊藿 10 g，白术 15 g，茯苓 10 g，砂仁 10 g，石菖蒲 10 g，乌梅 10 g，生姜 10 g，生黄芪 25 g，地龙 10 g，川芎 10 g，全蝎 6 g，蜈蚣 2 条。

三、典型病案

祁某，男，42 岁，2010 年 9 月 10 日入院。阵发性肢体不遂麻木 15 日入院。患者于入院前 10 日无明显诱因突然出现视物成双，头晕，阵发性左侧肢体不遂，麻木伴口角歪斜，语言謇涩，每次发作 2~3 分钟缓解，每日发作 3~5 次，于某医院住院治疗，行西医常规治疗，症状不能缓解并持续加重，遂来诊。刻诊：阵发性左侧肢体不遂，麻木伴口角歪斜，每日发作 10 余次，每次 5~10 分钟，发作时左侧肢体肌力 0 级，伴视物成双，头晕，语言謇涩，纳可，寐安，二便调。舌淡，苔薄白，脉弦。中医诊断：先兆中风。西医诊断：短暂性脑缺血发作。西医常规给予抗凝、抗血栓形成、改善脑供血、脑保护及脑细胞代谢药物治疗。中医辨证为脾肾亏虚，虚风内动。治宜温阳补肾健脾，息风通阳。方用当归四逆汤合四逆汤加减。药物组成：当归 10 g，桂枝 10 g，乌梅 10 g，细辛 10 g，通草 10 g，附子 15 g，干姜 10 g，炙甘草 10 g，菟丝子 10 g，枸杞子 10 g，砂仁 10 g，白术 15 g，茯苓 10 g，生姜 15 g，蜈蚣 2 条，全蝎 6 g，生黄芪 30 g，地龙 10 g。每日 1 剂，水煎取汁 300 mL，分早、晚两次饭后温服。3 日后，患者阵发性肢体不遂麻木仍每日发作 10 余次，每次发作 5~10 分钟，发作时肢体肌力 3 级，自诉每发作前觉四肢冷凉，随即发作，舌淡，苔薄白有齿痕，脉弦。证属脾肾亏虚，下元亏虚，肝阳不升，肝风内动。上方基础上加强通阳息风，加桂枝 20 g，细辛 15 g，继续服用 6 剂。6 日后，阵发性肢体不遂未再发作，继服上方 10 剂痊愈出院，随访 6 个月未复发。

按：本例患者因肾阳不足，阳气宣泄不及致气机逆乱而化风出现先兆中风诸症。治以四逆汤温补阳气,当归四逆汤通阳,助肝木温升而息风。其中白芍药酸敛而寒,不适肝阳不升,故以乌梅代之以养肝敛肝而通经,《神农本草经》示其"下气,除热,烦满,安心,肢体痛,偏枯不仁"。菟丝子、枸杞子补肾填精;砂仁、白术、茯苓、生姜健脾化湿,调畅中焦,助肝阳温升;蜈蚣、全蝎、地龙息风络;黄芪补气升阳而息风。3剂后加大桂枝、细辛通阳之力,后诸症缓解而收全功。

目前,中医对中风的治疗急性期以清热化痰、通腑开窍醒脑及潜阳息风通络为主;恢复期以益气活血化瘀通络为主。李主任治疗中风属肾阴不足、肝阳暴涨化风者,以滋阴潜阳为主,待肝阳潜藏后再以温肾补阳通络;对于肾阳不足、宣泄不及、肝阳不升化风者,以温肾补阳通阳为主,临床效果颇佳,为中风的治疗提供了新的理论及方向。

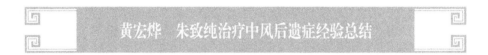

黄宏烨 朱致纯治疗中风后遗症经验总结

朱致纯为全国首批及第五批全国老中医药专家学术经验继承工作指导老师,从1937年至今一直从事中医临床教研工作,中医理论及临床经验丰富,现将其治疗中风后遗症的经验介绍如下。

中风多与现代医学急性脑血管疾病相近,包括缺血性中风和出血性中风,主要以神志、认知功能障碍、肢体、语言功能障碍等临床表现为主。不论出血性还是缺血性中风,恢复期多会留下半身不遂、肢体麻木、言语不利、口角歪斜等症状,这就是我们说的中风后遗症。朱致纯教授认为肝肾阴虚、阴阳失调、气血亏损、邪留经络是中风后遗症的基本病机。

1. 肝肾阴虚是中风后遗症的重要病理基础 《素问·五脏生成》云:"人卧则血藏于肝",后世多解释为:"肝藏血,心行之,人动则血行于诸筋,人静则血归于肝脏"。《素问·上古天真论》云:"肾者主水,受五脏六腑之精而藏之。"因肝肾之阴下虚,则肝阳易于上亢,则因饮食起居不当、情志不遂或外邪刺激等致气血上冲于脑、神窍闭阻致病。《临证指南医案·中风》中提出:"内风乃身中阳气之变动,肝为风脏,因精血衰耗。水不涵木,不少滋荣,故肝阳偏亢,内风时起。"明确指出中风病病机为肝肾阴虚,水不涵木,肝风内动,并提出了"缓肝之急以息风,滋肾之液以祛热"

的治法。朱老喜用镇肝熄风汤滋补肾阴,肝阳偏亢则加减天麻钩藤饮,肝火亢盛之时减量用生黄芪,其选方多采用生熟地、白芍、山茱萸、龟板、枸杞子、玄参、天麻、钩藤等,通过滋补肝肾阴液,以濡润脉道,滋水涵木,平息内风,取得了很好的临床疗效。

2. 风、火、痰、气、虚、瘀是中风后遗症重要的病理因素 风(肝风)、火(肝火、心火)、痰(风痰、湿痰)、气(气逆、气滞)、虚(气虚、阴虚)、瘀(血瘀)为发病之标。正如清代名医王清任说:"元气既虚,必不能达于血管,血管无气,必停留于瘀。"朱老运用补阳还五汤,方中重用黄芪(60~120 g),取其大补元气,使气足而血行,而后活血化瘀,当归尾性味甘温,长于活血化瘀养血,赤芍性味苦凉,能清热凉血、活血祛瘀。地龙味咸寒,能通络除痹、清热止痉。川芎性辛温,归肝、胆、心包经,能活血行气、上达巅顶、祛风止痛。桃仁、红花相配主活血祛瘀通络又润肠通便,诸药合用有"补气行血、祛瘀不伤正"之妙。现代医学也表明:补阳还五汤能显著抑制大鼠体内血栓形成,对于凝血酶及凝血酶凝固纤维蛋白原的活性有抑制作用,对于减少血液黏稠度及调节血脂抗动脉硬化方面也有显著作用。因此,朱老对于中风后遗症的主方常以此方为基础,进一步辨证加减成方收到了很好的疗效。

3. 伴口眼歪斜,宜祛风通络为主 朱老认为风痰阻于头面经络,则表现为口眼歪斜为主,方选补阳还五汤加牵正散加减,方中选用白附子、全蝎、僵蚕为主。《成方便读》云:"全蝎色青善走者,独入肝经,风气通于肝,为搜风之主药;白附子之辛散能治头面之风;僵蚕之清虚,能解络中之风;三者皆治风之专药。"三药合用祛风化痰通络效果显著。

4. 伴语言謇涩或失喑等,宜搜风化痰、行瘀通络为主 语言謇涩或失喑亦有称为"风喑",属心脾肾三经虚乏,因"心系舌本、脾脉连舌本,肾脉挟舌本"。三经脉虚,无以濡养,舌不能转所以成喑。故朱老常用解语丹,搜风化痰,行气通络为主,取得满意的效果。其中朱老总用石菖蒲、远志化痰,全蝎、蜈蚣息风,总之,朱老在中风后遗症的临床选用药上,形成"补气活血通络,部分兼证豁痰化瘀、滋养肝肾"的主要指导思想,兹举验案1例如下:

刘某,男,64岁。初诊:2013年2月5日。神志清楚,左侧肢体偏瘫、语言謇涩、吐词不清、头晕、乏力1月余。伴表情淡漠、口干不欲饮、记忆力减退、腰膝酸软、小便正常、大便干结1行/3~4日。既往有"高血压病

3 级"病史 5 年余，最高 200/100 mmHg，目前予"氨氯地平片 5 mg qd"控制血压治疗，血压控制良好。查体：左侧肢体肌力Ⅲ级，肌张力增高。舌体左偏，舌质暗少津、苔白腻，脉细无力。2013 年 1 月于外院查头颅 CT 提示：右侧基底节区脑梗死。

中医诊断为中风中经络，辨证：患者老年男性，初始肾阴不足，水不涵木，风阳夹痰上蒙心窍，后兼气虚血瘀、痰瘀阻络，治疗以益气活血、滋阴、化痰通络为主。方用补阳还五汤加味：黄芪 60 g，当归尾 10 g，川芎 10 g，桃仁 15 g，红花 10 g，赤芍 10 g，地龙 25 g，川牛膝 20 g，胆南星 10 g，远志 10 g，益智仁 15 g，麦冬 15 g，沙参 10 g，七剂，水煎服，日一剂，日三次饭后半小时口服。方中补阳还五汤益气活血，川牛膝活血通经、补肝肾、引药下行，胆南星豁痰开窍，远志、益智仁化痰开窍、补肾温脾等，佐沙参、麦冬养阴生津。

2013 年 2 月 12 日二诊，精神较前稍好转，左侧肢体乏力稍好转，仍语言謇涩，查体左侧肌力Ⅳ级，肌张力增加，舌质暗苔稍白腻，脉较前有力。辨证为气虚痰瘀阻络，上方加黄芪至 100 g，加蜈蚣 1 条、僵蚕 10 g 搜风活络，石菖蒲 10 g 配合远志化痰宣窍。15 剂，水煎服，日一剂，日三剂口服。

2013 年 2 月 27 日三诊，精神明显好转，无头晕、胸闷等症状，能自行扶墙缓慢行走，仍记忆力较差，大小便正常，舌质暗，苔薄白，脉如前。痰瘀阻络症状改善，仍气虚乏力，在上方基础上加大黄芪量至 120 g，去胆南星、二陈汤，加枸杞子 20 g、山萸肉 20 g、龟板 10 g（久煎）补肾益精，20 剂，水煎服，日一剂，日三次口服。

上方服完，言语已经清楚，右侧肢体活动恢复好转，能扶杖行走，舌质红，脉细。查体：左侧肢体肌张力下降明显，肌力恢复至Ⅴ-，生活基本可自理。

按：朱老认为中风后遗症在本为气血亏虚及肝肾阴虚为主，在标为肝风内动、痰瘀阻滞为主，治疗当以补气活血化瘀通络，兼顾补肝肾阴、豁痰息风为主，常用补阳还五汤、天麻钩藤饮、镇肝熄风汤等加减治疗，获效显著，此外，中风急性期以此为法亦能获良效，值得深入钻研。

参 考 文 献

[1] 王永炎，严世芸．实用中医内科学［M］．上海：上海科学技术出版社，2009：430-440．

［2］罗仁，曹文富．中医内科学［M］.北京：科学出版社，2012：168－179.

［3］贾建平．神经病学［M］.北京：人民卫生出版社，2008：176－183.

［4］吴大真，杨建宇．国医大师验案良方［M］.北京：学苑出版社，2010：365.

［5］刘艳华，王健，任喜洁．任继学教授治疗脑卒中8法［J］.长春中医药大学学报，2013，29（1）：164－165.

［6］兰天野，任玺洁，王健．国医大师任继学教授治疗急性脑出血验案赏析［J］.中国中医药现代远程教育，2013，11（15）：100－101.

［7］胡晓灵，沈宝藩．沈宝藩治疗腔梗的经验探微［J］.中国中医药信息杂志，2000，7（2）：71.

［8］吴进良，刘胜利．刘胜利主任医师辨治糖尿病性脑卒中经验［J］.中外医学研究，2012，10（33）：134－135.

［9］刘建军．参麦注射液联合葛根素注射液治疗急性脑梗死疗效观察［J］.中国现代医生，2010，48（20）：104－105.

［10］刘忆星，陆兵勋，陈璇，等．高压氧治疗脑卒中后抑郁的临床研究［J］.广东医学，2006，27（8）：1159－1160.

［11］田中华，董永书．邱保国从肝和血瘀论治中风先兆经验［J］.中西医结合心脑血管病杂志，2014，12（12）：1570－1571.

［12］王新志，朱盼龙．王新志教授运用乌头治疗中风的经验［J］.2012，4（23）：96－97.

［13］张琦．金匮要略讲义［M］.上海：上海科学技术出版社，2008.

［14］王庆其．内经选读［M］.北京：中国中医药出版社，2003.

［15］尚志钧．《神农本草经》校注［M］.北京：学苑出版社，2008.

［16］李时珍．本草纲目［M］.北京：人民卫生出版社，1999.

［17］李经纬，余瀛鳌，蔡景峰，等．中医大辞典［M］.北京：人民卫生出版社，1995.

［18］袁钟，图娅，彭泽邦，等．中医辞海［M］.北京：中国医药科技出版社，1999.

［19］张锡纯．医学衷中参西录［M］.石家庄：河北科学技术出版社，2002.

［20］刘良敏，杨宝元，佟茜，等．益气化瘀胶囊治疗动脉硬化性血栓性脑梗塞的临床观察［J］.甘肃中医，2010，23（2）：12－14.

［21］祝美珍，王琳．缺血性中风的证治研究概述［J］.广西中医药，2010，33（3）：3－5.

［22］齐丽娟，于建国，陶汉华．动脉粥样硬化症从脉痹论治探微［J］.山东中医杂志，2010，29（5）：293－294.

［23］邢舒恒，祖季铭，刘更．李淑荣主任应用温阳法治疗中风经验［J］.河北中医，2014，36（5）：654－655.

第二章　头痛专辑

头痛与西医相关疾病病名考究

头痛是常见临床自觉症状，可单独出现，也可见于多种疾病过程。该名词最初是作为一病证首见于《黄帝内经》，如《素问·奇病论》曰："帝曰：人有病头痛，以数岁不已，此安得之，名曰何病？岐伯曰：当有所犯大寒，内至骨髓，髓者，以脑为主，脑逆故令头痛，齿亦痛，病名曰厥逆。""新沐中风，则为首风。"在《黄帝内经》时期，头痛既为他病的一个症状名称，也是单独的疾病名称，如"头痛耳鸣，九窍不利，肠胃之所生也"。

汉代张仲景所著《伤寒论》论述了太阳、阳明、少阳、厥阴经头痛之见证，诚以三阳经脉俱上头，厥阴经脉亦会于巅，是以邪克诸经，循经上逆，头痛作矣。

隋代巢元方首次论及数年不愈之头痛，并认为是风痰相结，上冲于头所致，但在病名上未有重大突破，仍袭用旧名。

宋代陈无择提出了真头痛的概念及该病的成因。如《三因极一病症方论·头痛诸证》："或上穿风府，隐入于泥丸宫中而痛者，是为真头痛，不可以药愈，夕发旦死，旦发夕死，贵在根气先绝也。"

金元时期论头痛最有造诣的是李杲，其贡献主要有三点：一是在《黄帝内经》和《伤寒论》对头痛的论治基础上，补充了太阴头痛和少阴头痛，创立了分经用药的经验；二是他对气虚头痛、血虚头痛、气血俱虚头痛、痰厥头痛的论治，是非常精确的；三是将头痛分为外感和内伤两类，扩大了头痛的病名、范围及辨证思路。

清代王清任创立通窍活血汤、血府逐瘀汤治疗头痛顽疾，并提出了瘀血头痛这一新的病名。

头痛在西医中为多种疾病的一个症状。作为单独疾病的头痛，可分为原发性和继发性两类。原发性头痛包括偏头痛、紧张性头痛、丛集性头痛、三叉自主神经性头痛和其他原发性头痛 5 类。继发性头痛包括头和（或）颈部外伤所致的头痛、头和（或）颈部血管疾病引起的头痛、感染性头痛、非血管性颅内疾病引起的头痛、代谢性疾病引起的头痛、面部或颅脑结构疾病和精神疾病头痛 7 种类型，还有脑神经痛和不能分类引起的头痛等，共计 14 种。

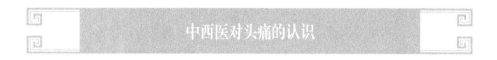

中西医对头痛的认识

一、中医对头痛的认识

头痛的病因虽多，但不出外感、内伤两端。若六淫之邪外袭，或直犯清空，或循经络上干；或痰浊、瘀血闭阻经脉，致使经气壅遏不行；或气虚清阳不升；或血瘀经脉失养；或肾阴不足，肝阳偏亢；或情志拂郁，郁而化火，均可导致头痛的发生。关于本病的成因，董立均认为清代温病学派创始人叶天士见解尤为精辟。叶天士认为头痛与肝的关系最为密切：肝胆风火上冒，或肝肾阴虚，肝阳上亢，肝风动扰是头痛的主要病因，而久痛入络是其主要病机归属。张伟认为头痛的成因无外乎外感或内伤两类，外感多是由风寒、风热、风湿所致，内伤多是由阴虚、血虚、痰浊、瘀血引起。因邪阻脉络，不通则痛。杨春玲认为本病的成因多与风邪上犯，脉络瘀阻有关。因风致瘀、因瘀致痛是本病的主要病机。谢昌仁教授认为头痛病因大致可分为外感、内伤两大类。外感者，感受风邪，常兼夹为患，如风寒、风热、风湿上犯清空。内伤者，有情志所伤，肝郁化火；有肝阳上亢，清空受扰；有素体阴虚，水不涵木；有脾虚失运，痰浊上扰；有气血不足，不能上荣等。国医大师路志正教授认为头痛成因虽多，常见的有脾虚湿滞，痰蒙清窍；肝肾阴虚，肝阳上亢；脾肾阳虚，脉络瘀阻；肝郁脾虚，湿热内注等。

本病病位在脑，涉及肝、脾、肾等脏器，与三阳经循行部位密切相关；病性为本虚标实，外感头痛多属实证，内伤头痛以虚证、虚中夹实多见。

诸种头痛的病机均可转化。外感头痛以标实为主，多可向愈，也可内伤气血，演变为内伤头痛。外感头痛可因体质因素、感邪性质不同而从化不同。如阳盛体质，感受风寒日久，寒易从热化；阴虚体质，风热束表，热亦从寒化，在动态演变中两者又可相兼为病。正虚邪盛，外邪久滞，伤及气血，脏腑功能受损，演化为内伤头痛。内伤头痛始则多以痰浊、瘀血、气滞、肝阳上亢等标实为主，病多在气血，若迁延不愈，则深入脏腑，伤及肾精，以气血精津本虚为主；多反复发作，甚或终身不愈。内伤头痛每因外感或情志不遂或劳累过度而诱发加重，其证可见虚实夹杂，较为复杂。

本病的治疗，外感头痛以邪实为主，治疗以祛邪为主，因风者疏之，因寒者散之，因热者清之。头痛以风邪为患，故需用风药祛风散邪；若系寒湿热邪为患，亦可参用风药以为引经。内伤头痛，多属于虚证，治疗以扶正为主，风阳上越则息风潜阳，气虚则益气升清，血虚则养阴补血，肾虚则益肾填精。至于痰浊、瘀血所致头痛，属本虚标实，或先去其实，或扶正祛邪兼顾，当因证制宜。

外感头痛，积极治疗，一般预后良好。内伤头痛，若积极治疗，可以延长其发作程度，最终治愈。若病久不愈，反复发作，症状重危，影响工作及生活，多较难治疗。若失治误治，妄用散风活血之品，亦可导致咽痛、乏力、妇女月经过多或再行，以及腹胀、便溏等变证，不可不防。

二、西医对头痛的认识

本部分主要论述西医的原发性头痛。原发性头痛主要指偏头痛、紧张性头痛、丛集性头痛、三叉自主神经性头痛和其他原发性头痛。重点论述前三类临床常见头痛病。

（一）偏头痛

1. 病因及发病机制

（1）病因：①遗传因素：研究证实，偏头痛有明显遗传倾向，超过半数的病例（约60%）可查到遗传因素，但遗传方式尚未确认。②内分泌因素：偏头痛多见于青春期女性，在月经期发作频繁，妊娠时停止发作，分娩后可再发，而在更年期后逐渐减轻或消失，口服避孕药可诱发偏头痛。③饮食因素：经常食用奶酪、巧克力、刺激性食物，或抽烟、喝酒的人易患偏头痛。④其他因素：情绪紧张、精神创伤、忧虑、焦虑、饥饿、失眠、外界环境差及气候变化亦可诱发偏头痛。

（2）发病机制：①血管源性假说，Wolff 认为，颅内动脉收缩导致皮层缺血，出现视觉障碍等先兆症状，后颈外动脉系统扩张，引起头痛发作，血管周围组织产生的血管活性多肽和刺激性的无菌性炎症使头痛加剧。②神经源性假说，目前临床上支持此观点，并提出偏头痛是原发性神经源性紊乱伴有继发性血管运动改变疾病的假说。③血管神经压迫学说，研究发现，偏头痛患者头皮局部均有各种原因造成的血管对神经的压迫；存在于中枢神经系统内的 NO 在偏头痛发作时起重要作用，其不仅扩张血管，还可引发神经源性炎症，提高伤害性感觉神经源的敏感性，介导机体内痛觉信号的传导，从而放大其生物学作用，致使痛觉发生。

2. 临床表现　偏头痛是神经内科患者较常见的主诉，主要表现为与脉搏一致的搏动性痛或胀痛。发作常在白天，但夜间仍可发作。头痛发作时一般都局限于头的一侧，逐渐加重，几分钟或 1~2 小时达到高峰，出现恶心、呕吐后有所好转，在安静、黑暗环境中或睡眠后可缓解。可持续几个小时甚至几天，随后头痛逐渐减弱或消失。部分表现为非搏动性钝痛，少数表现为头部刺痛或有打击感。压迫头痛部位的动脉或病侧颈动脉或眼球可使头痛减轻，去除压迫后疼痛再现。典型偏头痛呈周期性发作，女性患者多见，发病前可出现视物模糊、闪光、幻视、盲点、眼胀、情绪不稳，几乎都有怕光表现，数分钟后即出现一侧性头痛，头痛剧烈时可有血管搏动感或眼球跳出感。普通型偏头痛占头痛患者的 80%，发病前无明显先兆症状，部分患者在发病前有精神障碍、疲劳、食欲不振、全身不适等表现，女性月经来潮、饮酒、空腹饥饿也可诱发疼痛。头痛多呈缓慢加重，疼痛部位可为一侧或双侧，也可为整个头部，疼痛的程度也较典型偏头痛轻。部分患者可出现家族性偏瘫性偏头痛、基底型偏头痛、腹型偏头痛、眼肌麻痹性偏头痛等。

3. 预防和治疗

（1）生活预防：少吃奶酪、巧克力、牛奶、乳酸饮料等富含酪氨酸的食品。咖啡中的咖啡因会刺激神经系统，并干扰睡眠，多喝上瘾，而戒咖啡则会引发偏头痛；酒精类饮料会引发头痛，特别是红酒，含有更多诱发头痛的化学物质。工作压力大者可泡温水浴，或尝试肌肉放松性活动、有规律的体育运动。尽量避免强烈的光、嘈杂的环境。避免过度劳累和忧虑、焦虑等情绪，保证良好和充足的睡眠。

（2）药物预防：每月头痛发作 3 次以上者应考虑预防性用药。该类药物需每日服用，用药后至少 2 周才能见效。①普萘洛尔：对 50%~70% 的患

者有效,1/3 的患者发作次数可减少一半以上。常用剂量为 10 mg/次,1 日
3 次。②苯噻啶:有抗组胺、抗胆碱能及抗缓激肽作用。常用剂量为
0.5 mg,1 次/日,缓慢增加到 3 次/日,持续治疗 4～6 个月,80% 患者头
痛改善或停止发作。不良反应有嗜睡和疲劳感,能增加食欲,长期服用会发
胖。③尼莫地平:常用剂量为 20～40 mg,3 次/日,可出现头昏、头涨、恶
心、呕吐、失眠或皮肤过敏等不适。④丙戊酸钠:100～400 mg,3 次/日。
⑤阿米替林:为三环类抗抑郁药,能阻止 5 - 羟色胺(5-HT)的重摄取,对
偏头痛伴有紧张性头痛者有效。常用剂量为 75～150 mg/d。一般情况下,
上述药物应用至少 2 周方见效。若有效,应持续服用 6 个月,随后逐渐减量
到停药。

(3) 药物治疗:目前常用非甾体抗炎药等止痛药对症治疗。钙通道阻
滞剂(如尼莫地平)、5 - 羟色胺受体激动剂曲坦类药物(舒马曲坦等)及
麦角胺制剂治疗头痛有暂时止痛作用,停药后可复发。此类药物不良反应较
大,不能长期或过量服用。

(二) 紧张性头痛

紧张性头痛又称肌收缩性头痛,是一种头部的紧束、受压或钝痛感,多
与日常生活中的应激有关,也可能是焦虑症或抑郁症的特征性症状之一。

1. 病因　①焦虑或忧郁伴随精神紧张;②头痛或身体其他部位疼痛的
一种继发症状;③头、颈、肩胛带姿势不良。

2. 临床表现　紧张性头痛以女性为多,多在 30 岁前后发病,主要症
状:①头痛多位于两颞及枕、颈部,呈持续性钝痛,头部有紧箍感和重压
感,不伴恶心和呕吐;②头痛可于晨间醒来时或起床后不久出现,可逐渐加
重,呈持续性;③可与偏头痛并存;④排除脑肿瘤、高血压、癫痫和青光眼
等所致头痛;⑤辅助检查正常。

3. 预防　早晚注意保暖;忌食辛辣、油腻食物;户外锻炼,缓解、放
松情绪,减轻压力,做深呼吸,调节紧张抑郁情绪。保证规律及充足睡眠。

4. 治疗　药物治疗:多采用温和的非麻醉性止痛药(如非甾体抗炎药)
及肌肉松弛药和较缓和的镇静药,亦可应用抗抑郁药。一般多以口服方式给
药。①布洛芬:除用于紧张性头痛外也适用于肌肉和关节痛,属暂时性止
痛,其作用为抑制前列腺素合成,提高细胞内环腺苷酸,改善血小板功能。
口服剂量为 200～400 mg/次。②萘普生:通过抑制前列腺素的合成而起止

痛抗炎作用。口服剂量为 100 ~ 200 mg/次，2 ~ 3 次/日。③阿米替林：既是去甲肾上腺素再摄取抑制药，又是 5 – 羟色胺再摄取抑制药。以前认为抑制 5 – 羟色胺再摄取为本药止痛的主要途径，但近年研究发现上述两种作用对止痛效果并无差别，并且对头痛的改善是间接的，由抗抑郁的效果所介导，口服剂量开始为 75 mg/d，以后渐增至 150 mg/d，分次服用，不良反应为恶心、呕吐乏力、困倦头昏及失眠等，有严重心脏病及青光眼者忌用。④乙哌立松：属骨骼肌松弛药，除可抑制肌张力过高，还可抑制疼痛反射活动。口服剂量 150 mg/d，分次服用。不良反应为恶心、呕吐、胃部不适、腹泻、乏力、困倦及站立不稳，有药物过敏史及肝脏疾病者慎用；孕妇及哺乳期妇女禁用。

非药物治疗：①训练坐位、站立、睡眠及工作时颈部和头部的正确姿势；②进行改善头部位置和俯卧位练习，加强颈后部肌肉的运动；③背和肩部行中至深部按摩；④被动伸展斜角肌、斜方肌上部、提肩肌和颈前部肌肉；⑤针刺、按摩或配合物理及心理治疗。

（三）丛集性头痛

丛集性头痛又称组胺性头痛、睫状神经痛、蝶腭神经痛、偏头痛性神经痛，是一种多见于中年男性的呈周期性丛集性发作、部位固定于一侧眼眶及其周围的剧烈头痛，一般无前兆。一般无家族史，头痛发作时用镇痛安定类药物效果不佳。

1. 病因及发病机制

（1）病因：尚不明，一般认为是颅内、颅外血管扩张所致；Horton 认为，其与组胺关系密切，间歇期内皮下注射组胺，60% 可诱发头痛，且血中组胺之增高和消退均非常迅速。

（2）丛集性头痛的发病机制：尚未完全清楚，有以下几种观点。①血管源学说：某些扩血管药物如硝酸甘油、组胺、乙醇等可诱发丛集性头痛，而缩血管药物如麦角胺、去甲肾上腺素等可使之缓解。研究发现，丛集性头痛发作时痛侧海绵窦段大脑中动脉管径扩大，发作停止后缩小。经头颅多普勒检查，丛集性头痛发作时痛侧大脑中动脉平均血流速度明显高于对侧，也高于缓解期；而痛侧大脑前动脉流速低于对侧，热成像检查发现痛侧眶区散热增加。有人发现丛集性头痛发作期眶上静脉及海绵窦有炎性改变，导致眼静脉回流障碍并激活疼痛神经纤维，引起眼痛、流泪、鼻塞、流涕等症状。

②神经源学说：丛集性头痛疼痛均发生在三叉神经分布区，提示与三叉神经有关。可能是三叉神经受到逆行性刺激诱发 P 物质和其他血管活性肽释放，引起血管扩张而头痛。痛侧的自主神经症状提示交感神经兴奋性降低，副交感神经兴奋性增高，说明自主神经功能障碍与丛集性头痛发病有关。实验发现眶上静脉及海绵窦炎症可能损害交感神经纤维，引起自主神经症状。因此，可以认为血管因素和神经因素在头痛发作中可能共同起作用。丛集性头痛发作有明显周期性，有人提出可能存在中枢神经系统功能障碍，如源于下丘脑后部调节自主神经的神经元功能障碍，下丘脑前部视上核与生物钟节律有关的神经功能紊乱。生物钟受 5-HT 调节，某些治疗丛集性头痛的药物可加强 5-HT 能神经传导，提示有 5-HT 能神经的功能障碍。③组胺学说：组胺是一种强血管扩张药，部分丛集性头痛患者血中组胺增高，皮下注射组胺可以诱发患者头痛发作，丛集性头痛的临床症状很像组胺反应，应用组胺脱敏治疗对部分患者有效，此外有人发现，丛集性头痛患者痛侧颞部皮肤肥大细胞增多，活性增强，该细胞能合成和释放某些血管活性物质，如组胺、5-HT 等。

2. 临床表现　急性发作型典型表现为一连串密集的头痛发作，发作呈周期性，无前驱症状。发作时疼痛从一侧眼窝周围开始，急速扩展至额颞部，严重时可涉及对侧。呈搏动性，兼有钻痛或灼痛，可于睡眠中痛醒。头痛固定于一侧眼及眼眶周围，初感一侧眼及眼眶周围胀感或压迫感，数分钟后，迅速发展为剧烈胀痛或钻痛，并向同侧额颞部和顶枕部扩散，同时伴疼痛侧球结膜充血、流泪、流涕、出汗、眼睑轻水肿，少有呕吐，60%～70%患者发作时病侧出现霍纳综合征。头痛缓解后仍可从事原有活动。每天可发作 1～2 次，每次发作持续时间约数十分钟或 2～3 小时，发作快，消失亦快，缓解时间很长。患者少有后遗的疲乏或嗜睡情况，头痛每天有规律地在大致相同的时间发生，常于午后或凌晨发作。饮酒或硝酸甘油可以激发头痛发作。头痛常局限于一侧。

丛集性头痛分为急性发作性和慢性，急性发作性丛集性头痛可持续数周乃至数月后缓解，一般 1 日发作 1～2 次，有的患者发病有明显季节性，以春秋季多见，丛集性头痛缓解期可持续数月至数年，60 岁以上患者少见，提示其病程有自行缓解倾向。慢性丛集性头痛较少见，占丛集性头痛 10%，可由发作性转为慢性，也可以自发作后不缓解变成持续性，慢性丛集性头痛临床症状与急性发作性丛集性头痛临床症状相同，症状持续发作 1 日以上或虽有间歇期但不超过 14 日。若组胺试验可诱发典型疼痛即可诊断。

3. 治疗　头痛发作时用镇痛安定类药物效果不佳，舒马普坦或双氢麦角胺可迅速缓解头痛。泼尼松 40 ~ 60 mg/d 口服 1 周，疼痛可在数小时内消退，第 2 周逐渐减量至停药，口服双氢麦角胺 1 ~ 2 mg，或在每天发作前服，预防发作或减轻发作时的症状，连服 10 ~ 14 日。舒马普坦是 5-HT 受体激动药，与 5-HT 受体结合从而抑制 5-HT 的扩血管作用，使血管收缩，达到治疗目的。可以滴鼻、皮下或静脉注射 1 ~ 2 mg/次，每天不超过 6 mg，用药后如出现胸闷、胸部发紧应立即停用。钙离子拮抗药，如氟桂利嗪，每晚 5 ~ 10 mg 口服。抗癫痫药物，如口服丙戊酸钠，对部分患者有效。可以试用组胺脱敏治疗，无效的患者可试用神经阻滞疗法，如利多卡因蝶腭神经节阻滞、眶上神经或眶下神经酒精注射、射频三叉神经节阻滞。发作时进行面罩吸氧或高压氧治疗，常可快速终止发作。使用面罩吸氧，流量为 7 U/min，吸入时间为 10 ~ 15 分钟。

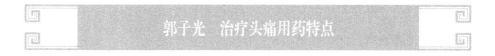

郭子光　治疗头痛用药特点

郭子光，首届国医大师，著名中医教育家、理论家、临床医学家，成都中医药大学教授，中医康复学科开创者。曾获中华中医药学会终身成就奖。

一、辛散温通，搜风通络

中医认为，高巅之上，惟风可到；伤于风者，上先受之。而风为百病之长，大凡头痛之症，当责之于风。风寒者，辛温散之；风热者，辛凉解之；风湿者，辛而散之，苦而燥之。故郭老针对风邪盘踞，用大队辛温走散之品以搜风通络，尤其是羌活、细辛、白芷之味，用之尤妙。羌活，《本草汇言》云羌活"功能条达肢体，通畅血脉，攻彻邪气，发散风寒风湿……盖其体轻而不重，气清而不浊，味辛而能散，性行而不止，故上行于头，下行于足，遍达肢体，以清气分之邪之神药也"。《本草备要》也称其"泻肝气，搜肝风……治风湿相搏，本经头痛，督脉为病，脊强而厥。"而细辛这味药，《神农本草经百种录》："此以气为治也，凡药香者，皆能疏散风邪，细辛气盛而味烈，其疏散之力更大。且风必挟寒以来，而义本热而标寒。细辛性温，又能驱逐寒气，故其疏散上下之风邪，能无微不入，无处不到也。"方中配以白芷，主要用于搜风止痛。《本草求真》云："白芷，色白味辛，气温力浓，通窍行表，为足阳明经祛风散湿主药。故能治阳明一切头面诸疾，如头目昏痛，眉棱骨痛，暨牙龈骨痛……"所以，方可搜风通络，力专效宏。

二、久病入络，虫类逐瘀

头为"诸阳之会""清阳之府"，又为髓海所在，凡五脏精华之血，六腑清阳之气，皆上注于头。故凡外感内伤诸因，皆可致气血逆乱，瘀阻脉络，脑失所养，发为头痛。对此，"久病入络""久痛入络"，非草木之品能起效，需用虫蚁搜逐才能开通其邪结。故郭老在方中用三虫汤（全蝎、地龙、僵蚕）辛咸通络，活血止痛，且三味各有侧重，全蝎，味辛性平，归经入肝，能穿筋透骨、逐湿除风、通络止痛；地龙善行走窜，走血分，能通血脉利关节，消瘀滞，疗痹痛；僵蚕，味咸辛性平，归经肝、肺，能祛风散寒，燥湿化痰，温行血脉。三药相伍，相得益彰。

三、活血治风，血行风灭

中医认为，治风先治血，血行风自灭。方中用川芎，寓意也在于此。《本草汇言》云："川芎，上行头目，下调经水，中开郁结，血中气药也……味辛性阳，气善走窜，而无阴凝黏滞之态，虽入血分，又能去一切风，调一切气。"所以，川芎在方中辛温走窜，走而不守，上行头目，旁达四肢，能散寒湿、祛风气、解头风，搜风通络，活血止痛，善行血中之气滞，通行十二经脉，破瘀血，通血脉，使风祛络通，血行风灭，瘀祛痛止。

可见，郭老用此方，虽只是川芎茶调散合三虫汤，然方证相符，配伍严谨，故疗效卓著。后郭老每见此证，即用此方，且屡用屡效。

四、典型病案

吴某，女，16岁，2005年4月24日来诊。反复头痛2年，感冒或学习紧张时加重。曾服中西药治疗，疗效不显。刻诊：头胀痛刺痛，痛而休止，前额、两太阳穴均痛，舌红，苔薄白，脉细涩。辨证属风邪入络，脉络瘀阻。处方：全蝎10 g（水洗去盐），地龙10 g，僵蚕10 g，川芎10 g，荆芥10 g，防风10 g，细辛3 g，白芷15 g，薄荷15 g，羌活10 g。每日1剂，水煎服。3剂。服药1剂，头痛大减，3剂服完疼痛消失。随访至今，未见复发。

按：观郭老此验案，脉证合参，当属风邪入络，脉络瘀阻。且临床特点有三：一是病久顽固不愈；二是痛处固定；三是一般活血化瘀药治疗无效或效果不显。按"久病入络"当从实论治，以通为补。故治宜搜风通络，逐瘀止痛。因此郭老在方中用荆芥、防风、细辛、白芷、羌活、薄荷，味辛走散，以搜风邪，为君药；全蝎、地龙、僵蚕味辛走散入血分，温行血脉，逐瘀通络，为臣药；川芎味辛性温，归经入肝，搜风通络，活血止痛，为佐药。诸药合用，共奏搜风通络、活血止痛之功。

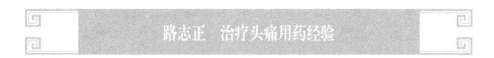

路志正　治疗头痛用药经验

路志正，男，汉族，河北藁城人，中国中医科学院广安门医院主任医师，1939年2月起从事中医临床工作，为全国老中医药专家学术经验继承工作指导老师、首都国医大师，国家级非物质文化遗产传统医药项目代表性传承人。擅长中医内科，对妇科、儿科等亦有造诣。

一、健脾益气，甘温助阳

脾为后天之本，气血生化之源。脾阳不足，统血无力，气虚气滞，血行不畅，脑络瘀阻，不通则痛。治宜健脾益气，甘温助阳以治其本，故路老在治疗头痛的方中首先选用了太子参、炙黄芪、白术三味药物。太子参味甘苦，性平，归脾肺经，可补脾益肺，生津养阴；炙黄芪味甘，性温，归脾肺经，本品味轻气浮，能益脾肺，振奋元阳，健中州，升清阳，补肺气，行血脉，布精微，养脏腑，通血液，为补气升阳之良品。《本草正义》谓黄芪可"补益中土，温养脾胃，凡中气不振，脾土虚弱，清气下陷者最宜"。白术味甘苦，性温，归脾胃经，本品甘缓苦燥，质润气香，能缓胃消谷，健脾胃，运精微，升清阳，补气血，养心神，长肌肉，为健脾补气之要药。《本草求真》："白术缘何专补脾气？盖以脾苦湿，急食苦以燥之，脾欲缓，急食甘以缓之；白术味苦而甘，既能燥湿实脾，复能缓脾生津。且其性最温，服则能以健食消谷，为脾脏补气第一要药也。"三味相伍，共奏健脾益气、甘温助阳之功。脾气健，中阳足，气血畅，脑络通，其痛自止。

二、温壮肾阳，煦脉通络

肾寓元阳，有温煦五脏六腑、四肢百骸之能。肾阳不足，脾失温煦，以致脾肾阳虚，阳气不能上达清窍，脑络气血不畅，因而头痛绵绵。

《灵枢·卫气行》有："平旦阴尽，阳气处于目，目张则气上行于头。"由于脾肾阳虚，阳气虽能应时运行，而浊阴蒙闭，上注无力，故晨起头痛较重。而阳气白昼行于外而夜间入于阴，至夜阳入于阴，阳能制阴，故至夜间九时，虽不服药痛亦自止。治宜温肾壮阳，通络止痛。故路老在方中配用了附片、菟丝子、细辛三味药物。附片味辛甘，性大热，归心、脾、肾经，本品气味俱厚，其性善走，既可回阳退阴，彻内彻外，内温脏腑骨髓，外暖筋肉肌肤，上益心脾阳气，下补命门真火，能追复散失之亡阳，峻补不足之元阳；又可补命门益先天之火以暖脾土，壮元阳助五脏阳气以散寒凝，通阳散结，祛寒止痛。《本草正义》："附子，本是辛温大热，其性善走，故为通行十二经纯阳之要药，外则达皮毛而除表寒，里则达下元而温痼冷，彻内彻外，凡三焦经络，诸脏诸腑，果有真寒，无不可治。"菟丝子味甘辛，性微温，归肝、肾经，本品能补肝肾，助阳道，益精髓，为平补肝肾之要药。《本草汇言》："菟丝子，补肾养肝，温脾助胃之药也。但补而不峻，温而不燥，故入肾经，虚可以补，实可以利，寒可以温，热可以凉，湿可以燥，燥可以润。"《本草正义》云："菟丝为养阳通络上品，其味微辛，则阴中有阳，守而能走，与其他滋阴诸药之偏于腻滞者绝异。"细辛，味辛性温，归肺、肝、肾经，本品辛香浓烈，可上行，亦可横走，善开通结气，宣散郁滞，既可祛风邪、泄肺气、散寒邪、通鼻窍，又可上透巅顶，旁达百骸，散风邪、祛寒凝无处不到，宣络脉、通百节无微不至。临证常为治头痛要药，如《普济方》细辛散（麻黄、川芎、附子、细辛），可治肾阳不足之偏正头痛；《圣济总录》至灵散，常与雄黄为末纳入鼻中以治疗偏头痛。《神农本草经百种录》："细辛，以气为治也。凡药香者，皆能疏散风邪，细辛气盛而味烈，其疏散之力更大。且风必挟寒以来，而又本热而标寒，细辛性温，又能驱逐寒气，故其疏散上下之风邪，能无微不入，无处不到也。"三味相伍，共奏温壮肾阳、煦脉散寒、通络止痛之功，肾阳复，寒邪去，络脉通，气血畅，其痛自消。

三、阴中求阳，养血和营

《内经》："气归精，精归化。"根据精气互根理论，阳虚者阴液不足。阴血亏虚，脑络不能得以濡养，或血虚血滞，均可致阳气不宣，气血失和，脑络绌急而痛。故治宜活血养血，滋阴和营，阴中求阳。所以在方中又配伍了当归、熟地黄、山药这三味药物。当归味甘辛微苦，性温，归肝、心、脾经，气轻味浓，辛散通行，能走能守，可补可破，入心经可生阴化阳，养血活血；入脾经可布散精微，化生补血；入肝经可养血调肝、散瘀行滞、和血缓急，通络止痛。《本草正》谓当归"其味甘而重，故专能补血，其气轻而辛，故又能行血，补中有动，行中有补，诚血中之气药，亦血中之圣药也……阴中阳虚者，当归能养血，乃不可少。"熟地黄味甘微苦，性微温，本品质润滋腻，其性缓和，守而不走，一则养五脏、化阴血、调肝气、养心血，为血中之血药，补血通脉之佳品；二则补肾生精、封填脑髓，为补胃健脑之要药。《本草正》谓熟地黄"性平……气味纯静，故能补五脏之真阴，而又于多血之脏为最要……阴虚而刚急者，非熟地黄之甘不足以缓之。"山药味甘，性平，归经肺、脾、肾，本品甘平和缓，不燥不腻，一可补中益气，健脾和胃；二可益气养阴，填精补髓；三可润肺生津，固精强阴。《药品化义》云山药"温补而不骤，微香而不燥，循循有调肺之功……又取其甘则补阳，以能补中益气，温养肌肉，为肺脾二脏要药。"《本草正》有山药"能健脾补虚，滋精固肾，治诸虚百损，疗五劳七伤。"三药相伍，共奏健脾润肺、固肾填精、强阴益髓、滋阴化阳之功。阴虚阳复，气畅血和，脑络得濡，其痛自除。

四、虫蚁逐瘀，搜风通络

中医认为，久病入络，名医叶天士《临证指南医案》谓："如阳虚浊邪阻塞，气血瘀痹而为头痛者，用虫蚁搜逐血络，宣通阳气为主。"故在方中又配伍了蜈蚣、川芎这两味药物，蜈蚣味辛，性温，归经入肝，本品辛温燥烈，走窜性猛，行表达里，无所不至，能搜风息风，散瘀行滞，开痰散结，为息风止痉、通络活络要药。《医学衷中参西录》："蜈蚣……走窜之力最速，内而脏腑，外而经络，凡气血凝聚之处皆能开之。"川芎，味辛，性温，归经肝胆，本品温通走窜，味清气雄，走而不守，上行头目，旁达肌肤，性最疏通，善行血中之气滞，通行十二经脉。一则可开郁结、行气血、疏肝郁、调气机；二则可散寒湿、祛风气、解头风、疗头痛；三则可破瘀蓄、通血脉、散结气、消瘀肿、止疼痛。《神农本草经》曰："中风入脑，头痛，寒痹，筋挛缓急。"《本草汇言》："芎䓖，上行头目，下调经水，中开郁结，血中气药也……味辛性阳，气善走窜，而无阴凝黏滞之态，虽入血分，又能去一切风，调一切气。"二味相伍，共奏活血逐瘀、通经活络、搜风止痛之功。瘀去络通，风息痉止，血脉和畅，脑络清利，其痛自愈。

综上所述，可以看出，路老调治此证，辨证诊察入微，立法缜密严谨，配伍精妙绝伦，组方浑然天成。温阳之中寓存阴之意，滋阴之际含求阳之功；静补之中有通经之能，走窜之中现动补之风。全方正邪兼顾，阴阳相济，动静结合，用药肯綮，力专效宏。药仅 5 剂，病势已衰减大半，效不更方，守方调理 2 个月，使长达 13 载之沉疴痼疾霍然而愈。路老妙手回春之术，令人叹为观止。尝为当归所使，非第治血有功，而治气亦神验也。

五、典型病案

张某，男，43 岁，1977 年 5 月 20 日初诊。头痛历时 13 载，1973 年以来病情加重。每日晨起七时发作，自颈项上行过巅顶至前额发胀疼痛，颈项活动受限，至夜间九时虽不服药，痛亦自止。平素喜静，视物不清，神疲体倦，纳差，少腹寒冷，腰酸背痛，夜寐多梦易醒。曾经多法治疗罔效，舌质淡，脉虚弱无力。《素问·五藏生成》曰："头痛巅疾，下虚上实，过在足少阴，巨阳，甚则入肾。"综观脉证，本病当责之脾肾阳虚。拟投温阳通络饮，图治其本。方用太子参、炙黄芪、熟地黄各 15 g，炒白术、菟丝子、淮山药、当归各 12 g，川芎 9 g，川附片 6 g（先煎），细辛 3 g，蜈蚣 3 条。每日 1 剂，水煎服。5 剂药后巅顶疼痛缓解，余症如故。上方加丹参 15 g、僵蚕 9 g，再进 5 剂。其后又经 4 次诊治，诸症减轻，疗效满意。宗上方略有加减，调治 2 个月，头痛病疾得愈。

按：观其脉证，不难看出，本验案主要病机为脾肾阳虚，寒凝血滞，脉络不通；治宜温阳通络，温肾健脾，活血化瘀，故路老在方中采用了以上诸法。

颜德馨 风邪夹瘀、久病入络

一、活血养血，通络止痛

中医认为，新病多实，久病多虚。由于头痛的主要病机为邪风久羁入络，血瘀阻于清窍。病乃血虚血滞，瘀阻脑络，不通则痛，治宜活血养血，通络止痛。故在方中首先选用了《太平惠民和剂局方》补血活血名方四物汤（当归、川芎、白芍药、熟地黄），方中熟地黄甘温以滋阴养血，填精，为君药；当归辛甘温，补血养肝，和血调经，为臣药；佐以白芍和营养肝，缓急止痛；使以川芎活血行滞。四药相合，则补中有通，补而不滞，可活血养血，通络止痛。《成方便读》曰："夫人之所赖以生者，血与气耳，而医家之所以补偏救弊者，亦惟血与气耳。故一切补气诸方，皆从四君化出；一切补血之方，又当从此四物而化也。补气者，当求之脾肺；补血者，当求之肝肾。地黄入肾，壮水补阴，白芍入肝，敛阴益血，二味为补之正药。然血虚多滞，经脉隧道不能滑利通畅，又恐地、芍纯阴之性，无温养流动之机，故必加以当归、川芎，辛香温润，能养血而行血中之气者以流动之。总之，此方乃调理一切血证，是其所长，若纯属阴虚血少，宜静不宜动者，则归、芎之走窜行散，又非所宜也。"由于本验案病机重在瘀而偏虚，瘀滞又易生热，故颜老在用此方时以生地易熟地，以赤芍易白芍，如此变通，使熟四物汤变为生四物，由温养变为清养，从而使其功效更为轻灵通达，通络止痛之功更胜。瘀去络通，脑络得濡，其痛自除。

二、活血破瘀，通络止痛

由于瘀阻脑络是头痛病机关键，故在方中又配用了桃仁、红花这两味药物，取其桃红四物汤（《济阴纲目》）之义以活血破瘀，通络止痛。桃仁味苦，性平，归经心、肝，本品善入血分，能散瘀血、攻蓄血、活死血、破癥积、通心窍、凉血热，散而不收，有泻无补，可破血祛瘀，通络止痛；红花味辛，性温，归经心肝，本品辛散温通，善入血分，通行血脉，一则能散瘀血、活死血、通经脉、破癥积，为行血破血之要药，二则能行血中之气，有破血、行血、活血、调血之妙，多用则行而破，少用则和而调，为通经活络、和血止痛之上品。《开宝本草》："性本温和，气亦辛散，凡瘀滞内积及经络不利诸证皆其专主。"《药品化义》："红花……善通利经脉，为血中气药，能泻又能补，各有妙义。"二药相伍，破血逐瘀，通络止痛，瘀祛络通，脑窍清利，其痛自止。

三、搜风祛邪，通络止痛

头风夹瘀是头痛重要病机。中医认为"高巅之上，惟风可到""伤于风者，上先受之"。故头痛之证，多责之于风。所以在方中又配伍了羌活、川芎两味药物，羌活味辛苦，性温，归膀胱、肝、肺、肾经，本品体轻气浓，善行气分，能散能行，善发表邪，攻彻上下，遍达肢体，既为发散风寒之要药，又为祛风止痛之上品，长于治头、项、脊背、上肢诸风痛。川芎味辛，性温，归肝、胆经，本品辛散温通，味清气雄，走而不守，既可开郁结、行气血、疏肝郁、止疼痛；又可上行头目，旁达肌肤，能散寒湿、祛风气、解头风、解目疾。二者相伍，为治疗头痛、头风一组重要药对，故《本经逢原》谓羌活"与川芎同用，治太阳、厥阴头痛"。且川芎之用，又取其"治风先治血，血行风自灭"之义。两味相合，相辅相成，力专效宏，瘀祛风消，其痛自解。

四、虫类逐瘀，通络止痛

中医认为，久病入络，久痛入络，症见面色暗滞，经来不畅、色暗夹块，伴有腹痛，脉沉涩等瘀血内结之象，用桃红四物汤治疗后，虽诸症缓解，但仍见脉沉涩未起，舌紫未退，加之病长达 18 年之久，此乃宿瘀内伏、久病入络之证。治宜用虫蚁搜剔之品以搜风祛邪，通络止痛，故在方中配用了石楠叶、露蜂房、乌梢蛇、全蝎、蜈蚣等。石楠叶味辛，性平，归心、肝经，本品辛散走窜，长于搜风通络；露蜂房味甘，性平，归经入胃，本品走表达里，通经入骨，可攻坚消滞，搜风止痛；乌梢蛇味甘，性平，归经入肝，本品味甘气厚，其性走窜，可搜风邪、透关节，通络止痛；全蝎味辛，性平，归经入肝，本品辛散走窜，其性峻烈，能穿筋透骨，逐湿祛风，通络止痛；蜈蚣味辛，性温，归经入肝，本品辛散温通，走窜性猛，行表达里，无所不至，可散瘀行滞，破坚开结，通络止痛。《医学衷中参西录》："蜈蚣……走窜之力最速，内而脏腑，外而经络，凡气血凝聚之处皆能解开之。"五味相伍，共奏搜风祛邪、通络止痛之功。风祛络通，百脉畅利，脑络顺达，其痛自愈。

五、典型病案

刘某，女，42岁，1991年8月6日初诊。患偏头痛18年，每于气候变化或劳累时诱发，月经前后加剧，脑电图、脑血流图、X线等检查均正常。就诊时适值经期，头痛剧作，右侧颞部跳痛，痛连目眶，患者精神委顿，面色暗滞，经来不畅、色暗夹块，伴有腹痛，舌紫，苔薄白，脉沉涩。证属邪风久羁入络，血瘀阻于清窍。治宜祛风活血。处方：羌活9g，川芎9g，生地黄15g，赤芍药9g，桃仁9g，当归9g，红花9g；每日1剂，水煎服。5剂后经来见，色也较鲜，旋即腹痛减轻，头痛小安，惟脉沉涩未起，舌紫未退，乃宿瘀久伏之证，原方加石楠叶9g，露蜂房9g，乌梢蛇9g，全蝎粉15g，蜈蚣粉15g，研末和匀另吞。再服1周，头痛即止，脉沉涩也起，舌紫见淡。随访1年，病未再发。

按：颜老调制此证，辨证精心，立法严谨，组方缜密，用药巧妙。全方邪正兼顾，活中有补，散中有养，抓住"风邪夹瘀，久病入络"这一关键病机，治法以搜风祛邪、活血逐瘀、通络止痛为首务，且用药轻灵通达，力专效宏，故效如桴鼓，药进5剂，即见显效。效不更方，守方加虫蚁搜剔之品，续服1周，长达18年之沉疴痼疾，霍然而愈。随访1年，病未再发。颜老妙手回春之术，令人叹为观止。

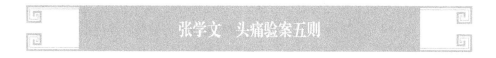

张学文　头痛验案五则

张学文，男，生于1935年10月，陕西汉中人，汉族。出生于中医世家，1953年5月起从事中医临床工作，陕西中医药大学附属医院主任医师、教授，首届国医大师，中医急症高手，全国老中医药专家学术经验继承工作指导老师。

一、久病入络，气滞血瘀证

程某，女，42岁，1979年5月12日初诊。主诉为头痛10余年。痛处多在两太阳穴附近，发作无定时，多因情志不遂，或劳累过度而诱发，痛时难以支持，常使用止痛镇静药或针刺缓解。平素伴有胸闷气短，时有胸痛。睡眠差，食欲不佳。心电图示：完全性右束支传导阻滞。面色青滞，口唇发紫，舌体黯红有瘀斑，脉沉细而涩。诊断为头痛，辨证为久病入络，气滞血瘀。治法：活血化瘀，通络止痛。处方：生地10 g，赤芍10 g，川芎12 g，当归10 g，桃仁10 g，红花10 g，丹参15 g，白芷10 g，瓜蒌15 g，薤白10 g，川牛膝10 g，僵蚕10 g，三七粉（冲服）3 g，水煎服。服上方25剂，来复诊时诉头痛胸闷锐减，睡眠好转，食欲较前改善。效不更方，于上方稍事加减，共服药约45剂后，诸症消失。心电图检查已示正常。为巩固疗效，嘱服复方丹参片，3片/次，3次/日。随访1年，未再复发。

按：此例头痛经年不愈，反复发作，即为头风，其痛势剧烈，痛有定处，当辨为瘀血头痛。正所谓"初病在经，久病入络""初病在气，久病入血"。舌黯唇紫，面青，脉沉细涩亦与其症相合。根据"痛则不通"之理论，治以活血化瘀、通络止痛，不仅头痛除，胸闷气短等症亦随之减轻，此即古人所说的"通则不痛"之理，故《金匮翼》云："治头风久痛，须加芎、归、红花少许，非独治风，兼和血止痛也"。故以活血通络之法治之，诸症俱解。

二、肝肾不足，瘀血内阻证

王某，女，31岁，1977年12月10日初诊。主诉头痛2月余。患者诉2个月前自感头痛头晕，而后渐重，自觉头内有跳动感，甚则痛如被拳、棒所击，乃至仆倒晕厥，并伴恶心，气短，胸闷，昏视，骨节烦痛，彻夜难眠，指、趾小关节肿胀，下颌淋巴结肿大（如核桃大），触痛，经用镇痛、抗风湿等药效果显著。诊见面黄肌瘦，舌紫黯，脉沉涩。诊断为头痛，辨证为肝肾不足，瘀血内阻。治法：清宣头目，滋补肝肾，活血化瘀。处方：菊花15 g，葛根12 g，薄荷6 g，女贞子12 g，磁石（先煎）30 g，生地黄12 g，覆盆子12 g，丹参15 g，赤芍9 g，川芎9 g，僵蚕9 g，山楂15 g，水煎服。服药6剂后复诊，诉头痛、头晕明显减轻，胸闷明显改善，睡眠好转，效不更方，上方稍事加减，共服药约40剂，症状完全消失。为巩固疗效，于初诊方炼蜜为丸，如鸡子黄大小，1丸/次，2次/日。随访2年，未见复发。

按：头为诸阳之会，又为髓海所在，三阳经脉均循头面，而厥阴肝经又与督脉会于巅顶，五脏六腑之阴精阳气，皆上奉于头，故经络脏腑病变，皆能导致头痛。而头痛之因，不外乎外感与内伤两端，临证需首辨分明，方能施治无误。本案发病 2 个月，未见形寒身热之象，而现头痛如掣，胸闷昏视，舌紫黯，脉沉涩，似属内伤头痛，系肝肾不足，髓海失养，由此而致肝阳上亢，气机逆乱，血瘀络阻，继而头痛、胸闷、气短、晕厥诸证遂作。故治宜滋养肝肾以治本，潜阳化瘀以治标，标本兼治，终使头痛蠲除，余症消失。

三、阳虚血亏，瘀阻不行，痰浊内聚，清阳不升证

赵某，女，30 岁，1981 年 10 月 9 日初诊。以头痛 5 年为主诉就诊。患者诉其头冷痛历时 5 年，痛则心烦不安，恶心欲呕。平时睡眠欠佳，腰痛膝软，畏寒足冷，舌质黯，苔白腻，脉细涩，诊断为头痛，辨证为阳虚血亏，瘀阻不行，痰浊内聚，清阳不升。治法：温肾扶阳，活血化瘀，理气化痰，通络止痛。处方：鹿茸（冲服）3 g，狗脊 10 g，巴戟天 10 g，鸡血藤 30 g，当归 10 g，白芍 12 g，桂枝 6 g，丹参 30 g，川芎 12 g，磁石（先煎）30 g，姜半夏 10 g，砂仁 6 g，郁金 12 g，广木香 6 g，蔓荆子 10 g，水煎服。服 10 剂后复诊，自觉头冷痛锐减，睡眠改善，腰痛膝软、畏寒足冷明显减轻，效不更方。方药略事加减，共服药约 70 剂，诸症消失。为巩固疗效，嘱服金匮肾气丸，随访 1 年，未见复发。

按：头冷痛为阳气不达巅顶，舌质黯，苔白腻，瘀痰交结之证显然。综合分析，头痛系由素体阳虚血少，渐致湿聚血凝，清阳不升，浊阴不降，脉络阻滞，不通则痛。且瘀痰阻遏，更伤阳气，从而阳虚，瘀痰互为因果，故头痛头晕，久治不愈。今从温肾扶阳，补血养血、活血化瘀、祛痰降浊着手，扶正祛邪，攻补兼施，以使真阳得复，瘀祛湿除，血脉通利，清升浊降而头痛渐愈。

四、阳明经脉郁滞，气血凝涩不行证

怡某，男，38 岁，1982 年 6 月 5 日初诊。主诉头痛半年。患者半年前因情志不遂，加之工作劳累，夜不入寐，数日后右侧头面部阵发性剧烈疼痛，伴见周身汗出，心悸，右眼流泪，右鼻孔流清涕，每次持续 15～30 分钟，其痛可骤停。每因进食、洗脸等可诱发，一日发作 3～4 次。曾用针刺、西药等方法治疗效果不明显。诊见舌黯，脉弦硬，面色略暗滞。诊断为头痛，辨证为阳明经脉郁滞，气血凝涩不行。治法：疏经活络，畅行气血。处

方：桃仁 10 g，红花 10 g，川芎 15 g，赤芍 12 g，麝香（冲服）0.1 g，白芷 12 g，僵蚕 12 g，蜂房 12 g，丹参 15 g，菊花 15 g，谷精草 15 g，元胡 10 g，水煎服。服上方 8 剂后，头面痛锐减，发作次数亦较前明显减少，夜寐亦安。现觉头胀、心慌气短、胸闷不舒，食纳不佳，舌质仍黯，脉较前软但仍弦。此宜继续疏通脉络，养心安神，以善其后。遂于原方中减去桃红、麝香、僵蚕、蜂房及菊花和谷精草，而加用瓜蒌 15 g，薤白 10 g，山楂 15 g，鸡血藤 30 g，炒枣仁 15 g，夜交藤 30 g，合欢花 15 g，玉竹 12 g。服药 50 余剂后，诸症消失。为巩固疗效，用初诊方炼蜜为丸，如鸡子黄大，每服 1 丸，日 2 次。一年后随访，头痛未见复发。

按：本例头面部疼痛之势剧烈，乃由情志不遂，郁而化火。夜不入寐，阴血暗耗，风阳挟瘀上扰，导致头部疼痛时作。因其病在头面部，为手足阳明经之处，故辨其为阳明经脉郁滞，气血凝涩证。治疗选用丹参、川芎、桃仁、麝香、白芷等以疏气活血通络，配菊花、谷精草、蜂房、僵蚕以清肝息风而止痛。复诊时痛势虽减，但气机不畅、阴血暗耗、心失所养之症仍存，故再用瓜蒌、薤白、丹参、川芎等宣畅气机，活血通络之基础上，酌情加用鸡血藤、夜交藤、炒枣仁、合欢花、玉竹等以滋补阴血，养心安神而善其后。此患者头痛病在面部，属阳明经脉郁滞、气血凝涩不行证，治以疏经活血通络，并酌情重用滋补阴血、养心安神之剂而善其后，临床用之常获良效。

五、阴虚阳亢，肝风兼有血瘀证

刘某，女，61 岁，1990 年 3 月 11 日初诊。患者诉其头痛、头晕、头胀伴手麻十余年，曾服众多中西药，疗效均不持久，症状时轻时重。且伴右腿痛，右耳鸣，睡眠差，精神萎靡，腰膝酸软，查血压 180/100 mmHg，观其舌色紫黯，脉弦。辨证为阴虚阳亢，肝风兼有血瘀。治法：平肝滋阴潜阳，息风化瘀。处方：菊花 12 g，川芎 10 g，川牛膝 15 g，磁石（先煎）30 g，丹参 15 g，豨莶草 30 g，赤芍 10 g，路路通 15 g，僵蚕 10 g，生地 12 g，夜交藤 30 g，生龙骨（先煎）30 g，6 剂，水煎服，1 剂/日。2 周后诉其症状同前，仍用上方加天麻 10 g，姜黄 10 g。6 个月后患者服上方 20 余剂，诸症减轻，遂未再服药。半年后再次出现头胀痛，双手麻木，睡眠差，耳鸣，脉沉细，舌质黯、少苔，血压升高。遂予处方：炙黄芪 30 g，当归 12 g，川芎 10 g，赤芍 10 g，桃仁 10 g，红花 6 g，地龙 10 g，炒枣仁 30 g，夜交藤

30 g，怀牛膝15 g，磁石（先煎）30 g，生龙牡各（先煎）30 g，豨莶草30 g，生山楂15 g，6剂，水煎内服，1剂/日。用药1周后头痛减，睡眠改善，仍手麻，耳鸣，心悸，胸闷，舌淡，苔薄白，脉弦细。仍用上方加瓜蒌15 g，天麻12 g、蝉蜕6 g，去牡蛎。再诊见头痛大减，手麻减轻，耳鸣已不发生，自觉诸症已减，惟因感冒求治。仍以上方加葛根、菊花、薄荷、丹参等，血压降至140/90 mmHg，并嘱长服杞菊地黄丸与复方丹参片以巩固疗效。

按：高血压以肝肾阴虚，肝阳上亢多见，且多有瘀血表现，故加用活血化瘀药而收效。此证先以滋阴潜阳化瘀为主法，后以益气活血平肝潜阳兼安神，用药后均有效。由于该患者年岁较大，除高血压外还有心、脑血管等病变，故需抓住主症，兼顾次症，待血压下降后，又以补肾活血以资巩固，防止复发。

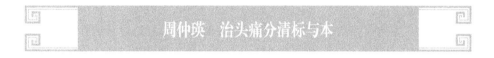

周仲瑛 治头痛分清标与本

周仲瑛教授系国医大师、全国名中医，一生致力于中医药研究，医术精湛，学验俱丰，对内科疾病尤多建树，其临床辨治思想充分体现了中医整体观念、辨证论治的精髓，现将周仲瑛教授辨治头痛经验浅析如下。

一、辨标尤重风邪

周仲瑛教授认为治疗头痛亦如治疗其他疾病一样，重在审证求机，正如《素问·至真要大论》所论："审察病机，无失气宜。"谨守病机，各司其属，就是要求临证必须谨慎审察和掌握病机，认清各种症状的所属关系，然后通过对临床现象的分析、总结、推演，寻求病理本质，抓住了病机，就抓住了病变的实质，治疗也就有了更强的针对性，并能有效地指导临床实际。手、足三阳经皆上会于头，故"头为诸阳之会""清阳之府"，又为"髓海"。感受外邪、情志失调、先天不足、房事不节、饮食劳倦、体虚久病或头部外伤，皆可导致头痛。外感头痛多因外邪上扰清空，壅滞经络，导致络脉不通。内伤头痛多与肝、脾、肾等脏腑功能失调有关，如肾虚可致肾精不能上充髓海，头窍失养，不荣则痛，亦可因水不涵木，肝阳偏亢，肝风内生，上扰清窍，从而引发头痛。

周仲瑛教授在头痛的致病因素中尤其注重风邪，认为无论是外风还是内风，均易挟寒、湿、热、痰、饮、瘀、火、毒等病理因素。因"风为百病之长""伤于风者，上先受之""高巅之上，惟风可到"，故而"风邪"病理因素是头痛疾病发生发展的重要环节，它决定头痛的主要病理性质、演变及转归。周仲瑛教授曾言，临证当灵活细审病理因素的来龙去脉，即从何而生，有何发展趋势，有何危害，如何防治，这对认识疾病性质、抓主要矛盾、控制病情发展有积极意义。

二、辨本多从肝论

治疗疑难头痛时，周仲瑛教授常多从肝论治，并注意其化火、生风、挟痰、挟瘀及挟毒的情况，其在疑难病证辨治中起到特殊的指导作用。周仲瑛教授认为，五脏中肝性喜条达，主疏泄，体阴而用阳，不受遏郁，易动而难静。且风依于木，气郁易于化火，肝阳还易化风，为眩、为晕、为麻、为痉、为颤、为类中。若下夺于肾，则可出现耳鸣、视糊之症。另外，情志郁结，气滞久则络瘀，气不布津还可液聚为痰，故有"诸病多自肝来"之说。故而，周仲瑛教授在治疗头痛的方剂中常用生牡蛎、珍珠母、炙鳖甲育阴潜阳；天麻、白蒺藜平肝息风；夏枯草、黄芩、山栀子、牡丹皮、泽泻、野菊花、苦丁茶、黄连等药清泻肝火；枸杞子、石斛、生地黄、熟地黄、玄参、知母、女贞子、墨旱莲等滋肾补肝，充固下元。在此基础上，周仲瑛教授再针对部分突出的临床表现进行加减化裁。若头痛剧烈，可加虫类搜剔之品，如全蝎、僵蚕、地龙、蜈蚣等以通络定痛。虫类药为血肉有情之品，形胜于气，走窜善行，无处不到，性虽猛而效甚捷，必要时可权衡用之；头痛如锥如刺，属瘀重者，加炮穿山甲、抵当汤类药物破血行瘀；伴肢体麻木，功能障碍者，多加鸡血藤、片姜黄、川牛膝等化瘀通络，行气活血；痛甚呕吐者配用旋覆花、代赭石、橘皮、竹茹、法半夏等和中止吐。

三、立法主张"复合"

周仲瑛教授治疗头痛，往往先汇总患者所述症状及四诊收集的资料，然后归纳提炼为诸如"内风上扰，肾虚肝旺""风痰瘀阻，清阳失用"等核心病机。而对于疑难头痛的复杂性及错综复杂的病机，周仲瑛教授则主张立法采用复合治法（简称复法），以治疗多病多症兼见的病证。复法，是指两种以上治法的联合应用，它虽是治疗证候兼夹、病机错杂一类疾病的主要手段，但单一的证有时也需通过复法，组方配药，使其相互为用，形成新的功用，进一步增强疗效。

头痛复法即集多种治法于一体，根据各证的主次轻重、标本缓急遣方用药，如在同一张治疗头痛的方剂中可祛风、化痰、行瘀、解毒、补虚等诸法并用，有针对主证的主方、主药，又有针对兼证或协助主方发挥治疗作用的辅方、辅药，同时伍以佐方、佐药，诸药合用，多点对应，起到综合调治的作用。

周仲瑛教授认为在当今生活条件下，外感六淫、内伤七情、饮食劳倦等多种病因，可同时或先后侵袭机体，致使气血失调，多脏受损，进而引起头痛。因此，患者证候往往复杂，多种病因相兼。对于这一类疑难性头痛，常法小方难以取效，必须用复法组方才能取得满意效果。如此治疗则可主次兼顾，因势利导，各个对应，亦如《素问·异法方宜论》所云："杂合以治，各得其所宜，故治所以异而病皆愈者，得病之情，知治之大体也。"

四、处方善用药对

周仲瑛教授在治疗头痛方中善用药对。周仲瑛教授曾言："对药用之得当，临床疗效可显著提高。"从病机病理来看，头痛如为瘀血闭络者，用穿山甲、鬼箭羽活血开痹；头痛属肾亏肝旺者，用制何首乌、白蒺藜益肾平肝；头痛乃痰瘀痹阻者，用炙僵蚕、生山楂化痰行瘀；头痛系虚风内动者，用生牡蛎、珍珠母潜镇息风；头痛见内风窜络者，用明天麻、豨莶草祛风和络。从性味配伍来看，有同类相须的药对，如白芷和炙僵蚕，僵蚕、白芷祛风通络，走阳明而治风热头痛、齿痛。如川芎和白芷，川芎上行头目，为祛风活血止痛要药；白芷祛风止痛，引川芎而入阳明，治偏正头痛，反复迁延不愈。如天麻和川芎，天麻入肝息风，缓肝而治肝虚风动之眩晕；川芎入血行气，血行则风息而头痛平，二者共奏平息肝风、定眩止痛之功，主治肝风上扰所致的眩晕头痛、肢体麻木等症。也有一类相使的药对，如升降并用的大黄和川芎，川芎引药上行，大黄清热泻火，二者合用，清上部湿热火毒，治疮疡目赤、头眩头痛。寒热并治的石膏和细辛，细辛升散郁火，石膏清阳明胃热，二者合用，治阳明火热上攻、头疼齿痛。温清并调的白芷和黄芩，白芷祛风引黄芩上行以清头目，黄芩清肺热制白芷辛温燥之性，二者合用，治风热之头额眉棱骨痛等。

五、脑瘤头痛切要

对于已明确诊断的脑瘤所导致的头痛，周仲瑛教授认为此病虽病位在脑，但肝、脾、肾亏虚，功能失调仍为其发病基础，而风、火、痰、瘀、毒为其主要病理因素，表现为"下虚上实"之候。

周仲瑛教授尤其指出脑瘤的发生亦与风邪关系密切，肝肾亏虚易于动风，水不涵木，阳亢化风，风生邪动；"巅顶之上，惟风能到"，皆内风一生，再与痰、瘀、毒、热诸邪胶结，即可循经上扰清空，结聚脑腑。内风与脑瘤的发病有重要的关系，且此病往往正虚与邪实相伴而行，而以虚实错杂者居多。故周仲瑛教授治疗脑瘤所导致的头痛多采用补虚泻实法，具体应用时，还要分清虚实的主次轻重，做到"扶正而不留邪，祛邪而不伤正"。

临证用药时，应在滋补肝肾的基础上分而治之。若风毒明显，常用全蝎、蜈蚣、乌梢蛇、炙僵蚕；若痰毒明显，常用制天南星、白附子、法半夏、露蜂房、海藻、牡蛎；若瘀毒明显，常用水蛭、地龙、鬼箭羽、制大黄、炮穿山甲、凌霄花；若热毒明显，常用山慈菇、猫爪草、白花蛇舌草、白毛夏枯草。

六、典型病案

孙某，女，62岁，1999年10月20日初诊。诉头痛月余，近来发作较频，多在午后或夜晚，痛在右侧头角，心烦耳鸣，平素喜荤食，舌苔薄，舌质黯，脉细弦。查血脂：血清总胆固醇8.12 mmol/L；三酰甘油1.81 mmol/L；低密度脂蛋白胆固醇5.25 mmol/L。辨为肾虚肝旺，痰瘀阻络。治以滋肾养肝，息风化痰，活血化瘀。处方：天麻10 g，白蒺藜15 g，菊花10 g，枸杞子10 g，制首乌12 g，制黄精12 g，炙僵蚕10 g，海藻12 g，桑寄生15 g，夏枯草10 g，山楂肉15 g，炙女贞子10 g，墨旱莲10 g；14剂，水煎服。

二诊：患者诉头痛缓解，发作次数亦减少，诸症皆有轻。舌苔薄黄，舌质黯红，脉细弦。服药已效，守法继进。处方：原方另加泽泻15 g，7剂，水煎服。

三诊：头痛偶作，疼痛不显，余无特殊不适，原方7剂，巩固治疗。后随访未有再发。

按：此患者年过六旬，头痛多在午后或夜晚，脉细弦，基本病理变化为肝肾阴阳失调而致"水不涵木，肾虚肝旺"，在脏腑阴阳失调的基础上，阳亢与阴虚互为因果，加之平素喜荤食，故更易导致动风、生痰，病程日久则瘀象亦显，风、痰、瘀三者之间相互兼杂。故治在滋养肝肾的基础上，针对各病理因素分而治之。药用枸杞子、制何首乌、制黄精、桑寄生、炙女贞子、墨旱莲滋补肝肾治其本，泽泻利水泄热，天麻、白蒺藜、菊花、夏枯草平肝息风，海藻、僵蚕化痰，再伍以山楂活血化瘀。诸药合用，紧扣病机，故而效验。

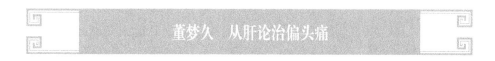

董梦久　从肝论治偏头痛

头痛在临床上十分常见，许多急慢性疾病都具有这一症状。头痛在中医学中是指以头部疼痛为主的病症，其疼痛部位、性质、程度、持续时间、伴发症状都因人而异，主要分为外感和内伤两大类，包括头风、偏头痛、真头痛、雷头风。

一、从肝论治偏头痛

于门诊所见诸多头痛患者，多与西医的偏头痛类似，且具有反复发作的特点。西药止痛等治疗无明显疗效，但中药疗效则值得肯定。中医学认为，头为诸阳之会，清阳之府，又为髓海之所在，五脏精华之血、六腑清阳之气，皆上注于头。故六淫之邪、内伤诸疾，使气血逆乱，瘀阻脉络，脑失所养，皆可致病。董师针对头痛的临床表现，根据中医学理论，擅长从肝论治偏头痛。

中医认为，头痛的病因诸多，六淫之邪、内伤诸疾，使气血逆乱，瘀阻脉络，脑失所养，皆可致头痛。偏头痛患者，其痛急骤剧烈，突发突止，具有"风"的特性。董师认为，偏头痛之发病多责于肝，并且善于运用疏肝解郁、清肝泻火之剂辨证施治。董师临床运用小柴胡汤，遵循仲景"有柴胡证，但见一证便是，不必悉具"之旨，善将柴胡与黄芩合用，疏解肝郁，泻三焦之火。偏头痛发作多由情绪变化所引起，发作时多伴心烦意乱、精神不振，缓解期常出现失眠、头晕、乏力等症。所以，董师常用柴胡配郁金、丹参、当归，疏肝解郁、清心除烦；对于夜寐不安等症则合用茯神、酸枣仁、柏子仁、远志、石菖蒲等宁心安神之品。董师在偏头痛的治疗中，除重视疏肝、清肝、平肝之外，也非常重视引经药的应用。川芎是治疗头痛的要药，作为君药；白芷、蔓荆子善治阳明经头痛、眉棱骨痛；藁本善治外感而致的巅顶痛；对外感头痛者可以配伍羌活、防风；细辛善治少阴经头痛且有散寒止痛之功效。此外，如兼有痰湿则可合用半夏、白术燥湿化痰，如肝阳偏亢则可合用天麻、钩藤平肝潜阳。另外，运用虫类药物地龙、僵蚕等祛瘀通络、解痉定痛也有较好效果。

二、典型病案

患者，男，56岁，间断发作头痛1月余。一个月前因受凉出现头痛，双颞侧及前额尤甚，以胀痛为主，伴恶寒发热，恶心呕吐，畏光畏声。经治疗，恶寒发热缓解，但此后头痛间断发作，每次持续数小时不等，发作时多伴有恶心感，并有流泪流涕、畏光畏声等症状，烦躁不安，夜寐差。舌红，苔白腻，脉弦。董师辨证属外感风寒入里，郁久化热扰肝。治以疏肝清热，行气通络止痛。方用川芎、白芷、蔓荆子、藁本、柴胡、黄芩、知母、石菖蒲、郁金、地龙、羌活、独活、防风、龙胆草各10 g，远志、柏子仁、酸枣仁各12 g。水煎服，日1剂。7天后复诊，述头痛缓解。效不更方，原方再进7剂以巩固疗效。

按：此病例是初为外感风寒，风寒阻遏经络，气血运行不畅而发头痛，后因治疗不彻底，寒邪入里，郁久化热，内扰于肝，肝失疏泄而反复头痛。方中川芎、白芷、羌活疏风止痛，蔓荆子清利头目，藁本善达巅顶，与羌活、独活、防风共同祛湿通络止痛，柴胡、黄芩、知母、郁金、龙胆草疏肝解郁、清肝泻火，配伍地龙息风通络，酸枣仁、柏子仁、远志、石菖蒲养心安神醒神。诸药合用，具有疏肝解郁、通络止痛和养心安神之功效。

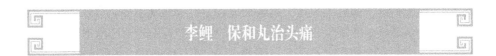

李鲤 保和丸治头痛

李鲤，教授，河南省中医院主任医师，从医50余年，是全国第三、第四批老中医药专家学术经验继承工作指导老师，临床对疑难病的治疗重视脾胃的调理，擅长应用保和丸加减治疗各科疑难杂症，对头痛治疗有自己独到的见解，现将李老治疗头痛经验介绍如下，以供参考。

一、开阔思路，扩大保和丸的应用范围

保和丸是元代朱震亨所创，李老临床上扩大保和丸应用范围，也常用此方治疗胸痹、中风、鼓胀、头痛等，多取得比较理想的效果。李老认为治疗内科杂病，合用保和丸，一可顾护脾胃，二可促进药物的充分吸收，三可防治药邪，临床上许多疾病寒热错杂，虚实交错，痰瘀痼结，治疗时，用寒凉药治之则生寒，用温热药治之则产热，用补药治之易成实证，用泻药治之易成虚证。保和丸功擅消食化痰，健脾和胃，全方无明显的寒热偏颇，配合补药则使补而不滞，配合清热药则不致寒凉伤脾胃，配合祛寒药则不致热生，配合泻下药可减少泻下药用量，无伤正之弊。

二、辨头痛相关经络脏腑，分经用药

太阳头痛：头痛多在后枕及颈项部，太阳主表，可兼有表证如恶寒发热、腰脊疼痛、脉浮等表现。寒主收引，疼痛性质多为头部紧束作痛，治疗时加蔓荆子、羌活以疏风散邪。阳明头痛：头痛多在额面部，以前额眉棱骨为主，甚者痛连目珠，阳明属里，可兼有里证，如有时可伴见高热汗出、不恶寒反恶热、口鼻干燥、心烦少寐、腹胀便结、甚则谵语等表现，治疗时加白芷、葛根、知母以清热泄邪。少阳头痛：多为侧头部的疼痛，少阳属半表半里，可兼有寒热错杂之证，如寒热往来、口苦、咽干、目眩干呕、胸胁苦满等症。治疗时加柴胡、黄芩以和解少阳。太阴头痛：头痛多为头身重着，如有物裹，因湿邪弥漫，头痛部位广泛，太阴属里证寒证，可兼有腹满而吐、痰多身困、时腹自痛、舌苔白腻、脉沉等表现。治疗时加半夏、白术以温中健脾，散寒通络。少阴头痛：头痛多兼见无热恶寒、四肢厥冷、胸腹满闷、下利清谷而呕不能食、脉微细等症。治疗时加附子、细辛以温经散寒，恢复阳气。厥阴头痛：头痛多为巅顶疼痛，因肝经循行至巅顶，并兼见干呕、口吐涎沫、四肢发冷、下利等症，是邪从寒化、肝胃虚寒、浊阴上逆所致，治疗时加吴茱萸、藁本以温肝暖胃、降逆止痛。

三、重视虫类药物的应用

李老认为虫类药止痛力佳，其性窜，其力猛，擅于搜剔顽痰浊邪，化瘀血，祛风通络，临床上常用僵蚕、蜈蚣、地龙、全蝎等随证加减。僵蚕祛风

止痉，活血通络，化痰散结，蜈蚣、地龙、全蝎入络搜风，解痉止痛效果佳；现代医学研究认为蜈蚣、地龙、全蝎能改善脑部微循环。李老擅用蝎麻散治疗头痛，其方：全蝎 20 g，天麻、紫河车各 15 g。共研细末，分为 20 包，每服 1 包，一日 2 次，一般服 1~2 次后，即可奏效，痛定后，每日或间日服 1 包，以巩固疗效。有时单用全虫末少许，敷痛侧太阳穴，以胶布贴之，亦可止痛，此法对肿瘤脑转移者之头痛，用之亦能缓解。若患者气血虚弱，当用补气养血之品，以缓虫类峻猛之性，顾正。

本方取全虫长于息风平肝、解痉定痛之力，借天麻定风补虚之功，又伍以补气血益肝肾之紫河车，标本兼顾，相得益彰，其效著也。临床上使用时应注意，对虫类药过敏者慎用。

四、擅用土茯苓治疗头痛

李老说头痛病因繁杂，土茯苓所主之头痛，乃湿热蕴结、浊邪害清、清窍不利而作痛。若迁延日久，湿邪黏滞易闭阻经脉，则痛势甚烈，这时祛风通络之剂难缓其苦，惟有利湿泄热，祛其主因，配合祛风通络之品。用量上每日用 60~120 g，随证配伍，参用虫蚁搜剔之品，多可获良效。

五、典型病案

时某，男，39 岁。因左侧头部跳痛、刺痛 6 年余就诊。患者 6 年前不明原因引发左侧头部跳痛、刺痛，纳差，记忆力下降，3~4 年前曾多次出现晕厥，饮酒后手足关节疼痛，曾在与他人发生争执后左耳内有疼痛，入睡难，梦多，眠浅易醒，大便正常，小便可。

初诊（2013 年 4 月 12 日）：症见左侧头部跳痛、刺痛，纳差，记忆力下降，3~4 年前曾多次出现晕厥，饮酒后手足关节疼痛，曾在与他人发生争执后左耳内有疼痛，入睡难，梦多，眠浅易醒，精神状态欠佳，反应稍迟钝，记忆力减退，面部发黄，大便正常，小便可。诊其舌质黯红、边有齿痕、少苔，脉沉弦滑，血压 120/85 mmHg。中医诊断：头痛。证属痰浊阻滞，气滞血瘀。治宜以和中化痰，行气活血为主。方拟保和汤合川芎茶调散、桃红四物汤加减。加川芎茶调散以疏风止痛，并引药上行。加桃红四物汤以养血活血。处方：陈皮 10 g，半夏 10 g，茯苓 20 g，炒莱菔子 10 g，焦山楂 15 g，焦建曲 12 g，连翘 10 g，川芎 12 g，荆芥 10 g，防风 10 g，细辛 3 g，薄荷 10 g（后下），当归 15 g，赤芍 15 g，桃仁 10 g，红花 10 g，甘草

10 g，生姜 3 片，大枣 5 枚（切）。7 剂，日 1 剂，水煎服。

二诊（2013 年 5 月 8 日）：服上药后左侧头部跳痛、刺痛已明显缓解，现偶有下眼睑跳动，自觉左侧头部发空，偶有失眠，大便日行 1 次，小便正常，精神状态欠佳，反应稍迟钝，记忆力减退，面部发黄，纳食欠佳，舌质黯红，舌苔白，脉沉弦。守上方加熟地黄 10 g，蜈蚣 3 条，全蝎 10 g，僵蚕 15 g。14 剂，日 1 剂，水煎服，分 3 次服。

三诊（2013 年 6 月 3 日）：服上药后左侧头部未再出现跳痛、刺痛，右下眼睑已不跳动，左侧头部已不发空，失眠已痊愈，反应灵敏，记忆力改善，但情绪易急躁，面部光泽，纳呆，二便调，舌黯红，中后部苔黄厚腻，脉沉弦。求巩固，守上方加丹参 20 g。15 剂，日 1 剂，水煎服。随诊 3 个月，头痛未再出现，患者一切尚好。

按：本案所患系痰浊阻滞，气滞血瘀之头痛。患者左侧头部跳痛、刺痛，说明有气机郁滞和脑脉瘀阻。患者纳差，面部发黄，舌质黯红、边有齿痕、少苔，脉沉弦滑是脾胃素虚、痰浊内盛之征，痰浊上蒙清窍，脑脉瘀阻，清阳之气被遏，脑脉失养，而致入睡难，梦多，眠浅易醒，精神状态欠佳，反应稍迟钝，记忆力减退。中焦为生化之源，亦为生痰之源，痰浊阻滞脉道，使血流受阻，清阳不升，则脑窍失养。故治疗当先健脾运胃，和中化痰，以绝生痰之源。痰可使血行黏滞，脉道变细，血脉不畅，由痰阻而渐致血瘀，痰瘀互结，血行不利，清气不上荣清窍，则头痛由生。若痰浊祛，脉络通，则头痛可除。治宜和中化痰，行气活血，疏风止痛。方用保和汤合川芎茶调散、桃红四物汤加减。方用保和汤健脾化湿，消食助纳，以绝痰源。川芎茶调散用治头痛日久不愈，风邪入络，其痛或偏或正，时发时止，休作无时之证。方中川芎辛温香窜，为血中气药，上行头目，为治诸经头痛之要药，善于祛风活血而止头痛，长于治少阳、厥阴经头痛。薄荷、荆芥辛散上行，以助君药疏风止痛之功，并能清利头目。其中薄荷以其之凉，可制诸风药之温燥。羌活长于治太阳经头痛，白芷长于治阳明经头痛，按循经取药，患者左侧头痛故去羌活、白芷。细辛祛风止痛，善治少阴经头痛，并能宣通鼻窍；防风辛散上部风邪。方用桃红四物汤以养血活血。二诊方中，全蝎具有息风镇痉、攻毒散结、通络止痛之效；僵蚕咸、辛，性平，功擅息风止痉、祛风止痛、化痰散结；蜈蚣功擅息风镇痉、攻毒散结、通络止痛。三药合用以增强止痛、通络、散结的力量。虫类药物具有很强的搜风剔络之效，往往能起沉疴痼疾。

浦家祚 根据部位辨证

浦家祚，教授，全国第四批老中医药专家学术经验继承工作指导老师，山东省五级中医药师承教育项目指导老师，山东省名中医，济南市名中医药专家。在数十年的中医临床实践中，形成了独特的医疗风格，对论治头痛有其独特的理论认识和治疗方法。现将其对头痛的论治及经验介绍如下。

一、辨头痛部位、性质、发作时间

浦师在临床上辨证头痛时，将中医理论与自身经验相结合，提出辨头痛需重视头痛发作的部位、疼痛的性质以及头痛发作的时间。

1. 头痛部位 全头痛多为气血亏虚或肝肾阴虚；后枕部连及颈项部疼痛多为肝阳上亢头痛；两侧颞部疼痛多为肝火上炎头痛；巅顶部疼痛多为寒厥头痛。

2. 头痛性质 肝阳上亢者多为跳痛、掣痛。火热头痛以灼痛或掣痛或持续性痛为主。痰湿头痛多为昏痛或胀痛。瘀血性头痛一般为刺痛、剧痛，痛点多固定。外感头痛多为掣痛。虚性头痛多空痛、隐痛。

3. 疼痛发作时间 瘀血头痛多在夜间加重，而且易发作。阳虚头痛白昼时明显，且易发作。阴虚头痛多在夜间发作。外感性头痛多无时间性特点。

二、治病求本，治头痛多从"肝"论治

浦师认为治病应更重视人体的内在因素，任何疾病的发生，不外乎"邪"与"正"相争的过程，邪是外因，是条件，邪气为标；正是内因，是根本，正气为本。贵在明辨邪正的关系，以立扶正祛邪之大法，或以扶正为主，或以祛邪为主，或先祛邪后扶正，或先扶正后祛邪，或攻补兼施。采取"急则治其标，缓则治其本，标本俱急则标本同治"原则，这样治疗效果才能明显且得以巩固。辨本多从肝论，虽然头痛病因较多，但浦师认为内伤头痛主要与肝有关。头为诸阳之会，清阳之府，《医宗必读》谓："高巅之上，惟风可到"。《素问·至真要大论》篇曰："诸风掉眩，皆属于肝。"浦师认

为，肝五行属木，为风脏，主动主升。若肝体（阴）不足，肝用（阳）有余，则肝阳上亢，肝肾同源，若肾水不足，水不涵木，则肝木火旺上扰，或久病肝血不足，血虚生热，而致火动风生上窜。肝气通于春，春为风木，内通于肝，若肝木过旺，或春季风阳生发太过，同气相求而引发肝木风火，致使肝火上炎，肝风上扰。肝为刚脏，其性升发，主疏泄而恶抑郁，在志为怒，若情志失和，大怒气上或抑郁气滞，气郁化火，则肝阳亢盛而上冲。此外，肝气郁结，气滞则血瘀；肝失疏泄，肝脾失调，还可以产生痰湿。以上诸因，异途同归，风阳上扰清窍，痰瘀阻滞于脑，致气血逆乱，清阳不升，浊阴不降，脑络瘀滞而发为头痛。浦师在治疗头痛方剂中常用天麻甘平入肝，既息肝风，又平肝阳；钩藤既清肝热，又平肝阳，为肝阳上亢之头痛要药；石决明质重潜阳，专入肝经，为凉肝、镇肝之常用药；牛膝引火下行，杜仲补益肝肾。白蒺藜、菊花平肝，白芍养血柔肝，玄参清热滋阴。在此基础上，浦师再根据部分突出的临床表现进行加减化裁。

三、重视头痛要药川芎、天麻，重视虫类药物及引经药的应用

1. 重视川芎的运用

浦师认为川芎性温味辛，有活血行气开郁、祛风止痛功效，且本品能"上行头目"，为治头痛之要药，无论风寒、风热、风湿、血虚、血瘀头痛均可随证配伍用之。常规用量为 6 ~ 10 g，浦师临证时，可用至 20 ~ 30 g，以增强活血行气、祛风行气之功。再根据临床辨证不同，配伍不同的药物，以取得显著疗效。

2. 重视天麻的使用

天麻甘平入肝经，具有平肝息风、行气活血止痛功效，也是治疗头痛证常用药，可用于寒、热、虚、实等一切风证。《本草纲目》说天麻"乃定风草，故为治风之神药"。浦师在治疗偏头痛时，曾用单味天麻 20 g 煎剂，即可使疼痛缓解，连服 3 个月，未再复发。临证浦师喜与柔肝补肝药（白芍、当归）、平肝息风药（钩藤、怀牛膝、石决明、白蒺藜）、活血化瘀药（当归、桃仁、红花）、化痰通络药（胆南星、白附子、僵蚕）配伍，从而以适于头痛复杂多变的病机。

3. 重视虫类药的运用

浦师认为头痛日久，邪正混处其间，草木不能驱逐，非用虫类药搜剔其病难除。且根据中医"久病入络"理论认识，治疗时多配合活血化瘀药物。

虫类药具有活血祛瘀、行气活血、息风定惊的作用。浦师临证时常用全蝎、蜈蚣、地龙、僵蚕、土元等虫类药物，能提高搜风通络、搜剔络道作用，达到止痛目的。虫类药其性多为辛平或甘温，其性多燥，浦师多配伍养血滋阴之品，如与地黄或石斛同用。另外，虫类药含有动物异体蛋白，少数过敏体质者，可出现过敏现象，应酌情处理。

4. 重视引经药的运用

浦师非常重视引经药物的应用，根据头痛的部位，结合经络循行特点，选用引经药，以提高治疗效果。如太阳头痛（头后部，连及颈项）用蔓荆子、羌活、防风、川芎；阳明经头痛（前额部，连及眉棱骨）用白芷、葛根、知母；少阳经头痛（头两侧，连及目系）用川芎、柴胡；厥阴经头痛用藁本、吴茱萸；少阴经头痛用细辛；太阳经头痛用苍术。

四、典型病案

患者，女，54岁，2012年12月12日初诊。患者近半年来经常感头痛，以头顶及左侧头部位置疼痛明显，时头皮麻木感，伴脑鸣，头痛多呈胀痛，头昏沉不舒，无明显头晕，伴双眼胀。视物不清，脑鸣，心烦，睡眠差，早醒，纳差，大便略稀，小便调。既往史：高血压病多年，口服美托洛尔、硝苯地平控释片、复方利血平氨苯蝶啶片。查体：血压170/110 mmHg，舌质红，苔黄，脉弦缓。综合脉证，辨证为肝阳上亢，心肾不交。阴虚阳亢，风阳上扰清窍则头痛；气血并走于上，蒙蔽清窍则头昏沉不舒，脑鸣；肝开窍于目，肝阳上亢则目胀，视物不清，肾水不能济心，则心烦、眠差。中医诊断：头痛。西医诊断：偏头痛、高血压病。治法：滋阴潜阳，平肝息风，宁心安神。方选镇肝熄风汤与天麻钩藤饮加减。方药：怀牛膝15 g，白芍18 g，天冬12 g，玄参30 g，龟板10 g，茵陈蒿20 g，夏枯草10 g，生决明30 g，络石藤10 g，天麻12 g，炒蔓荆子10 g，黄芩10 g，菊花15 g，杜仲12 g，炒白蒺藜15 g，磁石30 g。上方服4剂。

二诊：头痛较前稍有减轻，仍感昏沉不舒，平素多汗，脑鸣，食欲差，自觉腹部饱胀感，眠差，不易入睡。大便不规律，小便可。查体：血压160/100 mmHg，脉弦缓，舌苔薄，质红。辨证：仍宗前法继续服药，加密蒙花以增强平肝明目之功；继服6剂。诸证皆减，血压降至正常。上方再继服10剂，追访半年未再复发。

按：头痛病因分外感、内伤两方面。从临床观察，内伤中情志失调是非常重要的一个方面。长期的精神紧张、焦虑、抑郁等情志过极，可造成脏腑气机运行失调，使肝失疏泄条达，肝郁气滞，久不得解则阳亢化火，继而耗伤阴血，则肝肾亏虚，虚风挟火上扰清窍；"头为诸阳之首，耳目口鼻皆系清空之窍"，凡五脏六腑清阳之气，皆上注于头。清阳之气是维持脑"清阳之府"生理功能的必要条件，在病理状态下，风阳上扰清窍，清轻之气不能上养，浊阴之气不降，则诸窍闭而不畅达；从患者临床表现来看，属肝阴不足，肝阳上亢，风阳上扰清窍所致，本病标实本虚，据"急则治其标"之原则，治疗以滋阴潜阳为主，辅以平肝息风。方中怀牛膝，"走而能补，性善下行"（《本草经疏》），并能滋养肝肾，龟板、白芍、杜仲滋养肝肾，育阴潜阳，使阴足以治阳，茵陈蒿调达肝气之郁滞，清泄肝阳之余热，天麻、石决明平肝潜阳，黄芩、菊花清热，白蒺藜平肝，络石藤通络止痛，磁石镇惊安神、潜阳纳气。纵观全方滋阴潜阳，平肝，息风通络，标本兼治。

王平　疏肝解郁，养血安神止头痛

王平，教授，湖北中医药大学老年医学研究所博士研究生导师，中医内科主任医师，全国名老中医学术经验继承人，从事中医临床教学和科研工作，擅长运用经方论治内分泌及神经系统的疾病。现将王老师治疗中老年内伤头痛的临证体会和治疗的部分经验介绍。

一、头痛的分类及特点

《证治准绳·杂病》曰："医书多分头痛、头风为二门……浅而近者名头痛，其痛卒然而至，易于解散速安也；深而远者为头风，其痛作止不常，愈后遇触复发也。皆当验其邪所从来而治之。"中医文献认为头痛的原因不外内伤与外感之分。外感主要指跌仆损伤、外感六淫，内伤主要是气血阴阳失调。外感头痛，多实证，病程短，病情急，痛剧无歇止。内伤头痛，多虚证，病程长，病情缓，痛轻但缠绵难解。这里着重讨论内伤头痛。

二、内伤头痛与肝的关系

肝疏泄条达，则情志舒畅；肝疏泄失常，则肝气郁结，以致气郁化火而上扰清窍、暗耗肝阴，致肝失濡养，又进一步加重肝火上扰，肝气上逆，而见烦躁易怒、头胀头痛、面红目赤等。肝疏泄正常也是保持脾胃气机升降平衡的重要条件。《血证论·脏腑病机论》曰："食气入胃，全赖肝木之气以疏泄之，则水谷乃化。"肝失疏泄，脾胃之气升降失常，可见肝胃不和、肝脾不调之象；脾失健运，气血无源化生，营血亏虚，脑失荣养而头脑空痛；饮食不节，恣食肥甘厚味，化生痰浊，上蒙清窍，清阳不展则见头痛、头昏如裹。肝主疏泄是肝藏血的功能表现，肝藏血是肝主疏泄的物质基础。前者濡养周身，制约肝的阳气，保持肝的阴阳平衡、气血和调、疏泄正常；后者调畅气机，保证血循常道而不妄行。肝藏血不足，阴不制阳，易见阳亢于上和血液妄行等；肝疏泄不及，多见夜寐多梦，月经不调等；疏泄太过，则发为肝气、肝火、肝风等肝阳上亢之证。

三、辨证思路

王老师认为肝疏泄失常和肝失藏血是头痛发生发展的重要枢机和主要原因之一，故内伤头痛从肝论治，应以疏肝养肝护肝为主，佐以养血安神、燥湿化痰、通经活络等。

1. 疏肝解郁，养血安神止头痛

肝气不疏，经络不畅，血脉不通，故见肝经循行之处或胀或痛。此类患者多为女性。以逍遥散疏肝解郁、养血安神为主。药用柴胡、当归、白芍、白术、茯苓、煨生姜、薄荷、炙甘草等，方出《太平惠民和剂局方》。

患者，女，40岁，2009年7月5日初诊。频发头痛2年余，伴束带感、恶按、眼胀，遇寒加重。2年前产后，始头痛、周身冷痛、畏风，外院诊断为自主神经失调，服用谷维素、维生素 B_1、天麻杜仲胶囊等治疗效果不佳，素感乏力、两胁隐痛、游走性全身酸痛、纳差、失眠、心烦、易怒；夜则咽干口燥；月事不定，量少色黯，行则两乳胀痛，经后痛解；舌黯苔白厚，脉弦细涩，面色不华，神疲倦怠。辨证属肝郁脾虚、气滞血虚兼瘀。治当以疏肝健脾、养血和营为主，佐以通阳散结、祛风止痛。药用：当归15 g，白芍15 g，柴胡15 g，茯神15 g，白术15 g，炙甘草6 g，独活15 g，羌活15 g，川芎15 g，桂枝15 g，麻黄6 g，细辛2 g，神曲10 g，砂仁10 g，炙远志15 g。

7日后复诊，头痛减轻，处方随证加减，2个月后头痛痊愈，月事如常。

按：逍遥散乃治肝郁血虚，脾失健运之主方。方中柴胡疏肝解郁；当归、白芍养血柔肝，且当归芳香可行气，味甘可缓急，为肝郁血虚之要药；

白术、甘草、茯苓健脾除湿养心，运化有权，则气血生化有源；炙甘草益气补中，缓肝之急，虽为佐使之品，却有襄赞之功。诸药合用，肝脾并治，气血和调，收到疏肝解郁、顺气行血之功效。

该患者素体畏寒，且常伴失眠，故去逍遥散中生姜、薄荷，佐以桂枝、独活等通阳散结、祛风止痛之品；胃不和，则卧不安，故辅以神曲、远志等和胃之品。

2. 滋肝益肾、镇肝潜阳祛头痛

肝肾阴血不足，阴不制阳，肝阳上亢，化风生热，上扰清空，肝阳亢于上为标，肝肾之阴亏于下为本。以天麻钩藤饮滋肝益肾、平肝息风为主，佐以清热安神等。药用天麻、钩藤（后下）、栀子、黄芩、川牛膝、桑寄生、杜仲、夜交藤、益母草、朱茯神，方出清代胡光慈《杂病证治新义》。

患者，女，50 岁，2009 年 4 月 19 日初诊。头痛数月，两颞部痛为主，时发时止，发无定时，发时胀如针刺，时有血管搏动感，午后甚。性情急躁易怒，纳差，入睡难，多梦，面色萎黄，形体消瘦，舌红苔稍黄，脉弦细数。辨证属肝肾阴虚、肝阳偏亢兼有气滞血瘀。药用天麻 15 g，钩藤 15 g，生石决明 20 g，泽泻 15 g，茯神 15 g，枣仁 20 g，杜仲 15 g，川芎 15 g，延胡索 10 g，细辛 3 g，白芷 10 g，蜈蚣 2 g，夏枯草 15 g，黄连 6 g，砂仁 10 g。复诊时守方随证加减 3 个月，患者头痛明显减轻，后以丸剂维持治疗，至今随访未见明显再发。

按：天麻钩藤饮，重在平肝息风、滋肝益肾、清热泻火。方中天麻、钩藤、生石决明平肝息风潜阳，乃本方主药；栀子、黄芩清肝热泻相火；寄生、杜仲、夜交藤等配伍牛膝引药下行，共奏滋肝补肾、镇肝潜阳之功，且有强健筋骨之效；夜交藤、朱茯神宁心安神定志；益母草活血利水通络，入心、肝二经，配伍牛膝既可引血下行，又可使火热之邪从尿道而出。该患者病程较久，久病入络，故应用蜈蚣通经活络、川芎活血行气，佐以夏枯草、黄连清肝热泻上炎火，辅以延胡索、细辛、白芷止痛及枣仁安神等。

3. 暖肝散寒、降逆止呕除头痛

足厥阴肝经上行目系，出于前额，会督脉与巅顶。久处寒湿之地，或素体阳虚，复感寒湿，寒凝肝脉，血脉不通，不通则痛。临证除头痛多以巅顶为主，多伴肝经循行之处痛，如胃脘痛、女子经行腹痛等。故治宜暖肝散寒、温中补虚、降逆止呕，方选吴茱萸汤化裁，药用：吴茱萸、人参、生姜、大枣等。方出《伤寒论》。

患者，女，50岁，2009年12月15日初诊。头痛数年，劳则加重，以巅顶痛为主，有时两侧痛，有时后枕痛。近1周加剧，伴呕吐2次，频频恶心，多梦易醒，面容憔悴，神疲乏力，舌红苔稍厚白，脉沉细迟。辨证属肝胃虚寒，浊阴上逆之证。方用玉屏风散和吴茱萸汤化裁：吴茱萸6 g，生姜9 g，大枣5枚，红参10 g，水蛭10 g，白芷10 g，川芎15 g，藁本15 g，煅龙骨、牡蛎各15 g，浮小麦20 g，砂仁10 g，炙甘草6 g。3日后复诊，头痛明显缓解，已无呕吐恶心，再守方治疗1周后痊愈。随访未见明显再发。

按：方用吴茱萸，味辛开苦降，性热暖肝散寒，降逆止呕，是本方君药；配以生姜，温中和胃之功更甚；红参、大枣甘温，益气健脾扶正；姜枣合用，调和脾胃。患者病程日久，久病入络多瘀，故应用水蛭、川芎通经逐瘀、活血行气，藁本、白芷引药上行巅顶，佐以平肝潜阳、化湿温中安神之品。

4. 平肝息风、燥湿化痰解头痛

清代名医尤怡在《金匮翼·头痛统论》论："痰厥头痛者，病从脾而至胃也。夫脾主为胃行其津液者也，脾病则胃中津液不得宣行，积而为痰，随阳明之经上攻头脑而作痛也。其证头重闷乱，眩晕不休，兀兀欲吐者是也。半夏白术天麻汤，治太阴痰厥头痛。"《寿世保元·头痛》曰："痰厥头痛，其症眼黑头眩、恶心烦闷、气短促上喘、无力以言、心神颠倒、目不敢开，如在风云中。头苦痛如裂、身重如山、四肢厥冷、不得安卧，此乃胃气虚损，停痰而致也。"《脾胃论》曰："此头痛苦甚，谓之足太阴痰厥头痛，非半夏不能疗；眼黑头眩，风虚内作，非天麻不能除，其苗为定风草，独不为风所动也。"

患者，男，45岁。头痛反复数年，发则头重如裹，恶心，目眩，时时欲仆，胸闷气促，冬季甚。素神疲身倦，喜坐，嗜食肥甘厚味吸烟，喝酒，形体偏胖，舌胖大，边有齿痕，苔白厚腻，脉弦滑。证属痰蒙清窍、肝风上扰。治宜燥湿化痰、平肝息风、和中降逆。药用：天麻15 g，白术15 g，橘红10 g，茯苓10 g，法半夏10 g，干姜6 g，陈皮10 g，炙甘草6 g，白芍10 g，川芎15 g，苍术15 g，神曲10 g，白芷10 g，全蝎10 g，僵蚕10 g。7日后复诊，患者头痛较前减轻，继续守方治疗月余，患者无明显再发头痛，遂以丸剂维持治疗，后随访半年余未见再发。

按：此方以半夏白术天麻汤和二陈汤合用，平肝息风、燥湿化痰为主。因患者病程较久，久病者多痰、多瘀、多入络，故佐以行气活血、通经活络止痛之品及阳明经引经药白芷，则药力更专。

内伤头痛的发生发展与肝火、肝阳、肝风密切相关，后者发生的基础是肝阴虚。故从肝论治头痛，应以保护肝阴为根本。肝郁化火者，以疏肝解郁、清肝泻火为主；肝阳偏亢、血虚生风者，以平肝潜阳、滋阴养血为主；寒凝肝脉者，以暖肝散寒、缓急止痛为主；脾虚生痰者，以平肝息风、燥湿化痰为主。头为清空之府，邪不可干。邪气上逆，阻遏经络，不通则痛。手足三阳经均会肝经于巅顶。临证当中，应参考经络循行而辨之，分使引经药，则可使药物直达病所，疗效更佳。常用的引经药主要有：太阳经头痛选用羌活、蔓荆子、川芎；阳明经头痛多用葛根、白芷、知母；少阳经头痛常用柴胡、黄芩、川芎；厥阴经头痛常选吴茱萸、藁本。《兰室秘藏》曰："凡头痛皆以风药治之者……太阳头痛……川芎、羌活、独活、麻黄之类为主；少阳经头痛……柴胡为主；阳明头痛……升麻、葛根、石膏、白芷为主；太阴头痛……苍术、半夏、南星为主；少阴经头痛……麻黄、附子、细辛为主；厥阴头顶痛……吴茱萸汤主之。"

中医认为"久病必瘀""久病入络"。王老师在详审细辨的基础上，常常选用虫类搜风逐瘀通络入肝经之品，如蜈蚣、全蝎、僵蚕、水蛭、土鳖虫等，全蝎、蜈蚣性辛温，有息风止痉、通络止痛之功；水蛭、土鳖虫性寒，具破血逐瘀之效；僵蚕性平，有祛风定惊、化痰散结之力，加强疗效。

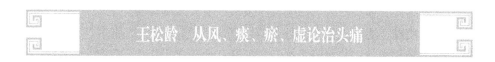

王松龄　从风、痰、瘀、虚论治头痛

王松龄，男，河南中医药大学第二附属医院主任医师，硕士研究生导师，享受国务院政府特殊津贴专家，兼中华中医药学会脑病分会常务委员，河南省睡眠研究会常务副会长，全国第五批老中医药专家学术经验继承工作指导老师，从事中医临床、教学、科研工作40余年，临证经验丰富，医术精湛，擅长治疗神经内科疑难杂症，对偏头痛的治疗更谓匠心独具。

头痛一证首载于《内经》，在《素问·风论》中称为"脑风""首风"。头痛病因、病机复杂，凡六淫外感、脏腑内伤，均可导致阳气阻塞，浊邪上居，络脉瘀阻，经络运行失常而发头痛。故中医辨治头痛需首先区分外感与内伤。外感头痛多以风邪为主，正所谓"伤于风者，上先受之"。风邪自表袭于经络，循经上扰，壅滞头窍，阻遏清阳，发为头痛。内伤头痛，气血、阴阳、脏腑功能失调为病之根本。头痛既可有虚、实证候之不同，又可有气、血、痰、湿等不同病机变化，还可是肝、脾、肾等多个脏腑的病变。王师根据多年临床经验将头痛的致病因素概括为风、痰、瘀、虚，现代医学所说的偏头痛，多属"内伤头痛"范畴，但常为外邪所诱发，故在辨证论治时首察风、痰、瘀、虚。王师对头痛的治疗多以祛风散邪，健脾化痰，活血通络及滋补肝肾、气血等立法，并配合使用外治法，提高中医药治疗头痛的临床疗效。

一、从风论治

高巅之上，惟风可到。风为百病之长，六淫之首，易夹寒、夹热、夹湿、夹瘀，引起脉络绌急或失养而出现头痛。王师认为头痛与"风邪"关系密切，但在临证时应分清风之内外。《脉因证治》："伤风头痛或半边偏痛，皆因冷风所吹，遇风冷则发。"贼风外袭，上犯巅顶，邪气羁留，风邪入脑，清阳被扰，气血不畅，阻遏络道，成为"头风"。肝为风木之脏，外应于风，内伤头痛多与肝有关。《素问·至真要大论》云："诸风掉眩，皆属于肝。"肝气郁结，气郁化火，火热耗伤肝肾之阴，或因劳欲过度，耗伤阴血，或年老亏虚，皆可致肝肾阴虚，肝失濡养，肝阳上亢，发为头痛。《临证指南医案》谓："精血衰耗，水不涵木，木少滋荣。"故肝阳偏亢，内风时起。因此，风邪是头痛疾病发生发展的重要致病因素。王师认为治外风宜以疏风散邪、通络止痛为主。治疗上偏于风寒头痛，选用川芎茶调散加减；偏于风热头痛，选用菊花茶调散加减；偏于风湿头痛，选用羌活胜湿汤加减。治内风宜平肝息风、通络止痛，选用天麻钩藤饮加减，适当加全蝎、蜈蚣、僵蚕等善于搜风剔络之品。

王师擅用风药治疗头痛，不只在外感头痛中应用风药疏风止痛，而且在痰、瘀所致的内伤头痛中亦加入风药，借辛散走窜之性，宣畅气机，推动血液运行，从而起到活血祛风散邪的作用，故常用葛根、天麻之类。王师擅用风药却不忘风性燥烈，每加入滋阴之品。"治风先治血，血行风自灭"，故治头痛必用活血药。

二、从痰论治

《丹溪心法·头痛》云："头痛多主于痰。"现代人不健康的饮食习惯，如饥饱无常、嗜酒、好食肥甘厚味等，导致脾胃受累，脾失健运，水液停聚为痰，痰浊阻碍清阳之气上升，清窍受蒙，头痛乃发，王师强调"痰"这一病理因素是头痛发生发展的重要环节，治疗多以燥湿化痰、降逆止痛为法，方用《医学心悟》之半夏白术天麻汤。治疗顽痰胶固脑络而久痛不愈者加白芥子，偏寒凝者加细辛等。兼气虚者，清阳不升，浊阴上蒙，且气的生化不足，则清窍失养；治宜燥湿化痰、益气升清、止痛。兼阳虚者，温化无权，又可致津液停聚为痰浊；治宜燥湿化痰、温阳止痛。方用半夏白术汤加鹿角胶、熟附子、肉桂、当归、党参、杜仲等。兼瘀血者；治宜燥湿化痰、活血止痛；方用半夏白术天麻汤加地龙、桃仁、红花、川芎、赤芍。兼热者；治宜清热化痰、降逆止痛；方用黄连温胆汤加天麻、白术、苍术、瓜蒌仁。

三、从瘀论治

瘀血头痛是头痛常见的临床类型，与情志失调、外界环境、忧思劳累、久病不愈等因素相关。情志不畅，肝气不疏，脉络受阻，气滞则血瘀。跌仆损伤，脑部气血不畅，瘀血阻滞脑窍，形成瘀血头痛。瘀血不去，新血不生，脑髓失养失荣，则会形成肾虚血瘀之症。各种内伤头痛反复发作，久病入络，气血滞涩，不通则痛。王师辨证施治强调活血化瘀，方选通窍活血汤加减。瘀血头痛病理机制多端，常表现兼夹证候，治疗上强调法随证变，方因法易。临证根据患者个体因素给予疏肝理气、健脾益气、滋阴养血、养心安神等治疗。

四、从虚论治

王师从虚论治头痛，着重从肝、脾、肾辨证分析。肝为刚脏，肝气、肝阳常有余，而肝阴、肝血常为不足，血虚不能上荣头目，脑髓失养而致头痛。治疗上可择四物汤加减。脾为后天之本，气血生化之源，嗜食肥甘厚味，饮酒无度，过食辛辣，脾胃受损，运化失司，致气血亏虚、痰浊内聚，药可选白术、党参、茯苓、当归、黄芪、酸枣仁、木香、砂仁、半夏、厚朴等。肾主骨生髓，肾精亏虚，脑髓失养，发为头痛。肾阳虚者以右归丸加减，肾阴虚者以知柏地黄丸加减。临床患者头痛日久，阳气亏虚，阴寒内生，凝滞经脉；或阳气亏虚，清阳不升，脑髓失养；或阳气亏虚，风邪侵袭，上扰清窍，均可导致头痛。基于此，王师自拟由川芎、白芷、细辛、白芥子、全蝎、北沙参、土茯苓、荆芥、蔓荆子、甘草等药物组成的消痛饮，以散寒活瘀止痛，治疗阳虚寒凝型头痛。临床以此方随证加减，多能从根本上减少偏头痛发作，从而提高患者的生存质量。

五、外治法

王师自拟通窍滴鼻剂（黄丹、牙皂、麝香、樟脑、冰片等组成），于偏头痛发作时，鼻腔滴入2~3滴/次，3~5次/日；或将药滴在棉球上塞鼻，左侧头痛塞右鼻，右侧头痛塞左鼻，全头痛左右鼻交替使用。30分钟/次。该法起效快，用药量少，使用方便，无不良反应。

六、典型病案

患者，女，42岁，2013年2月11日初诊。头痛10余年。患者10余年前感寒后反复头痛，呈跳痛，有搏动感，以右侧为主，劳累后加重，痛不可忍，常需服止痛药，痛剧时伴有恶心呕吐，畏光，恶风畏寒，遇风寒加重，纳眠差，大便溏，舌淡，苔薄白，脉沉细。否认高血压、糖尿病病史，否认家族性头痛病史。经颅多普勒示：双侧大脑前动脉血流速度减慢。头颅MRA未见异常。西医诊断：普通型偏头痛。中医诊断：头痛，证属阳虚寒凝。治宜温通经脉、养血祛风。方用消痛饮合四逆汤加减，处方：川芎30 g，白芷8 g，细辛3 g，白芥子8 g，全蝎8 g，北沙参30 g，土茯苓30 g，荆芥10 g，蔓荆子15 g，桂枝20 g，白芍20 g，干姜15 g，熟附子（先煎）10 g，神曲20 g。1剂/日，水煎服，连服14剂。另备王师自拟滴鼻剂，左右两侧交替鼻塞。

二诊：患者服药后头痛程度及持续时间均较前减轻，头痛发作次数明显减少，无须服止痛药物，仍有恶风，疲倦。舌淡红，苔薄白，脉细。原方基础上加防风12 g，黄芪15 g，继服14剂。随访12个月，头痛未有发作，临床治愈。

按：本案患者头痛日久，阳气亏虚，阴寒内生，凝滞经脉，风邪侵袭，清窍被扰，导致头痛。故治宜温通经脉，养血祛风，方选自拟消痛饮合四逆汤加减。方中川芎、白芷、细辛、荆芥、蔓荆子散寒疏风；佐以北沙参养阴益气扶正，配合土茯苓又能抑制川芎、白芷、细辛辛燥、升散太过之弊，又佐以全蝎入肝经直达病所，除厥阴之风，通络解痉止痛；桂枝、白芍、干姜、熟附子温中散寒止痛，神曲健脾开胃。本组方严谨，结构合理。同时配合使用通窍滴鼻剂，以取得更好疗效。

头痛起病有急骤缓慢之分，病机有虚实错杂之别，在治疗中，将头痛主要分为外感头痛及内伤头痛两大类，导致头痛发作的病理因素，如风、痰、瘀、虚常相互交织，临床常以调神利窍、缓急止痛为总治则，辨证论治，配合外治法，可取得较好临床疗效。

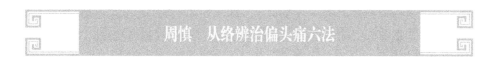

周慎 从络辨治偏头痛六法

周慎，男，湖南省中医药研究院附属医院主任医师、教授、脑病科和呼吸科主任，国家中医药管理局"十一五"中医重点专科脑病科学术带头人，湖南中医药大学中医内科学博士研究生导师，湖南省第二批老中医药专家学术经验继承工作指导老师，兼任中华中医药学会脑病分会常务委员，内科分会、脾胃病分会委员，国家食品药品监督管理总局药品审评专家，国家自然科学基金委员会项目评审专家，湖南省中医药学会理事，湖南省中医药学会内科专业委员会副主任委员等职。擅长脑病（神经内科）、呼吸病和消化病治疗，对中风、头痛、眩晕、失眠、脑动脉硬化、脑萎缩、癫痫、帕金森病、脑肿瘤、气管炎、支气管哮喘、慢性胃炎、慢性结肠炎等病的治疗有较深造诣。

偏头痛是一种常见的神经血管性疾病，周慎教授从多年的临床经验中总结认为，偏头痛发病乃风火痰涎或风寒入侵，或恼怒紧张，或肝阳上扰，致使经络痹阻，阴阳失调，气血逆乱于头部所致，其病位在头，涉及肝肾，病性虚实错杂。络中气血，虚实寒热，稍有留邪，皆能致痛。正如清代医家程国彭《医学心悟》言："通则不痛，痛则不通也。"周师认为，脑络瘀阻、绌急而痛是偏头痛的基本病机，病变部位在于脑之脉络，病理机制为络脉瘀阻绌急而痛，病理因素则责之为寒、痰、风、瘀、虚。其主要治法为通络止痛，兼以散寒、化痰、息风、活血、补血、益气。

一、疏风散寒，通络止痛法

适用于风寒上扰证，症见头痛，恶寒，腹冷，无口干口苦，舌红，苔白，脉浮细或浮紧。拟方川芎茶调散加减，药选川芎、细辛、白芷、羌活、防风、薄荷、荆芥、甘草。

邓某，女，46 岁，2008 年 3 月 29 日初诊，自诉近 10 年来反复头痛，经外院诊断为偏头痛，经用盐酸氟桂利嗪胶囊、阿咖酚散等药物治疗，当时症状得以缓解，但每月仍发作 1～3 次。2 日前患者因吹风后头痛发作，以右侧颞部及巅顶疼痛为主，呈跳痛、胀痛、痛处固定，无恶心，纳食可，二便调，寐可，舌质黯，苔白厚，脉细，左寸兼浮。治拟疏风散寒，通络止痛，拟方川芎茶调散加减：川芎 15 g，细辛 3 g，白芷 15 g，羌活 10 g，白芍 30 g，葛根 30 g，蔓荆子 10 g，藁本 10 g，蝉蜕 10 g，露蜂房 10 g，法半夏 10 g，甘草 5 g；7 剂。2008 年 4 月 10 日患者复诊，诉服上方 1 剂即头痛减轻，3 剂后头痛一直未发。

按：此乃风寒头痛，风寒外袭，引动内风，动扰于上，寒凝气滞，阻于脑络，发为头痛。络气郁滞不通，则见跳痛、胀痛固定不移；舌质黯，苔白厚，脉细，左寸兼浮皆为风寒外袭之象。药选白芷、羌活、细辛、葛根、蔓荆子、藁本、蝉蜕疏散外风；白芍、露蜂房平息内风；川芎和血调营，祛风通络止痛；半夏和胃降逆，监制羌活上逆之性；甘草调和诸药，内外兼治，方能见效。

二、疏肝理气，化痰通络法

适用于肝郁痰阻证，症见头痛，伴恶心欲呕，心烦口苦，胸胁胀闷，舌红，苔白腻，脉弦滑。拟方加味散偏汤加减（周慎教授自拟方），药选川芎、白芥子、香附、白芍、柴胡、郁李仁、蝉蜕、露蜂房、甘草，兼气血亏虚者加当归、黄芪。

贾某，女，72 岁，2011 年 6 月 15 日初诊。自诉近 5 年来经常出现左侧颞部疼痛，经外院诊断为偏头痛，曾用盐酸氟桂利嗪胶囊等药治疗后头痛仍每月发作 1～2 次，2 日前因情绪愤怒而症状复作，较甚，呈持续性跳痛，伴恶心欲呕，心烦，口苦，纳食减少，大便溏，小便正常，舌质淡红，苔白厚，脉右细、左弦滑。治以疏肝理气，化痰通络，兼益气养血。拟方加味散偏汤合当归补血汤加减：川芎 15 g，白芷 15 g，香附 10 g，白芥子 10 g，白芍 30 g，麸炒柴胡 6 g，郁李仁 10 g，蝉蜕 10 g，当归 10 g，黄芪 30 g，蜂房 10 g，羌活 6 g，法半夏 10 g，甘草 5 g；7 剂。

2011 年 6 月 27 日复诊，诉服上方 1 剂后头痛即缓解，并且一直未再发作，效不更方，续用原方 14 剂巩固疗效。

按：此乃肝郁痰阻头痛，因愤怒起病，郁怒伤肝，肝气冲逆于上，发为头痛；痰湿中阻，则兼恶心欲呕，苔白厚；肝郁痰阻，则心烦口苦；其脉兼细者，乃血虚之象；大便溏，乃肝气乘逆犯脾，脾失健运；苔白厚，脉右细、左弦滑均为肝郁痰阻之象。药选柴胡、香附疏肝理气；四物汤去熟地黄，加黄芪，益气养血；白芥子、法半夏化痰通络；蝉蜕、蜂房息风通络；郁李仁润肠降逆；羌活祛风胜湿；甘草调和诸药。

三、平肝潜阳，息风通络法

适用于肝阳上亢证，症见头痛头胀，心烦易怒，口苦，大便干结，舌红，苔黄，脉弦数。拟方熄风通络汤加减（周慎教授师传方），药选天麻（蒸兑）、钩藤、刺蒺藜、丹参、葛根、地龙、苦丁茶、豨莶草、杜仲、桑寄生、山楂。

易某，女，74 岁，2010 年 4 月 8 日初诊。诉头痛反复发作近 20 年，以左侧颞部为甚，经外院诊断为偏头痛，经用盐酸氟桂利嗪胶囊、正天丸等药治疗后症状仍每月发作 1～2 次。1 日前无明显诱因头痛复作，呈跳痛，难以忍受，连及左眼胀，伴恶心欲呕，头胀，颈胀，无手麻，心烦，口苦，纳食可，大便偏干，便后内痔脱出，因痛难以入睡。舌质淡红，苔薄白，脉细弦。治以平肝潜阳，息风通络。拟方熄风通络汤加减：天麻 10 g（蒸兑），钩藤 20 g，刺蒺藜 10 g，丹参 30 g，葛根 30 g，地龙 10 g，苦丁茶 10 g，豨莶草 15 g，杜仲 25 g，桑寄生 30 g，槐角 30 g，羌活 6 g，鹿衔草 30 g，威灵仙 30 g，蝉蜕 10 g，山楂 15 g；7 剂。

患者于 2012 年 8 月 2 日因冠心病、心绞痛来就诊，诉服用上方 7 剂后头痛一直未再发作。

按：此乃肝阳上亢头痛，肝阳冲逆于上，发为头痛，肝阳化热，经输不利，络脉不通，则头胀、颈胀；肝火扰心，则心烦，口苦，大便偏干；舌质淡红，苔薄白，脉细弦乃为肝阳上亢之象。药选天麻、钩藤、刺蒺藜、苦丁茶、地龙平肝潜阳，息风清热；丹参、葛根活血化瘀；豨莶草、鹿衔草、威灵仙、蝉蜕祛风通络；杜仲、桑寄生补肾强筋；山楂和胃助运；槐角清利湿热，为疗痔之要药；羌活祛风胜湿。全方针对阳亢化风而设，内风息则头痛止。

四、息风化痰，活血通络法

适用于肝风痰浊证，症见头胀痛，胸脘痞闷，恶心，舌红，苔厚，脉弦滑。方选桑钩二陈汤加减（周慎教授自拟方），药用桑枝、钩藤、法半夏、陈皮、茯苓、丹参、葛根、地龙、苦丁茶、山楂。

曹某，男，55岁，2008年1月2日初诊。诉右侧颞部反复头痛近2年，经外院诊断为偏头痛，经用盐酸氟桂利嗪胶囊治疗后症状有所缓解，但仍每个月发作1~2次。2日前因工作紧张头痛复发，右侧颞部疼痛，以胀痛、跳痛为主，痛处固定，伴恶心，头中热感，心烦，纳寐可，二便调。舌质红，苔黄厚，脉弦滑。治以平肝息风，化痰活血。拟方桑钩二陈汤：桑枝15 g，钩藤20 g，法半夏10 g，陈皮10 g，茯苓15 g，丹参30 g，葛根30 g，地龙10 g，蔓荆子10 g，枸杞子30 g，佩兰10 g，墨旱莲30 g，生龙骨30 g（布包先煎），山楂15 g；7剂。

患者于2008年7月23日二诊，诉服用上方7剂后头痛一直未发作。

按：此乃肝风痰浊头痛，阳亢化风，脉络阻滞，发为头痛；年老脾胃虚弱，运化失常，痰脂内聚，阻滞络道，血行不畅，渐积成瘀，痰瘀互结，阻滞脑络，则见胀痛固定不移；痰湿中阻，则恶心；肝阳化热，则头中热感；肝火扰心，则心烦。药用桑枝、钩藤、地龙、龙骨平肝潜阳，息风通络；蔓荆子清利头目；丹参、葛根活血通络；枸杞子、墨旱莲养阴清热；佩兰芳香化湿；法半夏苦温，燥在中之痰湿；茯苓淡渗，利在下之痰湿；陈皮理气和胃；山楂和胃助运。

五、祛风散热，养血通络法

适用于血虚风热证，症见头痛头晕，面色苍白无光泽，口苦，舌质淡，苔白，脉浮细数。方选芎芷头痛汤加减（周慎教授自拟方），药选川芎、白芷、羌活、蔓荆子、藁本、葛根、蝉蜕、露蜂房、白芍、薏苡仁、法半夏、甘草。

陈某，女，45岁，2008年5月6日初诊。诉17岁起病，左侧颞部头痛反复28年，经外院诊断为偏头痛，服用盐酸氟桂利嗪胶囊等药物后头痛仍在月经周期时发作，1日前打字后头痛复作，左侧颞部疼痛，呈跳痛，伴眼胀，僵硬感，口苦，恶心，纳食可，大便成形，舌质淡，苔白，脉浮细数。治以祛风散热，养血通络，方选芎芷头痛汤加减：川芎15 g，白芷15 g，羌活 6 g，蔓荆子 10 g，藁本 10 g，葛根 30 g，蝉蜕 10 g，露蜂房 10 g，白芍 30 g，薏苡仁 30 g，法半夏 10 g，当归 10 g，大青根 30 g，鹿衔草 30 g，姜黄 10 g，威灵仙 30 g，甘草 10 g；7 剂。

2010 年 1 月 6 日患者因咳嗽一周来就诊，诉服用上方 7 剂后头痛缓解，未再发作。

按：此乃血虚风热头痛，此案头痛起病于 17 岁，每值经期发作，乃天癸初至，肝血下注于血海，行经耗血，肝血不足以上濡于脑络所致，风热内郁于肝经，则伴见口苦，脉浮；血虚不能濡养经络，经输不利则伴见眼胀、僵硬感；舌质淡，苔白，脉浮细数均为血虚风热之象。治用四物汤去熟地黄，养血柔肝；加白芷、羌活疏解风寒；蔓荆子、藁本、葛根、大青根、蝉蜕疏散风热；露蜂房息风通络；鹿衔草、姜黄、威灵仙祛风通络；甘草配白芍缓急止痛；法半夏和胃降逆，监制羌活燥逆之性；薏苡仁淡渗利湿，监制甘草壅滞之弊。

六、益气通络，升阳举陷法

适用于脾虚气陷证，症见头痛，头晕眼花，无力倦怠，食少便溏，舌质淡，苔薄白，脉细。方选顺气和中汤加减，药选黄芪、党参、白术、当归、升麻、柴胡、陈皮、白芍。兼风寒化热者加黄芩清解郁热。

钱某，女，55 岁，2011 年 6 月 14 日初诊。诉头痛反复发作 6 年，近 2 个月因睡眠欠佳及情绪因素头痛加重，每次持续 2 ~ 3 日，每隔 7 ~ 10 日发作 1 次，以左侧太阳穴疼痛为主，牵及左侧眉棱骨，呈跳痛、钝痛，疼痛较剧，痛时恶心欲呕，眼花，阵作黑蒙，心烦，恶寒，纳食可，二便调，舌质淡，苔薄白，脉细弱。治以益气通络，升阳举陷，疏风散寒，化痰清热。拟方顺气中和汤合选奇汤加减：黄芪 30 g，党参 10 g，白术 10 g，当归 10 g，升麻 6 g，麸炒柴胡 6 g，陈皮 10 g，白芍 30 g，细辛 3 g，蔓荆子 10 g，川芎 15 g，羌活 6 g，防风 6 g，黄芩 10 g，法半夏 10 g，炙甘草 6 g；7 剂。

患者于 2011 年 6 月 27 日复诊，诉服用上方 7 剂后头痛当即缓解，但停药后头痛复作 1 次，症状较轻微，无恶心、黑蒙，效不更方，续用原方 14 剂巩固治疗。患者于 2012 年 2 月 8 日三诊，诉服完上方后头痛一直未发作，1 日前突觉头痛，左侧太阳穴及左侧眉棱骨呈阵痛，无明显恶心呕吐，无黑蒙，舌质淡红，苔薄，脉细弱。血压 95/65 mmHg。仍用原法治疗，用顺气和中汤合选奇汤加减。14 剂。后未因偏头痛再来就诊。

按：此乃脾虚气陷头痛，此案以睡眠欠佳及情绪因素为诱因，即"烦劳则头痛，此阳虚不能上升"（《张氏医通·头痛》）所致。清阳之气不能上升，九窍失聪，故眼花，阵作黑蒙，亦即"上气不足，脑为之不满，耳为之苦鸣，头为之苦倾，目为之眩"（《灵枢·口问》）之意。《症因脉治·头痛论》告诫曰："头痛虽有气血虚者，然到底痛无补法，以但虚无邪，必不作痛。即气虚头痛，必是虚而冒寒，然后作痛。"此案头痛而兼恶寒，即感受风寒之明证，络中气虚不能布散于周身，肌肤失于温煦，则见恶寒；其伴心烦者，乃邪郁化热之兆。其治疗用补中益气汤加减健脾益气，升阳举陷；加白芍、川芎柔肝和血，通络止痛；细辛、羌活、防风疏风散寒；蔓荆子清利头目；黄芩清解郁热；法半夏和胃降逆。全方以益气通络升阳为主，辅以散寒，佐以清热，符合此案病情。

周师认为从络辨治偏头痛，当首先辨清其病理机制，若外感风寒，寒性收引，凝滞血脉，络道不通，则不通而痛，当祛风散寒，通络止痛。然风气通于肝，肝木失和，内风旋动，外风易引动内风，上逆冲脑，故临证治疗应选用川芎茶调散疏散外风。酌情配伍白芍、露蜂房以平息内风，内外兼治，方能见效。若痰浊阻络，阻遏阳气，蒙蔽清窍，发为头痛，如兼有肝气郁结之象，见心烦、口苦、胸胁胀痛等，则为肝郁痰阻证，临证治疗当选用加味散偏汤以理气化痰，通络止痛。如兼肝阳上亢之象，见头胀痛欲裂、头中热感、面红目赤等，则应为肝风痰浊头痛，方选桑钩二陈汤，药用桑枝、钩藤、地龙、龙骨平肝潜阳，息风通络，配伍二陈汤以祛湿化痰，共奏息风化痰，通络止痛之效。若肝失条达，气郁化火，阳亢风动，络脉拘急，见头昏胀痛，当为肝阳头痛，治宜以平肝息风、通络止痛为法，方选息风化痰通络汤，全方重用平肝息风潜阳之品，针对阳亢化风而设，内风息则头痛止。若瘀血阻窍，络脉滞涩，不通则痛，当配伍以丹参、葛根活血通络。若气血亏虚，无以濡养脑络，不荣则痛，如见肝经郁热之心烦口苦，当为血虚风热头痛，拟四物汤去熟地黄以养血柔肝，缓急止痛，并配伍蔓荆子、藁本、葛根、大青根、蝉蜕疏散风热。如见头晕眼花，食少倦怠，乃清阳无以上荣头窍，脾虚无以运化水谷所致，应为脾虚气陷头痛，治以益气通络、升阳举陷，拟方顺气和中汤加减，药选补中益气之品以健脾益气，升阳举陷，配伍以白芍、川芎通络止痛。总之，周师辨治偏头痛，总以通络止痛为法，临证治疗，当随证加减。

袁灿兴　辨标重视风邪，辨本多从肝论

袁灿兴，现任上海中医药大学附属龙华医院脑病科主任，主任医师，教授，硕士研究生导师，从事临床教学科研工作30年，以善于治疗神经系统疑难杂症而闻名，在中医中药治疗头痛病方面积累了丰富的经验。

一、辨标重视风邪，辨本多从肝论

外感头痛多因外邪上扰清空，壅滞经络，导致络脉不通。内伤头痛多与肝、脾、肾等脏腑功能失调有关。李中梓《医宗必读·头痛》提出"高巅之上，惟风可到。味之薄者，阴中之阳，自地升天者也。"论述了风的自下升上的生理特性，若巅顶清轻之气受阻，六淫之风邪不循常道，上窜脑络，遂引发头痛。《素问·太阴阳明论》说"伤于风者，上先受之"，故头痛病，风邪贯穿始终。袁教授在头痛的致病因素中尤其注重风邪，认为无论外风还是内风，均易挟寒、湿、热、痰、饮、火、毒等病理因素。因"风为百病之长""伤于风者，上先受之""高巅之上，惟风可到"，故而"风邪"病理因素是头痛疾病发生发展的重要环节，它决定头痛的主要病理性质、演变及转归。风邪虽多属外感，亦有风从内而生。《素问·至真要大论》云："诸风掉眩，皆属于肝。"《素问·阴阳应象大论》曰："风气通于肝。"肝失疏泄，气机郁滞，郁久生风，表明风与肝脏能结合致病，此为内伤头痛常见证型之一。治疗疑难头痛时，袁教授多从肝论治，并注意其化火、生风、挟痰的情况。五脏中肝性喜条达，主疏泄，体阴而用阳，不受遏郁，易动而难静。且风依于木，气郁易于化火，肝阳还易化风，为眩、为晕、为麻、为痉、为颤；若下夺于肾，则出现耳鸣、目糊之症；另外情志郁结，气滞久则络瘀，气不布津还可聚液为痰，故有"诸病多自肝来"之说。

袁教授在治疗头痛时根据患者的症状特点，在方剂中常用柴胡、郁金等疏肝解郁；夏枯草、黄芩、山栀子、牡丹皮、野菊花、苦丁茶等清泻肝火；天麻、钩藤平肝息风；枸杞子、白芍、知母、女贞子、墨旱莲等滋阴补肝；生牡蛎、炙鳖甲育阴潜阳。袁教授认为在急性发作期，以风、火、痰、瘀标实为主。在头痛恢复期，随着风、火、痰、瘀标象的衰减，肝、脾、肾功能

失调的本虚之象渐显，临床上多见脾虚痰阻、气血亏虚、肝肾不足等证。《太平圣惠方》曰："夫头偏痛者，由人气血俱虚，客风入于诸阳之经，偏伤于脑中故也。"可见，头痛病患者机体内存在正气不足这个特定的发病基础。且邪之所凑，其气必虚，久病在络，气血皆空。头痛反复发作久病不愈，耗伤气血，正气愈亏，故临证时常考虑患者不同时期的病理变化情况，予以辨证遣方。

二、辨病和辨证相结合

袁教授治疗头痛时常根据不同的疾病选用药物，如偏头痛多用羌活、白芍、川芎、藁本、蔓荆子祛风止痛；羌活与芎芍同用，治太阳、厥阴头痛。且川芎之用，又取其"治风先治血，血行风自灭"之义。诸药相合，相辅相成，力专效宏，瘀去风消，其痛自解。紧张性头痛以柔筋缓急、调养气血为大法，方以白芍、甘草、木瓜等养阴柔筋缓急为主。肌紧张性头痛选用葛根、鸡血藤、桑枝、木瓜舒筋止痛。外伤性头痛属离经之血瘀结颅内，瘀而化火，引动肝阳，用桃仁、僵蚕、黄芪、泽泻、菊花、钩藤活血祛瘀，益气利水，清热息风。三叉神经痛加用知母、生石膏、焦山栀、莪术清肝泻火，活血止痛，袁教授认为三叉神经痛多系肝风内动，肝火偏旺，胃火炽盛，风火郁极，逐生瘀血，瘀阻脉络，不通则痛，治疗以平肝息风、清胃泻火、活血化瘀、镇惊止痛为原则。经期偏头痛用生地、淫羊藿、菟丝子调和冲任止痛。

三、重视兼症的治疗

头痛患者在头痛发作时常伴有恶心呕吐、畏光目糊、头昏头重、夜寐差等症状，袁教授重视伴随症状的治疗，伴恶心呕吐者，为肝郁脾虚，配以竹茹、陈皮化痰利湿、和胃止呕；伴头晕目眩者，系肝肾亏虚、肝阳化风、上扰清空所致，伍以天麻、钩藤、白芍、葛根平肝息风止眩；伴畏光视物模糊者，属肝肾阴虚、水不涵木，佐以枸杞子、楮实子、菊花清肝明目；伴颈项板滞者，系络有痰瘀，加丹参、川芎活血化瘀，僵蚕、地龙息风止痛，葛根、木瓜通络止痛；伴夜寐不安者，为肝气横逆，上犯于心，心神失养，参以枣仁、夜交藤、珍珠母安神助眠。

四、善用虫类药

大凡痛证，皆经络受邪、郁滞不通所致，头痛一证更不例外。"不通者，即为患。"对顽固性头痛者，袁教授常加用虫类搜剔之品。袁教授认为，头痛多因风踞脉络，兼有痰瘀，非单纯草木之品所能去之，必借虫类搜剔钻透，方能使络畅风散，邪去正复。虫类药为血肉有情之品，形胜于气，走窜善行，无处不到，性猛而效捷。处方常用全蝎、僵蚕、地龙、蜈蚣。四虫均入肝经，既能平肝息风，又能清热镇痛；全蝎、蜈蚣更能搜风通络以治顽症。《医学衷中参西录》："蜈蚣……走窜之力最速，内而脏腑，外而经络，凡气血凝聚之处皆能解开之。"四味相伍，共奏搜风祛邪，通络止痛之功。风去络通，百脉畅利，脑络顺达，其痛自愈。

五、典型病案

李某，女，35岁，2013年8月14日初诊。患者有偏头痛史近8年，每遇劳累及情绪不佳即作。病初经休息或情绪平复后可缓解。近一年，由于工作压力加大，发作频繁，以口服镇静药和盐酸氟桂利嗪胶囊维持。来诊时正值发作期，症见右侧颞部的搏动性疼痛，并牵至前额及两侧眼眶，伴头晕、目昏、恶心欲呕、不欲饮食，或食多则不消化。颅脑CT排除脑实质病变。脑血流图检查提示：脑血管紧张度增高，右侧供血欠佳。舌淡，苔薄腻，脉濡细。中医诊断：头痛（辨证：肝气郁结，风阳上扰，瘀血阻络）；西医诊断：偏头痛。治法：疏肝解郁，健脾和胃，活血化瘀。处方：柴胡12 g，枳壳9 g，茯苓15 g，川芎9 g，白芷9 g，莪术12 g，当归12 g，白芍15 g，天麻9 g，炙僵蚕9 g，生南星15 g，炙甘草9 g，焦楂曲（各）9 g；14剂。水煎服。

二诊（2013年8月28日）：服药后2周仅头痛1次，伴恶心，纳少。舌苔薄腻，脉濡细。原方加陈皮6 g，竹茹6 g；14剂。水煎服。

三诊（2013年9月11日）：头痛未作，神疲乏力，夜寐欠安，纳可，舌淡，苔薄，脉细。原方去炙僵蚕，加党参12 g，炒枣仁12 g；14剂。水煎服。

四诊（2013年9月25日）：服14剂后，诸症均获改善。后随访3个月，头痛未再发作。

按：本案患者易发脾气，头痛，不欲饮食或食多则不消化，乃肝郁脾虚之象，首以逍遥散疏肝健脾。逍遥散既有疏肝解郁之功，也有健脾之效，气血充和则血脉自通，通则不痛，顽疾顿消。偏头痛发作时常伴有自主神经症状，如恶心、呕吐等，配用竹茹、陈皮等和胃止吐，取得较好的疗效。

参 考 文 献

[1] 董立均.《临证指南医案》中头痛医案浅析 [J].中国中医药现代远程教育, 2010, 8 (5)：11.

[2] 张伟.头痛的中医辨证治疗 [J].中国中医药现代远程教育, 2010, 8 (9)：69.

[3] 杨春玲.中西医结合治疗偏头痛 51 例 [J].中国中医药现代远程教育, 2010, 8 (1)：49.

[4] 张钟爱.谢昌仁教授治疗头痛之经验 [J].光明中医, 2010, 25 (9)：1566 - 1567.

[5] 李剑颖, 崔艳静, 杨建宇.国医大师验案良方 [M].北京：学苑出版社, 2010：388.

[6] 高尚社.国医大师郭子光教授辨治头痛验案赏析 [J].中国中医药现代远程教育, 2011, 9 (10)：9 - 10.

[7] 高尚社.国医大师路志正教授治疗头痛验案赏析 [J].中国中医药现代远程教育, 2013, 11 (18)：10 - 13.

[8] 高尚社.国医大师颜德馨教授治疗头痛验案赏析 [J].中国中医药现代远程教育, 2013, 11 (16)：3 - 5.

[9] 李军, 周海哲.国医大师张学文教授治疗头痛医案分析 [J].国际中医中药杂志, 2010, 32 (5)：475 - 476.

[10] 石忠, 朱垚, 郭立中.周仲瑛教授辨治头痛经验浅析 [J].福建中医药, 2010, 41 (3)：27 - 28.

[11] 韩小磊, 李鲤.李鲤教授治疗头痛经验初探 [J].中国中医药现代远程教育, 2014, 12 (12)：27 - 28.

[12] 郭海峰.浦家祚教授论治头痛经验 [J].中国中医急症, 2014, 23 (9)：1645, 1656.

[13] 李伟, 王平.王平教授从肝论治内伤头痛经验 [J].光明中医, 2011, 26 (3)：440 - 442.

[14] 僧志飞, 王松龄.王松龄治疗偏头痛经验 [J].中医临床研究, 2015, 7 (2)：75 - 76.

[15] 唐燕, 周慎, 谢乐, 等.周慎教授从络辨治偏头痛六法 [J].湖南中医药大学学报, 2015, 35 (5)：42 - 44.

[16] 叶青, 周洁, 袁灿兴.袁灿兴治疗头痛经验撷英 [J].江苏中医药, 2014, 46 (7)：16 - 17.

第三章　眩晕专辑

眩晕病名考究

　　病证名称与定义是中医临床诊疗体系的重要组成部分，是进行中医临床研究的开端。但在中医学发展的历史长河中，出于历史的原因和中医理论自身特点，存在着一病多名，多病一名，以病为证，以证为病等概念混淆现象，已经影响了中医的继承和发展，因此，挖掘、整理、规范中医病症名，已成为当前学术界的重要课题。故早在20世纪30年代，当代著名中医临床学家施今墨先生曾提出统一病名的建议，可见对其重视程度由来已久。

　　眩晕病名始于《黄帝内经》，成熟于明清眩晕病名，首见于《灵枢·海论》称为"眩冒"，《灵枢·卫气论》则称为"眩仆"。《伤寒论》则记载为"头眩"。《诸病源候论》论述为"风眩"。唐以前医家对其病名含义认识存有争议，至唐代许多医家对此进行重新探索，如医家王冰注《黄帝内经》，把眩晕定义为"眩，谓目眩，视如转也"。之后的宋金元医家，对其认识进行了补充和发展，到明清时期认识日臻完善，命名多采用"眩晕"之称，概念比较明确，此病名沿用至今。

　　眩晕病名深化于当前我国新出版的国家标准、行业标准，如中华人民共和国国家标准《中医临床诊疗术语：疾病部分》、中华人民共和国中医药行业标准《中医病证诊断疗效标准》、中华人民共和国中医药行业标准《中医病证分类与代码》、普通高等教育中医药类规划教材《中医内科学》、辞书类著作《中医大辞典》《中国医学百科全书：中医学》，以及《中国大百科全书：中国传统医学》等，均以"眩晕"作为本病证正名。本病名已经广泛应用于中医药学文献的标引和检索的《中国中医药学主题词表》中，"眩晕"作为本病证正名已成共识。

现代关于本病的中医病名诊断标准，应根据国家中医药管理局1994年6月28日发布的中华人民共和国中医药行业标准中《中医内科病证诊断疗效标准》（ZY/T 001. 1—94）。对眩晕的认识，应注意与现代医学的常见症状之一眩晕相区别。现代医学眩晕是多个系统发生病变时所引起的主观感觉障碍，它是一种主观症状，是机体对于空间关系的定向感觉障碍或平衡感觉障碍；是一种运动幻觉，表现为患者感觉外界或自身在旋转、移动及摇晃；常伴有平衡失调、眼球震颤、指物偏向、倾倒、恶心、呕吐、面色苍白、出汗、脉搏及血压改变等自主神经功能障碍症状。按眩晕的性质或病变的解剖部位，眩晕通常分为两类。按眩晕的性质分类，可分为真性眩晕与假性眩晕。如旋转性感觉，具有运动性感觉者可称为真性眩晕；无明确的旋转感觉者称为假性眩晕。按眩晕病变的解剖部位分类，可分为前庭系统病变引起的前庭系统性眩晕及非前庭系统病变引起的眩晕。

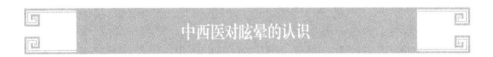

中西医对眩晕的认识

一、中医对眩晕的认识

眩晕的病因病机归纳起来，大致可分为以下几方面。①风邪上扰，风邪客于肌表，循经上扰巅顶，邪遏清窍，故作眩晕；风邪束表，卫阳被郁，故见恶寒、发热、头痛、苔薄、脉浮等均为风邪在表之象。②肝阳上亢，肝为风木之脏，内寄相火，体阴而用阳，主升主动，素体阳盛之人，肝阳偏亢，亢极则化火生风，内生火动。上扰清窍，则发为眩晕；若长期忧郁恼怒，肝气郁结，郁久化火，使肝阴暗耗而阴虚阳亢，风阳升动，上扰清窍，而致眩晕；如肾阴素虚或纵欲伤精，肝失所养，以致肝阴不足，肝阳上亢，发为眩晕。③气血亏虚，久病不愈，耗伤气血，或失血之后，虚而不复，或思虑劳倦，使脾胃虚弱而气血生化乏源，以致气血两虚，气虚则清阳不展，血虚则脑失充养。皆能导致眩晕。④肾精不足，肾为先天之本，藏精生髓，聚髓为脑，所以髓海而赖肾精允养。若先天不足，禀赋虚弱而后天又失于调摄，肾精不充；或老年肾亏，精虚髓减；或久病伤肾，肾精虚少；或纵欲过度，真失封藏，以致肾精亏耗，不能生髓充脑，脑失所养则发为眩晕。⑤痰湿中阻，脾主运化水谷，又是生痰之源。若嗜食肥甘，饥饱无常，或思虑劳倦，伤及于脾，使脾失健运，水谷不能化为精微，聚湿生痰，痰浊中阻，清阳不升，浊气不降，蒙闭清窍，发为眩晕；若痰浊郁而化火，痰火上犯清窍，也可致眩晕加重。⑥瘀血内阻，跌仆坠损，头脑外伤；或气滞血瘀，或气虚血瘀，导致络道不通，气血不能上荣于头目，脑失所养，故眩晕时作。

各医家对于眩晕病因病机的认识，仁者见仁，智者见智，各有其独到之处。孔伯华认为眩晕多由恣食肥甘厚味，或郁怒过劳，饮食不节，致伤脾胃，中气反虚，脾为湿困，聚湿成痰，蒙蔽清窍而发。路志正认为脾胃功能失调导致气血生成等虚损病症，且致病因素中无论是外感六淫或内生五邪，兼挟湿邪伤人的最多；颜德馨也认为脾胃功能失常，水谷精微无以化纳，气血生化乏源，升降之机紊乱，清阳之气不能上升，则症见眩晕；谢海洲认为血瘀在颅脑外伤所致的眩晕病中较为明显，外界暴力损及脑髓，伤及脑络，脑髓虚损，络脉瘀阻，而致头晕头痛等；杨烈文认为老年眩晕的病因为瘀血，年老脏气衰减，脏腑功能失调，气血化生乏源，血液运行不畅，瘀积凝滞在所难免；薛伯寿认为眩晕证候多与肝、脾、胃相关，其辨证眩晕多从肝脾入手，注重情志因素在眩晕发病中的作用；郑绍周认为肾虚痰浊为老年眩晕病的基本病机，老年人随着年龄的增长，先天之本渐耗，肾脏蒸腾气化功能减弱，造成水湿内停，聚而为痰，痰随气升，阻滞中焦，则清阳不升。浊阴不降，脑失所养，形成头晕症状；还有学者认为本病总属本虚标实，本虚以肝肾不足、气血虚弱为主，标实与风、火、痰、湿、瘀有关，虚实之间常可相互转换。著名中医脑病学家王永炎院士在其主编的《临床中医内科学》中指出，本病的病因不外乎情志、饮食、失血及过老所致。综合诸医家之经验，眩晕病因病机多为风、痰、瘀、虚等。

眩晕病位在脑，与肝、脾、肾关系密切，其中尤以肝为重。中医学的脑学说始于《黄帝内经》。其中，在《素问·五藏别论》《素问·脉要精微论》《灵枢·海论》《灵枢·经脉》《灵枢·大惑论》等篇对脑与神明的生理功能进行了论述。中医学认为，脑位于颅内，由髓汇聚而成，其生理功能主要表现为与神志活动和视觉、听觉有关，对于机体生命活动有重要的意义，故眩晕发生，其病位在于脑。其次，肝乃风木之脏，其性主动主升，若肝肾阴亏，水不涵木，阴不维阳，阳亢于上，或气火暴升，上扰头目，则发为眩晕；脾为后天之本，气血生化之源，若脾胃虚弱，气血亏虚，清窍失养，或脾失健运，痰浊中阻，或风阳夹痰，上扰清空，均可发为眩晕；肾主骨生髓，脑为髓海，肾精亏虚，髓海失充，亦可发为眩晕，由此可见眩晕与肝、脾、肾功能失职关系密切，其中尤以肝为甚。

辨证论治：

（1）脏腑辨证：邢氏等辨治眩晕165例，疗效满意。具体分四型：①健脾和胃、行气降逆，药用茯苓、制半夏、陈皮、莱菔子、焦三仙、竹茹、降香、大黄；②运脾醒胃、化浊通窍，药用苍术、白术、厚朴、陈皮、制半夏、茯苓、泽泻、石菖蒲、吴茱萸、生姜；③补脾益胃、荣养清窍，药用太子参、黄芪、白术、炙甘草、山药、当归、熟地、枳壳、陈皮、升麻、柴胡；④温脾益肾、化气行水，药用附子、桂枝、泽泻、茯苓、白术、白芍、车前子、沉香、生姜。刘氏介绍名中医单玉堂论治眩晕从肝入手，分四型：①郁热型，药用山栀、钩藤、黄芩、夜交藤、珍珠母、牛膝；②阴虚型，药用白菊花、五味子、生地、麦冬、枸杞子、沙参；③湿痰型，药用制半夏、白术、茯苓、陈皮、甘草；④气虚型，药用党参、生黄芪、白术、茯神、当归、龙眼肉、远志、酸枣仁、木香。

（2）病因辨证：亢氏从瘀辨治老年性眩晕120例，具体分六型：①肝火血瘀型，天麻钩藤饮加减；②阴虚血瘀型，杞菊地黄汤合桃仁四物汤加减；③气虚血瘀型，补阳还五汤加减；④阳虚血瘀型，真武汤加减；⑤血虚血瘀型，桃仁四物汤合归脾汤加减；⑥痰饮血瘀型，温胆汤合半夏白术天麻汤加减。张氏辨证治疗原发性高血压、高脂血症性眩晕80例，分五型：①肝阳上亢型，药用龙胆草、栀子、柴胡、黄芩、泽泻、车前子、莲子心、磁石、珍珠母、川牛膝、丹参、甘草；②阴虚阳亢型，药用天麻、钩藤、夏枯草、菊花、怀牛膝、生龙骨、生牡蛎、炒酸枣仁、丹参、水蛭、黄芩、杜仲、甘草；③痰浊上蒙型，药用党参、茯苓、茯苓皮、炒苍白术、泽泻、夏枯草、川牛膝、皂角刺、丹参、水蛭、炙远志、石菖蒲、甘草；④气血双虚型，药用生黄芪、西洋参、当归、茯苓、炒白术、砂仁、葛根、丹参、炒地龙、淫羊藿、炒酸枣仁、甘草；⑤阳虚水泛型，药用枸杞子、杜仲、桑寄生、怀牛膝、白芍、丹参、茯苓、茯苓皮、桂枝。尹氏等分型辨治内耳眩晕症82例，分六型：①心火亢盛型，自拟治眩1号方（黄柏、知母、生熟地黄、龟板、丹皮、寒水石、黄芩、栀子、千里光、菊花、鸭跖草、钩藤、甘草）；②肝阳上亢型，自拟治眩2方（蜈蚣、菊花、钩藤、决明子、熟地、牡丹皮、枸杞子、山药、山茱萸、茯苓、甘草）；③脾虚痰阻型，半夏白术天麻汤加减；④肾阳虚衰型，金匮肾气丸加减；⑤气血亏虚型，自拟治眩3

号方（红参、白术、茯苓、当归、川芎、白芍、熟地、大枣、黄精、天麻、僵蚕、决明子、甘草）；⑥气血瘀阻型，自拟治眩 4 号方（天麻、刺蒺藜、钩藤、赤芍、川芎、桃仁、红花、大枣、丹参、当归、麝香）。林氏分型辨治颈源性眩晕 46 例，具体分四型：①肝阳上亢型，天麻钩藤饮加减；②痰浊上扰型，半夏白术天麻汤加减；③肾虚络瘀型，杞菊地黄汤合补阳还五汤加减；④气血不足型，补中益气汤合四物汤加减。

二、西医对眩晕的认识

眩晕为西医神经内科就诊患者最常见症状之一。多项研究结果均提示，女性患病比例高于男性，且随着年龄的增长，眩晕的患病率逐渐升高。引起眩晕的疾病涉及耳鼻喉科、神经内科、精神科、骨科、眼科及综合内科等，病因复杂。有研究表明，青少年以系统性及周围性病因居多，青壮年及中年多为精神性及周围性病变，老年人则以中枢性及系统性病因为主。新的诊断技术的应用大大提高了眩晕的诊断率，如电生理技术的不断开展，MRI 功能影像的研究日臻完善，MR 波谱（MRS）、磁化传递成像（MTI）、弥散加权成像（DWI）、弥散张量成像（DTI）的应用等，可在早期发现细胞代谢障碍、水肿或毒性改变。眩晕病因复杂，在治疗上需采用个体化综合治疗方案。近年来，随着医学的发展，对眩晕的病因及发病机制研究深入，对不同病因引起的眩晕的诊治有了新的进展。

1. 中枢性病因及诊疗技术

中枢性眩晕是由于前庭中枢系统、本体感觉中枢系统及精神活动有关的大脑结构功能异常引起的，常伴有局灶性神经功能缺损症状。前庭系统的中枢部分包括前庭皮层代表区、小脑、脑干前庭、内侧纵束、前庭脊髓束及前庭核团复合体等。最新研究发现，前庭皮层由数个独立皮层区组成，已发现颞顶交界区、岛叶后区、上颞区、顶下小叶、额中回皮层参与构成前庭皮层。据此可知，前庭中枢系统不仅仅分布于椎－基底动脉系统。中枢性眩晕占所有眩晕的 10% ~ 25%，虽然发生比例不高，但因其所造成的危害非常大，甚至可危及患者生命，因此易引起临床医师重视。头部 MRI、功能多模式影像等技术的应用，极大提高了前庭中枢系统病变的诊断率。现将导致中枢性眩晕的常见病因综述如下。

（1）血管源性：好发于存在脑血管病危险因素的老年群体。脑血管病所致的眩晕最常见于椎－基底动脉系统，但除外内耳动脉硬化导致的周围前庭病变。头部灌注加权成像（PWI）对早期脑缺血的诊断价值得到证实。使用多模式头部 CT 检查，包括 CT 平扫、CT 灌注成像（CTP）、CT 血管成像（CTA），可快速（少于 15 分钟）、有效地识别超急性期脑低灌注状态，为患者争取溶栓时间。锁骨下动脉盗血综合征可选用介入或手术重建锁骨下动脉血流。对于超时间窗的患者给予抗血小板聚集、脑保护及改善循环等治疗。

（2）肿瘤或占位：小脑、脑干或桥小脑角部位的肿瘤，常见的有胆脂瘤、脑膜瘤、听神经瘤。副肿瘤综合征侵犯中枢系统后导致亚急性小脑变性。均慢性或亚急性起病。头部磁共振三维薄层扫描对颅底区肿瘤的检出及定位具有较高的价值。治疗以采用外科手术去除占位及原发病为主。基底动脉瘤压迫脑干可出现眩晕，近年来随着血管检查技术的发展，相关病例报道有所增加，目前多采用血管内介入治疗。

（3）脑干或小脑炎症：病毒、支原体等感染引起的脑干脑炎、小脑脑炎，均可出现眩晕症状。此类患者需行脑脊液常规及病原学检测方可确诊。通常炎性病变 1 周后可在头部影像显示病灶，为明确诊断提供帮助。明确病原后，给予抗生素、抗病毒或抗结核等特异性治疗手段。

（4）多发性硬化：有研究表明在多发性硬化（MS）患者首发症状中，眩晕的比例高达 20.6%，该类患者病变累及小脑、脑干。2010 版 McDonald 诊断标准中将头部 MRI，尤其是 T_2 序列作为诊断 MS 的重要手段之一。新的头部 MRI 技术如 MTI、DTI 或 MRS 等可提高 MS 的诊断敏感性。脑脊液中 IgG 的升高对 MS 的诊断有重要价值。近年来，干细胞移植技术的临床应用取得快速进展，国外观察干细胞移植对 MS 的疗效，发现其可明显降低复发率。新型免疫抑制剂芬戈莫德或有望成为治疗 MS 的首选一线口服药物。

（5）药物源性：可导致前庭通路受损所致眩晕的药物种类繁多。常见的有氨基糖苷类抗生素及抗肿瘤药物，长期应用卡马西平等药物，某些重金属如汞、铅等，某些有机溶剂及急性酒精中毒等。目前治疗无特殊有效方法，建议停药，脱离环境，可行前庭康复锻炼。

（6）其他少见的病因：①颅颈交界区畸形：如 Chiari′畸形、颅底凹陷、齿状突半脱位等，除有眩晕症状外，常伴有锥体束损害及高位颈髓损害表现。头部 MRI 可明确诊断，需手术治疗。②癫痫性眩晕：以眩晕为先兆或主要症状的癫痫患者占所有癫痫患者的 3%。常见于部分性癫痫，特别是颞叶癫痫。长程脑电图监测可记录眩晕发作期脑电图特点，有助于癫痫性眩晕的诊断。该类型眩晕常规抗眩晕治疗无效，需要给予抗癫痫治疗。③偏头痛性眩晕：偏头痛分类中的基底型偏头痛可出现眩晕症状，研究认为与前庭中枢、周围神经及中央脑干系统有关。明确诊断后立即给予5－羟色胺受体激动剂治疗，疗效显著，可同时辅以前庭康复治疗。④外伤性眩晕：耳周外伤所致迷路震荡或内耳贯通伤。治疗以对症治疗为主，目前无有效治疗措施。

2. 周围性病因及诊疗技术

周围性眩晕由前庭感受器官及前庭神经核发出前庭神经后的传导纤维病变引起，可由支配该部位的血管病变、局部炎症、中毒、外伤等多种原因导致。因常伴有严重的眩晕感、听力改变及自主神经症状等患者难以忍受的痛苦，往往就诊率高。在所有病因分类中最常见，占30%~50%。需特别注意的是在周围性眩晕的诊断过程中，存在将听力改变定位于周围前庭而忽视中枢病变的误区。迷路动脉为内耳的主要供血动脉，起源于椎－基底动脉系统，故后循环缺血可伴有耳鸣或听力改变。国内外诸多临床研究表明周围性眩晕病因中，以良性阵发性位置性眩晕（BPPV）、梅尼埃病（MD）、前庭神经元炎发病率最高。前庭中枢对周围前庭损害有代偿、适应的功能，因此眩晕症状减轻后尽早配合前庭功能锻炼，适当刺激前庭系统，提高前庭系统兴奋阈值，加速中枢前庭系统的代偿，可有效恢复前庭功能。

（1）良性阵发性位置性眩晕：由椭圆囊耳石膜上的碳酸钙颗粒脱落并进入半规管所致，有文献将其列为眩晕的首位病因。根据异位耳石部位可分为半规管型和壶腹嵴帽型。最常见的为半规管型，其中后半规管占85%~90%，5%~15%发生于外半规管。Dix-Hallpike试验可诱发出眩晕症状，因无须借助仪器，为诊断BPPV简单而有效的方法。滚转试验作为Dix-Hallpike试验阴性的补充诊断手法，用于确定外半规管的异位耳石。Epley管石复位法（CRP）对治疗后、前半规管型效果较好。Barbecue翻滚法是治疗外半规管型的常用方法。Semont管石解脱法治疗壶腹嵴帽型效果优于其他复位手法。经过多年的改良，上述手法复位方法的操作更加轻柔、简便，并取得更优的临床效果，如多轴向定位椅结合红外视频眼震设备的应用，大大提高复位流程及治愈率。对于难治性BPPV患者，可选用单孔神经切断术、后半规管阻塞术，后者效果好，并发症少，优于前者。手法复位可有效治疗绝大多数BPPV患者，对复发患者仍有较好效果，为治疗BPPV的首选治疗方法。

（2）梅尼埃病：病理基础为膜迷路积水，常伴有听力损害。纯音测定起到辅助诊断作用。治疗以控制眩晕症状及保存残存听力为主。发作期给予改善局部微循环及扩血管药物治疗效果显著，利尿剂可用于迅速控制 MD 的急性期眩晕症状。发作间歇期首选治疗为控制食盐摄入。对于自身免疫性疾病导致的 MD，可选用鼓室内注射类固醇激素，目前该方法尚未被广泛应用。对于难治性眩晕且听力损害较轻患者可选择内淋巴囊手术，可保留甚至改善听力。患耳听力完全丧失可选用迷路切除术。鼓室内注射氨基糖苷类抗生素可较其他侵入性治疗措施更有效控制眩晕症状，但对听力改善无益。

（3）前庭神经元炎：多继发于上呼吸道或胃肠道感染 1～2 周后，病原体通常为病毒。也可由鼻窦、扁桃体、胆道或尿路等的急慢性炎症引起，为病原体直接侵袭前庭神经元，或细菌内毒素引起神经过敏的炎性反应。因前庭蜗神经通常不受累，故不伴耳蜗功能损害的症状及体征。发病 3 日内应用糖皮质激素可有效缓解神经水肿，改善前庭功能并促进长期恢复。单给予抗病毒治疗通常效果不佳，纳洛酮可有效缓解症状，效果优于糖皮质激素。

（4）其他少见病因：①突发性耳聋：机制为内耳循环障碍，因此治疗原则为迅速改善内耳微循环，纠正内耳缺血，减轻自由基损害及免疫反应，缓解内耳水肿。治疗上，全身联合鼓室内类固醇激素给药效果优于高压氧联合全身性应用激素治疗，可作为该病的首选治疗方案。②迷路炎：通常由迷路瘘管、中耳炎、病毒感染引起，在控制感染后及时行手术治疗及前庭功能重建的综合治疗，效果优于单独药物保守治疗或手术治疗。

眩晕的规范化诊治流程有助于缩短眩晕患者的疗程，能有效减轻患者的痛苦，且可以避免患者重复就医带来的经济负担，同时为广大神经内科专业医师提高眩晕诊治水平提供帮助。

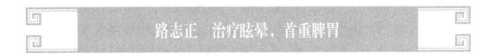

路志正 治疗眩晕，首重脾胃

一、首重脾胃，燮理升降

前人论眩晕，概括为风、火、痰、虚四端，但临床中这四者常互相夹杂、互为因果，不能截然分开，正如陈修园所云："盖风非外来之风，指厥阴风木而言，与少阳相火同居，厥阴气逆，则风生而火发，故河间以火风立论也。风生必挟木势而克土，土病则聚液而成痰，故仲景以痰饮立论，丹溪以痰火立论也。究之肾为肝母，肾主藏精，精虚则脑海空而头重，故《内经》以肾虚及髓海不足立论也。其言虚者，言其病根，其言实者，言其病象，理本一贯。"陈氏所论，一决史上"无风不作眩""无痰不作眩""无虚不作眩"等学说之长期聚讼，其中旨趣，大堪玩味。

路老在此基础上，进一步提出本证的病机关键在于"升降失常"。盖病本于虚，阴虚则阳亢，化风、生火、挟痰，上扰于清空，是为升之太过、降之不及；若阳气虚衰，鼓动无力，则五脏精华之血、六腑清阳之气不能上荣，是为升之不及、降之太过。故以"升降"二字，可统概病机之核心，路老临证常权衡升降何者太过，何过不及，太过者抑之，不及者扶之，燮理升降，以归于衡。然升降之枢，在于中州，清代黄元御所论"四维之病，悉因于中气。中气者，和济水火之机，升降金木之轴……升降反作，清阳下陷，浊阴上逆，人之衰老病死，莫不由此。以故医家之药，首在中气""脾升则肾肝亦升，故水木不郁；胃降则心肺亦降，金火不滞。火降则水不下寒，水升则火不上热。平人下温而上清者，以中气之善运也"明确指出了脾胃中气是升降之枢纽，是升降动力之源。因此，路老认为，欲调升降，首重脾胃，只有中气健旺，气机方能运转如枢，升降自如。升降动态平衡，则一身气血得以敷布调匀，阴阳水火交济，其他脏腑恢复正常功能。

患者，男，42岁，2009年2月18日因"头晕20余天"来诊。患者缘于除夕之夜饮酒后，休息较少，次日中午突发头晕、恶心、呕吐，遂呼叫"120"至医院留观输液，后症状稍缓，但仍头晕，不能久立及活动。刻下：头晕头重，走路时有晃动感，无恶心呕吐，平素胃纳欠佳，进食生冷后胃胀，喜暖，口干苦，口黏，睡眠欠安，二三小时醒一次，大便干，量少，常二三天一行，舌质红绛，苔薄黄，脉右沉细尺弱，左沉细弦。路老认为该患者系饮食不节，脾胃受损，升降失常。重点在于胃降不及，痰湿郁热，上扰于清窍，则发为眩晕。治宜化湿涤痰，和胃降浊。处方：瓜蒌皮15 g，姜半夏12 g，黄连8 g，厚朴花12 g，炒杏仁9 g，炒苡仁30 g，茵陈12 g，陈皮15 g，茯苓30 g，藿、苏梗各12 g，紫菀12 g，炒莱菔子15 g，甘草6 g，生姜2片为引，水煎服，7剂。

二诊（2009年2月25日）：服上方眩晕大减，无晃动感，能较长时间行走，胃胀已除，大便较前好转，一日一行，仍偏干。睡眠略好转，仍欠安。舌质红，苔薄白腻，脉右沉细尺弱，左沉细弦。既见效机，宗前法，去紫菀、茵陈，加炒枳实 10 g，竹茹 15 g，水煎服，7 剂。

后电话随访告知，眩晕服药后消失，睡眠亦好转，患者自行购上方 7 剂，服后睡眠安然。

按：患者症状因饮食不节诱发，脾胃升降失常而以胃失和降为主，故以降为主，佐以升清。路老首诊以小陷胸汤合藿朴夏苓汤、三仁汤法，二诊又引温胆汤意，诸方均以和胃化湿、泄浊降逆为主，又少佐藿香之芳化以升发脾中清阳，茵陈入肝胆以升发阳气，紫菀宣肺以开胸阳，降中寓升，使气机灵动活泼。

二、抑木扶土，两和柔刚

眩晕之作，与五脏相关，而肝和脾胃最为密切。其风、火、痰、虚四者，风火主于肝，痰主于脾胃，虚则有肝、脾、肾之别，由此可见，肝和脾胃是本病最关键的病位所在。肝属木，主动主升，体阴用阳，为将军之官，其性刚；脾胃属土，脾为阴土，胃为阳土，脾禀坤土之德，性柔顺则静，胃亦喜濡润，故二者以柔为主。其为病也，肝木常刚强太过，时时升动，为阳亢，为风火，好为他脏之贼。土则柔顺，易为木克，故二者关系多表现为木旺土虚。治疗上当抑木扶土大法，使刚柔相济、动静和宜，以归于平。抑木扶土的代表方剂是"痛泻要方"，由白术、白芍、陈皮、防风组成，本为治土虚木贼之泄泻而设。《医方集解》："此足太阴、厥阴药也。白术苦燥湿，甘补脾，温和中；芍药寒泻肝火，酸敛逆气，缓中止痛；防风辛能散肝，香能舒脾，风能胜湿，为理脾引经要药；陈皮辛能利气，炒香尤能燥湿醒脾，使气行则痛止。"路老则认为本方不仅可治泄泻，对于头晕、头痛等多种病证，只要合乎病机，均可奏效。

患者，女，69 岁，2008 年 5 月 28 日因"头晕反复发作 10 余年，伴耳鸣"初诊。患者头晕反复发作，约每周发作 1 次，每次晨起即发作两小时，有时天旋地转伴恶心，耳鸣如蝉。多方服中药治疗，遍尝镇肝熄风汤、益气聪明汤等方药，仍头晕耳鸣，平素心悸、无力、视物模糊，口干渴，但不敢多饮，纳少，稍多食易脘胀、泛酸，大便不成形，每日一二行，尿频，以后半夜为著，舌红少苔，左手脉沉弦，右手脉弦细弱。血压：120/60 mmHg。路老认为，头晕、耳鸣、心悸、视物模糊，舌苔少，脉弦细，系肝之阴血不足、肝阳偏旺之象；而乏力、纳少、便溏、尿频、右脉细弱，为脾气虚弱，清阳不升；脘胀、泛酸，为胃失和降。故治宜柔肝养血以抑木，运脾和胃以扶土。前法偏执一端，今兼顾之。处方：党参 12 g，葛根 15 g，菊花 10 g，炒蒺藜 12 g，天麻 10 g，防风 8 g，僵蚕 10 g，丹参 15 g，白芍 15 g，姜半夏 9 g，茯苓 20 g，陈皮 10 g，炒白术 15 g，炒枣仁 18 g，炒枳壳 12 g，生龙牡各 30 g（先煎）。水煎服，14 剂。

二诊（2008 年 6 月 27 日）：患者服药后头晕减轻，每周发作一次，但持续时间缩短，程度减轻，耳鸣如前，仍食欲不振，食后泛酸，自觉食物皆呈酸味，阵发性心慌，尿频，视物模糊，大便已正常，舌红少苔，脉沉弦小滑。路老认为方已中病，大法仍守抑木扶土为主，上方去丹参、茯苓、枳壳，加煅瓦楞子 18 g，生山药 15 g，桑椹子 12 g，以制酸和胃，并加强养阴之力。水煎服，14 剂。

患者以本方加减，服至 2008 年 8 月底来诊，诉头晕未再发作，饮食、二便均调，仍有视物模糊，眼科检查为白内障，遂建议其手术治疗。

按：本案肝木过旺而脾胃虚弱，故刚柔失和。前法镇肝熄风汤仅治肝旺，且方中滋阴之品必碍胃，重镇之品则伤脾；益气聪明汤则升脾阳有余，而徒增肝阳之上亢。路老以调和肝脾之刚柔以复其常，方取痛泻要方以抑木扶土，更伍天麻、菊花、炒蒺藜、僵蚕、生龙牡以助平肝息风之力，六君子汤法以运脾和胃，党参、葛根升发清阳，《本草备要》谓本品"辛甘性平，轻扬升发……为治脾胃虚弱泄泻之圣药。"

三、因时制宜，毋伐天和

《内经》非常强调治病要因时、因地、因人制宜，《素问·五常政大论》指出"必先岁气，毋伐天和"。明代李时珍在《本草纲目·四时用药例》说："《内经》云：必先岁气，毋伐天和。又曰：升降浮沉则顺之，寒热温凉则逆之。故春月宜加辛温之药，薄荷、荆芥之类，以顺春升之气……冬月宜加苦寒之药，黄芩、知母之类，以顺冬沉之气，所谓顺时气而养天和也。"

路老深谙《内经》之旨，因时制宜，根据不同节气，选取相应药物，以解除气候因素所兼挟的邪气。如春季多风，可适当加入疏风药物；夏季暑湿困遏，易使病情加重，故多先从解暑化湿入手；秋季多燥，易伤津液，宜避燥烈之品，或以润燥之茶饮为佐；冬令严寒，易犯肌肉、关节，故加散寒之品以通之。眩晕一病，皆认为属内伤为主，然路老指出，本病亦有因外感诱发者，如前庭神经元的感染；更主要的是，眩晕虽同，然季节不同，治法亦要因时而异，才能切合病情。

患者，男，35 岁，2010 年 6 月 24 日因"阵发性头晕 2 年，发作伴加重3 个月"初诊。患者 2 年前无明显诱因出现阵发性头晕，与体位有一定关系，伴恶心，无呕吐，3 个月前头晕再次发作，并较前明显加重，与体位变化有关，记忆力减退，头胀，头昏沉，眠可，二便可，面色晦暗，舌黯红，苔薄黄腻，脉弦滑。

路老认为，患者头晕而胀，舌红苔黄，脉弦，系肝火偏旺；头昏沉，恶心，苔黄腻，脉滑，为痰浊内蕴，胃失和降。然时值暑令，暑湿之邪与体内浊邪相引，益增病势，故治宜清暑化湿，温胆和胃。处方：荷叶 12 g，荆芥穗 10 g，炒扁豆 12 g，太子参 12 g，炒苍、白术各 15 g，茯苓 30 g，姜半夏12 g，天麻 12 g，蝉衣 10 g，炒杏仁 9 g，炒薏米 30 g，黄芩 10 g，竹茹 12g，炒枳实 15 g，生龙牡各 30 g（先煎），生姜 2 片为引。水煎服，14 剂。

二诊（2010 年 7 月 1 日）：经上述治疗，患者头胀症状消失，头晕大减，然起卧时仍有较轻发作，精神状态好转，大便时干时溏，小便可。舌红，尖红甚，舌体胖大，苔薄黄，脉弦滑。上方去荆芥穗、生龙牡，加陈皮10 g，用竹沥汁 30 mL 冲服。水煎服，14 剂。

按：患者眩晕日久，为肝火夹痰之候，病属内伤而非外感。然时当暑季，天暑下迫，地湿上蒸，人处气交之中，能无受天地影响？且本已痰火内盛之体，更易为外来暑湿所引，内外合邪，故仅治其内，而不先清其暑湿，病必难除。

四、谨察标本，攻补有方

眩晕者多为本虚标实，且二者兼夹，因此，临床上分清虚实的主次、标本的先后，至关重要，否则易患"虚虚实实"之戒。《伤寒论》"伤寒医下之，续得下利，清谷不止，身疼痛者，急当救里；后身疼痛，清便自调者，即当救表。救里宜四逆汤，救表宜桂枝汤"通过实例揭示了分清标本缓急的重要性。

路老治疗眩晕，常详察脉证，仔细推敲虚实的主次、邪正的消长、标本的缓急，针对性地制定攻补的策略，或先攻后补，或先补后攻，或攻补兼施，其中再分攻多补少、补多攻少，与病机丝丝入扣，这也是疗效显著的关键所在。

患者，男，46 岁，2011 年 6 月 4 日因"头晕 6 年"初诊。患者家族有高血压病史，发现血压偏高 10 余年，初无明显症状，6 年前开始出现头晕、胸闷，开始服降压药，控制尚平稳。2010 年 11 月饮水时忽感吞咽不利，左半身麻木，活动欠灵活，头胀头痛，去医院住院，查头 MRI 示右侧腔隙性脑梗死，同时发现血糖高，经治疗后症状缓解出院。其后常于劳累后出现语言謇涩，左半身麻木，现口服降压、降糖、降脂西药。现症：易疲劳，心烦易怒，生气后头晕、头胀痛、左半身麻木、语言謇涩等症状明显，平时感胸闷、气短，胃纳可，二便正常。形体适中，面色黧黑，口唇紫黯有瘀斑。舌黯，尖红，苔薄黄，脉虚弦而滑，按之无力。路老认为本病症状表现一派肝经风火上憯、痰浊瘀血阻滞之象，但脉偏虚弦，重按无力，说明本虚。治标不忘顾本。然现症标象突出，以祛邪为主，少佐扶正。治拟清火平肝，化痰通络，佐以滋补肝肾。处方：钩藤 15 g（后下），菊花 12 g，金蝉花 12 g，天麻 12 g，竹半夏 12 g，僵蚕 10 g，夏枯草 10 g，莲子心 8 g，炒蒺藜 12 g，葛根 15 g，寄生 15 g，炒杜仲 12 g，制首乌 12 g，豨莶草 20 g，川、怀牛膝各 15 g，珍珠母 30 g（先煎），生姜 1 片为引。水煎服，21 剂。另加服牛黄清心丸，每次 1 丸，一天 2 次。

二诊（2011 年 7 月 6 日）：患者服药后头晕、头胀痛大减，心烦也减少，左半身麻木略有好转，语言仍欠流利，其脉较前按之略感有力。风火渐熄，经络仍欠通，肝肾亦不足，法当攻补兼顾。处方：钩藤 15 g（后下），金蝉花 10 g，天麻 12 g，竹半夏 12 g，僵蚕 10 g，地龙 10 g，炒蒺藜 12 g，葛根 15 g，寄生 15 g，炒杜仲 12 g，制首乌 12 g，豨莶草 20 g，川、怀牛膝各 15 g，生地 15 g，石斛 12 g，女贞子 15 g，竹沥汁 30 mL，生姜汁 10 mL 兑冲服。水煎服，21 剂。牛黄清心丸继服。

三诊（2011 年 8 月 20 日）：患者按上方服用至今，头晕已不明显，心情较平静，胸闷气短明显减轻，麻木消失大半，语言较前流利，舌黯苔薄，脉较前有力。标象渐退，本虚已呈，治宜扶正为主，佐以化痰通络清热，以地黄饮子加减调理。

按：本案很好地体现了路老治病根据标本虚实而进退，既标本兼顾又分清主次，攻补有方。首诊因其标象突出，故以治标为主、扶正为次；二诊风火渐息而未清、经络不通，故攻补各半，攻略大于补；三诊后邪气渐衰而正气不足，故以补为主，以攻为辅。平肝以天麻、钩藤、白蒺藜、菊花、珍珠母为主，清火则用夏枯草和莲子心，夏枯草"味苦、辛、性寒、无毒。……辛能散结，苦能泄热。清肝火，防薄厥。阳浮于上，眩晕欲跌。目痛羞明，鼠瘘瘰疬"为治肝火眩晕、头痛目痛之要药。现代药理研究显示本品有降压、降糖、降脂、抗炎、抗肿瘤等多种作用。

另外，路老善用白僵蚕配伍金蝉花以息风。金蝉花功效与蝉衣略似，而息风之功尤胜之。盖本品亦称蝉菌、蝉蛹草，具有动物和植物特征，与冬虫夏草类似，也是一种虫生真菌。性寒，味甘，无毒。能解痉，散风热，退翳障，透疹。现代研究显示有降压、降糖、降脂、抗动脉硬化、改善肾功能、提高免疫力、抗癌等多方面的作用。

综上所述，路老治疗眩晕以脾胃为重点，关键在调升降，和刚柔，并注意结合气候变化，娴熟掌握标本虚实的主次，故临床屡获捷效。

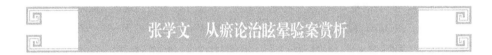

张学文　从瘀论治眩晕验案赏析

一、肝郁内热，血行不畅之眩晕

朱某，女，33岁，2005年12月就诊。患者1年前无明显诱因出现头晕，无恶心、呕吐、视物旋转等。伴全身乏困，记忆力下降，注意力不能集中，肩背有压痛，月经延期，舌质黯红，脉弦略数。诊为眩晕，辨证为肝热内郁，血行不畅。治法以清肝活血为主，方选天麻半夏钩藤汤加减：天麻12 g，钩藤12 g，半夏10 g，白芍12 g，丹参12 g，葛根15 g，川芎10 g，红花6 g，焦三仙各15 g，川牛膝15 g，延胡索15 g，菊花12 g，五味子10 g，桑寄生15 g，生甘草6 g，7剂，水煎服，1剂/日。

二诊：服上方后头晕减轻，背痛消失。但易烦躁，近日牙龈肿胀，眠差，多梦。上方去半夏、桑寄生，加黄连6 g，夜交藤30 g，炒枣仁15 g，10剂后眩晕渐愈，随访3个月无异常。

按：本例患者年轻气盛，平素脾气暴躁，易致肝气郁结，气郁化火，上扰清窍，则发为眩晕。本病病位在清窍，病性属实，与肝、脾、肾密切相关。故以清肝活血为法而取效明显。

二、气虚血瘀之眩晕

赵某，男，45岁，1981年3月就诊。患者眩晕1年余，常因情志不舒，调摄失宜而发病。患者 1 年前在西藏发作时，时觉头昏，但血压不高，以为只是高原反应，未加重视，后发现颜面水肿，口周及舌麻，且症状逐日加重，经血常规检查发现单项血小板增多，一般在（400～900）×10⁹/L。在当地治疗无效后，转上海某院诊治，确诊为特异性血小板增多症。采用西药和丹参片及血小板分离等方法治疗，效果仍不理想，在此期间，血小板曾高达 1400×10⁹/L 之多，以后波动于（600～700）×10⁹/L。精神萎靡，伴口舌麻木，时感两胁不舒。诊见肤色晦滞，面颊虚浮，舌质黯淡，舌下有瘀点，脉象沉细，血小板（600～700）×10⁹/L 诊为眩晕，证属气虚血瘀。治以益气养血、活血化瘀。处方：黄芪 30 g，当归 10 g，桃仁 10 g，红花 10 g，丹参 30 g，郁金 12 g，川芎 10 g，茯苓 15 g，赤芍 12 g，川牛膝 30 g，益母草 15 g，鸡血藤 30 g，水煎服，1 剂/日。

二诊：服上方 8 剂后，头昏较前明显减轻，精神较前改善，仍口舌麻木，时感两胁不舒，效不更方，上方稍事加减，共服药 50 余剂，诸症消失。嘱慎调摄，随访半年，病情稳定。

按：血小板增多症确属难治之病，根据患者气虚血瘀的病机，施以益气活血法，终获显效。用益气养血活血之法，补中有活，活中寓补，并调整气机，使血行通畅，调整脏腑。

三、肝阳上亢，瘀血阻滞之眩晕

余某，女，70 岁。两年前发现血压忽高忽低，常服复方利血平片效果不显。现眩晕，头部麻木，四肢困乏，有时轻度水肿，小便频数，舌质淡，苔薄白，脉沉缓。诊为眩晕，辨证当属肝阳上亢、瘀血阻滞，以滋阴潜阳平肝，活血息风为大法，遂予脑清通汤加减：生龙牡各（先煎）30 g，磁石（先煎）30 g，菊花 12 g，天麻 12 g，豨莶草 30 g，生地黄 12 g，川牛膝 15 g，地龙 10 g，川芎 12 g，麦冬 15 g，草决明 20 g，6 剂，水煎服，1 剂/日。

二诊：服药后上症好转。但仍眩晕，头麻木，睡眠不佳，伴耳鸣，心烦易怒，两腿乏力，口干欲饮，大小便尚可。舌红苔黄，脉弦。辨证仍为肝阳上亢，瘀血阻滞，并夹相火，肾亏明显。故在原方中加入蝉蜕 6 g，桑寄生 15 g。

三诊：诉服药 6 剂后诸证大减，眩晕、心烦、面部烘热、眠差均消失，现微感头麻，夜尿仍多，舌红，苔薄黄，脉沉弦，以补肾平肝化瘀善后而愈。

按：此证属阴虚阳亢之眩晕。患者头麻、肢困、水肿、脉弦，且年事已高，烦躁易怒，耳鸣，夜尿频数，肾亏之征甚显。故始终以滋阴潜阳平肝，活血息风为大法。方中生龙牡、磁石平肝潜阳；川牛膝、川芎、地龙等活血通络；天麻、菊花、草决明清肝息风定眩；生地黄、麦冬、豨莶草滋肾养阴；草决明、地龙、豨莶草均有较好降压作用，后又加桑寄生补肝肾之阴，蝉蜕清肝明目。前后断续服药达半年之久，方收显效。眩晕虽分五型，但此患者以肝阳上亢为主，兼肝风、肝热、肾虚、血瘀，也说明眩晕辨治的复杂性。

四、肝肾不足，瘀血内阻之眩晕

周某，女，38岁，1977年7月就诊。反复发作性眩晕10余年。发作时恶心欲呕，目眩不能站立，曾诊为"椎-基底动脉供血不足"而屡经治疗，但近年病情加重，发作次数由数月1次增至1个月数次，伴耳鸣、恶心欲呕，颜面色素沉着，食欲不振，月经有紫黑血块。舌黯红，舌下有瘀点，脉弦硬。诊为眩晕，辨证为肝肾不足、痰瘀内阻，治疗以滋肾益肝、化瘀祛痰为法。方选天麻钩藤汤化裁：丹参18 g，川牛膝12 g，葛根12 g，川贝母（冲服）9 g，灵磁石（先煎）24 g，桑寄生15 g，茯苓15 g，夜交藤30 g，女贞子12 g，杜仲15 g，石决明（先煎）15 g，白术9 g，水煎服，1剂/日。并嘱每日肌内注射丹参注射液2支（4 mL），每日开水泡何首乌30 g饮用。

二诊（1977年8月）：上方服24剂，肌内注射丹参注射液60支，泡饮何首乌约500 g，眩晕渐愈。半年后随访，眩晕未再发作，耳聪不鸣，面色红润，黑斑消退，其他症状也均有好转。惟觉咽部不适，舌淡红，苔薄白，脉弦，予玄麦甘桔汤加味调理善后而愈。

按：本例始由肝气偏盛，风阳上扰，眩晕屡发，导致肝阴亏损，肾阴不足，又促使肝阳偏亢，气血失调，痰湿内生，瘀阻络道，故现眩晕频作，脉舌有痰瘀诸证。故治宜以滋益肝肾潜阳为主，佐以化瘀通络豁痰，守法月余而愈。

五、痰饮上凌，肾亏血瘀之眩晕

景某，女，40岁。头晕头痛月余，不能站立，站则欲倒，伴视物昏花，时时恶心欲吐，心悸，睡眠不佳。平素易感冒、多汗。曾按气血不足、清阳不升论治，用补中益气汤治疗无效。血压180/100 mmHg。诊见舌质紫黯，苔薄白，脉沉弦。诊为眩晕，辨证为：痰饮凌心、肾亏血瘀。治以化痰宁心、补肾活血定眩。方选苓桂术甘汤加减：茯苓15 g，桂枝10 g，白术

12 g，甘草 3 g，川牛膝 15 g，丹参 15 g，川芎 10 g，生山楂 15 g，葛根 10 g，决明子 30 g，磁石（先煎）30 g，龙骨（先煎）30 g，水煎服，1 剂／日。

二诊：服上方 16 剂后眩晕减轻，偶感风寒而见咽部不适，于上方加薄荷 6 g，通草 6 g，再服药 4 剂诸症悉除。

按：此例患者眩晕甚重，眩晕站立不稳，伴呕吐恶心，视物昏花，且易感冒，多汗，看似气虚不能上荣之眩晕，但患者脉沉弦，舌质紫黯，呕恶，用补中益气汤治疗无效，又说明并非气虚眩晕。辨证时从眩晕欲呕，心悸，血压高，头晕等辨为痰饮上凌、肾亏血瘀之证，用苓桂术甘汤温化痰饮，川牛膝、丹参、川芎、生山楂活血化瘀；葛根直接升脾胃清阳；磁石、龙骨平肝阳之亢；决明子清肝经之热；牛膝、磁石又可补肾水之虚。治疗中虽仍有感冒，仍不失治本大法。此证之所以按痰饮上凌辨治，关键是吸取前医的教训，另外紧紧抓住眩晕重、欲呕恶、心悸之症，其舌质紫黯、苔薄白、脉沉弦又为寒饮之征，故宜温化。然肝阳亢而瘀热上扰清空之证也甚明显，故须加入平肝清降之药。由此说明，眩晕一证往往虚实兼夹，痰瘀交作，阳亢肝热同时存在，其疑难之处也在于此，故辨治尤要精心，方能取效。

眩晕为临床常见病症，因脏腑气血阴阳失调，风、火、痰、瘀、虚相互为患，上扰清空，致清空失养而致。其病机复杂，如气虚、血虚、痰阻、风疾、肝阳上亢、肾亏、血瘀、偏寒偏热、夹虚夹实等可在一人身上同时出现，然临床常见患者唇舌紫黯，或舌尖瘀斑，或舌下络脉迂曲，有瘀斑、瘀点、瘀丝，脉细涩、弦硬等表现，当辨为瘀证。明代虞抟："眩冒者，胸中有死血迷闭心窍，是宜行血清心自安。"杨仁斋则云："瘀滞不行，皆能眩晕。"《医宗金鉴》也认为："瘀血停滞……神迷眩晕。"故临证治疗当详辨其证，见其有瘀则当"从瘀论治"，瘀血消除，气血畅通，清空得养，眩晕自解，故可曰"治晕先治血，血行晕自灭。"

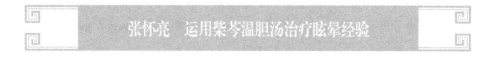

张怀亮 运用柴芩温胆汤治疗眩晕经验

张怀亮教授从医 30 余载，在临证中擅于从胆经论治眩晕，并巧妙运用柴芩温胆汤加减来辨证治疗眩晕症，效果颇著。

一、从胆论治眩晕

《伤寒论》曰："少阳之为病，口苦、咽干，目眩也。"可见口苦与头目眩晕皆是少阳病的提纲症候，是少阳胆经有热的表现。概头为诸阳之会，五脏六腑之气血皆上注于头目，并且皆通过经络与头部相连，故眩晕实与五脏六腑有关，主要涉及肝、脾、肾。《素问·六节藏象论》云："凡十一脏，皆取决于胆也。"故眩晕的发生与少阳胆密切相关，病变虽涉及肝、脾、肾等脏，但始终以少阳胆为中心，余脏的功能活动，必基于胆气的升发来转运枢机。

那么原因为何呢？

《素问·阴阳离合论》曰："太阳为开，阳明为阖，少阳为枢。"张介宾注："足少阳为半表半里之经，亦曰中正之官，又曰奇恒之腑，所以能通达阴阳，而十一脏皆取决乎此也。"即指胆气的升发对五脏六腑之气均有调节作用。对此，著名中医学家刘渡舟教授也有精辟的见解："人身之气机喜通达而忌抑郁不伸。所以肝胆之气疏泄调畅，则六腑之气通达无阻。"正常情况下，君火处于主导地位，相火处于从属之位，彼此相互依存，相互协调。君火藏于心中，相火寄于肝肾。相火必借少阳之疏泄，才能释放于三焦，循行于内外。而三焦主持诸气，决渎水道，游行相火，主司脏腑之气化。两者相通共同运转气机，启枢运阳，以调节相火之输布。正常情况下，相火藏于下焦，动中见静，宣达三焦，推动和激发脏腑活动，同时奉养君火，调畅情志，完成机体活动。病理情况下，其一，"气有余便是火"，若少阳枢机不运，相火郁遏，疏泄失常，临床可表现出头晕目眩，晨起尤甚，胸胁苦满，恶心，口苦，脉弦等胆火内郁之象；其二，少阳郁遏日久，火气壅盛则外扬，表现为头晕、头目胀痛、失眠多梦、急躁、心烦易怒、耳鸣、口苦咽干等胆火上炎之象；其三，少阳气滞，胆郁化火上炎，日久母病及子，病由胆及心，并因三焦不畅，挟痰火之邪上扰清空，出现眩晕，头身困重，胸闷腹胀，恶心呕吐，口渴，小便发黄，大便黏滞不爽，舌红苔黄腻，脉弦滑等痰热内蕴之象；其四，肝胆痰热，日久伤阴动风，出现头目眩晕，肢体麻木或震颤，皮内如有虫行，舌红，脉弦细等肝风内动之象；其五，痰浊为有形之邪，易壅遏气机，阻滞脉道，血行凝涩，反化为瘀，出现面生黑斑，形寒怕冷，舌质黯，舌边尖瘀点瘀斑，舌下脉络迂曲等痰饮使血气不华之象。以上所举五种情况也是肝胆病的症候规律，临证中应抓住关键，循常达变。

二、柴芩温胆汤应用

温胆汤首见于南北朝姚僧垣的《集验方》，主治胆寒所致的虚烦不得眠，此后转载于唐名医孙思邈《备急千金要方》，传至《三因极一病证方论》时将生姜减至五片，而竹茹用量不变，并加入茯苓、大枣，共奏理气化痰、清胆和胃之功能。柴芩温胆汤由温胆汤加入柴胡、黄芩组成，《本草经解》："柴胡轻清，升达胆气，胆气条达，则十一脏从之宣化。"张锡纯认为"柴胡……禀少阳生发之气，为足少阳主药，而兼治足厥阴。肝气不舒畅者，此能舒之；胆火甚炽盛者，此能散之""黄芩……善入肝胆清热，治少阳寒热往来，兼能调气，无论何脏腑，其气郁而作热者，皆能宣通之"。二药相伍，既可清胆腑之热，又能疏泄肝胆气郁，从而收到宣通三焦、畅达少阳之效。张怀亮教授在经典及实践的基础上运用柴芩温胆汤加减治疗头目眩晕、恶心呕涎、脘痞胸闷、虚烦不眠、惊悸不安、心胆虚怯、触事易惊、不眠心悸、耳鸣健忘、口苦纳呆、舌质红、苔腻、脉弦滑等症，效果颇著。

三、典型病案

李某，男，40余岁，某县卫生局长，河北医科大学毕业，自幼时常发作头晕，每发则视物旋转，恶心呕吐，持续多日，无耳聋、耳鸣、耳闷，每年发作3～10次，曾在本省各大西医院诊断不明，治疗乏效，亲至北京市某院，眩晕未作时诊断不清，眩晕发作时每诊病因不明，患者深以为苦。故前来求治。症见：口苦，口黏，眩晕未作，舌质淡红，苔薄白，脉左弦右细。处方：柴胡10 g，黄芩12 g，半夏30 g，陈皮10 g，茯苓15 g，炒白术15 g，天麻10 g，竹茹15 g，钩藤30 g，丹参30 g，荷叶15 g，石决明30 g，7剂，水煎服。守上方加减就诊3次而愈，至今未作。

按：《伤寒论》曰："少阳之为病，口苦、咽干、目眩也。"患者眩晕时作，并影响清窍；口苦，左脉弦，反应病位在胆，右脉细，判断脾虚气血不足，口苦为热，口黏为痰；患者久病脾虚，少阳郁遏，三焦失和，痰浊中阻，上扰清窍，引发眩晕，证属虚实夹杂。据《素问·六元正纪大论》"木郁达之，火郁发之"所言，治疗中以疏泄郁滞为中心，恢复少阳转枢，使三焦通畅，相火布散，清代名医叶桂深谙此理并名之为"宣畅少阳"。故治以宣畅三焦、健脾和胃、清热化痰，方以柴芩温胆汤、半夏白术天麻汤加减。丹溪云："头眩，痰挟气虚并火，治痰为主，挟补气药及降火药。"故方中运用半夏，辛温能开中脘痞满，降浊化痰止呕；竹茹味甘而淡，气寒而滑，化痰而降胆。古人曰"见肝之病，知肝传脾，当先实脾"，且"脾为生痰之源"，故张教授在治疗时不忘健脾，加炒白术健脾以截断痰源。另前贤有云："补脾不如运脾"，故行气运脾之陈皮理气和胃化痰，行气消痞。脾为阴土，喜燥而恶湿，湿盛则可加重脾虚，故加入茯苓甘温利窍除湿。"诸风掉眩，皆属于肝"，肝血亏虚，阳亢动风，故治疗中应不忘调肝，宗张景岳"动极者镇之以静，阴亢者胜之以阳"之旨，据张锡纯"治痰须健中，息风可缓晕"之训，酌情加入天麻、钩藤、石决明以滋阴潜阳，息风定眩；少阳郁遏，气不行津，痰浊内停，脉道不利，久病瘀滞，故加入丹参活血化瘀通络，加入荷叶，疏风清热利水，以助少阳输转，使半表半里之邪从表而解，诸药相配，宣畅三焦，健脾和胃，清热化痰，眩晕自止。

在现代社会剧烈的竞争压力下，眩晕在人群中的发生率越来越高，然其病因和发病机制非常复杂，至今尚未完全明确。张怀亮教授从事眩晕研究30余年，临证中不管何种原因引起的眩晕，通过中医辨证常能取得良效，认为胆郁痰扰型眩晕病位在少阳，病变可涉及心、肝、脾、胃、肾，但始终以少阳胆为中心；余脏的功能活动，清升浊降，表里出入，必基于胆气升发，枢机转运。遵"木郁达之，火郁发之"之旨，治疗中应以疏泄郁滞为关键。柴芩温胆汤调达枢机、宣畅少阳，其"凉""壮""和""泄"之效于临床颇佳，临证中应谨守病机，根据正气强弱、邪气深浅随证加减是取得良效的关键。

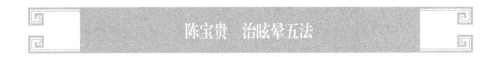

陈宝贵　治眩晕五法

陈宝贵教授在治疗脑病方面有丰富的临床经验及颇深造诣，陈宝贵教授认为治肝、补虚与治痰是眩晕的治疗大法，痰湿中阻治宜健脾燥湿化痰，肝阳上亢治宜平肝潜阳，湿阻中焦治宜淡渗利湿，脾肾两虚治宜益肾健脾，风寒客络治宜祛风散寒通络。

一、化痰法

眩晕一证，临床以痰湿中阻多见。多形体肥胖，嗜酒肥甘。饥饱劳倦，伤于脾胃，健运失司，以致水谷不化精微，聚湿生痰，痰湿中阻，则清阳不升，浊阴不降，引起眩晕。治疗以健脾燥湿化痰为主。

侯某，女，34岁，2003年2月17日初诊。突发旋转耳鸣，头晕头沉，闭目难睁，胸闷恶心，动则呕吐，面色萎黄，疲乏无力，纳呆食少，舌淡，苔白腻，脉滑。1年前曾有类似发作，被外院诊断为梅尼埃病。彩色经颅多普勒示：左侧大脑中动脉供血不足，双侧椎动脉、基底动脉痉挛。西医诊断：大脑动脉供血不足。中医辨证：痰浊阻窍。治宜燥湿健脾，化痰开窍。处方：菊花15 g，葛根15 g，川芎10 g，细辛3 g，陈皮10 g，半夏10 g，茯苓15 g，枳壳10 g，竹茹10 g，石菖蒲20 g，远志5 g，天麻10 g，钩藤15 g，甘草10 g。日1剂，水煎服，3剂而愈。

按：因痰湿中阻，蒙蔽清窍，使清阳不升，浊阴不降而致眩晕，故以芎辛导痰汤为基础方，方中川芎、细辛、陈皮、半夏、茯苓、甘草辛温开泄，化痰为主；竹茹、枳壳下气化痰，降逆止呕，治疗胸闷、恶心、呕吐；石菖蒲、远志化痰开窍，安神；菊花、葛根清利头目，使清阳得升，浊阴得降；天麻、钩藤平肝止晕。

二、平肝潜阳法

适用于素体阳盛，肝阳上亢，或长期忧郁恼怒，气郁化火，使肝阴暗耗，风阳升动，上扰清空，而为眩晕。如《临证指南医案·眩晕门》华岫云按说："经云：诸风掉眩，皆属于肝，头为六阳之首，耳目口鼻，皆系清空之窍，所患眩晕者，非外来之邪，乃肝胆之风阳上冒耳，甚则有昏厥跌仆之虞。"临床多表现为面红目赤，急躁易怒，失眠多梦，舌红，苔黄，脉弦。治宜平潜肝阳之亢。

王某，女，66岁，2004年3月22日初诊。头晕耳鸣，头痛头胀，面红目赤，口苦心烦，急躁易怒，时有惊悸，遇情绪波动而加重，失眠多梦，舌质红，苔黄，脉弦。高血压病史6年。测血压180/110 mmHg。西医诊断：高血压病。中医辨证：肝阳上亢，兼肝郁。治宜平肝潜阳，疏肝解郁。处方：菊花15 g，夏枯草10 g，天麻10 g，钩藤15 g，川芎10 g，细辛3 g，地龙15 g，全蝎5 g，生龙骨、生牡蛎各30 g，沉香10 g，郁金10 g，石菖蒲30 g，远志5 g，龙胆草5 g，甘草10 g。7剂，日1剂，水煎服。同时予硝苯地平缓释片20 mg，每日2次，口服。

复诊（2004年3月29日）：血压平稳，情绪稳定，头晕耳鸣减轻，仍夜寐欠安，多梦，上方加入炒酸枣仁 15 g，合欢皮 15 g，夜交藤 15 g，继服7 剂。

按：患者平素血压高，现头晕头胀，面红，心烦口苦，舌红，苔黄，脉弦，情绪不良加重，为肝阳上亢，肝风内动，肝气郁滞，气郁化火，风阳升动，上扰清窍。方中菊花、夏枯草、龙胆草、川芎、细辛温凉并用，清肝泻火，能直达脑窍，清利头目；天麻、钩藤、生龙骨、生牡蛎镇肝息风，平息内风；生龙骨、生牡蛎还可安魂镇惊，治疗失眠多梦；地龙、全蝎息风通络，乃治风要药；沉香、郁金、石菖蒲、远志疏肝理气，交通心肾；甘草调和诸药。全方合为平肝潜阳、凉肝息风、疏肝安神之剂，病、证、药相合，故而药到病除。

三、淡渗利湿法

暑天感湿，湿阻中焦，上扰清窍而致眩晕。临床以头晕，头重如裹，四肢乏力，倦怠嗜睡，胸闷食少，口中泛甜，舌苔白腻，脉滑为多见。治宜以淡渗利湿为主，兼健脾和胃。

张某，男，36 岁，2003 年 6 月 26 日初诊。头目眩晕，头重如裹，脘满呕恶，纳呆食少，四肢乏力，倦怠嗜睡，口泛甜味，舌黯，苔白腻，脉滑。西医诊断：中暑。中医辨证：暑湿阻滞中焦，脾不健运。治宜淡渗利湿，健脾和胃。处方：藿香 10 g，砂仁（打碎）10 g，半夏 10 g，滑石 15 g，厚朴10 g，薏苡仁 30 g，茯苓 15 g，丹参 15 g，车前子 15 g，泽泻 15 g，陈皮10 g，甘草 10 g。日 1 剂，水煎服，7 剂而愈。

按：患者发病于夏季，暑湿阻于中焦，上扰清窍，清阳不升而出现头晕，头重如裹，倦怠嗜睡；湿阻中焦，脾受湿困，健运失司，故出现脘满呕恶，纳呆食少；脾主四肢，脾为湿困，故四肢乏力；脾湿上泛，故口泛甜味；苔脉均为内有湿邪之象。方中藿香芳香化湿；薏苡仁、茯苓健脾除湿；滑石、车前子、泽泻淡渗利湿，使湿有出路；陈皮、半夏、砂仁、厚朴、甘草行气和胃，使胃纳增多；舌黯为内有瘀滞，故加丹参活血化瘀，通利血脉。全方合用使湿邪祛，脾运健，纳食多，头晕愈。

四、益肾健脾法

适用于虚证，以脾肾两虚为主。脾气不足，清阳不升，脾失健运则水谷不化，精微反生痰湿，胃失和降则痰浊夹胃气上逆，蒙蔽清窍，发为眩晕；

肾精亏虚，不能生髓，风升阳动发为眩晕；脑为髓之海，髓海不足，上下俱虚，亦发生眩晕。《灵枢·海论》说"脑为髓之海""髓海不足，则脑转耳鸣，胫酸眩冒，目无所见，懈怠安卧"。临床表现以头晕耳鸣，神疲乏力，腰酸膝软，纳食减少，少寐多梦，舌胖，有齿痕。苔白，脉滑为主证。

荆某，女，39 岁，2003 年 3 月 24 日初诊。头晕耳鸣，头重如裹 1 月余，近期记忆力明显减退，疲乏无力，饮食减少，两目干涩，心烦易怒，失眠多梦，腰膝酸软，大便溏薄。舌胖满口，苔白腻，脉滑细。西医诊断：头晕。中医辨证：脾肾两虚。治宜益肾健脾。处方：石菖蒲 30 g，远志 5 g，佩兰 10 g，茯苓 15 g，白术 15 g，藿香 10 g，女贞子 15 g，墨旱莲 15 g，淫羊藿 15 g，五味子 5 g，枸杞子 15 g，砂仁（打碎）10 g。7 剂，日 1 剂，水煎服。

复诊（2003 年 3 月 31 日）：头晕减，仍神疲乏力，烦躁易怒，上方加郁金 10 g，7 剂，日 1 剂，水煎服。

三诊（2003 年 4 月 7 日）：诸症减，睡眠稍差，仍不思饮食。舌黯，苔腻，加合欢皮 15 g，鸡内金 10 g，半夏 10 g，7 剂，日 1 剂，水煎服。2 个月后托朋友捎信说服 7 剂药后痊愈。

按：烦劳过度伤脾，脾虚日久进而及肾，以致脾肾两虚，脾虚无以运化水谷精微，营养物质不能营运周身，故饮食减少，疲乏无力；脾虚不能健运则便溏；头重如裹，舌胖，苔白腻，脉滑细均为脾虚有湿之象。肾精亏虚，髓减脑消，则头晕耳鸣，腰膝酸软，记忆力减退。心烦，失眠多梦，两目干涩为肝肾阴虚之象。方中白术、茯苓健脾；藿香、佩兰芳香化湿；女贞子、墨旱莲、淫羊藿、五味子、枸杞子补益肝肾，阴阳并补，给予阴中求阳，阳中求阴，且淫羊藿辛散，五味子酸收，一散一收调节肾之开阖；石菖蒲、远志交通心肾以安神；砂仁理脾和胃，全方共奏益肾健脾、安神和胃之功。药后头晕减，乏力、烦躁为肝郁气滞，故加郁金疏肝理气。三诊时仍纳少、眠差，故加合欢皮、鸡内金、半夏以和胃消食，解郁安神。全方使肾精得充，脾运得健，神安胃和，则诸症可愈。

五、散寒通络法

适用于风寒客络之眩晕。多因起居不慎，坐卧当风，或劳累汗出后突受风寒，或冒雨淋水头部受寒，以风寒外邪为主，所谓"伤于风者，上先受之""高巅之上，惟风可到"，外邪自表侵袭经络，上犯巅顶，清阳之气受阻，清阳不升，而为眩晕。治宜祛风散寒通络。

李某，女，50岁，2004年5月12日初诊。头晕头胀，头皮麻木、胀痛，双侧上眼睑下垂，上睁无力1个月，经多方治疗无效，舌黯淡，苔薄白，脉弦。询问病史谓晚间洗头后当风受凉，次日即发病。西医诊断：头晕。中医辨证：风寒客络。治宜祛风散寒，活血通络。处方：羌活10 g，当归15 g，川芎10 g，秦艽15 g，石菖蒲30 g，蝉蜕15 g，葛根20 g，全蝎5 g，蜈蚣2条，白芷10 g，细辛3 g。7剂，日1剂，水煎服。

复诊（2004年5月19日）：诸症大减，睁眼较前有力。效不更方，继服原方7剂。

按：患者因洗头后感受风寒得病，风寒客于头部经络，使清阳不升，故头晕头胀，头皮麻木、胀痛。风寒客于睑部经络，使上眼睑肌肉麻痹，故眼睑下垂。方中羌活、白芷、细辛、蝉蜕祛风散寒；葛根解肌，既升清阳，又能防风药辛散之温燥；患者病程长，舌黯淡，故用当归、川芎、秦艽养血、活血、通络，并有治风先治血，血行风自灭之意；石菖蒲开窍，使清阳升，头晕止；全蝎、蜈蚣搜风通络，搜久伏经络之寒邪。全方祛风升清，活血通络，治疗久邪入络之疾疗效较好。

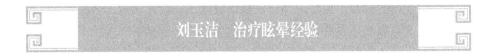

刘玉洁　治疗眩晕经验

刘玉洁，河北省首届名中医，主任医师，教授，中华中医药学会心病分会常务委员，全国中医临床优秀人才。行医30余载，积累了丰富的临床经验，临证善于周密问诊，长于辨证论治。兹将刘教授治疗眩晕的经验总结如下。

一、化痰定眩法

此法适用于痰浊中阻型之眩晕。《丹溪心法》谓："无痰不作眩。"刘教授认为，随着生活条件的不断提高及生活节奏的加快，人们运动减少，肥胖症、高脂血症逐渐增多。此型眩晕患者多表现为痰湿体质，由痰湿中阻、清阳不升、浊阴不降所致。主证：眩晕，头重如蒙，视物旋转，胸闷泛恶，呕吐痰涎，舌苔白腻，脉濡滑。治则：化痰息风，健脾祛湿。主方：半夏白术天麻汤加味。药物组成：半夏、白术、陈皮各10 g，天麻、茯苓、僵蚕、地龙、川牛膝、泽泻各15 g，钩藤（后下）18 g，葛根24 g，炙甘草6 g。半夏白术天麻汤出自《医学心悟》，其曰："眩，谓眼黑，晕者，头旋也，古称头旋眼花是也……有湿痰壅遏者，书云：头旋眼花，非天麻、半夏不除是也，半夏白术天麻汤主之。"方中半夏燥湿化痰，降逆止呕，天麻、钩藤平肝息风而止头眩，为君；白术运脾燥湿，茯苓、泽泻健脾渗湿为臣；陈皮理气化痰，僵蚕、地龙化痰通络，葛根、川牛膝通络解痉，舒缓筋脉为佐；甘草调和诸药为使。诸药相伍，共奏燥湿化痰、平肝息风之功。

二、息风潜阳定眩法

此法适用于肝阳上亢之眩晕。《素问玄机原病式》谓："风火皆属阳，多为兼化，阳主乎动，两动相搏，则为之旋转。"刘教授认为，此型多见于情绪激动的高血压病患者，多由肝肾不足，肝阳上亢，上扰清空所致。主症：眩晕耳鸣，头痛且胀，心烦易怒，口干口苦，面红目赤，舌质红，苔黄，脉弦。治则：平肝潜阳，滋养肝肾。主方：天麻钩藤饮加减。药物组成：天麻、菊花、川牛膝、僵蚕、益母草、桑寄生、杜仲、地龙各15 g，钩藤（后下）18 g，夜交藤、朱茯神、生龙骨、生牡蛎、石决明各30 g，黄芩、焦栀子各10 g。

天麻钩藤饮出自胡光慈《中医内科杂病证治新义》，为平肝降逆之剂。以天麻、钩藤、菊花、石决明平肝祛风降逆为主，辅以清降之栀子、黄芩，活血之川牛膝、益母草，滋肝肾之桑寄生、杜仲等，滋肾以平肝之逆，白僵蚕、地龙祛风通络；并辅以夜交藤、朱茯神以镇静安神，缓其失眠，故为治肝厥头痛、眩晕、失眠之良剂。

三、益气升阳定眩法

此法适用于中气不足、清阳不升之眩晕。《素问·口问》谓："故上气不足，脑为之不满，耳为之苦鸣，头为之苦倾，目为之眩。"刘教授认为，此型多见于久病或中老年患者，多由劳倦过度或病后体弱，中气亏虚，清阳不升，脑窍失养所致。主症：头晕，劳则加重，神疲乏力，气短，纳呆食少，舌淡，舌苔薄白，脉虚弱。治则：补中益气，助升清阳。主方：益气聪明汤加减。药物组成：黄芪30 g，党参20 g，蔓荆子、川牛膝、僵蚕、地龙、天麻15 g，炙升麻、炙甘草各6 g，葛根24 g，黄柏、白芍药各10 g。

益气聪明汤出自李东垣的《东垣试效方》，用于中气不足，清阳不升并兼心火旺盛之眩晕。方中党参、黄芪、甘草甘温益气健脾，葛根、炙升麻轻扬升发以鼓舞胃气上行，白芍药酸寒养阴柔肝，配黄柏既可泻火坚阴，又防葛根、升麻升发太过；蔓荆子清利头目，善治头沉昏闷；川牛膝既活血，又防葛根、升麻升发太过，僵蚕、地龙祛风通络。诸药合用，则中气充足，清阳上升，浊阴得降，九窍通利，耳聪目明。

四、柔肝息风定眩法

此法适用于肝肾不足、风阳上扰之眩晕。叶天士曰："肝为刚脏，非柔润不和。"刘教授认为，年老体弱，阴气自半，加之起居失宜，致肝肾阴虚，水不涵木，风阳上干，故发为眩晕。主症：头晕，腰膝酸软，脑转耳鸣，头重脚轻，舌质红少苔，脉弦细，两尺脉虚弱或浮大无力。治则：养血柔肝息风。主方：自拟柔肝息风方。药物组成：当归10 g，白芍药10 g，枸杞子15 g，菊花30 g，天麻15 g，钩藤18 g，葛根24 g，川牛膝15 g，桑叶30 g，生龙骨、生牡蛎各30 g。方中当归、白芍药、枸杞子、菊花养阴柔肝；天麻、桑叶、钩藤平肝祛风；葛根、川牛膝通络解痉，舒缓经脉；生龙骨、生牡蛎平肝潜阳。诸药合用，共奏养阴柔肝、息风止痉之效。

五、和枢机定眩法

此法适用于少阳枢机不利之眩晕。《伤寒论翼》谓："三者能开能阖，开之可见，阖之不见，恰合为枢之象。苦、干、眩者，皆相火上走空窍而为病，风寒杂病咸有之，所以为少阳一经总纲也。"刘教授认为，厥阴与少阳互为表里，少阳枢机不利，影响厥阴肝木气机调畅，肝失条达，郁而化火，上扰清窍，发为眩晕。主症：头晕，并见胸闷烦惊，心悸，逆气上冲，卧起不安，脉弦紧。治则：和枢机，畅三焦。主方：柴胡加龙骨牡蛎汤加减。药物组成：柴胡10 g，半夏10 g，黄芩10 g，党参10 g，茯苓15 g，生龙骨、生牡蛎各30 g，熟大黄6 g，桂枝6 g，川牛膝15 g，天麻15 g，钩藤18 g。柴胡加龙骨牡蛎汤出自张仲景《伤寒论》。此方中有方，既有小柴胡汤的疏肝胆、调枢机，又有小建中汤助脾温阳，还有二陈汤的辛温散痰湿。方中柴胡、黄芩和解少阳，清利肝胆；桂枝、党参、茯苓助阳化气，健脾益气；川牛膝引火下行；半夏、天麻、钩藤燥湿化痰，息风止痉；生龙骨、生牡蛎潜阳镇摄，熟大黄苦降通便。诸药合用，则清气得升，浊气得降，三焦通利，肝气得疏，眩晕自平。

眩晕是临床的常见病、多发病，是一类以头晕、目眩为主症的病症，轻者闭目可止，重者如坐舟车，头晕，头重脚轻，头胀痛，眼干目赤，站立不稳，甚至可突然昏倒。在遣方用药中必须紧抓眩晕病机之本，辨证论治，不拘经方、时方，以切合病情、取效最佳为准则。

六、典型病案

李某，男，68岁，2007年5月15日初诊。头晕，视物旋转，巅顶时冷时热，反复发作3年余，伴头部沉重感。曾于其他医院行MRI、CT等检查，均未见异常，也未曾明确诊断，给予对症治疗效果甚微。刻诊：巅顶时冷时热，痛苦难忍，头晕头沉，夜寐不安，心烦易怒，纳食尚可，大便干，舌质略红，苔黄白腻，脉弦滑。诊断：眩晕。证属肝气不调，痰浊阻滞。治宜调肝气，化痰浊，畅三焦。予柴胡加龙骨牡蛎汤加减：柴胡10 g，黄芩10 g，半夏10 g，党参10 g，茯苓15 g，桂枝6 g，熟大黄8 g，龙骨30 g，牡蛎30 g，石菖蒲10 g，远志10 g，葛根15 g，川牛膝15 g，天麻10 g。7剂，日1剂，水煎取汁200 mL口服。

二诊（2007年5月22日）：自诉3年顽疾症减半。效不更方，继服7剂，3年顽疾而愈。随访6个月未复发。

按：据其临床表现，刘教授认为巅顶属肝经所过之处，肝又主风，时冷时热属风邪的特点，故从肝论治。《伤寒论》曰："伤寒八九日，下之。胸满烦惊，小便不利，谵语，一身尽重，不可转侧者，柴胡加龙骨牡蛎汤主之。"张仲景原义此方治疗伤寒误下邪陷所致烦惊谵语，但此方有转枢机、调肝气、畅三焦的功能。刘教授根据肝经经脉不通的病机，又根据心烦的副证，运用此方加减而使患者愈。

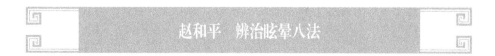

赵和平　辨治眩晕八法

赵和平，男，主任中医师，教授，湖北省中医药学会肾病专业委员会委员，擅长中医治疗风湿、类风湿和小儿呼吸、消化系统疾病。推行的自研专药内服、熏蒸机药浴加药垫外敷"三位一体"疗法治风湿、类风湿以迅速缓解症状，疗效确切受到同学科专家肯定。主持开展的"强力风湿灵（药酒）治疗类风湿关节炎临床研究"课题，1999 年 4 月通过省级专家鉴定，并获香港地区"紫荆花医学科研奖"。湖北省名中医赵和平主任医师临证 30 余载，积累了丰富的治疗本病的经验。现将其辨治眩晕常用八法简介如下。

一、镇肝息风法

本法适用于肝肾阴虚、肝阳上亢证。症见：头晕，头目胀痛、跳痛，耳鸣，心中烦热，情绪激动后头晕、头痛加剧，平素性情急躁易怒，舌质红，脉弦长有力。此类患者血压多高于正常，治宜镇肝息风。赵师常予以自拟龙齿定痛丹 2 号方（青龙齿 30 g，炙龟板 30 g，白芍 30 g，当归 15 g，僵蚕 10 g，全蝎 10 g，蜈蚣 1 条，土鳖虫 10 g，佛手 15 g，合欢皮 15 g，延胡索 30 g，炒枣仁 30 g）加怀牛膝 30 g 治疗。头晕较甚、血压偏高者加钩藤 30 g，天麻 15 g；头痛甚者加川芎 15 g；口干苦者加黄芩 15 g，生地 30 g；腹胀便干者加生首乌 30 g，莱菔子 30 g，生大黄 6 g。

二、疏肝清火法

本法适用于眩晕证属肝郁化火者。症见：头晕，头痛，胸胁胀满，急躁易怒，喜叹息，失眠多梦，舌质红，脉弦细而数。治宜疏肝解郁，清肝泻火。赵师常予以丹栀逍遥散（白芍 30 g，当归 15 g，柴胡 10 g，白术 10 g，茯苓 15 g，炙甘草 6 g，牡丹皮 10 g，栀子 10 g，薄荷 6 g）加减。挟痰浊者合用温胆汤；头晕甚者加天麻 15 g，钩藤 30 g；肝火甚者加龙胆草 10 g，黄芩 15 g；阴虚者加龟板 15 g，鳖甲 15 g；叹息易怒者加百合 30 g，生地 30 g，佛手 15 g，合欢皮 15 g。

三、滋补肝肾法

本法适用于肝肾阴亏，精血不足之眩晕。症见：头晕目眩，耳鸣，失眠多梦，口燥咽干，腰膝酸软，形体消瘦，劳累后则头晕加重，舌红苔少，脉沉细。治宜滋补肝肾。赵师常以加味杞菊地黄汤（熟地 24 g，山药 12 g，山茱萸 12 g，茯苓 9 g，泽泻 9 g，丹皮 9 g，菊花 15 g，枸杞子 30 g，女贞子 30 g，桑椹子 30 g，砂仁 10 g）加减。头晕头痛甚者加钩藤 30 g，全蝎 10 g；失眠甚者加夜交藤 30 g，合欢皮 15 g，炒枣仁 30 g，延胡索 30 g；阴虚甚者加龟板 15 g，鳖甲 15 g；挟气虚者加党参 20 g，黄芪 30 g。

四、祛风通络法

本法适用于颈椎病引起的眩晕。症见：眩晕，仰头或转头时加重，颈项疼痛，上肢发麻，走路欠稳，舌质黯，苔白，脉弦。治宜祛风除湿，活血通络。赵师常采用自拟葛根颈痹汤（葛根30 g，白芍30 g，桂枝15 g，川芎10 g，羌活15 g，鸡血藤30 g，海风藤30 g，络石藤30 g，僵蚕10 g，全蝎10 g，桑椹子30 g，女贞子20 g，旱莲草20 g，仙茅10 g，淫羊藿20 g，白术15 g）加减治疗。肾精亏甚者，加炙龟板15 g，紫河车10 g；肾阳虚者，加狗脊15 g，杜仲20 g；湿盛者，加茯苓30 g，泽泻30 g；头晕伴失眠者，加生龙牡各30 g（先煎），钩藤15 g（后下）；瘀血较甚者，加广三七粉6 g（分2次冲服），土鳖虫10 g。

五、化痰利湿法

本法适用于痰湿内阻，清阳不展之眩晕。症见：头晕，头重如裹，胸脘满闷，恶心呕吐，舌体胖，舌质淡，苔白腻，脉弦滑。治宜理气化痰，清热利湿。赵师常以三仁温胆汤（陈皮10 g，法半夏15 g，茯苓30 g，炙甘草6 g，枳壳10 g，竹茹10 g，杏仁10 g，白蔻10 g，薏苡仁30 g，厚朴10 g，竹叶15 g，通草10 g，滑石30 g）加天麻15 g，钩藤15 g治疗。湿胜者加藿香10 g，茵陈30 g；痰甚者加菖蒲15 g，远志15 g；呕恶甚者加生姜50 g，旋覆花15 g，代赭石30 g；气虚者加白术15 g，党参30 g。

六、化痰逐瘀法

本法适用于眩晕辨证属痰瘀互结者。症见：头晕，头沉，头昏健忘，失眠多梦，胸脘满闷或胀痛，腰膝酸软，肢体麻木，面色晦暗，形体多肥胖，舌质黯，苔白腻或黄腻，脉弦滑。血液流变学检查可见血质黏稠、血脂增高。治宜化痰逐瘀。赵师常用自拟化痰逐瘀汤（桃仁10 g，红花10 g，当归10 g，川芎10 g，生地30 g，白芍15 g，制南星10 g，僵蚕10 g，土鳖虫10 g，地龙10 g，鸡血藤30 g）加减。头晕健忘者加石菖蒲10 g，远志10 g；失眠多梦加酸枣仁30 g，延胡索30 g，夜交藤30 g，合欢皮15 g；气虚者加黄芪30 g，党参20 g；挟有痰火者加全瓜蒌30 g，黄芩15 g；肢体麻木较明显者加桑枝30 g，桂枝15 g。

七、益气升阳法

本法适用于中气不足，清阳不升之眩晕。症见：头晕目眩，气短乏力，动则尤甚，舌质淡，苔白，脉弦细或沉细等。治宜补中益气，升阳止晕。赵师常予以补中益气汤（党参15 g，黄芪30 g，白术15 g，炙甘草10 g，当归10 g，陈皮6 g，升麻6 g，柴胡12 g，生姜9片，大枣6枚）化裁。气虚挟湿者加藿香15 g，砂仁10 g；乏力甚者加仙鹤草30 g、易党参为人参10 g。

八、补气活血法

本法适用于气虚血瘀证。症见：头晕，乏力，或肢体麻木，或半身不遂，口眼歪斜，语言不利，舌淡紫有瘀斑瘀点，苔白，脉沉细或虚大。治宜益气活血。赵师常予以补阳还五汤（生黄芪50 g，桃仁10 g，红花10 g，川芎6 g，当归10 g，地龙10 g，赤芍10 g）加鸡血藤30 g，土鳖虫6 g，水蛭6 g治疗。伴下肢麻木疼痛者加合欢皮15 g，徐长卿15 g；食少腹胀者加砂仁10 g，莱菔子30 g；大便干结者加决明子15 g，莱菔子30 g。

赵师认为，眩晕既是一个症状，又是一个独立的疾病，其病因、病机相当复杂，往往气、火、痰、虚、瘀错杂并存，故以上八法各有侧重，在临床应用中还需灵活化裁，或单用一法，或数法并施，恰中病情，方能事半功倍。

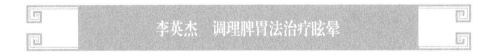

李英杰　调理脾胃法治疗眩晕

李英杰，河北省衡水市中医医院主任医师，原河北省衡水市中医院副院长，全国第三、第四、第五批老中医药专家学术经验继承工作指导老师；曾指导国家"十一五"课题"李英杰临床经验、学术思想研究"；2010年全国名老中医药专家传承工作室建设项目专家；河北省首届名中医。李老临床重视脾胃，十分重视脾胃在眩晕中的发病作用，认为脾胃虚弱是眩晕发病与病机演变的关键环节，或为病之本，或为病之标，但治疗总不离脾胃。

一、健脾扶正，化痰祛邪，扶正祛邪兼顾

1. 立足脾胃辨证论治

（1）脾气虚弱者，以健脾扶正为主。若脾胃健运，纳化正常，则水谷精微得以输布，清阳上升，浊阴下降，则脑聪目明。李老认为，现代人多饮食劳倦，久之必损伤脾胃，使健运失职，胃不能纳，脾不能化，脾不升清，胃不降浊，升降逆乱，清阳不升则髓海不足，发为眩晕，浊气上蒙清空亦致头晕目眩。故经常嘱患者要饮食有节，不妄作劳，以防眩晕病的发生与反复。在临床上见到眩晕伴面色㿠白，神倦乏力，心悸气短，遇劳更甚，舌淡苔白，脉沉细无力时，李老往往从健脾入手，常选归脾汤、升阳益胃汤加减，屡用屡验。

（2）痰浊中阻者，以化痰祛邪为主。李老要求我们掌握《素问·经脉别论》"饮入于胃，游溢精气，上输于脾，脾气散精，上归于肺，通调水道，下输膀胱，水精四布，五经并行。"理解水液的代谢过程与痰浊产生机制。李老指出："若脏腑的功能正常，水液能从正化。津血和调，则痰无由生。"盖脾主中州，职司运化，为气机升降枢纽，脾的运化功能正常，则能散精归肺，若脾阳不足，健运失职，则湿滞而为痰为饮。正如《症因脉治》所云："饮食不节，水谷过多，胃强能纳，脾弱不能运化，停滞中脘，有火者则煅炼成痰，无火者则凝结为饮，中州积聚。清阳之气，窒塞不伸，而为恶心眩晕之症矣。"李老在临床上对痰浊治以二陈汤；痰热治以温胆汤、小陷胸汤；对痰饮则多治以苓桂术甘汤、泽泻汤。

2. 典型病案

张某，女，28岁，2008年10月20日初诊。主诉：头晕恶心20日。患者缘于20日前无明显诱因出现头晕，头重如蒙，恶心，每日晨起后加重，自服养血清脑颗粒无效，刻下：头晕恶心，食欲欠佳，心绪不宁，夜寐欠安，现经期第2日。体格检查：脉搏70次/分，血压110/80 mmHg，体形偏胖，余无异常。舌淡红，苔黄腻，脉弦滑。中医诊断：眩晕痰浊中阻。治以燥湿化痰，宁心安神，兼清郁热。方剂：二陈汤加味。处方：清半夏10 g，陈皮10 g，茯苓10 g，焦三仙各10 g，鸡内金10 g，生姜15 g，栀子10 g，菊花10 g，蒲公英10 g，当归10 g，生地黄10 g，益母草15 g，酸枣仁20 g，夜交藤15 g，甘草10 g。5剂，水煎服，每日1剂。

二诊（2008年11月7日）：头晕减轻，偶有恶心，气短无力，食欲好

转，颈项部沉闷不舒，舌尖红，苔薄白，边有齿痕，脉弦细。予原方去益母草、蒲公英、生地，加黄芪 15 g，太子参 15 g，葛根 10 g。共 7 剂，水煎服，每日 1 剂。

按：本案初诊痰阻邪盛。李老抬手即以二陈汤直取痰浊，以治标为主。待痰祛热清方进以益气健脾之剂标本兼治，很好地掌握了祛邪与扶正的节奏，这也是临床取效的关键环节。

二、重视脾升胃降，治疗不忘升清降浊

1. 清升浊降则眩晕自愈

李老临床特别重视脾升胃降在维持人体正常生理及脾胃升降失常在人体疾病状态下的病理作用。脾胃为人体气机上下升降之枢轴，斡旋中气。即升脾降胃、升清降浊之法，实为调整全身气机之关键，无论是枢轴不转，还是升降失常，皆当以斡旋中气为要。李老认为升清降浊之机，在于中气之健旺，故执中州而驭四旁，使清升浊降，则眩晕自愈，故"健运中州以复其升降"，实为治疗眩晕之大法。

2. 典型病案

夏某，女，27 岁，2008 年 12 月 19 日初诊。主诉：头晕 1 个月。患者 1 个月前因劳累出现头晕，恶心呕吐。刻下：头晕，恶心欲吐，肢倦乏力，寐差，面色萎黄，舌淡红，苔薄黄，脉沉细。头颅 CT：未见异常。中医诊断：眩晕，脾胃气虚，痰饮内停。治以补中益气，燥湿化痰。方药：补中益气汤合二陈汤加减。处方：柴胡 10 g，陈皮 10 g，党参 15 g，黄芪 15 g，炒白术 15 g，升麻 10 g，当归 10 g，钩藤 10 g，菊花 10 g，茯苓 15 g，酸枣仁 20 g，夜交藤 15 g，石菖蒲 10 g，远志 10 g，生姜 10 g，法半夏 10 g，大枣 10 g，甘草 10 g。共 7 剂。

二诊（2008 年 12 月 26 日）：头晕恶心减轻，乏力好转；舌脉如前。予原方加炒栀子 10 g。共 7 剂。

按：本例以脾气虚弱清阳不升为本，痰饮内停浊阴上逆为标。李老特别提醒，年轻医师往往主次不分，一见恶心便一味化痰，不知扶正，或一见脾虚便一味健脾，掌握不好健脾与化痰的分寸，以致不效甚至病势加重。对这种以脾虚清阳不升为主要矛盾者必须以健脾升清扶正为主，佐以化痰；若以化痰为主则是颠倒主次，动手即错。

三、治土不离调木

1. 木能疏土则土气不壅脾

土生万物而属阴，其体淖泽，其性壅滞，滞则易郁。因此，李老临证时每每强调，要借肝木之条达活泼、升散疏泄之性，才使脾土不致阴凝壅滞，从而使纳食得以正常运化，升降之机维持正常，使土得木而达。若饮食不节，脾胃壅滞则妨碍肝之条达，导致胃气阻塞，即土壅木郁，则发为眩晕。李老特别推崇林佩琴的论述，林氏云："肝木性升散，不受遏郁，郁则经气逆……且相火附木，木郁则化火……风根据于木，木郁则化风，为眩。"强调治疗只需使"阳明土气一通"，则"厥阴风木自平"。李老临证常以柴胡疏肝散、香苏饮加减。

2. 补土以荣木使木能疏土

李老常说，惟有保持土气之冲和，方使木荣而不郁。若土不荣木，必致木气郁塞，必然导致木邪横侵，土被其贼，脾不能升，而胃不能降，脾不升而不磨，胃不降而不纳之后果，由此眩晕作焉。"只有脾土荣木，木气才能成疏泄之用；肝木之疏泄则有助脾运化之功。若脾虚化源不足，气血亏虚，肝失滋荣，虚风内起，眩晕亦作。"李老临证常以异功散合逍遥散加减。

3. 典型病案

薛某，女，35岁，2008年11月5日初诊。主诉：头晕1个月。患者1个月前因生气后出现头晕、失眠，曾服用地芬尼多、盐酸氟桂利嗪等药，效不著。平素饮食不慎则易腹泻腹胀。刻下：头晕头昏，头皮发紧发木，胃胀嗳气，纳差便溏。烦躁易怒，失眠，月经40~50日来1次，量少色红，有时经来腹痛。舌质淡红，有齿痕，苔薄黄，脉弦细。既往史：2004年行甲状腺腺瘤手术。脑血流图：未见异常血流；头颅CT：未见异常。中医诊断：眩晕，土壅木郁。西医诊断：自主神经功能紊乱。治则治法：益气健脾，疏肝解郁。方剂：异功散合柴胡疏肝散加味。处方：党参15 g，炒白术10 g，茯苓10 g，陈皮10 g，焦三仙各10 g，鸡内金10 g，木瓜10 g，生姜15 g，甘草10 g，柴胡10 g，炒白芍10 g，香附10 g，川芎10 g，当归10 g，藁本10 g，石菖蒲10 g，菊花10 g，薄荷9 g（后下）。5剂，水煎服，每日1剂。

二诊（2008年11月10日）：诸症减轻，仍有呃逆，头皮发紧。舌淡红，苔薄黄，脉弦细。原方去生姜，加旋覆花10 g（包），代赭石20 g，干姜10 g，葛根15 g。7剂，水煎服，每日1剂。

按：《四圣心源》云："木生于水而长于土，土气冲和，则肝随脾升，胆随胃降。"脾虚不能散精于肝或土壅木郁可致肝病之眩晕，李老认为本案以素体脾虚为本，肝气郁结为标。故治疗以益气健脾为主，脾胃健旺则血亦充足，肝体得以柔和而风火自平。

总之，李老认为眩晕的治疗要重视后天脾胃，重视脾胃本脏的失调及与肝胆之间的生克乘侮关系，但治疗总不离脾胃，诚如古人所云"调养脾胃，乃医家王道"。

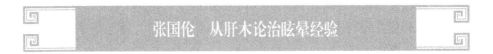

张国伦　从肝木论治眩晕经验

张国伦，教授，全国第三批老中医药专家学术经验继承工作指导老师，贵州省名老中医，从事心血管临床 40 余年，在多年临床实践的基础上，对心血管病有较深刻研究，善治疗内科杂症。临证尊古不泥古，苦学经典，博采众长，治疗上注重理论与实践相结合、传统医学与现代医学相结合、辨证与辨病相结合、经方与个人经验用药相结合。

一、水不涵木之眩晕

患者，男，52 岁。眩晕阵作，伴头昏沉，劳则加剧，诊见唇甲色淡、四肢麻木、心悸怔忡、腰酸肢软、健忘失眠、五心烦热、舌质淡苔厚微黄、脉左寸关显、两尺沉细，治宜滋补肝肾，养阴填髓。方用：生地 15 g，枸杞子 15 g，天麻 15 g，钩藤 15 g，草决明 30 g，夏枯草 30 g，菊花 15 g，桑椹子 12 g，沙苑子 12 g，茯苓 12 g，法半夏 12 g，丹参 30 g，川芎 10 g，白术 12 g。5 剂，日 1 剂。

按：本案患者腰酸肢软，脉沉细，两尺尤甚，已现肾水不足之征象，肾水自顾不暇，何以滋养其子之木？况《内经》有："厥阴之上，风气治之，中见少阳"，说明肝木之变有三也，即至阴、风、火标本中三气，木失水养，龙雷之火蠢蠢欲动，病之本也，而风气现，而表现眩晕、四肢麻木的症状，是为本病之标也。肾水不足，亦不能上承于心，肝木不忍其子"心"受苦，而奋力生心火，然而木中无水，而使心火更旺矣，此害乃是生于"爱"也，既相生又相克也，此之谓也，心悸怔忡、健忘失眠，而作矣；风火起，必有少浊阴随之，而表现头昏沉，舌苔厚。治法惟用生地、桑椹子、沙苑子，大补其肾水，使肝木之根旺，并用枸杞子、川芎滋养肝木之体，而治本病之本也，并以天麻、钩藤、菊花、草决明、夏枯草，息已现之肝风，震慑欲动之龙雷，并以茯苓、法半夏、白术清其上犯之浊阴，治其标也；并以丹参安养浮动之心，正如古人所说的一味丹参功同四物汤；标本同治，病可除也。

二、肝气郁结之眩晕

患者，男，80 岁。患者眩晕时作，每因情绪失调眩晕加重，胸闷壅滞，咳痰，嗳气，呃逆，舌苔厚腻，舌质红，脉弦略滑。治宜疏肝解郁，理气化痰。处方：柴胡 10 g，白芍 30 g，枳壳 10 g，广木香 10 g，延胡索 20 g，丹参 30 g，桃仁 9 g，黄芩 15 g，茵陈 30 g，郁金 15 g，法半夏 12 g，蒲公英 30 g，甘草 6 g。5 剂，日 1 剂。

按：肝主疏泄，具有保持全身气机疏通畅达，通而不郁的作用。本案中，患者每因情绪失调眩晕加重，因情志因素可导致肝气郁结，气机郁滞。肝气横克脾胃，脾失健运，化湿生痰，痰浊上蒙加气郁日久化火，上扰清空，最终导致眩晕时作。脾胃受损，运化失司，导致患者胸闷壅滞，咳痰，嗳气，呃逆。全方选用四逆散加减，共奏调理气机、疏肝理气之功，黄芩、茵陈、法半夏，清热燥湿。加用少量活血化瘀药丹参、桃仁；标本同治，病可除也。

三、土虚木枯之眩晕

患者，女，48 岁。患者 3 个月来持续头晕，时有眩晕发作，曾西医治疗，效果不佳。诊见：神疲乏力，面色萎黄，周身乏力、倦怠，食少便溏，心悸失眠，舌质淡，苔薄白，脉细弱。治宜补养气血，健运脾胃。方用：黄芪 30 g，白术 12 g，茯苓 12 g，法半夏 12 g，天麻 10 g，菊花 10 g，枣仁 30 g，丹参 30 g，川芎 10 g，红花 9 g，当归 10 g，首乌 15 g，炙甘草 6 g，大枣 9 g，远志 10 g。5 剂，日 1 剂。连服 10 剂，患者感觉眩晕明显减轻，但仍感身体困倦，眠差，加入夜交藤 20 g，山萸肉 15 g。继服 10 剂，痊愈。

按：本案中脾虚之证很明显，气血生成不足，而使肝木生发之力不足而郁于中土也，正如古人所说土虚则有木枯之象，已枯之木所藏之龙雷之火亦衰也，厥阴变现三气中，只能变现风气也，而无火象，是为本案的演变规律，所现之风气随本经而上犯清空之地，而发眩晕，此类眩晕的特点是营养不足，动则加重，休息时缓解；本病中的神疲乏力，面色萎黄，周身乏力、倦怠，食少便溏，心悸失眠，舌质淡，苔薄白，脉细弱，一派脾虚之像。治法惟有健其中气，以求土实木旺之像，使肝木有力生发也，自不现其本气之风也，与大剂量黄芪、白术、茯苓、甘草、大枣健中气，助中气有升提之力，以助肝木生发也，病久则影响络脉与丹参、川芎、红花、当归养血活血，以助中州之运化，与首乌涵养干木之体，与天麻、菊花息风以治病之标，综合以上治法而达到土实木盛，恢复肝木春生之气，则病可除也。

四、土湿木郁之风痰上扰之眩晕

患者，女，58岁。突然发生头晕伴耳鸣，平时情绪比较压抑，肢体困重纳后不感头昏，大便稀溏，纳可，舌红，苔黄腻，脉滑数。治宜清热化湿，健脾和胃。方用：枸杞子15 g，天麻15 g，钩藤15 g，草决明30 g，夏枯草30 g，益母草30 g，丹皮10 g，栀子10 g，茯苓12 g，法半夏12 g，枳实15 g，竹茹12 g，防己15 g。5剂，日1剂。服后症状改善，继用药21剂，头晕逐渐缓解，1个月后病告痊愈。

按：本案似乎是脾虚，所生之清带浊上犯清空之地，而发此病，然纳后并不感头昏重，故可排除此病机，本病病情较为复杂，患者平素情绪压抑，说明肝气生发郁结也，必要寻出路以解其郁，五行相克理论中木克土，然古人亦说相生即相克，相克即相生，肝郁之时可化其标本中三气，在上已经论述，本案中现其中气，即为火气；横窜入中土，脾土见其现火气，而从热化，热与湿合而为痰热也，再遇火气之蒸灼而为痰火也，壅滞三焦气、火、水的运行，舌红，苔黄腻，脉滑数，即是明证；随火上行，扰心则心烦失眠，扰清空之地则眩晕耳鸣也，治法惟一消三焦胶固之痰火，以解肝木之郁，并以平肝息风药治其标，方予温胆汤加丹皮、栀子破散三焦之痰火，以畅三焦之气机，使所现之火归于正化，肝气由此而生发而生心火矣，遵先天生化之道，则病可除。

张老按《内经》"厥阴之上，风气治之，中见少阳"及《伤寒论》把肝归于厥阴经，所以人体"肝"的属性为体阴而用阳，也就是说人体之阴由此而转阳，而应到五行相生中的木生火，且厥阴之气在正常生理状态下属于弱阳、小阳，但其却有强大的升发之力，应于四时为春，在外最恶寒郁，在内则怕情致郁结、痰湿阻滞，郁则变症蜂起，而现其本气"风"，窜入中州盗泻其气而为泻为痛，此其一也，随本经而扰于巅，而现眩晕，此其二也，陷于封藏之地肾中盗泻其母气而表现小便频、精泻等肾失封藏之能的症状，《内经》曰："风为百病之长"，也是眩晕的根本病机，凡是引起肝木之郁的病理产物皆为之标也，顺其肝木性则是本病治疗的核心，抓住此要点，可以解决变化多端之眩晕。

参 考 文 献

[1] 杨利侠，朱西杰．北京名医孔伯华先生运用桑寄生特色探析 [J].四川中医，2004，22 (8)：1-2.

[2] 王秋风，路杰，边永君．路志正教授调理脾胃治疗眩晕经验 [J].中医药学刊，2005，23 (12)：2142-2143.

[3] 杨志敏，严夏，刘泽银．颜德馨教授治疗眩晕经验介绍 [J].新中医，2002，34 (6)：9-10.

[4] 邱德文，沙风桐．中国名老中医药专家学术经验集 [M].贵阳：贵州科技出版社，1995.

[5] 杨烈文．田爱玲．眩晕症中医辨治体会 [J].光明中医，2005，20 (2)：20-21.

[6] 田琳，闫英杰，朱建贵，等．整理挖掘名老中医诊疗眩晕病辨证思维模式的思路与探讨 [J].中国中医基础医学杂志，2006，12 (8)：618-620，622.

[7] 郝玉红，祝玉清．郑绍周运用补肾化痰汤治疗老年眩晕经验 [J].中医研究，2003，16 (3)：45-46.

[8] 韩英博，彭俊阳，姚建华．眩晕的病因分类与规范诊治 [J].中国老年学杂志，2015，35 (9)：2590-2591.

[9] 杨利，路洁，路喜善，等．路志正教授治疗眩晕经验撷英 [J].世界中西医结合杂志，2012，7 (12)：1018-1021.

[10] 周海哲，李军．张学文从瘀论治眩晕经验探析 [J].世界中医中药杂志，2010，32 (4)：372-373.

[11] 张利萍，张怀亮．张怀亮教授运用柴芩温胆汤治疗眩晕经验 [J].中医药学报，2014，42 (6)：81-83.

[12] 张怀亮．辨证治疗眩晕病临床心得 [J].河南中医，2008，28 (7)：1-4.

[13] 邓中甲．方剂学 [M].北京：中国中医药出版社，2003：323.

[14] 段红莉．刘玉洁治疗眩晕经验 [J].河北中医，2010，32 (9)：1285-1286.

[15] 孙辰莹．刘玉洁运用经方治疗疑难病验案 3 则 [J].河北中医，2009，31 (5)：648-649.

[16] 高立珍，孟彪，赵和平．赵和平辨治眩晕 8 法 [J].江苏中医药，2013，45 (7)：

52 – 53.

[17] 田红军，曹清慧，马艳东，等．李英杰老师调理脾胃法治疗眩晕经验［J］.中国中医急症，2012，21（10）：1583，1586.

[18] 李京，孙刚．张国伦教授从肝木论治眩晕经验［J］.黑龙江中医药，2014，43（3）：25 – 26.

第四章　癫狂专辑

癫狂是中医对各种严重神志疾病的统称，癫病以精神抑郁、表情淡漠、沉默痴呆、语无伦次、静而少动为特征；狂病以精神亢奋，狂躁刚暴，喧扰不宁，毁物打骂，动而多怒为特征。

该病最早见于《黄帝内经》，与近代精神病症状相同，故现代医学的各种精神疾病，在古代则统一名曰癫狂。

《黄帝内经》对狂证之描写，甚为突出，栩栩如生，如《灵枢·癫狂病》："狂始生，先自悲也，喜忘、苦怒，善恐者，得之忧饥……狂始发，少卧不饥，自高贤也，自辩智也，自尊贵也，善骂詈，日夜不休……目妄见，耳妄闻，善呼者……善见鬼神，善笑而不发于外者，得之有大喜。"再如《素问·阳明脉解》记载："病甚则弃衣而走，登高而歌，或至不食数日，逾垣上屋，所上之处，皆非其素所能也……其妄言骂詈，不避亲疏而歌者……"这些是一组以兴奋躁动为主的狂证症状，包含情绪高涨、兴奋、夸大、活动增多、睡眠减少、幻视、幻听等一系列精神性症状。

《灵枢·癫狂病》记载："癫疾始生，先不乐，头重痛……"《难经》载："癫疾始发，意不乐，僵仆直视。"《素问·脉要精微论》载："衣被不敛，言语善恶，不避亲疏者……"《论衡·率性篇》载："有痴狂之疾，歌啼於路，不晓东西，不睹燥湿，不觉疾病，不知饥饱，性已毁伤，不可如何。"这个时期记载了癫证患者思维、情感及行为方面的一些异常，但相对是比较粗略的，而且，在癫与痫未能明确区分。

魏晋南北朝时期，对癫狂的分类较以前更进一步，虽有癫、狂之分，但未能将癫与狂、痫真正分开，症状的认识上逐步丰富，且在病因、病机的认识上有所发展，特别在治疗上有较大的进步。葛洪《肘后备急方》将癫、狂、痫统归于癫狂，王叔和《脉经》载："大人癫病，小人风痫疾。"这种划分虽仍未能将癫与痫区分开来，但这种分类尝试对后世产生很大影响。《诸病源候论》沿袭上说，论"十岁以上为癫，十岁以下为痫"。把癫分为五癫：阳癫、阴癫、风癫、湿癫、劳癫；又根据所发出的声音分牛、马、猪、鸡、狗之癫等。这个时期的《备急千金要方》《外台秘要》等医学著作在分类上基本都未出其囿。虽然医家为了临床的需要，有意识地将癫狂进行了一些分类，但很显然，当时未能将癫与痫明确分开。

金元医家们对癫狂的临床症状、病因、病机、治疗等进行了系统阐释与发挥，特别在病因、病机上有所突破与创建，提出了"痰""火""瘀"邪致病的观点，对后世产生巨大影响。

明清时代对于癫狂最大的贡献，主要是成熟于明代的分类体系及清代的辨证论治体系，在理论上，王清任从血瘀论癫狂也为后世开创了一个思路。《普济方》明确提出"癫与痫，难以一概而论"。《古今医统大全》分几个方面论癫狂：癫狂有异同之分，癫与痫有混同之误，癫与狂治有所分。《医旨绪余·癫狂痫辨》指出："诸书有言癫狂者，有言癫痫者，有言风痫者，有言风癫者……略无定论……要之，癫、狂，大相径庭……诸书有云大人为癫，小儿为痫，此又大不然也。"在此书中，孙一奎首辨癫、狂、痫，分为"明癫症、明狂症、明痫症"三目，王肯堂在前人基础上对精神情志类疾病进行了分类，包括癫狂痫、烦躁、惊悸恐等，在《证治准绳》中，专列神志一门，从历史源流、辨证、论治体系上把癫与痫明确地划分开，改变了以往对精神病分类的混淆情况，为后世医家论癫狂者所宗。宗《妇人大全良方》论妇人产后癫狂，《医学心悟》将"产后癫狂"也列入分类。《医学入门》记载了多种癫狂，如心风癫、阳明发狂、膏粱醉饱后发狂、服芳草石药发狂、伤寒发狂和一般的癫狂。

中西医对癫狂的认识

一、中医对癫狂的认识

本病形成，极为复杂，真正病因，尚未明了，但有下列因素，常促使本病之发生。

1. 七情内伤

多因恼怒郁愤不解，肝失疏泄，胆气不平，心胆失调，心神扰乱而发病；或肝郁不解，气郁痰结，阻塞心窍而发病；或暴怒不止，引动肝胆木火，郁火上升，冲心犯脑，神明无主而发病；或肝气郁滞，气失畅达，血行凝滞，致气滞血瘀，或痰瘀互结，气血不能上荣脑髓，神机失用而发病。

2. 饮食失节

嗜食肥甘厚味，脾胃运化失司，聚湿生痰，痰浊内生，郁而化火，上扰心神，或痰气互结，阻痹神明，或与瘀血相伍，痹阻心窍，均致神志失常而发病。

3. 先天不足

胎儿在母腹中禀赋异常，脏气不平，出生后一有所触，遭遇情志刺激，则气机逆乱，阴阳失调，神机失常而发病。

癫狂的病位主要在心肝，涉及脾胃，久而伤肾。病理因素以气、痰、火、瘀为主，四者有因果相兼的关系，且多以气郁为先。病久则气滞血瘀，凝滞脑气，又每兼瘀血为患。癫与狂的病机特点各有不同。癫为痰气郁结，蒙蔽神机；狂为痰火上扰，神明失主。本病初起多数实证，久则虚实夹杂。癫为痰气郁结，蒙蔽神机，久则心脾耗伤，气血不足；狂多为痰火上扰，心神不安，久则火盛伤阴，心肾失调。

在辨证上需注意区分癫证与狂证之不同：癫证初期以情感障碍为主，表现情感淡漠，生活懒散，少与人交往，喜静恶动。若病情进一步发展，可出现思维障碍，情绪低下，沉默寡言，学习成绩下降，直至丧失生活和工作能力。进一步发展，病情更甚者，可出现淡漠不知，喃喃自语，终日闭户，不知饥饱。狂证初期以情绪高涨为主，多见兴奋话多，夜不寐，好外走，喜冷饮，喜动恶静。病情进一步发展，渐至频繁外走，气力倍增，暴燥易怒，登高而歌，自高贤，自尊贵，部分患者亦可出现呼号骂詈、不避水火、不避亲疏的严重症状。癫狂至晚期，正气大亏，邪气犹存，临床极为难治。

此外还需辨别病性之虚实初病属实，久病则多虚实夹杂。癫为气郁、痰阻、血瘀，久延则脾气心血亏耗。狂为火郁、痰壅、热瘀，久延心肾阴伤，水不济火，而致阴虚火旺。

本病初期多以邪实为主，治当理气解郁，畅达神机，降（泄）火豁痰，化瘀通窍。后期以正虚为主，治当补益心脾，育阴养血，调整阴阳。

癫狂一病的转归预后，关键在于早期诊断，及时治疗，重视精神调护，避免精神刺激。若失治、误治，或多次复发，则病情往往加重，形神俱坏，难以逆转。

在预防调护上应注意以下几个方面：

（1）重视精神疗法：移情易性等精神疗法是预防和治疗癫狂的有效方法，如防止环境的恶性刺激，保持光线明亮，这对保持患者的智力活跃情绪，增加社会接触和消除被隔离感有益。

（2）加强护理：注意精神护理，包括情志和谐，起居、饮食、劳逸调摄规律。正确对待患者的各种病态表现，不应讥笑、讽刺，要关心、体贴、照顾患者。对重症患者的打人、骂人、自伤等症状，要采取防护措施，注意安全，防止意外，必要时专人照顾。

（3）加强妇幼保健工作：首先加强母孕期间的卫生，避免受到惊恐等刺激，对有阳性家族史者应当劝其不再生子女。同时注意幼儿的发育成长，一旦发现有精神异常表现，应尽量找专科医生诊治，早期治疗，预后较好。

二、西医对癫狂的认识

癫病与狂病都是精神失常的疾患，其表现类似于西医学的某些精神病，精神分裂症的精神抑郁型和心境障碍中躁狂抑郁症的抑郁型、抑郁发作大致相当于癫病。精神分裂症的紧张性兴奋型及青春型、心境障碍中躁狂抑郁症的躁狂型、躁狂发作、急性反应性精神病的反应兴奋状态大致相当于狂病。凡此诸病出现症状、舌苔、脉象等临床表现与本部分所述相同者，均可参考本部分进行辨证论治。现就常见的精神分裂症及躁狂抑郁症做简单介绍。

1. 精神分裂症

精神分裂症是一组病因未明的重性精神病，多在青壮年缓慢或亚急性起病，病程一般迁延，呈反复发作、加重或恶化，部分患者最终出现衰退和精神残疾，但有的患者经过治疗后可保持痊愈或基本痊愈状态。

精神分裂症是由一组症状所组成的临床综合征，它是多因素的疾病。尽管目前对其病因的认识尚不很明确，但个体心理的易感素质和外部社会环境的不良因素对疾病的发生发展的作用已成为共识。无论是易感素质还是外部不良因素都可能通过内在生物学因素共同作用而导致疾病的发生，不同患者其发病的因素可能以某一方面较为重要。

精神分裂症的临床症状复杂多样，可涉及感知觉、思维、情感、意志行为及认知功能等方面，个体之间症状差异很大，即使同一患者在不同阶段或病期也可能表现出不同症状。如感知觉障碍，最突出的感知觉障碍是幻觉，包括幻听、幻视、幻嗅、幻味及幻触等，而幻听最为常见。思维障碍是精神分裂症的核心症状，妄想是最常见、最重要的思维内容障碍。最常出现的妄想有被害妄想、关系妄想、影响妄想、嫉妒妄想、夸大妄想、非血统妄想等。情感淡漠及情感反应不协调是精神分裂症患者最常见的情感症状，此外，不协调性兴奋、易激惹、抑郁及焦虑等情感症状也较常见。多数患者的意志减退甚至缺乏，表现为活动减少、离群独处、行为被动、缺乏应有的积极性和主动性、对工作和学习兴趣减退、不关心前途、对将来没有明确打算，某些患者可能有一些计划和打算，但很少执行。精神分裂症患者认知缺陷的发生率高，约85%的患者出现认知功能障碍，如信息处理和选择性注意、工作记忆、短时记忆和学习、执行功能等认知缺陷。

抗精神病药物治疗是精神分裂症首选的治疗措施，药物治疗应系统而规范，强调早期、足量、足疗程，注意单一用药原则和个体化用药原则。一般推荐第二代（非典型）抗精神病药物如利培酮、奥氮平、喹硫平等作为一线药物选用。第一代及非典型抗精神病药物的氯氮平作为二线药物使用。部分急性期患者或疗效欠佳患者可以合用电抽搐治疗。10%~30%精神分裂症患者治疗无效，被称为难治性精神分裂症。

2. 躁狂抑郁症

躁狂抑郁症是一种以情感的异常高涨或低落为特征的精神障碍性疾病，其病因尚不明确，兼有躁狂状态和抑郁状态两种主要表现，可在同一患者间歇交替反复发作，也可以一种状态为主反复发作，具有周期性和可缓解性，间歇期患者精神活动完全正常，一般不表现人格缺损。

西医认为本病的病因尚未阐明，可能与遗传、生化和心理社会躁狂抑郁症等多种因素有关。躁郁症具有一定的遗传倾向。父母中一人确诊患有此病，其子女发生此病的概率明显高于普通人群。遗传学研究发现一些基因可能和躁郁症有联系。但是，至今尚未确认躁郁症是由某个单一因素致病。

躁狂症患者精神症状本症的临床表现有3个特征，即心境高涨，愉快而欢乐；思维奔逸，联想过程加速；精神运动性兴奋。

躁狂抑郁症的其他症状则较为复杂：持久的忧愁、焦虑，或心境空虚，对以前感兴趣的活动丧失兴趣，过度的哭泣、不安和焦躁，注意和做决定的能力下降，有想死或自杀的想法或尝试，睡眠变化，多为失眠；不愿过多社交及一些经标准治疗仍不能缓解的躯体症状（如慢性疼痛、头痛）。

绝大多数躁狂症患者需要住院治疗，严重者需强制住院治疗。将患者与其他人隔离，使之安静，保证进食量，注意水、电解质平衡。应用抗精神病药氯丙嗪、氟哌啶醇、氯氮平有助于快速控制兴奋。锂盐对躁狂发作有较好的治疗效果并能预防复发，每次 1~2 g，每日 2~3 次，持续 4 周，不宜与氟哌啶醇合用。

对于抑郁症患者，三环类抗抑郁药仍是目前常用的药物，如阿米替林、丙米嗪、多塞平、氯米帕明等，一般 2 周见效，症状缓解后仍需维持治疗 6 个月以上。单胺氧化酶抑制剂通常作为二线药物，常在三环类抗抑郁药疗效失败后应用。

大量研究证实，对精神类疾病的治疗已不再是采取单一的抗精神病药物治疗，而是把抗精神病药物与多元化的心理社会性康复治疗结合起来，以获得更好的治疗效果。理性情绪疗法作为认知心理学派的主要治疗方法之一，旨在通过纯理性分析和逻辑思辨的途径，改变患者的非理性观念，以帮助解决情绪和行为上的问题。认知心理学派认为，在刺激与情绪反应之间有一个重要的中间过程——认知，认知决定着人们的行为，干预的关键在于找出并纠正导致患者不良情绪的错误认知，即不合理信念，进而消除不良情绪及行为。

在治疗中，首先，要建立良好的医患关系，取得患者的信任；其次，在患者病情缓解后，就要用合理情绪疗法的基本原理与患者进行解释，使患者领悟到：①合理的信念大都是基于一些已知的客观事实，而不合理的信念则包含更多的主观臆测成分；②合理的信念能使人们保护自己，努力使自己愉快的生活，不合理的信念则会产生情绪困扰；③合理的信念使人更快地达到自己的目标，不合理的信念则使人难以达到目标而苦恼；④合理的信念可使人不介入他人的麻烦，不合理的信念则难以做到这一点；⑤合理的信念使人阻止或很快消除情绪冲突，不合理的信念则会使情绪困扰持续相当长的时间而造成不适当的反应。在心理治疗护理过程中，可结合家庭作业、合理情绪想象技术、合理情绪自助表等使患者修正或放弃原有的非理性观念，并代之以合理的信念，从而使症状得以减轻或消除。

陈亦人　精神病幻听幻视调心肝化痰化瘀

陈亦人，男，江苏省沭阳县人。著名中医学家，中医伤寒学专家，南京中医药大学教授，博士研究生导师，江苏省名中医。江苏省重点学科《伤寒论》教研室创立人，1956 年毕业于江苏省中医进修学校，出版《伤寒论译释》《陈亦人伤寒论讲稿》《〈伤寒论〉求是》等多部著作，发表论文数十篇，为《伤寒论》的传承和发扬做出了巨大贡献。

陈老认为精神病患者多属中医癫狂之证，其中沉默呆痴、语无伦次、幻听幻视者，又为癫证之范畴，临床极为常见。近年来，其发病率有上升趋势，给社会和家庭带来沉重负担，因此，有效防治癫证目前已引起医学界普遍关注。

一、精神病幻听幻视调心肝化痰化瘀

考癫证之因，多由情志刺激、思虑忧郁过度，或先天遗传而成。其病与肝密切相关。肝主藏血和疏泄，对情志影响颇大。上述原因皆可致肝气郁结，疏泄失常，气血运行受阻，津液不得布散，凝而为痰；气不行血，留而为瘀，瘀痰互结，阻滞经脉，凝滞气机，加重肝郁；痰瘀阻脉，蒙闭心脑，清窍失聪，则发为癫疾。可见，癫证之因，多由肝郁、心闭、痰阻、瘀滞而致，属实多虚少之证，治疗亦当以祛实为主。余从调肝气、通心阳、化痰浊、活瘀血入手，创制菖蒲合欢汤（菖蒲、合欢皮、当归、白芍、柴胡、桂枝、甘草、远志、半夏、瓜子金等）治疗该疾，其效颇佳，临证之时，随证加减化裁，每有良效。

二、典型病案

典型病案 1

姚某，女，35 岁。患精神病 12 年。患者于 12 年前因精神刺激，遂生幻听、幻视，常语无伦次，独坐不食，经西医诊治多年始缓解。4 年后又因精神刺激反复过 3 次，每次需服氯丙嗪始可控制。半年前，又因与人发生口角，疾病再度复发，又入某精神病院，给予氯丙嗪治疗，连服半年，仍不见

效，乃延余诊治。现症：幻听幻视，语无伦次，神情呆滞，疲倦嗜睡，双手时有颤动，食少纳差，月经愆期，舌淡，苔薄白，脉细滑。证属肝气郁结，心阳痹阻，痰瘀阻滞。治拟疏肝通阳，活血化痰。处方：菖蒲 6 g，远志 10 g，合欢皮 15 g，当归 12 g，白芍 12 g，柴胡 6 g，桂枝 6 g，炙甘草 6 g，半夏 10 g，南星 6 g，丹参 18 g；日 1 剂，水煎服。服上药 3 剂后，心情稍畅，但夜寐较差，舌脉同前，原方加瓜子金 15 g，连服 62 剂，诸症续有改善，已能与人正常交谈，并可操持一般家务，药已显效，踵进前法。原方去瓜子金，加紫苏梗 10 g，患者又服 30 余剂，诸症平复，一切如常。

按：该患者病由情志刺激而起，复因情志刺激而发，且近年发作频繁，每次历时较久，此次发作已半年有余，经治乏效，此证初看疲倦嗜睡、神情呆滞、食少纳差、月经愆期、舌淡，颇似心脾两虚之证，若依常规之法，当以归脾汤、养心汤化裁。但该患者神情呆滞、语无伦次、脉虽细而滑、不愿见人等显系肝郁痰蒙、心阳瘀阻之证，实多而虚少，故从调理肝气、温通心阳、活血化瘀入手，以祛实为主，用当归、白芍、丹参养血活血，柔肝补体；以合欢皮、柴胡等疏肝解郁，调肝用，体用双调，使肝疏泄有度，气血津液布散复常，精神爽快，自无生痰凝瘀之基础；桂枝、甘草，通心阳，益心气，与养心血、通心脉之当归、白芍、丹参合用，可使心健而神明有主；半夏、南星、菖蒲、远志、合欢皮化痰降气，解郁开窍，痰气化，清窍净，则神明自安。是方攻补兼施，寓补于攻，祛实为主，兼以调养，符合病机，故药用 3 剂，心情即稍畅，惟仍寐差，故加入瓜子金化痰热，以促寐眠；久服之后，病去七八，睡眠改善，故去瓜子金，以防清化过度而徒伤正气；加入紫苏梗理气宽中，疏肝运脾，以促后天，结果持服 30 余剂而竟全功。

若病情有兼夹者，可适当调整该方，以应病机。至于理肝、调心、化痰、活血孰轻孰重，应据患者的不同情况，疾病的不同阶段，而各有侧重。

典型病案 2

患者，女，42 岁。由其丈夫及女儿陪就诊，衣衫不整，表情淡漠。家人述说，病者很少做家务，一改其素来好洁状态，曾有多次夜间独自外出，误入邻家。本地精神病院诊其为精神分裂症。患病 2 年多来，精神萎靡，形体消瘦，常独坐自语。经中医中药治疗，处方为逍遥散、四物汤、温胆汤等。陈老观察患者两睛中有红丝隐现，皮肤干皱，且月经行期不准，色紫黯，腹痛多瘀块，善忘，不寐，舌质黯有瘀斑，舌下纹紫，苔厚，便艰溲少，脉涩。此为气血凝滞，扰及神明。处方：桃仁 24 g，大腹皮 10 g，柴胡

10 g，制香附 10 g，木通 6 g，赤芍 15 g，法半夏 10 g，陈皮 6 g，小青皮 6 g，桑白皮 10 g，苏子 10 g，生甘草 6 g，生大黄 4 g；7 剂。

半个月后，患者由其女陪来复诊。自谓上服 7 剂后，渐感头目清爽，较能安寐，大便畅下。又自行配服 7 剂，症情日渐好转。观舌瘀斑已少，舌下纹较淡，脉涩。乃于上方中去大腹皮，加淮小麦 40 g，红枣 30 g，再服 14 剂。以后家属再来转方时说，病者服本方 1 个多月以后，神情日见正常。已自行整洁衣衫，原服西药药量减少，已恢复工作。

按：本例精神分裂症与中医癫狂症状同。癫证以精神抑郁、表情淡漠痴呆、语无伦次、静而少动为特征；狂证则动而多怒。此病例初时以癫证为多，但曾多次夜间出走，进入邻家则又是狂证之表现。经四诊合参，睛有红丝，皮肤干燥，舌黯纹紫，均可证明为气血凝滞，扰及神明所致。王清任《医林改错》说："癫狂一症，哭笑不休，詈骂歌唱，不避亲疏，许多恶态，乃气血凝滞脑气，与脏腑气不接，如同做梦一样。"本案用癫狂梦醒汤全方加大黄通便去瘀。原方桃仁是主药，配赤芍活血化瘀，柴胡、香附理气解郁，青皮、陈皮、桑白皮、大腹皮、苏子行气降气，半夏和胃，甘草缓中，再以木通利水防蕴热。服后气血凝滞解，神志渐清明。

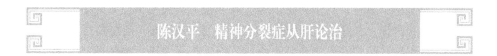

陈汉平　精神分裂症从肝论治

陈汉平，男，汉族。1937 年生于福建省闽侯县。毕业于上海中医药大学。现任上海市中医药研究院副院长。

一、肝气郁结，气郁化火，痰火上扰清空

患者表现为兴奋话多，思维紊乱或散漫，情绪不稳，易激惹，打人毁物，日夜无眠，面红目赤，偶有言语夸大等表现，舌红苔黄，脉弦数。治宜疏肝解郁，化痰降火。用四逆散加减。痰火盛加牡丹皮、栀子、黄连、涤痰汤等以祛除痰火；大便不通，常合安宫牛黄丸等以除痰安神、通便泻火，使病情得到控制。

陈某，男，31 岁，已婚，农民，2003 年 3 月 25 日因失眠、乱语、言语夸大、打人毁物 3 个月来诊。就诊时患者兴奋、语乱，一会儿称来这里探望

朋友，一会儿又说自己是中央首长，很有才能。稍不如意就骂人，在家时经常因小事打骂妻子，毁坏家具。面红目赤，近来日夜无眠，大便秘结，小便短赤，舌红，苔黄腻，脉弦数。证属肝气郁滞，气郁化火。治宜疏肝泻火，祛痰开窍安神。拟方：柴胡6 g，枳壳10 g，白芍15 g，牡丹皮12 g，栀子12 g，胆南星10 g，竹茹15 g，法半夏12 g，茯神15 g，黄连5 g，远志10 g，石菖蒲10 g，夜交藤20 g，甘草3 g。水煎服，早晚各1剂，合安宫牛黄丸冲服。患者共服20余剂后诸症缓解而获效。

按：方中柴胡、枳壳疏肝，白芍柔肝，牡丹皮、栀子泻肝火，黄连泻心火，胆南星、竹茹、法半夏祛痰，远志、石菖蒲开窍，茯神、夜交藤安神，甘草调和诸药。安宫牛黄丸泻火开窍通便。

二、痰湿壅塞筋络，筋脉拘紧

患者表现为四肢拘紧，颈项强直，不吃不喝，不言不语，呼之不应，甚至闭气不吸，大小便闭，手脚头部能被固定于极不舒适的位置。舌红，苔黄或黄腻，脉弦紧。本症因患者五谷不进，大小便闭，闭气，极易危及生命，宜于及早医治。

王某，男，21岁，未婚，2003年5月2日以僵卧，不吃不喝，大小便不解1周来诊。患者1周来不吃不喝，僵卧床上，叫之不应，大小便已数日未解，脘腹胀满。头颅CT检查未发现异常。颈项强直，甚至角弓反张，舌红，苔黄腻，脉弦数紧。证属肝火内盛，引动痰火内生，脾失健运，湿浊内蕴，风痰湿三气合而为病，上壅清窍，阻遏筋络。治宜清肝息风，辛凉开窍豁痰。先灌服安宫牛黄丸以辛凉开窍，方用羚羊角汤加减以清肝息风，育阴潜阳。拟方：羚羊角20 g，菊花15 g，夏枯草15 g，蝉蜕10 g，龟板20 g，白芍20 g，石决明20 g，牡丹皮15 g，生地黄15 g，全蝎7 g，蜈蚣15 g，白僵蚕15 g，竹沥12 g，天竺黄15 g，胆南星15 g，石菖蒲15 g；共服35剂而获效。

按：方中羚羊角、菊花、夏枯草、蝉蜕为清肝息风主药，使火降风息，则气血下归；龟板、白芍、石决明育阴潜阳；牡丹皮、生地黄凉血清热；全蝎、蜈蚣、白僵蚕祛风通络；竹沥、天竺黄、胆南星清热涤痰；石菖蒲开窍醒神。全方共奏清肝息风、涤痰开窍功效。

三、肝气郁结，横逆犯脾

患者表现为焦虑不安，忧心忡忡，情感脆弱，善感易哭，偶尔也易冲动，埋怨周围人对其不理解，舌淡边红，苔薄白，脉弦。此类患者部分有自伤倾向，宜尽早治疗，免生意外。

吴某，男，28岁，已婚，2003年11月21日因疑妻不贞、疑被人害1年，加重1周来诊。患者诉妻子与人私通，并说周围人都在议论他、讥笑他，故不敢外出；有时又说活着不如死掉；性格孤僻，对周围人不理睬；有时打骂妻子，不许其外出；夜眠少，纳差，便秘，舌边红，苔薄黄，脉弦紧。证属肝气郁结，气郁化痰，痰气壅塞清窍。治宜疏肝解郁，理气健脾。拟方：柴胡6 g，枳壳8 g，白芍12 g，郁金15 g，法半夏12 g，陈皮8 g，竹茹10 g，远志12 g，茯神15 g，石菖蒲10 g，夜交藤20 g，太子参10 g，火麻仁12 g。水煎服，早晚各1剂。连服50余剂获愈。

按：方中柴胡、枳壳、郁金疏肝解郁，白芍柔肝，陈皮、法半夏、竹茹健脾化痰除湿，远志、石菖蒲开窍，茯神、夜交藤安神，火麻仁润肠通便。全方共奏疏肝解郁、理气健脾功效。

四、肝肾阴虚，虚火上炎

患者一般年龄偏大，体质较差，多表现为思维散漫，易激动，易疲劳，可有言语增多甚至夸大，夜寐不安，舌质红，苔薄，脉弦细。一般用四逆散合养阴安神药物治疗，可获良效。

魏某，男，52岁，已婚，农民，2004年1月23日因乱语、言语夸大，打骂人3年，加重10日来诊。患者来诊时表现话多而乱，称自己是皇帝，权力无比，家财万贯。骂妻子没用，不能帮助自己，有时动手打之。骂其他人阻挡了自己的财路。形体偏瘦，颧红，眠少，纳食一般，大便干涩，舌质红，苔薄，脉弦细。证属肝肾阴虚，虚火上炎，灼津为痰，痰火上扰清窍。治宜疏肝柔肝，养阴安神，润肠通便。拟方：柴胡6 g，枳壳10 g，白芍15 g，郁金15 g，黄连3 g，麦门冬15 g，熟地黄15 g，远志10 g，茯神15 g，石菖蒲12 g，夜交藤20 g，酸枣仁12 g，石斛15 g，磁石20 g。磁石先煎15分钟后，加其他药共煎服，日1剂。共服上方30余剂后获愈。

按：方中柴胡、枳壳、郁金疏肝，黄连泻火，白芍、麦门冬、熟地黄、石斛、磁石等滋阴柔肝潜阳，远志、石菖蒲开窍，茯神、夜交藤安神，酸枣仁养阴润肠通便。

五、素体不足，心脾气虚，木旺克土

患者表现为社会行为退缩，情绪低落，说话声音细小，少与人交往或不与人交往，多疑易惊，舌淡，苔白，脉细。此类患者也多有自残倾向，宜及早治疗。

柳某，男，46岁，已婚，农民，2003年10月3日因疑被人害、行为乱6个月来诊。患者素体瘦弱，6个月前疑有人用农药要毒死他全家，因而不让妻儿进食。食物须亲自煮的才肯吃，要求妻儿离家逃生。整天待坐家里叹气，不敢外出。就诊前数天经常用头撞地，自诉与其被人害死，不如先死掉。说话声音低微，诉睡不安稳，纳差，易疲劳，健忘等。舌质淡，苔薄白，脉细弱。证属心脾气虚，木旺克土。治宜疏肝健脾，化痰安神。拟方：柴胡5 g，枳壳8 g，白芍10 g，郁金15 g，炙甘草10 g，黄芪15 g，太子参15 g，茯神15 g，远志10 g，法半夏10 g，石菖蒲10 g。水煎服，日1剂。该患者服上方60余剂后获愈。

按：方中柴胡、枳壳、郁金疏肝，白芍柔肝，炙甘草、黄芪、太子参益气，法半夏健脾化痰，远志、石菖蒲开窍，茯神安神。

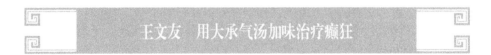

王文友　用大承气汤加味治疗癫狂

王文友，主任医师，北京市第四批、全国第五批老中医药专家学术经验继承工作指导老师，从医多年，具有丰富的临床经验。

郑某，女，39岁，2011年12月24日就诊。患者1个月前，闭谷减肥后，出现幻视幻听，怀疑有人害自己，怀疑自己的思维被人控制，自己的言行被人监视，能看见别人看不到或者不存在的人或物，能听到别人说话的声音，曾经拿菜刀指对邻居。现症：大便干，3日未行，小便黄，面红，月经期准，量可，色正，月经前乳房胀痛，适月经第1日，舌苔黄根厚，脉弦，诊断为癫狂症，辨证属阳明燥结，热扰神明，治以泄热通便，给予大承气汤加味。处方：大黄12 g（后下），枳实15 g，川朴15 g，芒硝15 g（分冲），菖蒲20 g，郁金20 g，柴胡20 g，生龙骨30 g，生牡蛎30 g，香附20 g，生

内金 15 g；6 剂。水煎服，日 1 剂。

二诊：药后泻下日 2 次，仍有幻视幻听，舌苔薄黄有齿痕，脉弦细，续前法，加重大黄、芒硝用量。处方：大黄 15 g（后下），枳实 10 g，川朴 15 g，芒硝 20 g（分冲），柴胡 25 g，生龙骨 30 g，生牡蛎 30 g，黄芩 10 g，法半夏 10 g，菊花 10 g，僵蚕 10 g；12 剂。水煎服，日 1 剂。

三诊：已无幻视，偶有幻听，大便日 1 行，不成形，以疏肝和解剂调理，随访幻视幻听已无。

按：癫狂病是精神错乱的一种疾病。癫证以精神抑郁、表情淡漠、静而少动为特征。狂证以精神亢奋、喧扰不宁、毁物打骂为特征。因癫与狂在临床上可以互相转化，故常并称。随着现代社会生活节奏的加快和各种竞争压力的加剧，该病的发生有逐渐增加的趋势。本证患者以大便干燥，3 日未行，舌苔黄根厚，脉弦，确定病机属阳明腑实，热扰神明，故用大承气汤泄热通腑，王老在原方基础上加郁金、菖蒲开窍醒神；生牡蛎、生龙骨镇惊安神；柴胡、香附、生内金疏肝解郁，调经止痛。二诊大黄用量加至 15 g，加大泻下攻积；黄芩、法半夏，取小柴胡汤和解少阳之意；菊花、僵蚕息风平肝。本案以大便干结、腑气不通为主，亦兼有少阳枢机不利，故王老以大承气汤泄热通腑佐以和解少阳。腑气通畅，邪热祛，少阳和，神明安，故患者病愈。

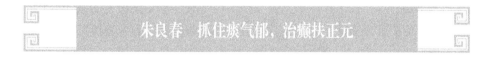

朱良春 抓住痰气郁，治癫扶正元

朱良春，江苏镇江人，国医大师，师事章次公先生，得其真传，从医已逾 70 载，曾任南通市中医院首任院长，南京中医药大学兼职教授，广州中医药大学第二临床医院及长春中医学院客座教授。1987 年 12 月，国务院授予其"杰出高级专家"，1990 年又确认为全国首批老中医药专家学术经验继承工作指导老师。朱师从医 70 余载，是张仲景所倡导的"勤求古训，博采众方"的忠实实践者，上自《内经》《难经》典籍，下至清代叶天士、薛生白、吴鞠通、王孟英和近代名家之著作，无不博览，在中医学领域不断超越自我，忘我耕耘，取得了令人瞩目的成就。临床上擅长治疗内科疑难病，尤其擅用虫类药治疗疑难杂病，名扬医林，蜚声海内外。

朱师认为癫狂是痰瘀迷阻清窍之病，是精神疾患，而"痰瘀"是病理产物，究其内因多由机体功能失调，气道闭塞，脏腑不和，津液凝聚或水湿停留，气化不利而成，其外因有脑部外伤者，乃因气血瘀阻，脉络不和之故。抓住"痰瘀"两端，随证选药，往往取得较佳疗效。但必须知常知变。

一、抓住痰气郁，治癫扶正元

痰之为病，有缓慢发病者，有猝然而生者，有投剂即瘥者，有缠绵难愈者，究其病态万千，故有"怪病多属痰"之说。痰为水液所化，其性属阴，其与热合邪，或郁久化热，亦成阳邪，故临证必须首分阴阳。阴证者乃有口干不欲饮、纳少不饥、痰黏不爽、口流涎水、喉中痰鸣、昏瞆嗜睡、头昏脑胀、心中悸动、口吐白沫、便黏如涕、眼神呆滞、面色晦暗（或眼眶周围青黯）、形体丰腴、手足作胀、皮肤油垢异常或面色光亮如涂油、舌体胖大或淡嫩、苔白厚腻、脉滑或弦滑等症。属阳证者症见抽搐痉挛、烦急躁动、胡言乱语、便秘口苦、两颊色红、易惊悸、不寐、舌红、苔黄厚腻、脉滑数或弦滑等。以上辨痰之要，不必悉俱，只要见其一二，即可考虑治痰之法。朱师据金元以降张子和、朱丹溪等前贤从"痰迷心窍"论癫之说，又赞赏张景岳着眼"痰气"两字之发挥，认为治癫宜理气、解郁、化痰，可选顺气导痰汤加减。自拟加减顺气导痰汤，药用：制半夏、陈皮、茯苓、白矾、郁金、石菖蒲、陈胆星、制香附、炒枳壳。病久心脾两虚者，选养心汤加减。抓住痰、气、郁治疗癫证乃是朱师活用张景岳治癫之法，所拟加减顺气导痰汤是仿前贤之法而不拘泥其方。历年来，朱师用此方愈癫疾者甚众，现仿朱师之法，结合临床研究，在朱师的加减顺气导痰汤基础上化裁，自拟扶正醒癫散，药由丹参、炒枣仁、柏子仁、茯苓、姜半夏、陈皮、石菖蒲、陈胆星、制香附、炒枳壳、白矾、郁金共研粉组成（每次服 6~10 g，日 3 次，蜜水或温开水送服），历年来治疗癫证颇感应手。

二、典型病案

黄某，男，年届不惑。因车祸惊恐加受刺激，精神失常已 2 年，平素忧郁不安，时有恐惧表现，精神呆滞，沉默寡言。又时言心中悸动，惊恐莫名，头昏嗜睡。言语答非所同，或低头不语。百问不答，常瞋目而视或有冷笑、暗泣之状，甚至常有悲观自尽之语，家人见状，无可奈何。2 年来，经多方求治，服中西药数百剂，症状如旧，诊见形体丰腴，面色晦暗，眼神呆滞，皮肤油垢异常，舌胖嫩，苔白厚腻，脉象弦滑。

《素问》云："怒伤肝……恐伤肾……恐为肾志，大惊辛恐、恐则精气内损，肾气受伤……"患者因惊恐太过，气机逆乱，加上精神刺激，肝气受郁、痰气两结而发癫，张景岳认为，癫证多由"痰气"而致，凡气有所逆，痰有所滞，皆能闭塞经络，阻塞心窍而发癫。盖惊恐、郁怒、忧思导致肝木犯脾，脾失健运。痰涎内生，以致气郁痰结，当查痰查气，因其甚而先之。朱师理气、解郁、化痰之说综合斟酌，考前医曾多次用过豁痰开窍、镇肝息风、清心开窍、平肝息风、疏肝解郁、顺气导痰等法，共用中药汤剂数百剂（除西药之外）未效，辨属病久心脾两虚，因药不对证，更伤脾胃，故痰涎内生终不得解。前医运用上述诸法，乃均从"实"论治。张景岳指出"忧郁病者，则全属大虚"。设想，忧则气沉，必伤脾肺；惊则气乱，恐则气下，必伤肝肾。故笔者自拟虚实同治，标本兼顾之扶正醒癫散。本案经投用扶正醒癫散（每次 10 g，日 3 次），另嘱配合心理疏导，2 周后，诸证好转。自说忧郁不安，时有恐惧感减少，纳食增加，家人颇感患者比前清醒多了，嘱续服扶正醒癫散 60 天，诸症基本消失。精神状态完全恢复正常，言语礼貌一如常人。乃嘱续服此散 2~3 个月予以巩固，并再嘱配合心理疏导，追访 2 年无复发。实践证明，对于癫证因忧郁过度，加之惊恐发病的患者，仅以药物治疗是不能根治的，故必须结合心理疏导、精神疗法。张景岳指出，"以情病者，非情不解；其在女子必得愿遂而后可释，或以怒胜思未可暂解；其在男子，使非有能同能伸。达观上智者，终不易邪也。"故治疗癫证和治疗忧郁症，深入了解患者发病之因，配合循循善诱，说理开导之法，是提高疗效、根治癫疾之万全之策。傅青主说："饮食入胃，不变精而变痰，痰迷心窍，遂成癫狂矣。"扶正醒癫散取平调脾胃之二陈汤加南星、枳壳，名目"导痰汤"。治顽痰胶固非二陈所能除者，可以理气，可以除痰。方中南星助半夏除痰，则除痰之力大；枳壳助陈皮理气，则理气之功宏，脾为生痰之源，肺为贮痰之器，脾湿生痰，上注于肺；半夏、枳壳由上而导之使下，降之即所谓导之，故谓顺气导痰也；合用白金丸（白矾、郁金）加制香附，意在利胆、疏肝、解郁，又能扫荡凝结经窍之痰涎。《长沙药解》云："矾石酸涩燥烈，最收湿气，而化瘀腐，善吐下老痰宿饮。缘痰涎凝结，黏滞于上下窍隧之间，牢不可动，矾石搜罗而扫荡之。"本方加菖蒲开窍化痰；用丹参、炒枣仁、柏子仁取其安神定志，养心，意在补虚扶正。近贤张锡纯谓"柏了仁味微甘微辛，气香性平……能补助心气，治心虚惊悸怔忡；能涵濡肝木……滋润肾水……且气香味甘实能有益脾胃。"调养心脾，滋润肝肾，盖正复邪自去。痰、气、郁三证分消，癫疾自能根治也。

《医学集成》说："良医用药必如诸葛将兵……心有主宰而不惑，兵有纪律而不乱……虽三军之士，性情不同，而我驾驭有法。同心克敌则一也……如人病后不服补药营卫，其何以固元气，其何以复乎？"此乃癫症久治不愈，取攻补兼施之理也。不可忽视证有虚实之分，病有新久之别，正虚邪实之证亦多有偏重，故治法和用药亦不可一成不变，中医用散剂是最灵活的剂型，可按患者寒热虚实所偏、症状不同、治疗期间的变化，随时增减或调整一二味药的剂量，即能平衡阴阳和寒热。且散剂能缓缓图功，颇合正虚邪实之疑难痼疾的治疗规律。用散剂可节省 1/10～1/3 药材，亦可减轻患者 1/10～1/3 的经济负担，这就是中医的廉验优势。可惜这个传统优势，和时医的三规五戒格格不入。

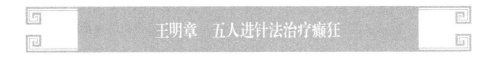

王明章　五人进针法治疗癫狂

王明章，男，国家级名老中医，擅长针灸治疗各种内科疾病。

一、治疗方法

针具选择：选用 26～28 号粗、1 寸长针 1 枚，1.5 寸长针 4 枚。取穴：人中、虎边、三阴交。操作：患者仰卧，由五人各针刺 1 穴，同时进针，统一操作。人中与虎边穴用泻法，三阴交用补法。

狂证：五人同时进针，同步操作，用捻转补泻法，手法偏于重度刺激。得气后，同时捻转 1～2 分钟，然后留针 1 分钟，如此反复 3 次，患者逐步进入睡眠状态，即可出针。

癫证：五人同时进针，同步操作，用捻转补泻法，中度刺激量，操作程序同狂证，只是操作完毕后留针时间延长，为 5～10 分钟，待患者逐步进入睡眠状态后出针。

用上述方法治疗，一般针刺 3～5 次后可以制止发作。对于初病或病程较短的，第一次针刺后若病情得到控制，则每周针刺 1 次；若为久病顽疾，可隔日针刺 1 次，症状控制后，可 1 周针刺 1 次，以抑制发作，巩固治疗。

二、治疗效果

王老运用五人进针法治疗癫狂 10 例，其中疗效显著 7 例，经治疗 3 次后，完全恢复常态，随访未再复发。好转 3 例，经治疗 5 次后症状减轻。治疗效果与发病年龄和病史的长短有关，初次发作或病史在 1～2 年的，临床疗效较好；发病年龄在 17～20 岁的较 30 岁以上的易治。

三、典型病案

张某，男，19 岁，1973 年 7 月就诊。患者因受刺激，精神抑郁月余，继而出现精神失常，彻夜不眠，数日不食，妄言责骂，不分亲疏，舌质红绛，苔黄腻，脉弦滑。诊为狂证，治以醒脑开窍，宁神定志，针刺人中、虎边、三阴交，运用五人进针法，按前述狂证操作手法针刺完毕后，患者很快进入安静睡眠状态，熟睡 1 小时后方醒，恢复常态。

按：五人进针法治疗癫狂，是王明章 20 世纪 70 年代所创立的独特针刺治疗方法。王老认为，在治疗中五人同时进针，并同时操作，比单个穴依次针刺的效果好。其特点是刺激量大，而且每一腧穴能在同一单位时间内发挥协同效应，有利于补虚泻实，调节阴阳。在操作中从每次捻针的时间来看，与石学敏在 20 世纪 80 年代提出的，关于捻转补泻量学研讨的结论是一致的。石学敏等提出："掌握针刺最佳施行手法时间及施用手法后其治疗作用持续时间的最佳参数，是针刺治疗疾病的关键……每个穴位的最佳操作时间为 1～3 分钟。"而王老正是抓住了五个腧穴在最佳操作时间内的治疗参数，结合间歇捻针，集中优势力量以发挥"用针之类，在于调气"，从而制止癫狂的发作。

人中为督脉经穴，《奇经八脉考》指出："督脉……为阳脉之总督，故曰阳脉之聚。"它能督领诸阳脉，对全身阳气起统率作用。脑为髓海，脑为元神之府。人体的一切神志活动都受其支配，督脉从巅入络脑，本穴又是孙真人十三鬼穴之一，为鬼宫，泻本穴能开窍醒神。三阴交为脾经穴，既是足三阴经的交会穴，又为回阳九针穴之一，补之可滋阴潜阳。阴阳经上下相配取穴，可以协调阴阳，使阴阳平衡。虎边是一个新穴，可以治疗癫狂，此穴位于手阳明大肠经的循行线上，针刺本穴时若透至劳宫则效果更佳，劳宫为心包经荥穴，亦为回阳九针穴之一，故可发挥双重疗效之效应，即清泻心包经之热邪，增强宁神定志止癫狂的作用。三穴相配可以协调阴阳，醒脑定志而癫狂可止。针刺后，患者能在短时间内由兴奋过亢转为抑制状态，这是通过针刺调节机体的内环境，使之达到相对平衡状态的生理性自我调节，其临床效应正如《素问·生气通天论》所述："阴平阳秘，精神乃治"。

参 考 文 献

[1] 张喜奎，王旭丽. 陈亦人教授医话 [J]. 国医论坛，2001，16（5）：13 – 14.

[2] 黄佩珊，陈汉平. 精神分裂症从肝论治 [J]. 河北中医，2005，27（2）：108 – 109.

[3] 焦玉梅，王文友. 王文友主任用大承气汤加味治验举隅 [J]. 内蒙古中医药，2014，33（29）：31.

[4] 邱志济，邱江东，邱江峰. 朱良春治疗癫痫效方的临床应用和发挥——著名老中医学家朱良春教授临床经验（51）[J]. 辽宁中医杂志，2004，31（4）：277 – 278.

[5] 马玉莹. 王明章针刺治疗癫狂经验拾萃 [J]. 辽宁中医杂志，1993，7：40 – 41.

第五章　痫病专辑

痫病与西医相关疾病病名考究

早在汉代已有"癫疾"之名，并已初步认识到癫痫病与先天遗传因素有关且发病前有先兆之特征。东汉时期，即认识到癫痫是一种遗传性疾病，且与精神异常有关。《素问·病能论》记载："人生而有病癫疾者，病名曰何？安所得之？岐伯曰：病名为胎病，此得之在母腹中时，其母有所大惊，气上而不下，精气并居，故令子发为癫疾也。"故而癫疾又被称为胎病，这是根据病发原因命名的。《灵枢经》认识到癫疾与狂同为精神异常类疾病，故在《灵枢·癫狂》将癫狂分别论述。此时的癫指癫痫，非指不避亲疏、登高而歌、弃衣而走之癫痫病。并叙述了癫痫发病前的征兆："先不乐，头重痛，视举目赤，甚作极，已而烦心……"

隋唐以降，明清以前，癫痫病病名较多，其命名多与病因、症状、声形及象术有关，无临床意义。此时又将癫痫称为"风癫""五癫""六畜痫""五脏癫""惊痫"等多种名称。以病因命名的有"风癫""惊痫"。"风癫"者，乃"血气虚，邪入于阴经故也……因为风邪所伤，故邪入于阴，则为癫疾。"（《诸病源候论·风病诸候下》）。"惊痫"见于《千金要方·疗惊痫病方第三》，曰："病先身热瘛疭，惊啼叫唤，而后发痫。"故言之"惊痫"。通过症状命名的有"六畜癫""五癫""五脏癫"及"膈痫""腹痫"。隋代《诸病源候论·妇人杂病诸候一》据癫发之时声形冠以"牛癫""马癫""猪癫""鸡巅""狗癫"。言"牛癫"则牛鸣，"马癫"则马鸣，"狗癫"则狗吠，"鸡癫"则鸡鸣。唐代则总以"六畜痫"命名，并增加了"羊痫"，且形象地描述了发病症状。"马痫"则如马鸣，张口摇头，欲反折；"牛痫"如牛鸣，目正直视，腹胀；"鸡痫"如鸡鸣，摇头反折，喜惊自摇；

"羊痫"喜扬目吐舌；"猪痫"喜吐沫；"犬痫"手屈，两足挛。巢元方将"五脏癫"归属于"风病诸候下"即"阳癫""阴癫""风癫""湿癫""劳癫"。"阳癫"者"发如死人，遗尿，食倾而解"；"阴癫"者"初生小时，脐疮未愈，数洗浴，因此得之"；"风癫"者"发时眼目相引，牵纵反强，羊鸣，食倾方解"；"湿癫"者"眉头痛，身重"；"劳癫"者"发作时时，反目口噤，手足相引，身热"，皆随其感处之由立名。将"五癫"对应于西医不同类型癫痫比较困难。但在隋代即充分认识到癫痫发病时有意识障碍、自主神经功能紊乱、肌肉阵发性僵直与痉挛，以及头痛、身热、身重等异常感觉，并认识到此病病久难治，易反复发作。

提到癫痫病的病名及分类，不能不提到"三痫"。"三痫"即孙思邈《千金要方》中所论之小儿痫有三种："风痫""食痫""惊痫"。

明清时代，已明确将癫、痫、狂加以区分，其病名也趋于统一认识。此时少述病名分类，多阐述病因病机及治疗。王清任认识到病证与元气虚、脑髓瘀血有关，与现代医学的先天遗传、后天脑部受伤致痫完全吻合。

综上所述，痫病为临床常见多发病之一，医经记载亦较早，最初在病名上与癫病相混淆，历代医家，每多议论，以至有"癫疾""风痫""狂痫""五痫""癫痫"等诸多命名。但自王肯堂之后，其对癫、狂、痫进行总结性分类，三者各自不同，征象清楚，界限分明，不仅各家无争议，而且对痫病临床症状之描述，极为明确。

本病与西医学所称的癫痫基本相同，无论原发性癫痫，还是继发性癫痫，出现大发作、小发作、局限性发作、精神运动性发作等不同类型，均可参照本部分进行辨证论治。

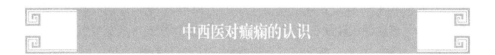

中西医对癫痫的认识

一、中医对癫痫的认识

癫痫是反复出现的慢性发作性疾病。临床常表现为突然意识丧失，甚则仆倒，不省人事，强直抽搐，口吐涎沫，两目上视或口中怪叫，移时苏醒，一如常人。发作前可伴眩晕、胸闷等先兆，发作后常伴有疲倦乏力症状。

中医称本病为"痫证"或"癫痫"。早在《内经》中就有"巅疾"的记载，系概指头首疾病，包括癫痫在内。隋代巢元方《诸病源候论》指出："十岁以上为癫，以下为痫。""……其发之源。大体有三，风痫、惊痫、食痫是也。"元代曾世荣《活幼心书》谓"惊风三发便成痫"，认识到惊风与痫证的区别及两者的关系。

历代医家认为癫痫之生不离风、火、痰、食，认为痰涎壅滞、密闭孔窍是本病的发病机制。早在《素问》中指出："人生而有癫疾者……此得之在母腹中时，其母有所大惊，气上而不下，精气并居，故令子发为癫痫。"《医学正传》："痫病主乎痰，因火动之作也。"《丹溪心法》也提出癫痫"无非痰涎壅塞，密闷孔窍而成。"故一般认为，癫痫大多为七情失调、先天因素、脑部受损等，造成脏腑失调、痰浊阻滞、气机逆乱、风阳内动、风阳痰浊、蒙蔽心窍、流窜经络所致。现代医家把传统理论与临床实践相结合，对癫痫病的认识也不断深入。古有"怪病多痰""百病兼痰"之说，痰浊既是机体水湿津液代谢异常的病理产物，又可作为新的致病因素，故郑绍周认为癫痫的发生多由痰浊上逆窍道引发。刘云山亦认为痰与痫的关系最为密切，内伤积滞不运，使痰在膈间形成，阻塞窍道，脏腑气机升降失调，阴阳不相顺接，清阳蒙蔽，因而作痫。而痰之来源，主要是脾胃功能失调所致。涂晋文则认为除痰浊外，瘀血是癫痫发病的又一个重要因素，癫痫病久必伤其正气，正气虚则血行无力，停滞而成瘀，痰瘀互结，互为因果，致使癫痫症状反复发作，病情缠绵难愈。王国三认为癫痫在急性发作期以痰扰心窍为关键，非急性发作期多为脏气虚弱、气血失和，正虚涉及脾、肾等多脏腑功能的衰退，尤以肾虚为癫痫发病之根。黄世敬等则认为癫痫以元气亏虚（虚气）为本，脾肾亏虚、髓海不足、脑络失养为要；以气血津液留滞不畅（留滞）为标，气郁痰阻、血瘀毒聚、闭窍动风为关键。虚气与留滞互为因果致病，影响癫痫的发生、发展及预后转归。在癫痫发生、发展过程中表现以热为主证的一类癫痫证型，马融认为其病位在肝、胃和大肠。或因其热性体质，或感受热邪，或气郁化火，郁久化热，热盛则酿生痰热、引动肝风而致癫痫。

其主要病机分述如下。

（1）胎儿在母腹期间，母亲受惊吓，惊则气乱，胎气便随之而逆乱，致小儿脏气不能平衡协调，脾肾虚而生痰，肝气旺而生风。若母亲怀孕受恐，恐则精却而肾亏，母体肾亏则小儿出生后易患痫证。若父母患痫证则因其脏气不平，影响小儿先天禀赋而致小儿易患痫证。

（2）饮食失调，脾气素虚则痰浊内聚，适逢七情失调，尤以骤然大惊、大恐、大怒为甚。惊则气乱，肝失条达而横逆，或痰随气升，上冲于元神之府或蒙蔽心窍均可使神明丧失。恐则气下，精血不能随气上承，心神及元神之府失养而导致神明不用，神机失灵，水不涵木则导致肝风内动。大怒伤肝，怒则气上，肝气不舒，五志过极化火，若兼脾虚生痰，则痰火互结，火扰心，痰闭窍，痰火随气上冲于脑而抽搐神昏。

（3）外感六淫之邪干扰脏腑之气的平衡，轻者邪退而脏气渐平，重者素来脏腑之气偏颇者，则邪虽退而气机不能和顺。肝失条达，脾失健运，痰浊遂生，肝郁则化火、生风，风火痰相结侵犯心脑而成本病。

（4）跌仆损伤伤及脑部，最易形成瘀血，气血不畅则神明遂失；血瘀不行，筋脉失养，则致血虚生风而抽搐。

综上所述，先天遗传与后天所伤为两大致病因素，多由痰、火、瘀被内风触动，致气血逆乱、蒙蔽清窍而发病。以心脑神机受损为本，脏腑功能失调为标，其脏气不平，阴阳偏胜，心脑所主之神明失用、神机失灵、元神失控是病机的关键所在。其病位在心、脑，与肝、脾、肾关系密切。

治疗时当以急则开窍醒神豁痰以治其标，控制其发作，缓则祛邪补虚以治其本，多以调气豁痰、平肝息风、通络解痉、清泻肝火、补益心脾肝肾等法治之。突然发作者以针刺等外治法开窍醒神以促进苏醒，再投以煎剂，平日当调脏腑阴阳。发作期主要分阳痫与阴痫二型，阳痫急以开窍醒神，继以泄热涤痰息风，方用黄连解毒汤送服定痫丸；阴痫急以开窍醒神，继以温化痰涎，方用五生饮。休止期痰火扰神，治以清肝泻火、化痰开窍，方用龙胆泻肝汤合涤痰汤；风痰闭阻治以涤痰息风镇痫，方用定痫丸；气虚血瘀治以补气化瘀、定风止痫，方用黄芪赤风汤送服龙马自来丹；心脾两虚治以补益心脾为主，辅以理气化痰，方用归脾汤合温胆汤；肝肾阴虚治以滋养肝肾，方用大补元煎。配合精神及饮食调养也是促进康复的重要措施。

本病证有反复发作的特点，病程一般较长，少则一二年，多数患者终生难愈。体质强、正气尚足的患者，如治疗恰当，痫发后再予以调理，可控制发作，但难以根治；体质较弱、正气不足、痰浊沉痼，或痰瘀互结者，往往迁延日久，缠绵难愈，预后较差。若反复频繁发作，少数年幼患者智力发育会受到影响，出现智力减退，甚至成为痴呆。或因发作期痰涎壅盛、痰阻气道，易造成痰阻窒息等危证，必须及时进行抢救。

痫病初发或病程在半年以内者，尤应重视休止期的治疗和精神、饮食的调理。若能防止痫病的频繁发作，一般预后较好；若调治不当或经常受情志不遂、饮食不节等诱因的触动，可致频繁发作，使病情由轻转重。

做好优生优育是减少本病发生的重要环节；控制诱因是防止发作的重要措施，生活调摄当避免劳欲过度，尤其保持心情舒畅，饮食适宜，不但是预防的需要，还是治疗和防止复发不可缺少的环节。另外，本病患者不宜从事高空、驾驶及水上等工作，生活中也应注意安全，以防意外。昏不知人时间长者，更要特别注意排痰和口腔卫生。

二、西医对癫痫的认识

癫痫即俗称的"羊角风"或"羊癫风"，是大脑神经元突发性异常放电，导致短暂的大脑功能障碍的一种慢性疾病。由于异常放电的起始部位和传递方式的不同，癫痫发作的临床表现复杂多样，可表现为发作性运动，以及感觉、自主神经、意识及精神障碍。

癫痫的病因复杂多样，包括遗传因素、脑部疾病、全身或系统性疾病等。

1. 癫痫遗传因素

遗传因素是导致癫痫尤其是特发性癫痫的重要原因。分子遗传学研究发现，一部分遗传性癫痫的分子机制为离子通道或相关分子的结构或功能改变。

2. 癫痫脑部疾病

先天性脑发育异常：大脑灰质异位症、脑穿通畸形、结节性硬化、脑面血管瘤病等。

3. 癫痫全身或系统性疾病

缺氧：窒息、一氧化碳中毒、心肺复苏后等。

代谢性疾病：低血糖、低血钙、苯丙酮尿症、尿毒症等。

内分泌疾病：甲状旁腺功能减退、胰岛素瘤等。

心血管疾病：阿－斯综合征、高血压脑病等。

中毒性疾病：有机磷中毒、某些重金属中毒等。

其他：如血液系统疾病、风湿性疾病、子痫等。

癫痫病因与年龄的关系较为密切，不同的年龄组往往有不同的病因范围。

癫痫的发病机制非常复杂。中枢神经系统兴奋与抑制间的不平衡导致癫痫发作，其主要与离子通道神经递质及神经胶质细胞的改变有关。

目前癫痫的治疗包括药物治疗、手术治疗、神经调控治疗等。目前国内外对于癫痫的治疗主要以药物治疗为主。经过正规的抗癫痫药物治疗，约70%的患者其发作是可以得到控制的，其中50%～60%的患者经过2～5年的治疗是可以痊愈的，患者可以和正常人一样工作和生活。因此，合理、正规的抗癫痫药物治疗是关键。经过正规抗癫痫药物治疗，仍有20%～30%的患者为药物难治性癫痫。外科手术治疗为这一部分患者提供了一种新的治疗手段，估计约有50%的药物难治性癫痫患者可通过手术使发作得到控制或治愈。

手术治疗和神经调控治疗可使部分药物难治性癫痫患者的发作得到控制或治愈，在一定程度上改善了难治性癫痫的预后。

预防癫痫病发生应注意以下几方面：

①优生优育，禁止近亲结婚。孕期头3个月，一定要远离辐射，避免病毒和细菌感染。规律孕检，分娩时避免胎儿缺氧、窒息、产伤等。

②小儿发热时应及时就诊，避免孩子发生高热惊厥，损伤脑组织。还应看护好孩子，避免其发生头外伤。

③青年人、中年人、老年人应注意保证健康的生活方式，以减少脑炎、脑膜炎、脑血管病等疾病发生。

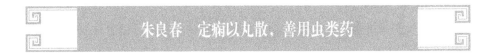

朱良春　定痫以丸散，善用虫类药

1. 定痫以丸散，善用虫类药

古今医家治疗痫证多偏用重镇之品，虽有一定疗效，但久用多有不同程度的毒性。尤其对儿童患者久用多有不良反应。朱师擅用虫类药，80年代初，自拟涤痰定痫丸：炙全蝎、炙蜈蚣、炙僵蚕、广地龙各60g，陈胆星、川石斛、天麻、青礞石、天竺黄各45g，炒白芥子、化橘红、石菖蒲各30g，共粉碎，水泛为丸如绿豆大，每服3～5g，日2次。临床治愈者甚多。仿朱师之法，把涤痰定痫丸改为散剂，嘱患者家属自装胶囊，每服3～5g，日2次。治疗成人痫证发作期，屡屡应手。中医对痫证的传统治法为，

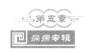

发作期以息风止痉、化痰开窍为主，缓解期（或间歇期）以扶正固本为要。但痫证的病因除脑外伤外，不越惊、痰、火、虚、瘀、食。治疗须辨标本缓急，临床发现，痫证属实者寡，属虚者多。若痫证频繁发作，更易耗伤气阴，每多导致体质虚弱，此时单纯使用息风定痉、豁痰开窍之药，往往疗效不佳。所以笔者赞同前贤主益气健脾扶正用于治疗痫证的全过程，更能取得理想的疗效。实践证明，痫证发作期治愈后，多因外感发热或饮食不慎复发，此为土虚之象，故张景岳指出，"不得谓癫痫尽属实邪，而概禁补剂"。《医学入门》云："化痰必先顺气，顺气必先调中。"盖中气虚弱，脾不运化，痰湿最易困脾；脾气失升，胃失和降，气机运行升降不利，必加重痰浊的滋生。"痫由痰致，痰自脾生"之理昭然也。张景岳治疗癫痫失志，症见真阴大损、气不归根而时作时止、昏沉难愈者擅用紫河车丸（人参、当归、紫河车）治本，即是治痫重虚的明证。药麦参蝎散（由怀山药、生麦芽、西洋参、紫河车、全蝎 5 味药共研粉组成，每服 3 ~ 8 g，蜜水或开水送服）治疗老年和儿童痫证多例，屡收理想效果。

2. 典型病案

陈姓老妇。年届天命，周期性发痫，发时意识全失，右半身或右上肢强直抽搐，牙关紧闭，两眼上翻，口吐白沫，每次持续 2 ~ 3 分钟，昏睡 1 小时左右，神志渐清醒后，头昏痛，周身酸软，疲乏无力。经外院脑电图检查，诊为"癫痫"。2 年来，多方求治，服抗癫痫中西药多种，均用时有效，停药后易复发。

根据全身症状和舌脉互参，辨证属中气素虚。脾不运化，饮食精微不化营血而生痰，痰湿困脾，气机不利。使脾不升清，胃不降浊，反复加重痰浊的滋生，形成恶性循环，故因虚致病。又因病致虚，是痫证久治不愈的原因。因此，必须扶正气，健脾胃，增强患者的抗病能力，即增强免疫功能。如果只重视常规治法的镇痉、息风、豁痰开窍，忽视提高免疫功能，则根治痫证乃永无时日。本案投药麦参蝎散（每服 5 g，日 3 次），守服 2 个月后，痫证发作消失，嘱患者守服 1 年，逐渐减量乃至间日服药，患者体质恢复较速，追访 5 年无复发。

按：药麦参蝎散，方简效宏。灵活变化寓于其中，山药、麦芽、西洋参益气健脾、固肾涩精、疏肝解郁；紫河车大补气血，有返本还元之功；全蝎息风定痉，药性较蜈蚣平和，适合老、小、弱患者通用，五药补、疏、通相伍，药性平和，调和阴阳，燮理寒热，虚实兼顾，久用无不良反应，乃老、弱、幼痫证患者之理想效方也。妙在5药配伍的比例，随痫证患者的体质、病史、年龄、症状和服药后病情、体质转归而灵活调整，这是丸散亦可随证变化的巧用之法。读者大可举一反三，以减轻患者的经济负担。

痫证的病因病机复杂，临床必须辨病与辨证相结合，分清痫证为原发性或继发性，实践证明，以一方统治各型痫证疗效往往不太满意。朱师认为，癫痫无论是因虚致痫或因痫而致虚。病程迁延者多为虚实夹杂，在治疗中应不忘标本兼顾，既要注重息风止痉以治标，又要益气健脾、固本培元以治本。治疗中一旦取效，不可随意易药或停药，更不可单独治标或单独治本。前贤张景岳独抒己见，且见解精辟，足以启人心智。其治疗癫痫，主张药宜清润。治在心肝脾肾、治虚为本、虚实兼顾、治分缓急等学术创见，值得吾辈仿效和发扬。

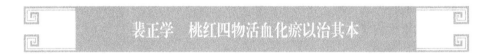

裴正学　桃红四物活血化瘀以治其本

裴正学，男，生于1938年2月，教授，主任医师，博士研究生导师，全国第二、第三、第四、第五批老中医药专家学术经验继承工作指导老师，甘肃省首批名中医。《中国中西医结合杂志》编委、《中西医结合研究》杂志总编辑，中国中西医结合学会理事，甘肃省中西医结合学会副理事长兼秘书长，甘肃省中医、中西医结合高级评委会委员，甘肃省政协委员。1997年被国家中医药管理局认定为全国500名老中医之一，裴教授提出的中西医结合"十六字方针"，已为全国中西医学界所关注，成为当前中医领域重要学派。

1. 桃红四物活血化瘀以治其本

裴教授认为癫痫之形成主要因于脑部外伤、脑肿瘤、脑组织中毒、先天性脑缺氧及其他类疾病。其主要病机为气滞血瘀，痰湿内阻。气血瘀阻于中枢，痰湿内阻于脾胃，前者为本，后者为标。故提出桃红四物活血化瘀以治其本，二陈、导痰渗湿化痰以治其标的治疗法则。癫痫之治疗当分清标本缓急而治，频繁发作，以治标为主，迅速控制病情，防止对大脑的损伤。以平肝息风、镇静安神、豁痰开窍定痫为治法。突然抽风惊厥，可先用针刺促其苏醒，后施以汤药。平时予以健脾化痰、活血化瘀、祛痰通络、安神补心等法以治本。正如《临证指南医案·癫痫》"痫之实者，用五痫丸以攻风，控涎丸以劫痰，龙荟丸以泻火；虚者，当补助气血，调摄阴阳，养营汤、河车丸之类主之。"

2. 除痫散和裴氏定痫汤及临床加减

裴教授在长期的临床实践当中总结出除痫散和定痫丸对治疗癫痫效果明显。

除痫散组成：僵蚕 30 g，全蝎 15 g，蜈蚣 3 条，白矾 6 g，郁金 30 g，法半夏 30 g，胆南星 30 g 等十余味中药。共研为末，每服 6 g，2 次/日。该方具有平肝息风、定痉除痰、醒脑开窍之功。

裴氏定痫汤药物组成：桃仁 10 g，红花 6 g，当归 10 g，白芍 10 g，生地 12 g，川芎 10 g，僵蚕 10 g，全蝎 3 g，蜈蚣 1 条，青礞石 15 g，海浮石 15 g，白矾 3 g，郁金 10 g，法半夏 10 g，胆南星 10 g，黑白二丑 20 g，沉香 3 g，神曲 10 g，石菖蒲 10 g，白胡椒 10 g 等二十余味中药。煎汤服用或炼蜜为丸，每丸 6 g，2 次/日。具有活血化瘀、息风通络、祛痰定痉之功，用于癫痫抽风反复发作者。

临床加减：呕吐痰涎加竹茹、生姜汁、瓜蒌、旋覆花降逆止呕；肝经火甚烦躁易怒，心烦失眠加龙胆草、青黛、芦荟、生龙骨、生牡蛎以清肝泻火，重镇安神；头晕目眩加天麻、钩藤、石决明平肝潜阳；胸闷呕恶，咳嗽咳痰不利加党参、白术、茯苓、陈皮益气健脾；心悸气短，失眠多梦加炒枣仁、柏子仁、远志、五味子养心安神；耳轮焦枯，腰膝酸软，头晕目眩，频繁抽搐属心肾亏虚者加熟地、山萸肉、龟板胶、鳖甲、生牡蛎等补肾益精，滋阴潜阳；大便干结加火麻仁、郁李仁、元参润肠通便。

3. 典型病案

李某，男，10 岁，间歇性头痛、抽搐 2 年。每年发作 3～4 次，每次抽风 1～3 分钟，发作时口吐白沫伴头痛恶心，牙关紧闭，不省人事，针刺人中穴后清醒。近 1 个月因感冒头痛、发烧输液时扎针疼痛而诱发，角弓反张，口吐白沫，胸闷气短。EEG 示脑电图轻度异常。脑 CT 显示颅内未见肿瘤征象。处方：僵蚕 10 g，全蝎 3 g，蜈蚣 1 条，青礞石 15 g，海浮石 15 g，白矾 3 g，郁金 10 g，法半夏 10 g，胆南星 10 g，黑白二丑 10 g，神曲 10 g，石菖蒲 10 g，远志 10 g，白胡椒 6 g。14 剂。水煎服，2 次/日。除痫散 1 次 3 g，2 次/日。

二诊：服药后头痛抽搐逐渐缓解，呕吐痰涎减少，自觉头晕，有时仍头痛，睡眠差，梦多，舌质红，苔薄白，脉滑缓。证属心脾不足，脑络瘀阻。上方加桃仁 10 g，红花 6 g，当归 10 g，白芍 10 g，炒枣仁 10 g，柏子仁 10 g，党参 15 g，白术 10 g，沉香 3 g。上方连续服用半年后，再未抽搐，头痛治愈，精神、食纳均好转，可以正常上学。后坚持服用除痫散和裴氏定痫汤 3 年以上，癫痫再未复发。

按：癫痫是以大脑神经细胞异常过度放电所致的间歇性中枢神经系统功能失调的疾病综合征。以反复发作抽搐、运动感觉失控、自主意识散失和精神刺激加重病情为特征。裴教授认为脑为元神之府，痰火扰心，蒙闭心窍，则神志逆乱，昏不知人；瘀阻脑络，气滞血瘀则肢体抽搐。故裴教授指出癫痫属痰浊、瘀血交织，瘀阻脑络是其主要病理过程，而外感六淫、内伤饮食、惊骇恐惧是其诱发因素。治疗以活血化瘀治其本，涤痰开窍定其痫。拟方除痫散和裴氏定痫汤，在此方基础上加减化裁治疗。方中僵蚕、全蝎、蜈蚣虫类搜风通络，息风止痉，化瘀祛痰，可有效地减轻和控制癫痫发作；法半夏、胆南星豁痰开窍；白矾、郁金为白金散，清脑开窍。化痰开窍药与虫类药合用对癫痫风痰上扰，蒙闭清窍者疗效显著。法半夏、胆南星、石菖蒲、远志系《医学醒悟》治痰之要药，可豁痰宣窍、息风定痛。裴氏定痫汤中的桃红四物汤活血化瘀，具有明显的抗惊厥、镇静作用，降低血黏度，从而改善机体血流变性，减轻"血瘀"症状；青礞石坠痰下气，平肝镇惊，善治顽痰胶结，癫痫发狂；海浮石清化老痰，软坚散结；黑白二丑，泻下逐水，消痰逐瘀；沉香行气止痛、温中止呕、温肾纳气，沉香含挥发油及树脂，挥发油中含沉香螺醇，具有镇静作用；因虫类药及金石介质类药伤胃气，加入神曲健胃消食，白胡椒散寒健胃、温肺化痰；石菖蒲安神镇静。诸药合用有活血化瘀、息风通络、祛痰定痉之功，用于癫痫抽风反复发作者。癫痫大发作可选用苯巴比妥、丙戊酸钠、卡马西平、氯硝西泮等抗癫痫药，但要定期监测药物浓度，适时调整药物剂量。全身强直阵挛发作持续状态使用安定或异戊巴比妥钠缓慢静脉注射控制抽搐。癫痫病须避免劳累过度及精神刺激，保持心情舒畅。《素问·举痛论》云"恐则气下""惊则气乱""恐则精却"。《黄帝内经·上古天真论》云："夫上古圣人之教下也，皆谓之虚邪贼风，避之有时，恬惔虚无，真气从之，精神内守，病安从来？是以志闲而少欲，心安而不惧，形劳而不倦。"

沈宝藩 创立定痫汤

1. 发病机制与治疗法则

沈师认为，风、惊、痰、瘀是癫痫发作的基本病理因素，癫痫发作急骤如风之急起者，发作时的四肢抽搐、牙关紧闭等症责之于风。癫痫的发作多为七情内伤、恼怒惊恐、气机逆乱所致。《证治汇补·痫病》云："或因卒然闻惊而得，惊则神出舍空，痰涎乘间而归之。"癫痫之所以容易复发，病程长而难于根治，因其体内有伏痰，发病时见口角流涎，平时多见苔腻、脉弦滑的痰湿证候。古人有"无痰不作痫"之说。可见痰与癫痫的发生密切相关。《临证指南医案·癫痫·龙商年按语》曰："痫病或由惊恐，或由饮食不节，或由母腹受惊以致内脏不平，经久失调，一触积痰，厥气内风，猝然暴逆，莫能禁止，待其气反然后已。"可见惊、痰、风和癫痫的发作密切相关。癫痫发作之时气血不畅也易滋生瘀血，久发不愈还当考虑有瘀血内滞，而经脉失养则致筋脉拘挛、癫痫发作。尤其癫痫由脑外伤、脑炎或脑卒中后继发则更应注意因瘀致痫。唐容川《血证论》指出："瘀血攻心，头痛头晕，神气昏迷，不省人事。"王清任《医林改错》曰："抽风之症，气虚无疑，元气既虚，必不能达于血管，血管则无气，必停留而瘀。"综上所述，癫痫的各种发病因素可以单独致病，也可相互作用联合致病。

癫痫频繁发作时，风痰血瘀闭阻扰神为实证多见，久病不愈，反复发作必致脏腑气血虚损，故多见以虚证为主，或虚中加实。沈师制定的定痫汤随证加减，频繁发作期以治标为主，加大豁痰息风、开窍通络之力度。间歇期以扶正为主，通常选加补益肝肾或益气健脾通络之品，以防癫痫复发。

2. 创立定痫汤应用于临床获良效

（1）方药组成

全蝎 4 g（分 2 次冲服），僵蚕、地龙、川芎、郁金、菖蒲、法半夏、枳实、牛膝各 10 g。功效：定痫、息风止痉、涤痰通络。主治：癫痫病。方解：全蝎息风止痉，僵蚕息风祛痰，地龙平肝息风定惊，三药合用取息风止痉、祛痰通络之效；川芎、郁金、牛膝活血祛痰通络，川芎辛窜上行头目，郁金行气祛痰、辛开心气瘀阻，牛膝活血通络引血下行补肝肾；菖蒲、法半夏、枳实均可祛痰，菖蒲豁痰醒神、开窍健脑，法半夏化痰降逆，枳实理气涤痰。以上诸药相伍获息风止痉、祛痰通络之功效，用于治疗癫痫。发作期：①痰火偏重。癫痫频繁发作，面色红赤，平素大便干结，尿黄赤，舌苔较腻或黄腻、舌质黯红，脉弦或滑而数，可选加羚羊角、龙胆草、磁石、钩藤、胆南星、山楂、赤芍等。②痰湿偏重。病发时症见面色晦暗，手足发冷，口吐涎沫，舌质黯淡、苔白腻，脉弦或弦滑。定痫汤选加天麻、蜈蚣、橘红、胆南星、当归。休止期：①心脾两虚为主。神疲乏力，心悸失眠、纳呆、大便溏稀、舌淡或黯淡、脉细弱。定痫汤去牛膝、枳实，选加党参、炒白术、茯苓、炒苡仁、远志、当归、山楂等。②肝肾阴虚为主。头晕目眩、眼花干涩、健忘、失眠、腰膝酸软、大便干燥、舌红或黯红，脉弦细。定痫汤去法半夏、菖蒲、僵蚕，选加天麻、龟板、鳖甲、赤芍、丹参等。③脑外伤或脑血管病后继发癫痫。定痫汤选加养血活血通络药，当归、川芎、丹参、红花、桃仁、鸡血藤等。④儿童癫痫。定痫汤选加益智药、杜仲、山药、枸杞子、菖蒲等益肾填精、补髓健脑安神定志药。

（2）诊治体会

①集中西医之长，提高临床疗效。癫痫的病因病机复杂，根治较难。临床必须辨病和辨证相结合，可采用现代医学诊断工具，分清癫痫为原发性或继发性。确定病因后采用恰当的治疗方法，提高临床疗效，特别是继发性癫痫，当确诊为脑寄生虫或其他脑部囊肿性良性占位性病变，手术治疗后可停止癫痫发作。由于脑血管病继发者，加大活血化瘀力度可提高疗效，癫痫频繁发作且持续时间较长不缓解者，除了采用中医中药和针刺治疗外，必须采用静脉滴注抗癫痫药和其他保持水和电解质平衡的有效措施。否则若癫痫持续状态不解除，轻者可造成脑不可逆性损害，重者可危及生命。中医中药应用当辨证确切，精选用药，长期坚持服药对控制癫痫复发、减少西药不良反应或逐渐减少西药用量是有一定功效的，尤其在发作期配合针刺治疗对促进苏醒和停药抽搐是有很大作用的。

②合理运用中西药治疗癫痫。癫痫是在短期内较难治愈的疾病，临床中药注意选药正确而且要坚持长期服药，尤其要注意即使配用中药后症状改善明显，也切勿骤减、骤停配用的西药。目前对停药指征的要求很严格，癫痫停发3年以上，脑电图所示有好转迹象方可适当逐渐减量，癫痫5年不发作才可停药，若在停药或减药过程中癫痫复发，则用药剂量又当调整为原来可控制癫痫发作的始用剂量。儿童在服药期间可随年龄体重增长而适当增加服

用剂量。

③注意调摄，防复发，巩固疗效。调畅情志对防止癫痫甚为重要，因为得病后患者心理负担沉重、有自卑心理，治疗中要开展心理治疗，鼓励患者树立战胜疾病的信心、保持乐观安定的情绪。恼怒、惊恐、紧张等情志因素可以诱发癫痫，要劝阻患者勿参加竞争性文娱体育活动，保持平静坦然安详的心理环境。患者的饮食调理也较为重要，辛辣、刺激性食品如咖啡、浓茶、辣椒，以及饮酒、暴食也可诱发癫痫，也当忌用。

3. 典型病案

患者，男，35岁。3年前工地摔跌后昏迷约1小时苏醒，1周后突然两目上视，口吐白沫，四肢抽搐，10分钟后苏醒，醒后如常人，此后每隔2~3个月癫痫发作。近1个月来病情加重，反复发作，就诊前1日癫痫又作，症见头晕、心烦、口苦、大便干结、苔腻微黄、舌黯红、脉弦细稍数。辨证为痰浊瘀阻化火，气机逆乱，风火痰蒙心窍。治以镇肝息风，清热化痰通络。处方：珍珠母30 g，僵蚕、地龙、赤芍、桃仁、川芎、郁金、枳实、炒山栀、牛膝各10 g，胆南星6 g，全蝎（分2次冲服）4 g。二诊：服药1个月后癫痫未作，大便已通顺，时感头晕，苔转薄腻，舌仍黯红，脉弦细。原方去珍珠母，加天麻10 g。三诊：上方服药2月余，癫痫未见大发作，偶有面部小抽动，时有头晕无其他不适。初诊方去珍珠母、胆南星、炒山栀，加鸡血藤15 g，首乌藤、天麻、白芍、龟板各10 g。嘱坚持长期服药调治。随访：2年后随访告知，病未复发，已2个月未服药，一切安好，嘱患者进一步行脑电图检查，并坚持服药调治。

按：癫痫的临床表现错综复杂，但其病因病机不外"惊""风""痰""瘀"。本案患者摔跌后脑部挫伤，为受到惊吓、气机逆乱、痰浊瘀阻化火、风火痰蒙心窍所致，就诊时癫痫发作频繁，取定痫汤加珍珠母、胆南星、炒山栀、赤芍、桃仁等加大镇肝息风、清热涤痰、息风通络之力，服药1个月后初见成效，二诊、三诊时痰热已清、风动已平后，适减治标之息风祛痰清热之药，治法中注意扶正、防癫痫发作，加用滋养肝肾之品，长期调治而获显效。

马融　根据脑电图辨治小儿癫痫

马融，天津市政府授衔"中医小儿神经内科"专家、医学博士、主任医师、教授、博士研究生导师、天津中医药大学第一附属医院副院长。兼任中华中医药学会儿科分会主任委员、全国中医药高等教育学会儿科教学研究会副理事长、天津市中医药学会副会长、天津市中医药学会儿科专业委员会主任委员、天津市中西医结合学会儿科专业委员会副主任委员、天津市中西医结合学会心身疾病专业委员会副主任委员、国家食品药品监督管理总局新药审评委员会委员、天津市食品药品监督管理局药品审评专家、中华中医药学会科学技术奖评审专家库专家、国家自然科学基金评审专家库专家。

马融根据脑电图辨治小儿癫痫有丰富的经验。尤其在多年临床实践中发现脑电图检测与中医辨证分型之间似乎有一定的规律可循，因此根据脑电图辨证论治取得了较好的疗效。现将其治疗经验介绍如下。

1. 实证多以尖、棘、快波单一出现或混杂出现为主，治宜攻实祛邪

典型病案：张某，男，12岁。因间断抽搐1年、加重1天入院。患儿1年前无明显诱因突发神昏、口眼歪斜、四肢抽搐、口吐白沫，1~2分钟后缓解。此后每1~4周发作1次，症状同前。此次因生气诱发，且抽搐频繁，1~2小时发作1次，伴呕吐数次，呕吐物为胃内容物，约7分钟后缓解。纳可，大、小便调，舌红、苔薄白，脉滑数。脑CT示正常；脑电图示全导阵发性尖波及棘波。根据脑电图辨证为实证型，治以豁痰、息风、镇静、止痉。处方：石菖蒲12 g，胆南星12 g，天麻10 g，川芎9 g，陈皮10 g，清半夏10 g，茯苓12 g，枳壳10 g，青果10 g，羌活9 g，朱砂0.5 g（冲服），黄连9 g，生铁落30 g（先煎），青礞石30 g（先煎），钩藤15 g，甘草6 g。此方随证加减治疗13天，患儿未发呕吐，且5天未发，症状明显好转出院。出院后继续中药巩固治疗，随访1年未发作。

按：现代医学认为，尖波和棘波的形成是神经元兴奋性异常增高而致，快波的形成主要是脑桥、延脑病变使中央脑及网状结构上行系统损害，造成功能亢进而致。这种神经元的兴奋与抑制失衡、兴奋增强的状态与中医阴阳失调中"阳亢"的邪实状态极为相似。此型患儿除脑电图表现以尖、快、

棘波为主外，临床多为邪气盛、正气充，西医分型多属强直-阵挛性发作、强直发作等。治疗时多采用抑制兴奋的攻实祛邪法而取效，如平肝潜阳、豁痰息风、泻火通实、吐泻导痰等。根据此患儿脑电图表现全导阵发性尖波及棘波，故辨证为实证型，采用豁痰息风、镇静止痉的攻实法治疗而取效。

2. 虚证以单独慢波或以慢波为主，治宜扶正补虚

典型病案：黄某，女，8岁。因间断抽搐2年、加重3天入院。患儿发作时双目上吊，右侧面肌抽动，四肢强直，神志不清，无口吐白沫及二便失禁，有时呈点头样发作，每天发作4~6次，每次4~6秒，可自行缓解，缓解后欲睡。患儿纳可，大便干，舌红、苔薄白，脉滑。脑MRI示脑萎缩；脑CT示脑室、脑沟、脑池明显增宽，双侧对称性基底节低密度影。脑电图各导联表现均以δ、θ波为主，可见阵发尖慢综合波及独立的尖波，示重度异常。根据脑电图辨证为虚证型，治以扶正补虚。处方：紫河车10 g，生地黄25 g，牡丹皮12 g，茯苓15 g，泽泻10 g，山药6 g，麦冬15 g，五味子6 g，肉桂4 g，熟附子3 g，大枣3枚，补骨脂10 g，白芍30 g。此方随证加减，住院治疗17天，症状大减，仅发作1次。

按：现代医学认为，慢波的形成是大脑受损致神经元代谢降低，神经纤维传导速度减慢而致，反映了皮层功能低下。马师认为，尤其小儿神经元发育尚未健全，突触间联系不完善，因此，慢波特点更明显。而这种功能低下与中医之虚证似很吻合。临床中发现此类患儿一般起病较慢，病程较长，素体虚弱，且发作频繁，持续时间长，症状较重，日久不愈，更耗正气。部分患儿发作虽基本控制，但造成了严重的认知功能障碍。亦有部分患儿癫痫发作继发于脑发育畸形、颅内感染等器质性病变。此型患儿发作常表现为一派虚象，如抽搐无力，仅为颤动、蠕动、失神等。因此，临床上对此类患者采用补虚扶正为主，甚至单纯使用扶正法，效果亦佳。根据此患儿脑电图表现以δ、θ波为主，辨证为虚证型，治疗以六味地黄丸加味，单纯扶正，而不加镇痉息风药物亦取良效，亦体现了中医"扶正即可以祛邪"的思想。

3. 虚实夹杂证以尖慢波、棘慢波、多棘慢波或此类波与实证波及虚证波混杂交替出现，治宜攻补兼施、扶正祛邪

典型病案：赵某，男，1岁。因间断抽搐5个月住院。入院时表现为每日发作2~5次，发作时点头，双上肢上举，肢体强直，瞬间即止。患儿面色少华，无热，纳可，便调，舌质淡红、苔薄白，指纹紫滞。患儿系第二胎，生后有窒息，发育较迟缓。CT示脑发育不全。脑电图示全导弥漫性棘

慢波发放，阵发性高电位θ波活动，混有尖慢波。根据脑电图辨证为虚实夹杂型，治以扶正祛邪、攻补兼施。处方：太子参10 g，茯苓9 g，清半夏9 g，枳壳10 g，陈皮9 g，生龙骨、牡蛎各25 g（先煎），生铁落25 g（先煎），神曲6 g，胆南星9 g，石菖蒲10 g，白芍15 g，川芎5 g，炒僵蚕6 g，天麻9 g，钩藤9 g。上方随证加减治疗12天后，患儿4天发作1次，症状明显减轻而出院。

按：马师认为，除上述脑电图表现外，此类患儿一般素体本虚，易感受外邪；或素体本佳，但因癫痫发作日久不愈，邪气未祛，又耗伤正气，从而形成虚实夹杂证。临床既可见风、火、痰、瘀等实象，又兼肝、脾、肾等虚损。邪不去则正更伤，正气虚则邪更易留滞。如此恶性循环，虚实错杂，使病情缠绵难愈。马师多采用攻补兼施、扶正祛邪法治疗，临床疗效满意。根据脑电图辨证，采用攻补兼施的治法取得了较好的疗效。

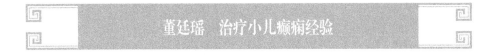

董廷瑶　治疗小儿癫痫经验

著名中医儿科专家董廷瑶教授，擅治小儿癫痫，认为病因虽有先天遗传、后天产伤及风痰扰神、痰火惊风、犯脑入心等众多因素，然总以痰火壅盛、阻塞窍道为多。临床辨证运用涤痰开窍、镇肝凉心、培元益神、豁痰活血、滋阴息风五法施治。兹结合临床病例分述之。

1. 痰壅阻窍，涤痰开窍息风

典型病案：陆某，女，5岁，1993年9月8日初诊。病痫3年，1个月数发。近月发作频繁，发则目睛上翻，喉痰鸣响，口吐涎沫，四肢痉搐不已，神识昏蒙，数分钟后苏醒。经多次脑电图检查，诊断为癫痫，经多方治疗罔效。刻下：面色苍白，形神呆钝，夜眠惊惕易醒，舌苔厚腻，脉弦带滑，大便干结。证属痰浊壅结、蒙蔽清窍，亟须豁痰开窍。先予吞服保赤散0.3 g，每日2次，连服4天；继服董氏涤痰镇痫汤：皂角、钩藤（后下）、菖蒲各6 g，明矾1 g，川贝、橘红、胆南星各3 g，天竺黄、竹沥半夏、竹节白附子各9 g，青龙齿（先入）15 g，10剂。

二诊：服保赤散后，便泻日2～3次，泻下2条寸许长如手指粗胶痰，次日又下1条；继服汤药，呕吐1次，均系胶固顽痰。服完10剂，喉中痰浊已化，神识转清，气顺便畅，夜眠转安。近因感新邪，咳嗽痰多，纳谷不馨，舌苔白腻，痰结松动兼感外邪，治拟疏化风痰。方药：藿香、苏梗、杏仁、竹沥半夏、朱茯苓、天竺黄各9 g，胆南星、橘红各5 g，天浆壳7 枚，14 剂。

三诊：药后咳停脘和，前日痫发，仅见手足轻微抽搐，瞬息即止，苔转薄润，表邪已化，神识清明，惟身软、脉弱，正虚元弱。再拟扶正治本，予服董氏定痫丸，每日化服3 g，连服40 天后病情稳定，痫证未发，胃纳亦旺，继以六君子汤出入调理善后。

按：本例患儿发则痰壅息粗，声如拽锯，两目上视，脉滑苔厚便干。董师教示：此痫痰邪为因。痰痫治法，首在祛痰，痰在上者吐之，痰在里者下之。先投保赤散，以巴豆（去油取霜存其泻下之性）配胆南星蠲风痰，通络定惊，合神曲、朱砂共研细末，药仅4 味，力宏效速。方中以巴豆为君，辛温走散，吐下痰涎，开窍通壅，能使急症者痰降气平，旋即缓解；痫深者风痰顿蠲，惊痫即轻。用治风痰壅盛、形体壮实之癫痫患儿，与涤痰定惊之汤剂同服，获效更捷。然应中病即止，以免耗真。董氏涤痰镇痫汤，药选皂角、明矾蠲风除顽痰为君；天竺黄、竹沥半夏、胆南星、川贝、竹节白附豁痰利窍；加钩藤、青龙齿息风镇惊；合菖蒲入心镇痫，使痰痫自平。然久病痰祛正虚元弱象露，再予董氏定痫丸（组成见后文）培补元气，养心扶脾，使痰不再生，痫证有望根治。

2. 痰火扰神，豁痰平肝凉心

典型病案：陈某，男，9 岁，1984 年11 月24 日初诊。1 年来惊痫时作，晕仆抽搐，喉间痰鸣声如拽锯，1 个月发作数次不等。平时痰多吐涎，胆怯闻声易惊，眠中惊惕不宁，面颊时有抽动，大便干结，脉弦滑带数，舌红、苔薄黄腻，是为风痰惊痫、痰火扰神。治拟平肝豁痰，息风定痫。药选钩藤、竹叶、朱远志、天竺黄、竹节白附、天麻各6 g，龙齿（先入）15 g，胆南星3 g，川贝、橘红各5 g，干菖蒲9 g，7 剂。

二诊：药后吐涎量少，痰声递减，大便自调，面颊尚有抽搐，夜寐时有惊叫，苔薄腻，脉弦滑。风痰盘踞未蠲。原方去川贝、天竺黄，加全蝎1.5 g，蜈蚣1 条，14 剂。

三诊：症情渐趋稳定，痰涎渐化，夜寐转安，曾小发1 次，但瞬息即和，大便畅行，苔呈薄润，两脉转沉小滑，是为风痰深潜，殊难骤化。改用丸剂缓图之。投董氏镇痫丸1 料，分30 天服完。连服3 料，惊搐未发。随访4年，痫疾不作。

按：本例患儿平素痰涎壅盛，肝木偏亢，风火痰涎交相煽动，引发病搐。先予汤剂豁痰开结，平肝息风，虽获初效，然因内痰深潜，非荡涤攻逐之品所能速效。故自研丸剂通窍入心，豁痰宁神缓图之。董氏镇痫丸药用牛黄、朱砂、琥珀、珍珠粉、猴枣、天麻、川贝、钩藤、胆南星、天竺黄等共研细末，朱砂为衣蜜丸，1料分20天服完。胆南星、天竺黄豁痰通窍；牛黄、朱砂凉心宁神；琥珀、珍珠定惊平肝，其治重在除痰热、镇心肝，可开结通络，息风化痰，缓图取效。

3. 元虚致痫，培元补气益神

典型病案：高某，男，5岁半，1992年7月27日初诊。患儿系难产，6月龄时即发痫证，发则头摇手搐肢抖，目珠上窜，喉痰辘辘有声，四肢清冷，时或小便失禁。视其面色青白，形体羸瘦，神慢语少音低，智力迟钝，睡时露睛，食欲不振，大便尚调，舌胖嫩、苔薄润，两脉细软。证属先天本元怯弱，元神不足致痫，治应益气养血、培补元神，然其脾虚运化无权，难以骤补，宜先健脾化痰宁心。方用六君子汤加味：太子参、菖蒲各6 g，焦白术、竹沥半夏、天竺黄、朱茯苓、川石斛、炒谷芽各9 g，橘红3 g，天浆壳7枚，远志5 g，7剂。

二诊：药后胃纳日增，神情如前，苔润脉软，再拟培补元神。上方去天浆壳、天竺黄，加炙甘草3 g，煎汤吞服董氏定痫丸，每日3 g，继服14剂。

三诊：上方调理尚合，面色转润，神清目明，舌净少苔，两脉沉细软和，胃纳已馨，痰声亦消，元肾亏耗，髓海空虚，虚象显露。再拟益气培元，滋肾健脑。太子参、焦白术、淮山药、益智仁各9 g，黄芪、熟地各10 g，鹿角片、菖蒲各6 g，远志5 g，另吞服董氏定痫丸，每日3 g。

四诊：上方出入调理3个月，舌苔薄润，两脉细和，痫证停发。患儿胃纳健旺，面转红润，神情活泼，言语清晰，生长良好，智力进步尤为明显。然本元久耗，当以丸剂培元缓图之。再予补中益气汤加味，并吞服董氏定痫丸以扶元固本。随访3年痫证未复发。

按：本例患儿病得之先天不足及产程过长损伤，本元怯弱，形神不振，痫属元虚。董师研制的董氏定痫丸，以培元益气宁神为主，药用：生晒参、朱茯神、紫河车、琥珀、珍珠粉、胆南星、天竺黄、朱砂、甘草等研成细末，朱砂为衣蜜丸。人参、紫河车壮元益气为君；朱茯神、珍珠粉养心安神；朱砂、琥珀镇惊定志；胆南星、天竺黄豁痰清心，合制成丸，专治元虚致病或久病本虚，痰火初退而形神不足之痫证。紫河车为治痫要药，临床常与天麻、胆南星、朱砂相配，《得配本草》谓其"大补气血，尤治癫痫"，甚为中肯。

4. 虚风内动，滋阴平肝息风

典型病案：姚某，男，8岁，1993年6月初诊。2年前骤发癫痫，眩晕仆倒，肢搐阵作，内无痰声。平时常诉头晕头痛，间或跌仆抽搐阵发。脑电图示有阵发性癫痫样放电。兹见神情呆钝，舌红苔净，两脉细小带弦，学习成绩欠佳，智力发育迟缓。因先天不足，肝肾阴虚，虚风内动，拟滋阴养血、平肝息风。药用：大生地15 g，天麻、川芎各6 g，石决明（先入）30 g，杭白芍、当归、滁菊花、小胡麻、蔓荆子、桑椹子各9 g，14剂。

二诊：服药2周，头晕递减，偶觉两太阳穴剧痛，痛则头昏，两日复视，舌苔薄润，前方尚合，仍拟滋阴息风；大熟地15 g，石决明（先入）30 g，天麻6 g，杭白芍、沙苑子、钩藤（后下）、滁菊花、麦冬、蔓荆子、桑椹子各9 g，14剂。

三诊：上方出入服用1个月，头痛已和，癫痫未作，然久病夙根未净，再以滋阴息风、养胃扶元。原方去蔓荆子、钩藤、滁菊花。加太子参6 g，石斛9 g，炙甘草5 g，龙齿（先入）15 g。调理2个月，头清目明，眼神已活，痫疾未作，苔净纳馨。再予服董氏痫丸2料，症情基本向愈。

按：此类患儿多因先天阴亏、久病耗阴、虚风内动而痫发。症见眩晕跌仆，肢搐无力，手足蠕动，舌红苔净或现地图苔，口渴引饮，脉细带弦。董师尝用复脉汤、增液汤或定风珠类方加减以育阴潜阳、滋营柔筋通络。本例发则眩晕头痛，两目复视，肢搐无力，舌红苔净，系肝肾阴虚、虚风内动，故于大剂滋阴息风剂中酌加平肝养血明目之品以清利头目，虚风自息。

5. 血滞心窍，豁痰活血逐瘀

典型病案：齐某，女，4岁，1969年5月9日初诊。患儿自3月起惊痫抽搐，日发10~20次，经用豁痰开窍、通壅息风之剂加琥珀抱龙丸，症势大减，改投董氏定痫丸2料，药后有2个月未发痫证。近因突闻强雷声，极度震惊而痫病复作，抽掣连作，日夜数10次，神志尚清，自诉身痛，未闻痰鸣，舌净脉弦。再予董氏定痫丸1料，每日吞服3 g。

二诊：服董氏定痫丸后，抽搐不减，曾去针灸、推拿，亦无寸效。其症无热无痰，发时神清，全身颤动，肢体疼痛，舌质色红，脉象弦涩。病起于受雷惊，震动心肝；以心主血，肝主筋，惊伤心肝，则血滞而筋失濡养，故身痛而搐也。改予王清任身痛逐瘀汤，活血行滞，养筋定搐。处方：党参、当归、怀牛膝、醋炒五灵脂各9 g，桃仁、赤芍各6 g，红花4.5 g，炒枳壳、生甘草各3 g，5剂。后再连服5剂，痫定而愈，随访数年来发。

按：本例初期痫因为痰，选用豁痰逐下之法，痰去而正安。嗣后则因突遭雷惊、震动心神而引发肢搐，仍按前法给予丸剂凉心豁痰，未能获效。细审详察，见其无热无痰，体痛身颤，良由雷惊之震心动肝，致血滞而筋失濡养，遂使风动而搐。其脉弦涩，弦为肝亢，涩为血滞，故改用活血和营通络法，使血行筋濡，其风自息，抽搐即平。故曰"治病必先求因"，患儿前后发病，其病因已变，诊治也必须灵活应变，方能药证合辙而中的。

李燕梅　治疗中风后癫痫经验举隅

李燕梅，教授，主任医师，研究生导师，河南中医药大学第一附属医院脑病医院主任。河南省中西医结合学会头痛分会主任委员，河南省中医药学会中医全科分会副主任委员，中华中医药学会脑病分会常务理事，河南中医药大学头痛研究所所长，中国微循环学会神经变性病专业委员会常务委员，河南省中医药学会脑病专业委员会委员，中国抗癫痫协会委员，河南省免疫学会神经免疫专业委员会委员，获郑州市"五一劳动奖章"，荣获"中华中医药学会科技之星"称号，河南省优秀教师，河南省三八红旗手。从事临床、教学、科研工作40年，运用中医、中西医结合治疗神经病及内科疑难疾病，主张以病为纲，辨证为中心，个体化措施、分层治疗，具有自己独特的诊疗特色，擅长治疗脑中风（脑梗死、脑出血）、头痛、帕金森病、眩晕、痴呆、面瘫、失语、肢体麻木、抽动等脑病及内科疑难病症。

1. 对该病基本认识

中风后癫痫属于中医"痫证"的范畴，是脑血管疾病的临床常见并发症，国内报道在中风患者中的发生率为5%~15%，临床上症状轻则见肢体抽搐，或精神恍惚无抽搐等，重则可见昏仆抽搐，或吐涎，或两目上视，或口中怪叫等，它不仅在急性期加重病情，恢复期也易诱发脑血管疾病，影响神经功能修复。

李师对脑血管疾病的常见病、多发病有自己独特的见解和治疗方案。认为本病的主要致病因素为风、痰、瘀，临床主要有：风痰闭阻、痰火扰神、阴虚风动、心脾两虚等证型；治疗分别以涤痰开窍、息风定痫、清热泻火、化痰开窍、潜阳息风、补益气血、健脾宁心为法，每获良效。

2. 辨证治疗

（1）风痰闭阻证

李师认为在中风的发生为脉络空虚，风痰乘虚入中，气血闭阻，随痰阻于心脑，气血不能濡养脑髓，脑髓失养，痰浊素盛，肝阳化风，痰随风动，风痰闭阻于清窍所致。此证型多见于脑梗死发生后，临床上常伴有眩晕、痰多、乏力等不适。自拟中风定痫汤 1 号方，治以涤痰开窍、息风定痫。药物主要组成：天麻 10 g，胆南星 15 g，清半夏 10 g，陈皮 15 g，茯苓 15 g，茯神 30 g，石菖蒲 30 g，远志 10 g，丹参 10 g，全蝎 10 g，蜈蚣 1 条。出现痰多、纳差者，可重用健脾扶正祛痰之品，如茯苓、陈皮。烦躁不安者，可酌加平肝潜阳之品，如钩藤、黄芩、菊花、桑叶等。

（2）痰火扰神证

李师认为本病的发病机制主要是痰浊蕴结，气郁化火，痰火内盛，上壅清窍，血溢脉外所致，因"离经之血谓之瘀"，血瘀脉络，致日久成瘀化为痰，以及火邪炼津为痰，痰蕴久则生热。加之风邪触动，痰火扰神，故临床上常出现急躁易怒、心烦失眠等不适，治疗以清热泻火、化痰开窍为主，自拟中风定痫汤 2 号方：天麻 10 g，钩藤 10 g，杜仲 10 g，桑寄生 10 g，生龙骨 30 g，生牡蛎 30 g，胆南星 15 g，枳实 10 g，橘红 10 g，石菖蒲 15 g。若头痛，痛处固定，呈刺痛，酌加活血化瘀之品，如鳖甲、丹参等。若抽搐症状较为严重，酌加通络止痉之品，如乌梢蛇、地龙等。

（3）阴虚风动证

李师认为阴虚风动多见于脑梗死恢复期间，其发病机制多为肝肾阴虚，阴不制阳，风阳扰动，风痰瘀阻，风邪上扰轻窍，痰邪阻于心脑，风邪触动所致，故临床上出现神思恍惚、腰膝酸软等症。治疗以潜阳息风为主，自拟中风定痫汤 3 号方：生地 15 g，阿胶 10 g，鸡子黄 2 枚，麻仁 15 g，白芍 15 g，麦冬 30 g，五味子 15 g，山药 30 g，怀牛膝 30 g，炙甘草 10 g。若烦躁、便秘，酌加滋阴药物如玄参、天冬等。

（4）心脾两虚证

李师认为心脾两虚型多见于老年脑梗死恢复期，因久病失调，思虑过度，或饮食不节，损伤脾胃，生化不足等，"脾胃为气血生化之源"，故气血亏虚，心血不能濡养，以致心脾两虚，心神失养，故临床上出现心悸气短、体瘦纳呆、大便溏薄等症状；"脾主为胃行其津液者也"，脾虚则清气不升，浊阴不降，气机紊乱，痰火触动，故亦出现失眠多梦。治疗以补益气血、健脾宁心为主，自拟中风定痫汤 4 号：黄芪 30 g，当归 10 g，赤芍 15 g，地龙 15 g，川芎 15 g，红花 10 g，桃仁 10 g，党参 10 g，白术 30 g，乌梢蛇 15 g。痰多之人，加用化痰降浊之品，如胆南星、石菖蒲、旋覆花等，以防痰涎壅盛再次诱发痫证。

3. 典型病案

郭某，男，68 岁，2014 年 2 月 18 日入院。以"下颌抽动 10 天"为主诉。症见下颌不自主抽动，右下肢麻木无力，心悸气短，纳眠差，小便可，大便溏薄，舌质淡，苔白腻，脉沉细弱。头颅 MRI 示左侧基底节区脑梗死。西医诊断：①继发性癫痫；②脑梗死。中医诊断：癫痫之心脾两虚证。患者老年体虚，平素饮食欠佳，脾失运化，气血亏虚，心血不能濡养脑窍，心神失养，故见心悸气短，大便溏薄；脾虚清阳不升，浊阴不降，气机紊乱，故见眠差。方药选用中风定痫汤 4 号加减。药物组成：黄芪 30 g，当归 10 g，赤芍 15 g，地龙 15 g，川芎 15 g，红花 10 g，桃仁 10 g，党参 10 g，白术 30 g，全蝎 10 g，乌梢蛇（酒）15 g，珍珠母 30 g，麦芽 25 g，鸡内金（炒）15 g，甘草 3 g。

按：黄芪、党参、白术补脾益气；全蝎、乌梢蛇、地龙通经活络止痉；当归活血化瘀不伤血；赤芍、川芎、红花、桃仁活血祛瘀；珍珠母重镇安神；麦芽、鸡内金调和脾胃；甘草则调和诸药。服 7 剂后症状明显好转，白天未出现下颌不自主抽动，夜间仍有，继服。半个月后症状消失。巩固治疗再服用 7 剂。随访半年未复发。

李师在治疗本病时注重辨证论治，根据脑梗死发生后、恢复期、脑出血的发病机制的不同，分析总结各个时期所属证型不同，其自拟中风定痫汤，临床治疗效果甚佳。在治疗期间，李师又有自己独到见解，根据中医基础理论辨病论治原则，认为在治疗中要对中风后患者加用重镇安神之品如珍珠母、磁石等，此治疗方法不仅缓解中风后癫痫症状，还可预防癫痫发生。在临床用药方面，大多会选用虫类药物，但因多有毒性，故要注意其用量及服药时间来避免其危险因素。

本病的发生不仅有内伤致病因素，还有外感致病因素，患者受精神因素、环境因素、饮食因素等亦会造成脏腑功能失调，风、痰、瘀等致病因素侵袭机体，更易诱发癫痫，故审症求因，辨证论治，应嘱患者调畅情志，注意饮食起居，有利于症状的缓解及治疗。

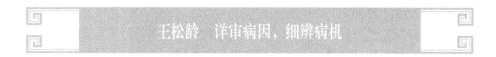

王松龄　详审病因，细辨病机

王松龄，男，河南中医药大学第二附属医院主任医师，硕士研究生导师，享受国务院政府特殊津贴专家，全国第五批老中医药专家学术经验继承工作指导老师，兼任中华中医药学会脑病分会常务委员，河南省睡眠研究会常务副会长。发表论文66篇，出版专著5部，主持的项目获河南省科技进步奖6项，国家发明专利1项。他从事中医临床、教学、科研工作40余年，擅长中风、癫痫、头痛、睡眠障碍等疾病的诊疗，尤其对癫痫病的中医药治疗积累了丰富的经验。兹将王师治疗本病经验介绍如下。

1. 详审病因，细辨病机

癫痫是一种反复发作性神志异常的病证，古代医家对癫痫的研究颇多，在我国现存最早的《五十二病方》中，就有关于癫痫的记载。唐代孙思邈在《备急千金要方》中首次使用了"癫痫（羊角风）"的病名，并将该病的临床证候做了全面归纳。

中医学认为癫痫病因与先天因素、痰浊内生、七情失调、脑腑外伤、六淫疫毒等有关。由于先天与后天因素，致风阳、痰浊、瘀血蒙闭清窍，气机逆乱，脑神失用而造成本证。王师认为该病的发生与风、火、痰、瘀等病理因素关系密切，涉及心、肝、脾、肾，为本虚标实之证，治疗上主张以补虚泻实为总则，辨证给以涤痰息风开窍、益气活血通络、滋阴潜阳搜风等方法，此外，配合经验方平痫胶囊，并主张在服用中医药的同时，对症给予有效抗癫痫西药（3~6个月）控制发作，以达到取长补短、提高临床疗效之目的。

2. 辨病辨证治疗

（1）风痰火扰证

猝然仆倒，意识丧失，目睛上视，口吐白沫，手足抽搐，喉中痰鸣，口臭便干，舌质红，苔黄腻，脉弦滑。治以涤痰息风、清热开窍。方用定痫丸加减（以天麻、全蝎、僵蚕、蜈蚣等息风定搐而解痉，大黄、川芎、胆南星、竹叶、石菖蒲等通腑泄热、清热涤痰开窍，郁金、茯神、柏子仁、生龙齿、生铁落等清热除烦、镇惊安神）。综合全方，共奏涤痰息风，清热开窍之效。

（2）正虚痰扰证

猝然仆倒，口吐白沫，手足抽搐，喉中痰鸣，或单有口角、眼角、肢体抽搐，伴面色苍白，口噤目闭，二便自遗，舌质淡、苔白腻，脉细弱。治以健脾化痰、通络止痉。方用止痉散合四君子汤加减（以党参、当归、紫河车、黄芪等补气养血、健脾益气，蝉蜕、蜈蚣等息风通络，陈皮、半夏、茯苓、郁金、石菖蒲等燥湿化痰、开窍宁神）。诸药合用、共同达到健脾化痰、通络止痉之效。

（3）阴虚风动证

猝然仆倒、两目上视，或失神发呆，或肢体抽搐、手足蠕动，伴健忘失眠，腰膝酸软，舌质红绛，少苔或无苔，脉弦细数。治以滋阴潜阳、搜风通络。方用大定风珠加减（以女贞子、白芍、山药、紫河车补气养血、滋补肝肾，生龙齿、生龙骨、生龙牡、钩藤、磁石等益阴潜阳、平肝息风，郁金、石菖蒲等解郁开窍，豁痰醒神益智）。诸药合用，共奏滋阴潜阳、搜风通络之效。临床上，王师除辨证给予以上中药治疗外，均酌情配合经验方平痫胶囊服用（天麻 30 g，钩藤 20 g，僵蚕 30 g，全蝎 10 g，蜈蚣 1 条、胆南星 18 g，蝉蜕 12 g，磁石 20 g，石膏 20 g，滑石 30 g，琥珀 12 g，白豆蔻 15 g，沉香 6 g，人参 12 g，川芎 8 g，海马 6 g 等，以上为 1 个月用量，共粉碎，过 120 目筛，装 0 号胶囊，6 粒/次，3 次/日，均于三餐时用面汤送服）。在辨证服用中药汤剂 3~6 个月的同时，配合服用平痫胶囊 6~12 个月，多数患者的临床发作频率、发作幅度均得到基本控制。

3. 典型病案

患者，男，63 岁，2010 年 8 月 9 日以"发作性四肢抽动、意识不清、口吐涎沫 25 年，加重 1 个月"为主诉来诊。患者 25 年前因头部外伤后，继发夜间反复发作性四肢抽动、意识不清、双目上视、口吐涎沫，均在当地医院按"癫痫"治疗，长期服用丙戊酸钠片、托吡酯片等药未完全控制，近 1 个月来，发作次数频繁，遂来诊。发作形式同前，持续 2~5 分钟可缓解，伴头晕、耳鸣、健忘、大便干，小便调。舌质黯红、苔黄腻、脉弦滑。脑电图在两半球各区可见散在尖波、棘波，调幅差，轻度节律失调，视反应抑制差。王师据舌、脉、症及脑电图检查辨病属中医痫病，辨证属风痰火热、扰神化风，治以涤痰息风、清热开窍，方用定痫丸加减（天麻15 g，全蝎8 g，僵蚕30 g，蜈蚣1条，大黄6 g，川芎8 g，胆南星10 g，石菖蒲10 g，郁金12 g，茯神15 g，柏子仁20 g，生铁落30 g，钩藤15 g，桃仁12 g）。上方28剂，水煎服，1剂/日。同时给予平痫胶囊，0.5 g/粒，6粒/次，3次/日，三餐时口服。

二诊（2010年9月10日）：服药期间发作1次，距上次发作间隔10余天，发作症状同前，但发作时间、发作幅度均较前缩短，仍见乏力、健忘、耳鸣，纳食差，不欲饮食，大便稍干，舌质偏红、舌体胖大、苔白腻、脉弦细滑。王师据刻下症分析，既往治疗有效，病情有好转趋势，然肝肾亏虚及脾胃虚弱征象显现，遂在涤痰息风、清热开窍的同时，配合健脾和胃、滋补肝肾，拟方如下：党参30 g，炒白术30 g，白芍10 g，山药30 g，天麻15 g，全蝎8 g，僵蚕30 g，川芎8 g，石菖蒲10 g，郁金12 g，茯神15 g，生龙齿30 g，桃仁12 g，益智仁12 g。取56剂，水煎服，1剂/日，平痫胶囊继服。

三诊（2010年11月8日）：服药期间未出现癫痫发作，记忆力明显好转，遂停服中药汤剂，平痫胶囊继服至1年停药。其后电话联系，未诉癫痫发作。2012年11月回访，患者精神情况良好，原头晕、健忘症状消除，未再有癫痫样发作，已恢复正常生活状态。

按：患者平素饮食不节，脾失健运，痰浊内生，加上头部外伤，损害脑髓，瘀血留滞脑脉，气血不通，清窍失养，内风时动而发为痫病。又因其病程较长，久病更瘀，久病入络，使瘀闭痰结，相兼为患，胶固难化，病更难愈。故治宜豁痰息风，化瘀通络，滋肾平肝，常用胆南星、天麻、全蝎、蜈蚣、僵蚕、川芎、紫河车、海马、郁金、石菖蒲、远志、生铁落等，使精血得补，风平痰消瘀祛，脉络通畅，气血调和，则痫可休止。同时又配合服用平痫胶囊1年左右，更达到巩固疗效、防止复发之目的。

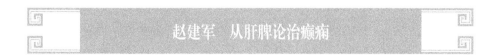

赵建军　从肝脾论治癫痫

赵建军，长春中医药大学硕士研究生导师，教授，吉林省首席教授，从事中医教学、科研及临床20余年，在中医脑病方面具有较深的造诣，今就赵建军治疗癫痫病的经验阐述如下。

1. 在辨证上，注重肝脾在发病中的作用

赵建军认为，痰与癫痫的关系密切，故有"无痰不作痫"之说，初病实证，多为痰热迷塞心窍所成，久病虚证多为痰湿扰乱神明而致；湿痰则为脾失健运、聚湿生痰所致。积痰内伏是癫痫发病的主要原因，而痰的产生则责之于肝脾。肝主疏泄，性喜条达，忧思郁闷、恼怒等情志刺激，使肝失条达，气机不畅，肝气乘脾，肝脾不和，健运失调，导致生化失司，不能化精而化饮化痰。

现代社会竞争日益激烈，紧张、压抑、劳累等因素均会导致肝的生理异常，使其不能正常地疏泄、运化，从而导致各种疾病的发生。因此，调治癫痫，从肝入手，兼顾脾胃，赵教授擅长结合现代中药药理学的成果，遣方用药，收到较好的疗效。

赵建军认为，人体各脏腑活动皆需要肝胆升发之气的鼓舞，脑也不例外。肝有疏泄气血之功，而肝的藏血充足依赖于脾的运化升清，若脾气不足不能散精于肝，肝失所养，则肝阴不足，血不养肝，肝不荣筋，阴不制阳则阳亢，亢极生风，出现抽搐。反复的癫痫发作，不仅会对大脑产生缺血缺氧性损害，也会对患者心理上产生较大的影响，压抑忧虑，使脾胃受损，精微不布，痰浊内聚，或痰随气上逆，或痰随风而动，蒙闭心神清窍而使癫痫发作。两者相互影响，使病情反复，迁延不愈。

2. 在治疗上，注重疏肝健脾化痰，佐以镇痉安神

赵建军认为，正确地理解肝的生理病理特点，对于指导临床、辨证论治具有重要的意义，肝体阴用阳，肝以血为养，治疗上宜维护其阴柔之质，不宜使用峻烈克伐之品，伤及肝之生发之气，应时时顾护其柔润之体。

3. 典型病案

李某，女，10岁，2002年1月6日初诊，发作时表现为头痛，持续3～5分钟，影响患儿情绪，每天均有发作。家长因对服用西药有顾虑，而来求治。组方：川芎25 g，细辛5 g，水牛角30 g，柴胡15 g，当归15 g，白芍15 g，白芷15 g，香附15 g，栀子15 g，郁金30 g，全蝎5 g，僵蚕10 g，夜交藤30 g，柏子仁30 g，炒枣仁30 g，琥珀粉7.5 g。服药后1个月症状明显减轻，发作次数明显减小，每周发作1～2次，继服上方1个月，无头痛发作，经脑电图检查，大致正常。随访1年无发作。

按：赵建军认为，肝气调畅，则诸脏腑、经络功能调和，水津、气血敷布正常；若肝气郁滞，影响水津敷布，聚而成痰，气郁为其病机关键，痰浊为其病理产物，因此疏肝健脾尤为重要，结合实际情况，佐以柔肝、平肝、泻肝之品。遣方多选《张氏医通》柴胡疏肝散化裁，方中柴胡、白芍疏肝解郁；郁金、川芎行气活血，取血行则气行之意；全蝎豁痰、开窍、止痉以治其标。结合现代药理研究也证明，柴胡、芍药具有提高机体对非特异性刺激的抵抗能力，对中枢神经系统具有明显的抑制作用，因此从肝脾论治癫痫，可能与疏肝健脾药具有中枢镇静及抗惊厥作用有关。

在临床中，赵教授并不一味反对抗癫痫西药的应用，在病情相对稳定时，则主张应以中药为主，西药为辅，逐渐对西药进行减量，直至停用，一般需要坚持服药 3~6 个月。

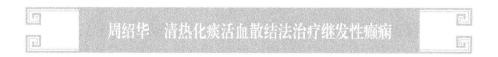

周绍华　清热化痰活血散结法治疗继发性癫痫

周绍华，全国名老中医，在中药治疗神经科疾病方面积累了丰富的临床经验，周老擅用清热化痰、活血散结法治疗继发性癫痫。

1. 在病因病机方面的认识

继发性癫痫是指继发于其他疾病（如多种脑部疾病或代谢异常）的癫痫，即由其他疾病引起的癫痫。继发性癫痫的病因主要分以下 2 类：一是脑内疾病，最常见的为脑血管病、颅内感染、颅内肿瘤、颅脑外伤、颅脑手术后遗症、脑局部瘢痕、脑积水等；二是脑外疾病，如低血糖、低血钙、窒息、休克、子痫、尿毒症、糖尿病、心源性惊厥及金属、药物中毒等。周主任认为，癫痫的病因与惊恐、积痰、火郁及先天因素相关，其中以积痰最为主要，痰与癫痫的发病最为密切，有"无痰不作痫"之说。如叶天士《临证指南医案·癫痫门》所说："痫证或由惊恐，或由饮食不节，或由母腹中受惊，以致脏气不平，经久失调，一触积痰，厥气内风，猝焉暴逆，莫能禁止，待其气反然后已。"初病实证，多由痰热迷塞心窍所成，久病虚证，多为痰湿扰乱神明所致。热痰可由气郁化火，火邪炼液成痰，或过食肥甘厚味，损伤脾胃而生。癫痫病反复发作，痰实郁久，化热生风，更易诱发癫痫。基于辨病与辨证相结合的学术思想，继发性癫痫，在痰浊的基础上，往往伴随有痰瘀互结的病理机制。

2. 治疗法则及组方用药特点

基于上述对病因病机的认识，周老在临床上治疗继发性癫痫常以清热化痰、活血散结、息风止痉为治疗方法。清热化痰以温胆汤、涤痰汤为主要应用方剂。温胆汤药物组成：半夏、竹茹、枳实、陈皮、甘草、茯苓、生姜、大枣。本方为治疗胆郁痰扰所致不眠、惊悸、呕吐及眩晕、癫痫证的常用方。临床应用以心烦不寐、眩悸呕恶、苔白腻、脉弦滑为辨证要点。周老在临床上灵活运用温胆汤，如黄连黄芩温胆汤、柴胡黄连黄芩温胆汤，柴胡竹叶温胆汤，柴胡人参当归温胆汤，以加强清热、解郁作用。涤痰汤治疗风痰，功能豁痰清热、利气补虚。主治心脾不足，风邪乘之，痰与火塞其经络而致中风痰迷心窍，舌强不能言。方中人参、茯苓、甘草补益心脾而泻火；陈皮、胆南星、半夏利气燥湿而祛痰；竹茹清燥开郁；枳实破痰利膈；菖蒲开通心窍。周老用涤痰汤治疗癫痫因其具有清热化痰开窍、兼补心脾之功。临证时常以橘红易陈皮，认为陈皮偏入脾肺，理气和胃，兼能化痰，而橘红化痰的作用大于陈皮。青礞石也是周老治疗癫痫的常用药，用来治疗顽痰所致癫狂惊痫，兼见咳嗽喘急、痰涎上壅者。息风止痉以止痉散为主，擅用虫类药，如全蝎、蜈蚣、僵蚕、地龙等。虫类药具有活血化瘀、破血攻坚、息风定惊、搜风止痛、祛风止痉、行气和血等功效，全蝎主入肝经，性善走窜，既平息肝风，又搜风通络，有良好的息风止痉之效，为治痉挛抽搐之要药，常与蜈蚣同用。现代药理研究也证实了蜈蚣、全蝎、地龙、白僵蚕均有抗惊厥、抗癫痫的作用。此外，周老还常常在处方时加用天麻、皂角刺。天麻具有息风止痉、平肝潜阳、祛风通络之功，临床常用于小儿惊风、癫痫、抽搐等症。皂角刺功能搜风、拔毒、消肿、排脓，原为外科常用药。但《本草崇原》中记载此药："祛风化痰，败毒攻毒。定小儿惊风发搐，攻痘疮起发，化毒成浆。"周老在治疗继发性癫痫时注重辨病与辨证相结合的治疗原则，认为应活血散结与清热化痰并用。对于脑血管病后继发性癫痫加用活血化瘀药物，脑肿瘤引起的继发性癫痫加用软坚散结药物。活血化瘀选方以桃红四物汤、血府逐瘀汤为主，桃红四物汤以祛瘀为核心，辅以养血、行气。全方配伍得当，使瘀血祛、新血生、气机畅，化瘀生新。血府逐瘀汤组方是由桃红四物汤去白芍加枳壳散、牛膝、桔梗，功效活血祛瘀、行气止痛。在神经系统疾病中常用于治疗癫痫、头痛、神经衰弱综合征、脑外伤后遗症、脑血管病等。常加用三棱、莪术、三七粉等破血逐瘀，贝母、橘红化痰软坚散结。

继发性癫痫常因紧张，睡眠障碍，情绪不舒，受惊吓后而诱发，因此周老认为治疗继发性癫痫时在清热化痰、活血散结、息风通络的基础上，须加用镇惊安神药物，如琥珀粉、珍珠粉、安神定志丸等加减养心安神。琥珀粉有镇静活血之功，常用于治疗惊风、癫痫。处方时以琥珀粉每日 1.5 g，随群药分 2 次冲服。珍珠粉内服具有镇心安神、清心肝之热的作用，腹腔注射珍珠粉混悬液可使家兔皮层电活动呈抑制性波型，并可延长咖啡因引起的惊厥潜伏时间及降低死亡率，提示珍珠粉对中枢神经系统有一定程度的抑制作用，大脑皮层可能为其作用部位之一，常用于治疗失眠、癫痫。处方时每日 1 g，随群药分 2 次冲服。安神定志丸为治疗失眠常用的方剂，方中朱砂、龙齿重镇安神，远志、石菖蒲入心开窍，除痰定惊，同为主药；茯苓、党参健脾益气，协助主药宁心除痰。周老在治疗癫痫时应用此方取其重镇安神、补益心脾之功，用于痰热内扰心神，兼有心脾不足之象者，因癫痫患者需长期服药，朱砂中所含汞为有毒物质，在处方时不用该药。

3. 典型病案

患者，男，20 岁，2011 年 9 月 13 日初诊。患者于 2010 年 7 月头外伤后脑出血，随后发作癫痫，当时全身抽搐，意识不清，双目上视，口吐白沫，当时诊断为继发性癫痫，未予抗癫痫药物治疗。2011 年 10 月无明显诱因癫痫大发作 2 次，症状与前相同，因恐抗癫痫西药各种不良反应拒服西药。就诊时头昏沉，时有头痛，胸脘痞闷，心烦，乏力，精神萎靡，纳呆，睡眠正常，二便正常。舌质正常，舌苔黄腻，脉弦细。中医诊断：痫证，辨证为痰热上扰。治以清热化痰定搐，活血散结。以温胆汤合止痉散合桃红四物汤加减。处方：法半夏 10 g，橘红 10 g，茯神 30 g，胆南星 10 g，竹茹 10 g，枳实 10 g，皂角刺 5 g，郁金 10 g，石菖蒲 10 g，浙贝母 10 g，红花 10 g，当归 12 g，赤芍 12 g，全蝎 3 g，蜈蚣 3 条，地龙 10 g，远志 6 g，金礞石 30 g（先煎），炙甘草 10 g，天麻 10 g，莲子心 5 g，珍珠粉 3 g（分冲），琥珀粉 1.5 g（分冲）。连服 40 剂。

二诊（2011 年 10 月 25 日）：服前方后，癫痫未再发作，头昏沉好转，无头痛，胸脘痞闷好转，精神状态明显好转，偶有心烦，口干，饮食正常，二便正常。舌尖红，苔薄黄，脉弦细。前方去枳实，加白芍 15 g 滋阴柔肝，三棱活血散结。连服 40 剂。

三诊（2011 年 12 月 6 日）：癫痫未发作，无不适主诉，舌红、苔薄黄，脉弦细。前方去皂角刺、金礞石，再服 30 剂。1 个月后复诊，仍未发作癫痫，停药。

按：该病例为脑外伤后出血所致继发性癫痫，按痰瘀辨证。痰瘀互结，化热生风发为癫痫；痰浊上扰清窍而头昏沉，头痛；痰热中阻出现胸脘痞闷，乏力，精神萎靡，纳呆；痰热内扰心神表现为心烦。舌质正常，舌苔黄，脉弦细为痰热之象。本例患者处方充分体现了周主任辨病与辨证相结合的临床思路。颅脑外伤引起脑出血，血溢脉外，日久转化为瘀血积于脑内。因此在清热化痰、息风定搐的基础上加用四物汤、三棱、浙贝母等药养血活血散结。舌尖红为心火上炎表现，加莲子心清心火。全方共奏清热化痰、活血息风定搐之功，收到良效。

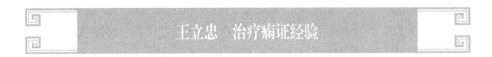

王立忠　治疗痫证经验

王立忠教授是全国第四批老中医药专家学术经验继承工作指导老师，也是河南省名老中医，现任河南省中医院名老中医经验传承工作室终身导师，从事中医临床、教学工作 40 余载，学验俱丰，擅治内科疑难杂症，尤其对痫证的治疗独具匠心。

1. 对病因病机的认识

痫证是一种反复发作性神志异常的病证，俗称"羊痫风"，《诸病源候论·痫》曰："痫病……醒后又复发，有连日发者，有一日三五发者。"该病临床表现为突然意识丧失，甚则仆倒，不省人事，强直抽搐，口吐涎沫，两目上视或口中怪叫，移时苏醒，除疲乏无力外，一如常人。该病病因有先天、后天之分，先天病因为遗传因素、妊娠失调；后天病因为六淫邪毒，或时宜病毒、突受惊恐、跌打，或颅脑外伤、饮食不节、脑内虫积为患等，但临床以饮食不节与突受惊恐较为多见。王师临证治疗该病谨察病机，细审病势；尊崇辨证论治，将辨病和辨证相结合，分清楚是原发性或是继发性，辨明标本缓急；强调饮食调护、截断诱因、改善体质并举，治疗中一旦取效，不可随意停药。

2. 辨治经验

王师根据金元张子和、朱丹溪等前贤从"痰迷心窍"论痫之说，以及张景岳着眼"痰气"两个字之发挥，认为痫证的发病多以痰为主，痰邪是造成痫证的中心环节；五志过极，则化火生风夹痰，上犯清窍；或因脏腑娇嫩，猝受惊恐，气机逆乱，痰浊上蒙心神，诱发本病。风、火、瘀等为标，痰为本，痰不除则痫不止，故治当以化痰为先。王师指出：痰邪贯穿该病始终，可见于痫证未成之时，亦可见于缓解期及发作期。久病可致瘀，故王师临证时常酌加活血通经之品，并自拟息风醒脑定痫汤（天麻、石菖蒲、郁金、生地黄、胆南星、僵蚕、地龙、全蝎、蝉蜕、磁石、知母、黄连、甘草）加减治疗痫证，效如桴鼓。

3. 典型病案

患者，男，32岁，2010年6月20日初诊。主诉：突然昏仆、四肢抽搐、口吐白沫、两目上视反复发作2年。患者2年前无明显诱因突然出现昏仆，四肢抽搐，角弓反张，口吐白沫，两目上视；近来发作频繁，15～20日发作1次，常因熬夜、疲劳等因素诱发；1周前发作1次，症状如前，5分钟后苏醒，醒后头昏沉，四肢无力。现症见神疲乏力，舌淡红，苔白腻而滑，脉弦滑。患者平素痰较多，既往无颅脑外伤史，脑电图及头颅CT检查均未见明显异常。西医诊断：癫痫。中医诊断：痫证，辨证为痰涎壅盛、郁而化热、上蒙清窍。治宜豁痰清热，醒脑开窍，息风定痫。方予息风醒脑定痫汤加减。处方：天麻12 g，石菖蒲10 g，郁金12 g，生地黄10 g，胆南星10 g，僵蚕10 g，瓜蒌15 g，法半夏12 g，地龙12 g，全蝎12 g，蝉蜕12 g，磁石30 g，知母10 g，黄连5 g，竹茹10 g，甘草6 g。1日1剂，水煎，分2次温服。服药15剂后，痫证未发，吐痰较治疗前减少，舌淡红，苔薄白而腻，脉滑细。守上方，去瓜蒌，加天竺黄9 g，皂荚15 g。继服15剂，痫证仅发作1次，症状有所减轻，持续约1分钟即苏醒，醒后精神如常，但大便干结，无其他不适，舌淡红，苔薄白而腻，脉滑细。守上方，加玄参12 g，瓜蒌12 g。服药15剂，病愈。后将上方加工为水丸，每次8 g，1日3次，口服。随访2年，未复发。

按：王师认为痫证之痰常是顽痰，具有胶结难化的特征，与一般痰邪不同；痫证缠绵难愈、反复发作正是顽痰所致，故治痫必先治痰。本例患者平素嗜食肥甘厚味及醇酒炙煿之品，痰湿较盛，郁久化热，胶结为顽痰，顽痰蒙蔽脑窍，发为痫证。息风醒脑定痫汤方中生地黄、知母、黄连、瓜蒌、竹茹养阴清热化痰；天麻、石菖蒲、郁金、法半夏、僵蚕、胆南星、地龙、全蝎息风化痰，醒脑开窍；蝉蜕、磁石祛风镇痉。后加天竺黄、皂荚，以增强祛风化痰止痫之效。热清痰化，风除痫止，其病逾矣。继服水丸，以巩固治疗。

张介安 "风胜则动，诸暴强直，皆属于风"

张介安，武汉市中医医院儿科主任医师，享受国务院政府特殊津贴，临证60余载，注重实践，经验颇丰，特别在治疗儿科急重症、疑难杂症上，遣方用药，独具匠心，疗效显著。现将张师思辨癫痫经验总结如下，以飨同道。

1. 临床经验

张师习惯应用的诊法是先望诊。癫痫病患儿多面色发青，目光呆滞，反应欠灵活。对于癫痫的诊断，张师以问诊为主，因为许多患儿来诊时并无抽搐症状，问其发作情况，问其诱因，有无食牛肉、羊肉、鸡肉、饮料等情况，有无发热，问发作持续时间、有无发作前腹痛、有无呕吐、大便秘结等，问有无喉中痰鸣、有无高热惊厥病史，问出生时有无窒息、有无缺血缺氧、有无外伤等，问有无其他药物的使用情况、有无家族病史、有无其他伴随情况等，检查有无脑电图的异常等。

（1）辨证思路"风胜则动，诸暴强直，皆属于风"：临床将猝然昏倒，不省人事，四肢抽搐，甚至颈项强直，包括搐、搦、掣、颤、反、引、窜、视之癫痫八候，均归属风的病变，病证从风论治。

张师认为，痫证的发作，无论症状轻重，往往诸型交错互见，伴有不同程度的风动的临床表现，如常见有热极生风、血虚生风、痰浊生风等。风为百病之由，痰为百病之根，虚为百病之终。病因痰生，痰是脏腑功能失调的病理产物，也是导致各种疾病的根本因素之一，张师主张由痰致痫，当治生痰之因。小儿因痰致痫有平素脾胃积热生痰、惊风之后余热不尽生痰、脾虚生痰3种，而以脾胃积热生痰者最为常见。因近年来人们生活水平提高，父母过于溺爱，常以高蛋白、高脂肪饮食，致小儿脾胃功能受损，食谷难化，停于中焦，积久生热，热灼津液，炼津成痰，痰阻清窍而致病。这种脾胃积热所致疾病，又称"食痫"，也是小儿诸痫中发病率较高的一类。食痫的发生与痰有关，是继发于饮食停积之因。

痫证在缓解期治疗，前人提出"补虚断痫，以固其本"。张师主张抓主症，痫证无论处在缓解期，或是发作期，其主症以一派虚象呈现，小儿痫证久发不愈，慢脾风久治不愈而成痫者，多属虚痫一类。临床以抽搐无力、少气懒言、神倦体乏、两目乏神、面色少华、形体消瘦、表情淡漠，或反应迟钝，或多涎、便溏为主症。

（2）治疗方法：张师在治痫中，豁痰重在辨治生痰之因，熄风则注重择其入肝经平肝风之动物、矿物类药物。补虚不离养血、健脾之法，验之临床，实为治痫诸法中之要义。张师补虚断痫常从养血、健脾两方面着手。前者宗其"治风先治血，血行风自灭"这一要旨，采取"养血息风法"治疗由肝血不足所致血虚风动之证，并依据"气为血帅""气旺血自生"之理论及"脾为气血化之源"的生理，常常肝脾同治，选以当归补血汤合参苓白术散。若因肝阴不足累及到肾阴亏虚，则宜肝肾同治，以六味地黄丸为主加味应用。肾水壮则能滋养肝木，所谓"乙癸同源"也。后者以健脾化痰法治脾虚痰浊生风证，由脾虚痰湿内生，其本于脾失健运。在各型的治疗当中，张师均佐以息风平肝治疗。

（3）方药：张师治疗癫痫，息风药物必不可少，此类药物走肝经，可使药物直达病所，而充分发挥作用。常用药物有天麻、钩藤、白蒺藜、白芍等，亦重视动物、矿物药物的运用，取其重镇潜阳、祛风解痉，达到止痉之目的，如石决明、磁石、龙骨、牡蛎、鳖甲、龟板、全蝎、僵蚕、蝉蜕、琥珀等。养血息风法治疗肝血不足所致血虚风动之证，肝脾同治，选以当归补血汤合参苓白术散。

2. 典型病例

杨某，男，9个月，1991年9月9日初诊。间歇性四肢抽搐5个月。患儿于1991年4月23日出现不明原因四肢抽搐，双眼定视约2分钟，喉中如鸡鸣，口角歪斜于右侧。间或每日3次，或者一旬一发，纳食可，汗多，大便调，舌淡，苔薄白，头方发稀，足月剖宫产。给予钙剂治疗无效。诊断为癫痫，辨证为气血不足、肝肾失养。张师治以补气养血、柔肝息风。药用：炙黄芪15 g，当归10 g，煅龙骨、煅牡蛎各15 g，杭白芍10 g，钩藤10 g，陈皮6 g，僵蚕10 g，蝉蜕6 g，天麻10 g。5剂。药后，患儿抽搐次数明显减少，喉间有痰，大便干，夹不消化物，汗减，寐稍安，舌淡，苔薄白，纹浮。复诊，减少平肝息风药物天麻等，加用扶脾养阴之南沙参、北沙参及滋补肝肾阴液之龟板治疗3个月，患儿抽搐未作。

按：患儿先天脾肝肾不足，气血乏源，血虚生风致痫，张师给以参芪以裕生血之源，加用平肝息风药物，故可收良效。

栗德林 治疗外伤后癫痫临床经验

栗德林，国家级名老中医，享受国务院政府特殊津贴专家，北京同仁堂中医医院特聘专家。栗教授研习探究中医内科 50 余年，临床教研经验丰富，主攻中医内科疑难杂症，临床疗效显著。兹就其治疗外伤后癫痫临床经验介绍如下。

1. 病因病机

栗老认为，外伤后癫痫一方面因跌仆撞击，脑窍受损，瘀血阻络，经络不畅，元神失养，神志逆乱，发为痫证；另一方面，外伤惊恐，惊则气乱，恐则气下，气机逆乱，化痰生风，风痰胶着，蒙蔽神窍，共发痫证。而反复发作，风气引动为其先导。再者，外伤损络，经脉瘀滞；术后病久伤气，因病致虚，也是不可忽视的病因。

2. 治疗

基于上述认识，栗老拟定的相应治法有活血化瘀通窍、化痰豁痰开窍、润柔疏养肝气、益气养血通络等。另外，栗教授重视风之起因，辨风之虚实，善加润肝、柔肝、养肝、活肝、疏肝、清肝、镇肝之药，以助息风平痫。

3. 典型病案

病案 1：患者，男，26 岁，2012 年 4 月 9 日初诊。因车祸致脑外伤术后 4 个月，右半身瘫痪无力，扶助能勉强行走，癫痫时作，1~2 周 1 次，多发于晚间，发后头痛舌硬，便次多，食后易便，舌淡暗，苔薄白，脉弦细。中医辨证：气虚血瘀、肝风内动。治法：益气活血、息风通窍。方用通窍活血汤合黄芪桂枝五物汤加减：赤芍、白芍各 20 g，川芎 12 g，桃仁 15 g，红花 10 g，大枣 15 g，老葱白 3 段，生姜 5 片，黄芪 50 g，桂枝 15 g，白芷 12 g，葛根 20 g，天麻 15 g，钩藤 20 g，僵蚕 12 g，全蝎 10 g，鸡血藤 15 g，蔓荆子 15 g，苏木 15 g。80 剂，每日 1 剂，水煎 2 服。另予麝香 0.125 g，晚间以汤药冲服。

二诊（2012 年 7 月 2 日）：服药期间癫痫仅发 3 次，大便每日 3~4 次、通畅成形，右上肢仍拘急活动不利，舌暗红，苔薄白，脉沉细。中医辨证：

痰瘀交阻。治法：豁痰活血。方用礞石滚痰丸合通窍活血汤加减：青礞石（先煎）15 g，制大黄（包煎）6 g，沉香颗粒（冲）1 袋，黄芩 12 g，木香 10 g，桃仁 20 g，红花 10 g，大枣 15 g，葛根 40 g，川芎 20 g，丹参 15 g，黄芪 50 g，制何首乌 20 g，全蝎 10 g，僵蚕 15 g，水蛭颗粒（冲）1 袋，天麻 15 g，龙齿 15 g，独活 15 g，钩藤 20 g，无柄灵芝 10 g。继服 60 剂。麝香照服。

三诊（2012 年 9 月 24 日）：服药期间患者仅发作 1 次癫痫，大便已正常，舌稍黯，苔薄白，脉沉细。以前方去麝香，继服 30 剂后，癫痫一直未发，余无异常发现。

病案 2：患者，男，46 岁，2012 年 1 月 5 日初诊。1 年前车祸致右脑损伤，术后功能有所恢复，但遗留左半身力弱，走路不稳，上臂抬举无力，时有癫痫发作，现服抗癫痫药物，身发胖，偶有头眩，舌黯，苔薄白，脉弦。辨证：气虚血瘀、风痰阻窍。治法：益气活血、化痰息风。方以通窍活血汤合补阳还五汤加减：赤芍 15 g，川芎 10 g，当归 15 g，地龙 15 g，黄芪 50 g，桃仁 15 g，红花 10 g，牛膝 20 g，全蝎 10 g，僵蚕 10 g，远志 15 g，石菖蒲 15 g，青礞石（先煎）15 g，蔓荆子 15 g，伸筋草 15 g，葛根 15 g，无柄灵芝 10 g，胆南星 10 g，木香 10 g，桂枝 10 g。42 剂，每日 1 剂，水煎 2 服。另麝香 0.125 g，夜间以汤药冲服。总以前方为主，后酌加陈皮 15 g，法半夏 15 g，茯苓 20 g，麸炒白术 15 g，山药 20 g，党参 20 g，益智仁 20 g 等化痰健脾、益气补肾之品，持续服至 2012 年 3 月 22 日，癫痫未再发。后患者正常上班，2013 年 8 月 29 日因健忘就诊而告知癫痫已愈。

按：上述案例皆为外伤所致癫痫，方选通窍活血汤活血化瘀、通窍息风，或用礞石滚痰丸涤痰豁痰开窍，或用黄芪桂枝五物汤或补阳还五汤益气活血通络、扶正补虚，并酌加白芍、天麻、钩藤、龙齿、全蝎等柔肝、清肝、镇肝、息风之品息风止痫。

栗老认为，无论外伤所致，还是脏腑失调，瘀血都是痫证重要的致病因素之一。故活血化瘀通窍为治痫基本方法，方选通窍活血汤，用麝香走窜之性活血通窍，配合桃仁、红花、川芎、赤芍活血化瘀之品。车祸外伤多有受惊，明代龚廷贤《寿世保元·痫证》言："盖痫疾之原，得之于惊……盖恐则气下，惊则气乱，恐气归肾，惊气归心，并于心肾，则肝脾独虚，肝虚则生风，脾虚则生痰，蓄极而通，其发也暴，故令风痰上涌，而痫作矣。"

痰邪是痫证不可忽视的另一重要因素，甚至《古今医鉴》认为痫证

"皆是痰迷心窍"。逐痰开窍是栗教授治痫的又一法则，认为痰浊在上当涤豁，痰浊在内实可逐降，双管齐下，怪病方除。方选礞石滚痰丸，该方"用黄芩清胸中无形诸热，大黄泻肠胃有质实火……以礞石之燥悍，此治痰必须除湿也。以沉香之速降，此治痰必须利气也。二黄得礞石、沉香则能迅扫直攻老痰巢穴，浊腻之垢而不少留。"（《医宗金鉴·删补名医方论》）

头部外伤多伴肢体不遂，栗老认为是脑络受损，经脉瘀滞，以及病久伤气，气虚血瘀，脉络失养，为因病致虚、因邪致虚。故益气通络息风为其另一基本法则，方用黄芪桂枝五物汤。其本治"肌肤麻木不仁"血痹证，病机为"营气虚，则不仁"，痫证选之，病虽有异，理法贴近，甚为恰当，或用补阳还五汤异曲同工之法。此外，栗老认为无论是"天地之疾风"，还是"肝虚则生风"，风邪引动易引起癫痫发作，故治痫需追风之起因，辨风之虚实，常行化痰开窍息风、豁痰开窍息风、益气行瘀息风、攻下逐瘀息风之法，以达定痫止痫之"的"。又肝风动，痫则发，故善加润肝、柔肝、养肝、活肝、疏肝、清肝、镇肝之药，相济为用，以助风息痫平。

总之，栗老认为，外伤所致癫痫，病机为风、痰、瘀、虚，治当息风、逐痰、化瘀、补虚，酌加治肝之品。临证处方严谨，恪守病机，近期、远期疗效显著。

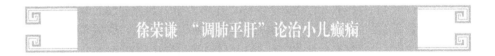

徐荣谦 "调肺平肝"论治小儿癫痫

徐荣谦，教授，生于中医世家，幼承祖训；师从全国著名中医儿科专家刘弼臣教授，尽得其真传，为"臣字门学术流派"的第六代嫡派传人。在长期临床实践中，主张借鉴古方而不拘泥古，匠心独运，采用"调肺平肝"大法治疗本病，明显提高了临床疗效。

1. 病因上强调内外合因

小儿癫痫临证多以抽搐为主要表现。患儿若先天不足，则脑髓虚损，神气怯弱，如遇惊恐等诱因刺激，惊则气乱，恐则气下，则气机逆乱而发病；或跌仆损伤，瘀阻脑络，遇邪则发；或肝失疏泄，气机逆乱，引动肝风而发；或外邪引动伏痰，上蒙清窍，导致癫痫发作。故小儿癫痫的发作与先天因素、诱因引发、感受外邪密切相关。《素问·经脉别论》说："饮入于胃，游溢精气，上输于脾，脾气散精，上归于肺，通调水道，下输膀胱，水精四布，五经并行。"痰是水液代谢失常的产物，正常情况下则无痰可生。但若六淫邪气、七情因素、五脏功能失调等可导致水液代谢障碍，痰则内生。小儿具有肺常不足的生理特点，且又寒暖不知自调，一旦为外邪所乘，外风触动伏痰，引动内风，导致癫痫发作。诚如《诸病源候论·风痫候》所云："风痫者由乳养失理，血气不和，风邪所中；或衣厚汗出，腠理开，风因而入。"现代研究表明，癫痫患儿免疫功能低下，提示此类患儿极易发生呼吸道感染，而感染作为应激因素又使病情加重或反复。因此，小儿癫痫发作与肺密切相关。《素问·至真要大论》云："诸风掉眩，皆属于肝。"又说明癫痫与肝关系密切。小儿癫痫的病机还与风、惊、痰、瘀相互转化密切相关。明代楼英《医学纲目·癫痫》云："癫痫者，痰邪逆上也……痰邪逆上，则头中气乱，气乱则脉道闭塞，孔窍不通。故耳不闻声，目不识人，而昏眩倒仆也。"痰和风相互影响，相互为害，风盛生痰，阻滞气机，蒙蔽清阳，加重神昏之症；而痰郁久化热化火又可生风，加重抽搐之症；痰瘀本同源，张景岳云："痰涎皆本气血，若化失其正，则脏腑病，津液败，而血气即成痰涎。"赵献可《医贯》亦云："痰也，血也，水也，一物也。"津血同源，津化痰，血滞瘀，故痰瘀同源。痰邪留着日久，阻滞气机，可致血行不畅而成瘀；而瘀血阻滞，津液输布障碍，亦能导致津液停聚而成痰饮。

2. 肝、肺论治相结合

鉴于小儿癫痫发作与肝、肺关系密切的病因病机，徐教授经潜心研究，创立了"肺肝结合"论治小儿癫痫。所谓"平肝"就是抓住"肝风引发"的病机关键，通过平肝息风达到止抽定痫之目的，主要以柴芩温胆汤为基本方，加用全蝎、蜈蚣等虫类药物搜风祛邪。所谓"调肺"一方面是指祛邪于外，截断外邪内传之路，以安内宅，则肺脏本身不受外邪的侵袭，防止外风引动内风；另一方面是强调调肺通络，清肺祛痰以达止抽定痫之目的，主要应用麻黄、杏仁、川贝等药。二者相辅相成，明显增强了治疗效果。

3. 配合音乐等辅助疗法

徐教授认为惊恐及紧张是小儿癫痫发作的重要诱因，因此降低患儿的紧张程度、保持心情平和有利于防止发作。研究证明舒缓的音乐不仅可以缓解紧张的精神状况，而且通过音乐放松治疗，可以使"人的内稳态"恢复，从而达到防止癫痫发作的目的。中国古代有"五音疗疾"的记载，主要通过五音（角、徵、宫、商、羽），对应人体的五脏（肝、心、脾、肺、肾），调节人体的五志（怒、喜、思、悲、恐），使人体长期处于阴阳平衡的状态。《内经》："宫音悠扬谐和，助脾健运，旺盛食欲；商音铿锵肃劲，善制躁怒，使人安宁；角音调畅平和，善消忧郁，助人入眠；徵音抑扬咏越，通调血脉，抖擞精神；羽音柔和透彻，发人遐思，启迪心灵。"徐教授认为治疗小儿癫痫的音乐应以木音角调为基本调，风格悠扬，生机盎然的旋律，亲切爽朗的曲调，舒畅调达，具有"木"之特性；角音入肝，具有柔肝柔筋的作用，可减缓脑部兴奋性过高的神经元异常放电，从而达到防止癫痫抽搐发作的目的。

由于长期服用抗癫痫西药及癫痫本身所造成的大脑损害，许多癫痫患儿伴有认知功能障碍，即患儿在学习能力、记忆力、注意力及智力方面都有不同程度的障碍。中医认为髓海空虚，脑失所养。脑由精髓汇集而成，髓充则脑力旺，反应灵敏；髓空则神无所依，智力低下，记忆丧失。徐教授认为兔脑具有填精补髓之功效，符合中医传统的以脑补脑；兔脑又可作为引经药，引导通络息风等药物直达颅脑而提高临床疗效。兔脑焙干后，味道焦香，易于被患儿接受，可降低服药的难度。徐教授在临床中亦喜用蜂王浆促进患儿大脑发育，深受患儿喜爱。

4. 典型病案

张某，男，10岁。2012年4月3日初诊。间断四肢抽搐3年。患儿3年前无明显诱因出现四肢抽搐，口吐白沫，小便自遗，约2分钟后缓解，发作后伴吞咽困难。脑部MRI、CT均显示正常，脑电图异常。在当地医院诊断为"癫痫"。今慕名前来求治。家长诉患儿2日前下午玩耍时出现疲乏、倦怠，后遗尿，休息后症状缓解，无痉挛发作。近日外感，鼻塞、咳嗽，偶有憋气，夜间发作较频。患儿平日脾气急躁，入睡困难，纳可，大便干。查体：鼻腔黏膜发红，中度肿胀，咽红，扁桃体Ⅱ度肿大，双肺听诊可闻及痰鸣音。舌红苔腻，脉浮滑。中医诊断：癫痫。辨证为旧有夙疾，复感外邪，郁而生痰，肝风内动。治法：解表祛痰，调肺平肝，息风定痫。处方：炙麻黄5 g，桂枝、桃仁、黄芩、青礞石各20 g，杏仁9 g，蝉衣、金银花、僵蚕各15 g，炙甘草、炙枇杷叶、全蝎、莪术、川贝、知母、辛夷、苏子各10 g，细辛2 g，蒲公英、鲜芦根各30 g。30剂，每日1剂，水煎频服。另新鲜野兔脑1份，焙干，每日1 g，冲服。蜂王浆每日1 g，温开水冲服；居室播放管弦类轻音乐。

二诊（2012年5月5日）：患儿服药后，发作减轻。仅20日前发作1

次，表现为进食时突发凝视，伴小便失禁，持续 2 分钟，按揉人中穴后症状缓解，发作后患儿饮水时可吞咽。纳差，大便偏干。近日外感，无发热。查体：鼻腔黏膜苍白，中度肿胀，可见清涕，咽红，左侧扁桃体Ⅲ度肿大，右侧扁桃体Ⅱ度肿大，双肺听诊呼吸音粗，未闻及干湿啰音。辨证为风痰渐减，里热未清。效不更方，上方加生石膏（先煎）30 g，郁李仁 10 g。30剂。每日 1 剂，水煎频服。

三诊（2012 年 6 月 9 日）：患儿服药后病情平稳，未发作，大便正常。查体：鼻腔黏膜苍白，轻度肿大，咽红，扁桃体Ⅰ度肿大。辨证为余邪未清，肺肝未平。继清余邪，调肺平肝。处方：炙麻黄 5 g，桂枝、蝉衣、僵蚕各 15 g，杏仁 9 g，炙甘草、炙枇杷叶、全蝎、川贝、天竺黄各 10 g，白芍、桃仁、黄芩、青礞石、钩藤各 20 g，蒲公英、鲜芦根、煅磁石、薏仁、炒枣仁各 30 g。每日 1 剂，水煎频服。继服 30 剂后未再发作。

按：徐教授认为小儿属少阳之体，体质嫩弱，易为外邪所侵，且一旦患病，病情传变迅速，外风引动内风，而出现抽搐、神昏等症，引发癫痫。癫痫病因复杂，临床表现多种多样，治疗颇为棘手。单用一种治法，使用一般传统方剂，难以奏效，不易根除。徐教授经长期临床观察，认识到小儿癫痫内外合因、共同致病的病因特点；领悟肺肝同损，痰浊内生，肺肝失调，"气机逆乱"致肝风扰动的基本病机；强调以"调肺平肝"为基本治疗大法。肺肝论治相结合，明显提高了疗效。

本例患儿发病每由外邪引发，故以麻黄汤加减驱邪外出以调肺；邪入里，与痰搏结，用川贝、黄芩等清热化痰，痰化则风息；全蝎、僵蚕息风止痉以平肝；辛夷、细辛通窍开闭、祛邪护肺安宁，防外风引动内风；大便干加用郁李仁润肠通便。同时配以兔脑，以脑补脑，引经；蜂王浆促进大脑发育；轻音乐疗法增加疗效，使患儿抽搐发作停止，取得了较好的疗效。

参 考 文 献

[1] 陈湘君 . 中医内科学［M］. 上海：上海科学技术出版，2004：429 - 435.

[2] 齐亚莉，赵铎 . 郑绍周教授治疗癫痫的经验［J］. 光明中医，2014，29（2）：228 - 229.

[3] 刘新生，刘婷，刘云山，等 . 刘云山主任医师治疗小儿癫痫经验［J］. 现代中医药，2012，32（3）：1 - 2.

[4] 赵立新，张春丽，赵建新 . 王国三治疗癫痫经验［J］. 中华中医药杂志，2011，26

(6)：1324－1326.

[5] 黄世敬，王永炎．癫痫虚气留滞病机探讨 [J]．世界中西医结合杂志，2013，8
(6)：541－543，551.

[6] 唐温，张喜莲．马融教授运用凉膈散治疗热痫的诊疗思想 [J]．环球中医药，2010，
3 (4)：293－294.

[7] 展文国，齐雪婷，董琴．裴正学教授治疗癫痫病的经验 [J]．云南中医中药杂志，
2013，34 (1)：8－9.

[8] 王霞芳，林洁．董廷瑶治疗小儿癫痫经验 [J]．中国文献杂志，2001 (2)：32－33.

[9] 高瑞．李燕梅教授治疗中风后癫痫经验举隅 [J]．中国民族民间医药，2015
(2)：118.

[10] 蒋二丽，王松龄．浅谈王松龄教授治疗癫痫病经验 [J]．中医药临床杂志，2014，
6 (29)：56－57.

[11] 夏凡，刘彩娜．"益气调血，扶本培元"法治疗癫痫验案 [J]．光明中医，2010，
25 (8)：1345－1346.

[12] 司维，万毅，黄小容．周绍华运用清热化痰活血散结法治疗继发性癫痫 [J]．中西
医结合心脑血管杂志，2013，11 (7)：885－886.

[13] 胡艳格．浅析癫痫药物治疗 [J]．中国药物经济学，2012 (3)：225－226.

[14] 杨苗．马融教授抗痫与增智并举法探讨 [J]．中医儿科杂志，2012，8 (4)：1－3.

[15] 谭高峰，刘爱华．王立忠教授治疗痫证经验 [J]．中医研究，2014，27 (11)：
35－36.

[16] 沈艳莉，栗德林．栗德林治疗外伤后癫痫临床经验 [J]．中国中医药信息杂志，
2014，21 (12)：110－111.

[17] 曾红兰，徐荣谦．徐荣谦教授"调肺平肝"论治小儿癫痫经验 [J]．中国中西医结
合儿科学，2012，4 (6)：487－488.

第六章　不寐专辑

不寐是指经常不能获得正常睡眠为特征的一种病证，早在《诗经》中，即已出现不寐一词，如"耿耿不寐，如有隐忧""明发不寐，有怀二人"。在医学文献中，不寐一类疾病的最早记载见于马王堆汉墓出土的帛书《足臂十一脉经》和《阴阳十一脉灸经》，两书将本病称为"不卧""不得卧"和"不能卧"。

而不寐之名最早见于《难经·四十六难》："老人卧而不寐，少壮寐而不寤者，何也……老人血气衰……昼日不能精，夜不得寐也。"

《内经》中关于此病名的记载，有不得卧、卧不安、目不瞑等。《素问·逆调论》曰："人有逆气不得卧而息有音者……"又《灵枢·邪客》云："阳气盛则阳跷满，不得入于阴，阴虚故目不瞑。"然而在《内经》中以不得卧、卧不安等以卧来称名者，含有两个义项，即不能安卧和不能安眠，这要结合文章的具体内容加以分辨。

东汉时期张仲景对于此类疾病的称谓有不得眠、不得卧、不能卧等。《金匮要略·血痹虚劳病篇》曰："虚劳虚烦不得眠，酸枣仁汤主之。"《金匮要略·肺痿肺痈咳嗽上气病篇》曰："肺痈，喘不得卧，葶苈大枣泻肺汤主之。""咳逆上气，时时吐浊，但坐不得眠，皂荚丸主之。"《伤寒论·辨阳明病脉证并治》曰："病人小便不利……喘冒不能卧者，有燥屎也。"

晋代王叔和的《脉经》用不得卧、不能卧、不得眠、不眠、卧起不安、起卧不安、卧不能安、不得卧寐、不得睡等称谓来记述此类疾病。

隋代巢元方的《诸病源候论》在沿用前代称谓的基础上又出现了诸如眠寐不安、寝卧不安、睡卧不安、卧不安席等。唐代医学文献如《千金要方》和《外台秘要》等虽亦有眠卧不安、寝卧不安、起卧不安、卧不安席等名称，但仍以不得卧和不得眠所用最多。

宋金元时期仍多以不得卧和不得眠来称谓不寐一类的疾病，但在此基础上出现了不寐的病名。金元时期的张子和首先在《儒门事亲》中首列"不寐"一门，使不寐成为内科诸证之一。明代戴原礼在《秘传证治要诀》中专列"不寐"一篇，首次专章论述不寐的病因、病机及证治的理论，自此以不寐为病名才得到较多医家的认同。

明清时期医家虽仍以不得卧、不眠来命名，但不寐的病名也得到了较广泛的应用，称此类疾病为不寐的医学著作明显增多。而且已有医家开始把不寐单独列为一大类疾病，如清代陈士铎的《辨证录》等书都列不寐病门。

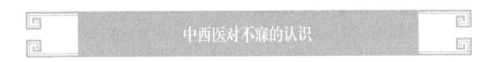

中西医对不寐的认识

一、中医对不寐的认识

不寐的病因很多，但总与心脾肝肾及阴血不足有关，其病理变化总属阳盛阴衰，阴阳失交。化源不足，心神失养；阴虚火旺，阴不敛阳；心虚胆怯，心神不安；痰热内停、肝郁化火扰动心神等均能使心神不安，阴阳失调，营卫失和，阳不入阴而发为本病。

1. 不寐的病因

（1）心脾两虚：心主血脉、主神明，脾主运化为气血生化之源，思虑劳倦过度，伤及心脾，心伤则阴血暗耗，脾伤则生化乏源，导致血虚不能上奉于心，心失所养，则引起不寐。如《类证治裁》云："思虑伤脾，脾血亏损，经年不寐。"

（2）阴虚火旺：《景岳全书·杂证谟》云："真阴精血之不足，阴阳不交，而神有不安其室耳。"先天禀赋不足，或房劳过度，或久病之人，肾精耗伤，水不济火，则心阳独亢，渐耗心阴，致虚火扰神而发不寐。

（3）肝郁化火：情志不遂，肝郁化火，或因火热之邪内侵，或他脏火热累及于肝，使肝火上逆，热扰心神，则导致不寐。《病因脉治·内伤不得卧》曰："肝火不得卧之因：或因恼怒伤肝，肝气怫郁。或尽力谋虑，肝血有伤。肝主藏血，阳火扰动血室，则夜卧不宁矣。"指出肝郁化火、肝血不足均能导致不寐。

（4）痰热内停：人之饮食不节，脾胃受伤，宿食停滞，酿为痰热，上扰心神则不寐。徐春甫《古今医统大全》谓："痰火扰乱，心神不宁，思虑过伤、火炽痰郁而致不眠者，多矣。"

（5）心胆气虚：心虚则神不内守，胆虚则少阳之气失于升发，决断无权，致肝郁脾失健运，痰浊内生，扰动神明，可致不寐；另暴受惊骇，终日惕惕，渐致胆怯心虚亦可致不寐。

（6）脾胃不和：《素问·逆调论》有"胃不和则卧不安"。饮食不节致肠胃受损等多种因素导致胃失和降，均可引起不寐。

（7）外感六淫：《素问·太阴阳明论》中有："贼风虚邪者，阳受之……阳受之则入六府……入六府则身热不时卧，上为喘呼。"《景岳全书》中有："凡如伤寒、伤风、疟疾之不寐者，此皆外邪深入之扰也。"从以上文献中可以看出，外感六淫可侵袭人体而引起不寐。

此外，如久病体虚、痰瘀交阻等皆可导致不寐。

2. **不寐的病机**

关于不寐病的病机虽然错综复杂，但纵观历代文献对不寐病发病的主要病理机制的论述，可大致归纳为阴阳气血失调论、脏腑失调论、神主失用论、邪气致病论。

（1）阴阳失调论：人的正常睡眠是阴阳之气自然而有规律转化的结果，《灵枢·口问》："阳气尽，阴气盛，则目瞑；阴气尽而阳气盛，则寤矣。"清代林佩琴在《类证治裁·不寐》中进一步指出："阳气自动而之静，则寐；阴气自静而之动，则寤。不寐者，病在阳不交阴也。"可见，阴阳失调是不寐发生的重要病机，各种原因导致阴阳不相交感或由于自身之偏盛偏衰，阴阳平衡被破坏，即可引起不寐。

（2）气血失调论：《素问·八正神明论》说："血气者，人之神，不可不谨养。"《灵枢·平人绝谷篇》云："血脉和利，精神乃居。"《素问·调经论》曰："血气不和，百病乃变化而生。"由此可见，气血失调也是不寐的病机之一。

（3）脏腑失调论：早在《黄帝内经》中就通过脏腑辨证，对不寐的病机提出了比较全面的分析，如《素问·病能论》曰："帝曰：善。人有卧而有所不安者，何也？岐伯曰：脏有所伤，及精有所之寄则安，故人不能悬其病也。"自此不难看出，不寐的发生与脏腑损伤的关系非常密切。脏腑为人体精气所寄之处，其受到损伤则不能藏其精气，精气则无安寄之所，涣散的精气将四处窜扰其他脏腑，则使人不得安睡。后世医家在此基础上有了更具体的发展，各有千秋，如肝失藏魂说、心肾不交说、胆虚痰扰说等。

（4）神主失用论：神之广义，是指整个人体生命活动的外在表现；神之狭义，是指人体的精神活动。其来源于先天之精，又靠后天之精的滋养，是人类独具的最高层次的自觉意识。中医认为，昼属阳，寤亦属阳，阳主动，故白天神营运于外，人寤而活动；夜属阴，寐属阴，阴主静，故夜晚神归其舍，内藏于五脏，人寐而休息。白天人觉醒之时，"神"运于中而张于外，携"魂魄"感知、应对内外刺激而显于事。夜晚人之将寐，"神"必内敛，隐潜于中而幽于事，故意识活动休而不作。如张景岳所说："神安则寐，神不安则不寐。"故各种原因导致神主失用均可引起不寐。

（5）邪气致病论：《灵枢·淫邪发梦》曰："正邪从外袭内，而未有定舍，反淫于脏，不得定处，与营卫俱行，而与魂魄飞扬，使人卧不得安而喜梦。"提出了邪气侵袭是产生不寐的重要原因之一。此外，《景岳全书》曰："不寐证虽病有不一。然惟知邪正二字，则尽之矣。盖寐本于阴，神其主也，神安则寐，神不安则不寐。其所以不安者，一由邪气之扰，一由营气之不足耳。有邪者多实证，无邪者皆虚证。"张景岳认为，因邪气之扰，可致神不安而不寐。

3. 不寐的治法

对不寐的治法早在《内经》即有记载，《灵枢·邪客》曰："……补其不足，泻其有余，调其虚实……"在张仲景之《伤寒杂病论》则多有论述。如《伤寒论》中曰："……昼日烦躁不得眠……干姜附子汤主之。"《金匮要略》曰："虚劳虚烦不得眠，酸枣仁汤主之。"其后，历代医家对不寐的治疗日趋完善，大致归纳如下。

（1）调理阴阳

①养阴制阳法：适用于各种原因导致的阴分偏损无以制阳，即所谓"壮水之主以制阳光"，临床多选用六味地黄丸配黄连阿胶汤治之。《伤寒论》中有："少阴病，得之二三日以上。心中烦，不得卧，黄连阿胶汤主之。"即肾水亏于下，心火亢于上，真阴已虚，阳亢于上，心肾不得相交，故心中烦而不得卧，以黄连阿胶汤治之。

②导阳入阴法：清代林佩琴在《类证治裁》中有"阳气自动而之静，

则寐；阴气自静而之动，则寤。不寐者，病在阳不交阴也"的论述。可见，此法适用于阴阳二气并无彼此之间偏盛偏衰而有违和不交之证者。以清代陆定圃《冷庐医话》引《医学秘旨》之半夏夏枯草汤配酸枣仁汤治之效佳。

③祛邪气以畅阴阳交感法：适用于感受外邪，或内生五邪致阳气不得交入阴分而引起的不寐，临床根据邪气之不同而辨证治之。正如《灵枢·邪客》云："夫邪气之客人也，或令人目不瞑不卧出者……厥气客于五脏六腑，则卫气独卫其外，行于阳，不得入于阴，阴虚故目不瞑……饮以半夏汤一剂，阴阳已通，其卧立至。"

（2）补益心脾法：此法适用于心脾两虚、心失所养之不寐。《景岳全书·不寐》中说："无邪而不寐者，必营血之不足也，营主血，血虚则无以养心，心虚则神不守舍……若思虑劳倦伤心脾，以致气虚精陷而为怔忡不寐者，宜寿脾煎或归脾汤。"

（3）疏肝泄热法：此法适用于恼怒伤肝、肝失条达、气郁化火、上扰心神所致的不寐，正如叶天士所云："肝阳不降，夜无寐。"治如《病因脉治》曰："木燥火生者，龙胆泻肝汤。"

（4）养肝清热法：对肝血不足、虚烦不寐者，治当以仲景之酸枣仁汤为首。如《金匮要略心典》曰："虚劳之人，肝气不荣，则魂不得藏，魂不藏故不得眠。酸枣仁补肝敛气，宜以为君。而魂既不归，容必有浊痰燥火乘间而袭其舍者，烦之所由作也……皆所以求肝之治，而宅其魂也。"

（5）交通心肾法：此法适用于水火失济、心肾不交之心烦不寐。《辨证录》曰"夫心肾之所以不交者，心过于热而肾过于寒也……然则治法，使心之热者不热，肾之寒者不寒，两相引而自两相合。方用上下两剂丹。"《清代名医医案精华·陈良夫医案》论述曰："心火欲其下降，肾水欲其上升，斯寤寐如常矣。"

（6）益气镇惊法：此法适用于胆气素虚，决断失司，不能果断处事，忧虑重重，致心神不宁不寐者。正如《沈氏尊生书·不寐》说："心胆惧怯，触事而惊，梦多不祥，虚烦不眠。"治当益气镇惊、安神定志，以安神定志丸主之。

（7）化痰清热法：痰热内扰而致不寐，多以温胆汤治之。又《景岳全书·卷十八·不寐》引徐东皋语："痰火扰乱，心神不宁，思虑过伤，火炽痰郁而致不眠者多矣……有体气素盛，偶为痰火所致不得眠者，宜先用滚痰丸，次用安神丸、清心凉膈之类。"

（8）活血化瘀法：瘀血不但影响心神气血之正常出入，而且可致虚使心神失濡。在临床中运用活血化瘀法治疗不寐，可使脏腑平衡，阴阳相交，气血调和，而心有所养、神有所依。清代名医王清任于《医林改错·血府逐瘀汤所治之症目》中提出："夜不能眠，用安神养血药治之不效者，此方若神。"

（9）温阳治疗法：用温阳药治疗阳虚不寐的历代医家很少，但仍可从众多书籍中找到医家对阳虚不寐的认识。如清代医家郑钦安把阳气视为人体生命与健康的关键，认为阳气受伤是诸多疾病发生的重要因素，治疗上善用扶阳之法。其在《医法圆通》中载有："因内伤而致者，由素秉阳衰，有因肾阳衰而不能启真水上升以交于心，心气即不得下降，故不卧……因吐泻而致者，由其吐泻伤其中宫之阳，中宫阳衰，不能运津液而交通上下。法宜温中，如吴茱萸汤、理中汤之类。"

（10）时间治疗法：《黄帝内经》中提出了适应时辰变化的作息制度，后来，养生学家又创立了十二时辰养生法，将一昼夜分为子、丑、寅、卯、辰、巳、午、未、申、酉、戌、亥十二时辰。一天的十二时辰，对应着人体的心、肝、脾、肺、肾等内脏。若不守时睡眠，随意改变睡眠时间，或熬夜不睡，则不可避免地会对内脏造成伤害。所以有言："熬一夜，少活七天。"

（11）其他疗法：对不寐的治疗还包括针灸、饮食、精神及外治法等。如《素问·刺热》对于肝热病引起的不得安卧，提出"刺足厥阴、少阳，以泻其热邪"。而对不寐的饮食疗法，《饮膳正要》一书中就载有"酸枣粥：治虚劳。心烦，不得睡卧。"不寐证的外治法可见于明代李时珍的《本草纲目》，此书中载有以熨、枕等外治法治疗不寐的内容。吴尚先在继承古代外治经验的基础上，深入研究外治法，撰成《理瀹骈文》一书，其中载有膏药、掺药、熨、枕等多种不寐证的外治法，创造性地发展了不寐证的外治疗法。

本病的预后，一般较好。但因病情不一，预后亦各异。病程短、病情单纯者，治疗收效较快；病程较长、病情复杂者，治疗难以速效。且病因不除或治疗失当，易使病情更加复杂，治疗难度增加。

本病证属心神病变，重视精神调摄和讲究睡眠卫生对不寐患者来说具有实际的预防意义。积极进行心理情志调整，克服过度的紧张、兴奋、焦虑、抑郁、惊恐、愤怒等不良情绪，做到喜怒有节，保持精神舒畅，尽量以放松、顺其自然的心态对待，反而能较好地入睡。患者需要建立有规律的作息制度，从事适当的体力活动或体育健身活动。养成良好的睡眠习惯，晚餐要清淡，不宜过饱，更忌浓茶、咖啡及吸烟，睡前避免从事紧张和兴奋的活动，养成定时就寝的习惯。另外要注意睡眠环境的安宁，床铺要舒适，卧室光线要柔和，减少噪声，去除各种可能影响睡眠的外在因素。

二、西医对不寐的认识

西医的失眠按病因可划分为原发性和继发性 2 类。

1. 原发性失眠

原发性失眠通常缺少明确病因，或在排除可能引起失眠的病因后仍遗留失眠症状，主要包括心理生理性失眠、特发性失眠和主观性失眠 3 种类型。原发性失眠的诊断缺乏特异性指标，主要是一种排除性诊断。当可能引起失眠的病因被排除或治愈以后，仍遗留失眠症状时即可考虑为原发性失眠。心理生理性失眠在临床上发现其病因都可以溯源为某一个或长期事件对患者大脑边缘系统功能稳定性的影响，边缘系统功能的稳定性失衡最终导致了大脑睡眠功能的紊乱，使失眠发生。

2. 继发性失眠

继发性失眠包括由于躯体疾病、精神障碍、药物滥用等引起的失眠，以及与睡眠呼吸紊乱、睡眠运动障碍等相关的失眠。失眠常与其他疾病同时发生，有时很难确定这些疾病与失眠之间的因果关系，故近年来提出共病性失眠的概念，用以描述那些同时伴随其他疾病的失眠。

失眠的干预措施主要包括药物治疗和非药物治疗。对于急性失眠患者宜早期应用药物治疗。对于亚急性或慢性失眠患者，无论是原发还是继发，在应用药物治疗的同时应当辅以心理行为治疗，那些已经长期服用镇静催眠药物的失眠患者亦是如此。针对失眠的有效心理行为治疗方法主要是认知行为治疗。

目前国内能够从事心理行为治疗的专业资源相对匮乏，具有这方面专业资质认证的人员不多，单纯采用认知行为治疗也会面临依从性问题，所以药物干预仍然占据失眠治疗的主导地位。除心理行为治疗之外的其他非药物治疗，如饮食疗法、芳香疗法、按摩、顺势疗法、光照疗法等，均缺乏令人信服的大样本对照研究。传统中医学治疗失眠的历史悠久，但囿于特殊的个体化医学模式，难以用现代循证医学模式进行评估。应强调睡眠健康教育的重要性，即在建立良好睡眠卫生习惯的基础上，开展心理行为治疗、药物治疗和传统医学治疗。

颜德馨　治不寐，分虚实

1. 不寐需分虚实

不寐系脏腑功能紊乱，邪气阻滞，阴阳平衡失调，营卫气血运行失常，神志不宁所致。关于其辨证，历来纷繁复杂，而颜师以虚实为纲，化繁为简。认为实者有郁、火、痰之辨，虚者有气血阴阳之分。"郁"是肝郁气滞，以抑郁、多思多虑、胁肋疼痛、舌淡红、苔薄白、脉弦为辨证依据，方选逍遥散加减。"火"乃心火炽盛，以心烦不宁、惊悸怔忡、小溲短赤、舌尖红、苔薄黄、脉数为辨证依据，方选黄连解毒汤合导赤散加减。"痰"由痰湿内困，以胸闷脘痞、口中黏腻、纳呆、恶心、舌苔白腻、脉滑为辨证依据，方选温胆汤加减。虚证如气血两虚，以心悸、神疲、食少、便溏、面色少华、舌质淡、边有齿印、脉细弱为辨证依据，方选归脾汤加减；阴虚火旺，以烦热、腰酸、手足心热、口干、舌质红、脉细数为辨证依据，方选知柏地黄汤合百合地黄汤；阴阳两虚证以头晕目眩、男子遗精、女子梦交、舌质淡、脉象或虚，或芤，或迟为辨证依据，方选桂枝加龙骨牡蛎汤。但上述证候不是静止不变的，更不是孤立单纯的，临证最多见证候的动态变化与证候的复合。如肝郁气滞证，往往郁而化火，表现为郁郁寡欢而急躁易怒，当选丹栀逍遥散加味；若见一派肝火上炎征象，直取龙胆泻肝汤以清热泻火。痰湿内困，郁而化热，热扰心神，宜用黄连温胆汤；痰湿内困，又见气血不足、心脾两虚之象，则当用十味温胆汤；阴虚火旺；心肾不交，则又宜黄连阿胶汤。因此，临床当细细辨析，掌握分寸，活法圆机，随证治之。

2. 辨治心法

不寐一病，虽涉及五脏六腑，但其病机与营卫气血运行失常密切相关。盖不寐患者每以情志变化为主因，又以失眠加剧五志之逆乱，气血为之失衡，故其治当以调畅脏腑气血为宜。肝主谋虑，主疏泄，主藏魂，与气血之调畅关系最密，故颜师擅长从肝、从气血治疗不寐，此其临证特色，屡治不爽。

（1）从肝郁气滞、瘀血内凝论治：不寐患者情怀不遂，肝失疏泄。初则气机郁结，日久必致气滞血瘀，凝滞脑气。神明受扰而失眠，即使入睡，也乱梦纷纭；兼有情志郁郁不乐，时喜叹息，胸胁胀痛，舌紫，脉弦或涩等。此即《医方难辨大成》所谓"气血之乱皆能令人寤寐之失度也。"治此血府逐瘀汤最为应手。方取桃红四物汤为君，功在活血化瘀；臣以四逆散疏肝理气；枳壳、桔梗一升一降，调畅气机，复以牛膝导血下行；使气通血活，则肝气条达，瘀去郁散，脏气与腑气相接，神魂自安。故王清任云："夜睡梦多，是瘀血，此方一二付痊愈。"又云："夜不能睡，用养血安神药治之不效者，此方若神。"临床加磁朱丸吞服，或灵磁石先煎以重镇定魂，疗效更佳。

（2）从肝气不舒、郁而化火论治：肝郁日久，最易化火，肝火拂逆，冲激肝魂，则魂摇而睡卧不宁。《血证论》云："阳浮于外，魂不入肝，则不寐。"症见入夜烦躁，难以入睡。或梦呓频作，或有梦而遗；兼有急躁易怒，头晕目眩。便秘溲赤，舌红苔黄，脉弦数。肝火多因气郁不解所致，故治疗毋忘疏肝解郁。若专事苦寒泻火，将致气血凝结，郁火愈盛，症情更甚。其病症轻浅者，可选用丹栀逍遥散，甚者柴胡加龙骨牡蛎汤最为合拍。若见一派肝火上炎征象，则又非此二方之所宜，当取龙胆泻肝汤清泻肝火为是。柴胡加龙骨牡蛎汤取小柴胡汤之半为主药，以调畅气机，疏肝解郁，升清降浊；辅以苓、桂平冲安神。龙、牡及铅丹镇静定魂；佐使大黄泄热去实。诸药相配，共奏疏肝气、泻郁火、定肝魂、镇心神之功。方中铅丹多以磁石或石决明代之，大黄每用制大黄，取其泄热镇惊之效。

（3）从肝胆气郁、痰火内扰论治：肝胆互为表里，胆主少阳，内寄相火，胆气冲和，则能上养心火，故有"心与胆相通"之说。若暴受惊骇，或思虑太过，少阳枢机不达，胆气郁结化火，灼津成痰，痰火扰乱心神，可致失眠。症见睡卧辗转不安，难以入眠，或易于惊醒；兼有心烦懊恼，口苦咽干，胸闷痰多，舌红苔黄腻，脉滑数等。治以疏泄肝胆，化痰解郁。方用柴芩温胆汤加味，以柴胡、黄芩清利肝胆为君；臣以半夏燥湿化痰，陈皮、枳实顺气化痰；佐以竹茹泄胆郁、清痰热；茯苓为使，渗湿利水，使邪有出路。并每于方内加入夏枯草，取其与半夏相使为用。盖半夏得阴而生，善于化痰；夏枯草得至阳而长，以清肝胆为长。两药合用可协调阴阳平衡。

3. 用药经验

颜师治疗不寐常用对药，可获增加疗效之用：疏肝理气，取柴胡、郁金；解郁调气，取玫瑰花、合欢花；清肝泄热，取丹皮、山栀；凉肝化痰，取夏枯草、半夏；平肝息风，取天麻、钩藤；镇肝潜阳，取灵磁石、珍珠母；清心泻火，取莲子芯、连翘心；养肝宁神，取酸枣仁、柏子仁；化瘀安神，取丹参、琥珀；化痰定志，取石菖蒲、远志；交通心肾，取黄连、肉桂；重镇安神，取龙骨、牡蛎。

治疗不寐诸多药物中，颜师认为黄连堪担大任，其用有六：清心火，用为心火炽盛不寐者之君药，此其一也；用为心肾失交证之主药，此其二也；治疗肝火上炎证，用黄连泻心火，心为肝之子，此其三也；治疗痰热内扰证，黄连配伍半夏、茯苓，痰热分治，此其四也；治疗心脾两虚证，归脾汤中加入小剂量黄连粉（0.3 g）吞服，有引诸药入心之妙，此其五也；柴胡加龙骨牡蛎汤中的大黄，脾弱易动之人，代之以黄连亦佳，此其六也。

4. 典型病案

陈某，女，70 岁。2003 年 5 月 15 日初诊。病史：失眠多年，近来彻夜不寐，耳鸣足软，脉小数，舌红苔薄。久病气血违和，故拟调气活血而安心神。血府逐瘀汤加味。处方：柴胡 9 g，赤芍 9 g，枳壳 9 g，桔梗 6 g，桃仁 9 g，红花 9 g，当归 9 g，川芎 9 g，生地 12 g，牛膝 9 g，磁石（先煎）30 g，川断 9 g，杜仲 9 g，甘草 3 g。常法煎服，每日 1 剂，14 剂。

二诊（2003 年 6 月 12 日）：久病经多法治疗而不效者，与气血失衡有关，经上方调其血气令其调达所患顿平，故疑难病从气血论治大多可取。因患者舌质淡润，同上方加太子参 15 g，白术 9 g。

按：患者老年，久患不寐，屡治无效。除彻夜不寐外，尚有耳鸣足软、脉小数、舌红。颜师抓住"久病必有瘀、怪病必有瘀"，取血府逐瘀汤，稍加川断、杜仲补肝肾之不足。药后气血调达、失眠顿失，更加参、术兼顾本元之虚弱。其证治思路明晰，程序井然，值得师法。

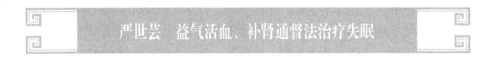

严世芸 益气活血、补肾通督法治疗失眠

严世芸，教授，行医近 50 年，是上海市名中医，自幼深受其父苍山先生行医诊病熏陶，后师从张伯臾老先生，在中医内科病诊治上多有建树，是一位既深谙中医经典文献，又有丰富临证经验的中医大家。严师在长期行医过程中对多种内科疾病均有体悟，有一套行之有效的辨治思路。临床上，严师以益气活血合补肾通督法治疗头部疾病，特别是失眠，屡有效验。兹将有

关经验介绍如下。

1. 理论基础

（1）脑为元神之府：李时珍《本草纲目·辛夷·发明》提出"脑为元神之府"，说明脑与精神、神志类活动密切相关，故失眠应责之于脑。脑为中清之府，有喜清恶浊、喜盈恶亏、喜静恶扰、喜通恶郁的特点。故临证要重视脑"府"以通为用的特点。

（2）肾主骨生髓，脑为髓海：《灵枢·经脉》曰："人始生，先成精，精成而脑髓生，骨为干……"明确指出髓本于先天之精所化生，生成之后，先充于脑，后充于骨。唐容川认为："盖肾主骨，肾系贯脊，通于脊髓，肾精足，则入脊化髓上循入脑而为脑髓。"肾精充足是脑髓形成的重要物质基础，正如《素问·逆调论篇》云："肾不生，则髓不能满。"肾主藏精，精虚则脑海空虚。髓须靠肾精化生，并源源不断上输才能充满。脑髓形成之后，又要靠肾所藏之精不断濡养补充，才能正常发挥作用。因此，脑与肾密切相关。

（3）督脉作用：督脉总督诸阳，乃阳脉之海，脏腑功能均与督脉有关。《素问·骨空论》云："（督脉）起于少腹……入系廷孔……其络循阴器……别绕臀至少阴……少阴上股内后廉，贯脊属肾。与太阳起于目内眦，上额交巅，上入络脑，还出别下项……挟脊抵腰中，入循膂属肾……贯脐中央，上贯心，入喉……"《难经·二十八难》又云："（督脉）……起于下极之俞，并于脊里，上至风府，入于脑。"从循行部位而言，督脉入于脑，而脑通过占据人体中轴的督脉联系内外，与周身组织发生密切联系从而发挥其生理功能；病理上，《灵枢·经脉》认为"督脉……实则脊强，虚则头重"，临床可见腰脊强痛、癫疾、惊痫、癃闭、遗尿、不育等。

综上所述，脑与肾、督脉的关系密切。肾主藏精，肾精生髓，通过督脉上输于脑，脑为髓海，是精髓会聚之处。若肾精亏损，督脉不畅，则脑髓生化无源，头部疾病丛生。

（4）叶天士"络虚补通"

叶天士首倡络病理论，认为络脉为病，无论新病、久病，或在气在血、在脏在腑，治法皆以"通络"为本。所谓"通络"，广义指一切对络脉具有疏通、宣达、松解作用的治疗方法。用药以辛味为主，但不废甘、苦、咸味，可分为祛邪通络与扶正通络。狭义指以虫蚁之品搜逐血络中瘀滞凝痰或锢闭之邪。虫蚁之品升降灵动，飞走迅速，可使络脉通利，血行畅达。基于此，严师治疗头部疾病重视气血流通，用虫药以通为本——通督脉，更不忘扶正祛邪、养脑益髓——补肾精，两者相辅相成。

总之，严师强调治疗头部疾病要紧紧把握脑、肾、督脉之间的关系，以益气活血、补肾通督作为治疗大法。当然，脑也与肝、脾、痰湿、血瘀、风相关，临证需酌情用药。

2. 治疗失眠经验

（1）基本方药：严师临证以益气活血、补肾通督为法，善用补阳还五汤加减，保留原方桃仁、川芎、地龙，加土鳖虫以通督脉；三棱、莪术有活血消癥之功，疏通脑部血管效佳；加葛根、淫羊藿、骨碎补益精填髓、补肾通督。治疗失眠，一般以基本方合用酸枣仁汤，加首乌藤20 g，远志12 ~ 15 g。具体又可分为2种情况：①不易入睡者，在基本治疗方上合用柴胡加龙骨牡蛎汤及朱灯心草2 g，效果较好。同时，此治疗方案再与逍遥散、丹栀逍遥散合方，对抑郁症、焦虑症患者也非常有效。心烦失寐者，必要时可选用黄连9 g，肉桂2 ~ 3 g交泰心肾，其中肉桂乃引火归原，使水在火上，成交泰之势，故药量一定不可多用。②入睡尚好，而寐中易醒，或醒后难寐者，可加用合欢皮15 g，气阴两虚者合生脉散；苔净、舌红，或舌光红无苔者，可加用黄连9 g，阿胶9 g，也可合大补阴丸，加生地黄20 g，制龟甲15 g，知母12 g，黄柏12 g；思虑过度、气血亏虚者，合归脾汤或归脾丸。严师指出，单独使用归脾汤治疗思虑过度、心神不宁，效果并不佳，需配合使用方可取效。寐中鼾重、磨牙明显者，以基本方加石菖蒲15 g，郁金15 g豁痰开窍，取"相反相成"之效，这对呼吸暂停综合征患者也有明显疗效；痰湿重者可加胆南星15 g，天竺黄12 ~ 15 g；流涎多者，加车前子15 ~ 20 g，或合五苓散之类。

另外，天王补心丸对无论寐艰还是早醒的失眠患者皆可使用，每晚1次，28粒，顿服，用药汁送下。少数患者大便可能变稀薄。

（2）典型病案

患者，男，60岁，2013年5月29日初诊。失眠30余年，否认其他病史，入睡困难，无睡意，服安眠药后每晚最多可睡4 ~ 5小时，白天精神欠振，纳可，大便偏干，舌红，苔薄腻，脉弦细。处方：柴胡12 g，法半夏15 g，桂枝12 g，茯苓15 g，黄芩15 g，龙骨（先煎）、牡蛎（先煎）各40 g，大黄（后下）3 g，白术、白芍各15 g，当归15 g，甘草9 g，薄荷6 g，牡丹皮15 g，栀子15 g，黄芪30 g，桃仁、酸枣仁各15 g，川芎12 g，土鳖虫 12 g，三棱 15 g，莪术 15 g，地龙 12 g，葛根 15 g，淫羊藿 20 g，知母 12 g，黄柏 12 g，首乌藤 20 g，远志 15 g，朱灯心草 2 g，生晒参 7 g，生姜 4 片，小红枣 6 枚。14 剂，每日 1 剂，水煎，早晚 2 次服，每次取汁 200 mL 左右，温服。晚上服药时用药汁吞服天王补心丸。2 周后，睡眠明显改善，安眠药减半，白天精神好转，守方加减治疗 3 个月，患者治愈。

按：本案患者以入睡困难为主要症状，故严师以益气活血、补肾通督为治法，在补阳还五汤加葛根、淫羊藿、骨碎补基础上，合用丹栀逍遥散以清肝火，配伍柴胡加龙骨牡蛎汤以疏肝化痰、益气敛神，共取安眠之效。其中，柴胡加龙骨牡蛎汤治疗寐艰非常有效，原方出自《伤寒论》，用于伤寒误下，病入少阳，邪气弥散，烦惊谵语，表里俱病，虚实互见之少阳变证，以及足少阳胆病，误下伤胆，胆虚则惊。故方以柴胡、黄芩、大黄疏解肝胆郁热，生晒参、龙牡、红枣益气敛神镇惊，桂枝、生姜、半夏温化祛痰利湿。全方集散敛、温清、通补并用，配伍精当，可用于虚实夹杂之神志诸病，如郁证、脏躁、不寐、惊悸、多寐、健忘、癫狂等。这些病证大多为肝胆郁热，痰气内扰，心气不足，心神浮越，心神不安所致，故可配合应用养心安神、养血柔肝、补心助阳、益气活血、补肾通督等法治疗。

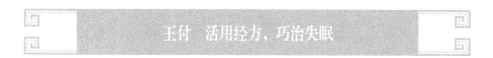

王付　活用经方，巧治失眠

1. 从阳虚辨治失眠

王付教授认为辨治失眠病证表现与病变证机时往往考虑阴虚、热证等，而常常忽视阳虚引起失眠，再则阳虚失眠是临床中比较难治的病证之一。因阳气者，精则养神，神明得阳气顾护而守藏于心。倘若阳气虚弱，不能顾护神明，神明躁动于外，则可引起失眠。

典型病案：田某，男，53 岁。有 3 年失眠病史，病轻者能睡 5 小时，重者仅能睡 2 小时，无论服用中药还是西药，或是并服中西药，都未能取得治疗效果。近因失眠加重而前来诊治。刻诊：失眠，多梦，心烦，急躁，手足不温，口淡不渴，咽中有痰，咳痰不利，舌淡，苔厚腻，脉沉弱。辨为心阳虚证，给予桂枝去芍药加蜀漆牡蛎龙骨救逆汤加味。药用：桂枝 10 g，炙甘草 6 g，生姜 10 g，大枣 12 枚，牡蛎 15 g，龙骨 12 g，常山（因药市无蜀漆，故以常山代之）6 g，茯苓 15 g，远志 12 g。6 剂，每日 1 剂，水煎 2 次合并分 3 服。

二诊：失眠有好转，咽中痰消除，又以前方治疗 40 剂，以能睡眠 6 小时。之后，改汤剂为散剂，每次 6 g，每日分 3 服，治疗 2 个月。随访 1 年，未再复发。

按：辨阳虚失眠，根据手足不温、口淡不渴辨为阳虚，咽中有痰辨为阳虚夹痰，仲景设桂枝去芍药加蜀漆牡蛎龙骨救逆汤既能温补心阳，又能化痰安神；加茯苓宁心安神，渗利痰湿；远志开窍化痰安神。方药相互为用，以奏其效。

2. 从阴阳辨治失眠

阳主外而阴主内，阴在内阳之守也，阳在外阴之使也。神明得阳气顾护而不躁动，得阴津滋荣而不妄动。假如阴阳俱虚而不能顾护与滋荣神明，则神明不得守藏而为失眠。

典型病案：俞某，女，65 岁。自诉有 10 年余失眠病史，近 5 年来失眠加重，数次治疗，可未取得预期治疗效果。刻诊：失眠（每晚不足 2 小时）多梦，心急心悸，手足不温，口舌生疮，精神萎靡不振，口渴欲饮但饮水不多，舌淡苔薄白，脉虚弱。辨证为心阴阳俱虚证，其治当滋补阴阳，以炙甘草汤加味。药用：炙甘草 12 g，生姜 9 g，人参 6 g，生地黄 24 g，桂枝 9 g，阿胶 6 g，麦冬 12 g，麻仁 12 g，大枣 30 枚，酸枣仁 40 g，茯苓 15 g。6 剂，每日 1 剂，水煎分 2 次服，并嘱其服用西药应逐渐酌情减量。

二诊：失眠有好转，能睡眠近 3 小时，又以前方 6 剂。之后，累计服用前方 60 余剂，每晚能睡眠 6 小时，中午能休息 1 小时。1 年后相遇，一切尚好。

按：患者既有阴虚生热如口舌生疮，又有阳虚不温如手足不温，更有气血虚弱如脉虚弱，以此辨为阴阳俱虚证。方中用炙甘草汤益气补血，滋阴温阳；加酸枣仁补血安神；茯苓宁心安神，兼制滋补而不浊腻，诸药相互为用，以建其功。

3. 从心肺辨治失眠

心主神明，肺朝百脉，心肺调和，经脉和畅，神明则能和谐内外。若心阴虚而不能滋养神明，肺阴虚而不能朝会百脉以滋荣于心，以此则可演变为失眠。

典型病案：姚某，女，53 岁。自诉失眠已有 3 年余，经常服用西药"安定"及"舒乐安定"等，方可入眠，近半年来失眠加重，并加服中药，可睡眠时间仍不足3小时，并难以入睡。刻诊：失眠多梦，头晕目眩，健忘盗汗。心烦不安，咽喉干燥，手足心热，饮食不佳，欲行不得行，舌红少苔，脉细略数。以此辨为心肺阴虚内热证，其治当滋养心肺，清退虚热，给予百合知母汤加味。药用：百合24 g，知母18 g，生地18 g，牡蛎24 g，黄连12 g，川芎10 g，酸枣仁40 g。6剂，每日1剂，水煎2次分2服。

二诊：睡眠略有好转，其他症状有所减轻，又以前方6剂。之后，以前方适当加减变化累计服用60余剂，能睡6小时。

按：患者既有心阴虚如心烦盗汗，又有肺阴虚如咽喉干燥，再参合其他病证表现而辨为心肺阴虚内热证。方中百合知母汤清心肺热，滋心肺阴；加生地清热凉血；黄连清心除烦；牡蛎敛阴潜阳安神；酸枣仁补血安神；川芎理血行血，兼防滋补药壅滞气机。方药相互为用，以奏其效。

4. 从肝辨治失眠

心藏神，肝舍魂，神主于外而魂舍于内；心肝调和，神得以安而魂得以舍，则睡眠有常。假如肝阴血虚而不能舍魂，魂不得所舍而躁动，心神不得肝魂和谐，则可演变为失眠。

典型病案：郝某，男，73岁。自诉失眠多年，近半年来失眠加重，其梦多为在战争年代死去的战友。或是殴打类梦幻，醒后不能入睡，几经中西医治疗，可收效甚微。刻诊：失眠多梦，头晕，视物模糊不清，心烦，易怒，舌红少苔，脉弦细。辨证为肝阴血虚证，其治当滋补阴血，安神定魄，以酸枣仁汤加味。药用：酸枣仁45 g，知母18 g，川芎9 g，茯苓18 g，炙甘草6 g，黄连9 g，阿胶10 g，黄芩9 g，白芍12 g。6剂，每日1剂，水煎2次分2服。

二诊：睡眠略有改善，又以前方6剂。之后，以前方累计服用60余剂，能睡眠6小时。1年后相遇，其曰休息尚好，未再发作。

按：因肝为将军之官，肝阴血不足，阴不制阳，肝阳亢盛，魂不得舍藏而躁动，故梦多为战争或殴打类，所以辨为肝阴血不足证。方以酸枣仁汤滋补肝血，安神舍魂；加黄连、黄芩以清热除烦；阿胶、白芍以滋补肝血，使血能舍魂。诸药相互为用，以奏其效。

王付教授认为，辨治失眠用方药治疗固然重要，但克服过度精神紧张、抑郁焦虑、惊恐愤怒等不良情绪也举足轻重，再则养成良好的睡眠习惯，做到晚餐清淡，不过饱，忌浓茶、咖啡及吸烟，尽量排除各种可能影响睡眠的不良因素，对于治疗失眠都非常重要。

裴正学　治疗失眠的经验

1. 对不寐的认识

外感后邪客少阳，肝郁化火，热扰心神。饮食劳倦，思虑伤脾，或心脾两虚，或心肾不交，盖脾土居于心肾之间，脾土虚则心肾水火不济，心肾不交。虚证乃营血亏虚为本，病在心肝脾肾，实证乃相火妄动为标，病在心肝脾胃。

2. 辨证论治

失眠总的治则以滋阴补血治其本，清肝泻火，镇静安神、活血化瘀治其标，失眠的临床治疗大体分为4型。

①邪客少阳，肝郁化火，胆火上绕，心神不宁；治则：疏散少阳，佐镇静安神；方药：柴胡加龙骨牡蛎汤合酸枣仁汤。②相火妄动，热扰神明；治则：清肝泻火，佐重镇安神；方药：生铁落饮合复方酸枣仁汤。③心脾两虚，脾不统血；治则：益气健脾，安神镇静；方药：归脾汤合酸枣仁汤。④阴虚阳亢，浮阳外越，心阴亏虚，心气不足者；治则：养阴益气，安神镇静；方药：天王补心丹合复方酸枣仁汤；肝肾阴虚者用杞菊地黄丸合冠心Ⅱ号（赤芍、川芎、红花、降香、丹参）合酸枣仁汤；阴阳不调，阴不敛阳，用二仙汤合冠心Ⅱ号，酸枣仁汤；心肾不交，加用交泰丸（黄连、肉桂）。裴老认为阴虚阳亢之失眠，与高血压脑动脉硬化、冠心病合并失眠有关。肾阴亏虚是本，肝阳上亢是标，治宜标本兼治，以滋阴补肾，或阴阳双补，平肝潜阳，活血化瘀为主，辅以重镇安神，失眠方能治愈。

3. 典型病案

病案1：患者，男，30岁。外感后半个月失眠头昏，心烦急躁，食纳不佳，目赤口苦，小便黄溺，大便干燥，舌红苔白，脉弦数。血压：120/80 mmHg。诊断：失眠。中医辨证：外感后邪客少阳，胆火上扰，心神不宁。治则：疏泄少阳，镇静安神。方药：柴胡加龙骨牡蛎汤合甘麦大枣汤合酸枣仁汤。柴胡10 g，黄芩10 g，半夏6 g，党参10 g，甘草6 g，生姜6 g，大枣6 g，龙骨15 g，牡蛎15 g，酸枣仁15 g，川芎10 g，知母10 g，茯神10 g，夜交藤15 g，石菖蒲10 g，浮小麦30 g。服用7剂后，失眠好转；加入远志 10 g，丹参 15 g 养血安神，再服 7 剂诸症好转。

按：外感后邪客少阳，相火妄动则失眠，小柴胡汤疏散少阳之邪，龙骨、牡蛎重镇安神，甘麦大枣汤治疗脏燥不安，酸枣仁、川芎、知母养血安神，三方合用则失眠治愈。裴老认为柴胡加龙骨牡蛎汤、甘麦大枣汤能够调节自主神经功能紊乱。

病案 2：患者，男，41 岁。失眠头痛，烦躁不安，有时到处乱跑，胡思乱想，甚则癫狂，毁物打人。舌红苔黄腻，脉弦紧。诊断：失眠，精神分裂症。中医辨证：肝火夹痰，热扰神明。治则：清肝泻火，重镇安神。方药：生铁落饮合复方酸枣仁汤。天冬 10 g，麦冬 10 g，丹参 15 g，北沙参 15 g，党参 15 g，元参 15 g，浙贝母 15 g，代赭石 15 g，法半夏 10 g，茯神 10 g，远志 10 g，炒枣仁 15 g，朱砂 2 g，石菖蒲 15 g，连翘 15 g，柏子仁 15 g，夜交藤 15 g，陈皮 6 g，生铁落 100 g（先煎 1 小时，用铁水煎药）。服用上方 30 余剂，失眠烦躁好转，情绪稳定。注意力能够集中。效不更方，守方服用百余剂，病情稳定。

按：相火妄动，热扰神明，除药物治疗外，还需配合心理疏导，或改变生活环境，效果会更好。生铁落饮滋阴养血，重镇安神，为治疗精神分裂症之名方。有学者用生铁落饮加味治疗躁狂症 48 例，显效率为 85.4%，疗效确切，且能明显拮抗西药的不良反应。

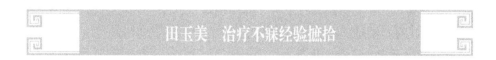

田玉美　治疗不寐经验撷拾

田玉美，男，1928 年 11 月生，湖北仙桃人，中国民主同盟盟员，湖北中医药大学主任医师、教授、硕士研究生导师。全国第一、第二批老中医药专家学术经验继承工作指导老师，享受国务院政府特殊津贴专家。

1. 胆胃不和，痰浊内扰型

患者，女，66 岁，2010 年 3 月 7 日初诊。寐差 10 余年，不易入睡，多梦，有幻想症，常因此不能入睡，心悸，虚烦不安，小腿水肿，午后明显，胸痛，小便频数，但每次量少，舌红，苔黄略腻，脉弦滑。有心脏病史，安装过起搏器。辨证属胆胃不和、痰浊内扰，治宜理气化痰、利胆和胃。拟温胆汤合百合地黄汤加减化裁：法半夏 10 g，竹茹 10 g，枳实 15 g，陈皮

10 g，茯苓 15 g，百合 15 g，生地黄 15 g，小麦 30 g，大枣 10 g，龙骨、牡蛎各 30 g，远志 3 g，甘草 6 g。7 剂，每日 1 剂，水煎分服，每日上午 11 时、下午 5 时、晚上 9 时服药。

二诊（2010 年 3 月 14 日）：不易入睡、多梦减轻，现全身水肿，舌红，苔黄略腻，脉弦细。前方加茯苓皮 20 g 淡渗利水，并加茯神 15 g，珍珠母 30 g，以镇静安神。继服 7 剂。

三诊（2010 年 3 月 21 日）：寐差、不易入睡、多梦减轻，全身水肿缓解，现小腿水肿，右小腿红肿，午后甚，小便黄，尿量少，夜尿 2 次，舌红，苔较前转薄，脉弦细。守上方合合欢皮 15 g，黄精 15 g，继服 7 剂。

四诊（2010 年 3 月 28 日）：睡眠好转，小腿水肿减轻，时有心前区疼痛，舌红，苔黄，脉弦细。以上方加蒲黄 15 g，五灵脂 10 g，继服 14 剂，患者睡眠恢复正常，小腿水肿消失。

按：本案以心烦不寐、多梦幻想、心悸、舌红、苔黄略腻、脉弦滑为辨证要点。《灵枢·邪客》云："厥气客于五脏六腑，则卫气独卫其外，行于阳，不得入于阴。行于阳则阳气盛，阳气盛则阳满；不得入于阴，阴虚，故目不瞑。"说明卫气正常的出阳入阴规律是昼卫其外，夜安其内。若有邪气客于人体，内扰脏腑之气，则卫气奋而抗邪于外，不能入于阴分，形成卫气浮盛于体表，脏腑之精气虚于内，神气不得内守，痰浊内扰于心，故而不得眠。对此，田老以温胆汤为主方，理气化痰、利胆和胃，并用《金匮要略》百合地黄汤和甘麦大枣汤养心安神，佐用珍珠母、龙骨、牡蛎等重镇安神。诸药并用，标本同治，故疗效满意。

2. 肝阳上亢，风痰上扰型

患者，女，54 岁，2010 年 7 月 15 日初诊。寐差半年，经前医治疗无效。现寐差，不易入睡，易醒，多梦，头部太阳穴胀痛，眩晕，目干，口干，上腹部胀满，肠鸣音亢进，舌红，苔黄微腻，脉弦细。辨证属肝阳上亢、风痰上扰，治宜平肝潜阳、化痰定眩、宁心安神。拟半夏白术天麻汤合酸枣仁汤加减化裁：法半夏 10 g，白术 15 g，天麻 10 g，柴胡 10 g，白芍 30 g，枳实 15 g，决明子 15 g，酸枣仁 15 g，知母 6 g，茯神 15 g，川芎 10 g，柏子仁 10 g，远志 3 g，珍珠母 20 g，龙齿 30 g，甘草 6 g。7 剂，每日 1 剂，水煎分服，每日上午 11 时、下午 5 时、晚上 9 时服药。

二诊（2010 年 7 月 22 日）：头部太阳穴胀痛、眩晕、目干、口干、上腹部胀满减轻，寐差、不易入睡、易醒、多梦症状缓解，现胃脘隐痛，时有腰膝酸软，舌红，苔黄微腻，脉弦细。上方去知母，加丹参 15 g，厚朴 20 g，改远志为 6 g，继服 7 剂。

三诊（2010 年 7 月 29 日）：寐差、不易入睡、多梦症状减轻，仍易惊醒，腰膝酸软，舌红，苔白，脉细。鉴于患者心烦不安较为明显，守上方加生地黄 15 g，阿胶 15 g，以滋阴养血，继服 7 剂。

四诊（2010 年 8 月 6 日）：夜寐能安，仍感腰膝酸软，舌红，苔白，脉细。以上方加杜仲 15 g、续断 15 g，继服上方 14 剂，诸症消失。

按：本案以头目眩晕、太阳穴胀痛、目干、口干、情绪激动为辨证要点，兼见失眠心悸、虚烦不安、舌红、苔黄微腻、脉弦细等症，故田老以半夏白术天麻汤为主治疗。《金匮要略》云："虚劳虚烦不得眠，酸枣仁汤主之。"故配以酸枣仁汤加柏子仁、远志养心安神，珍珠母、龙齿重镇安神，后加生地黄、阿胶以加强滋阴养血之力，并合四逆散疏肝行气。诸药配合，协调共济，共奏平肝潜阳、化痰泄热、重镇安神之效。

3. 心肾不交，阴虚火旺型

患者，女，49 岁，2009 年 10 月 18 日初诊。寐差 5 年。现寐差，不易入睡，易醒，多梦，易疲劳，头部怕风，腰部酸胀，夜尿多，每夜 3~4 次，视物不清，食后易胃胀，咽干，舌红，少苔，脉细。辨证属心肾不交、阴虚火旺，治宜滋阴清热、养血安神。拟六味地黄丸合青蛾丸加减：生地黄 15 g，山萸肉 10 g，山药 30 g，泽泻 15 g，牡丹皮 10 g，茯苓 15 g，酸枣仁 15 g，知母 6 g，茯神 15 g，川芎 3 g，补骨脂 20 g，杜仲 20 g，桑螵蛸 20 g，益智仁 15 g，厚朴 15 g，甘草 6 g。7 剂，每日 1 剂，水煎分服，每日上午 11 时、下午 5 时、晚上 9 时服药。

二诊（2009 年 10 月 25 日）：寐差、不易入睡、易醒、多梦减轻，腰酸胀缓解，夜尿减少，每夜 2 次，服药后胸前区时有燥热感，舌脉同前。上方去川芎、益智仁，加连翘 15 g，黄连 6 g，淡竹叶 10 g，继服 7 剂。

三诊（2009 年 11 月 1 日）：睡眠明显好转，腰部酸胀减轻，夜尿减少，胸前区燥热感消失，舌脉同前。效不更方，继服上方 14 剂，患者眠安。

按：本案以寐差，不易入睡，易醒，心悸多梦，伴头晕耳鸣、腰膝酸软、潮热盗汗、五心烦热、咽干少津、夜尿频数、舌红、少苔、脉细为辨证要点。《景岳全书》云："真阴精血之不足，阴阳不交，而神有不安其室耳。"故田老用六味地黄丸滋补肾阴，酸枣仁汤养血安神，青蛾丸补肾阳、强腰膝，加益智仁、桑螵蛸固精缩尿，后加连翘、黄连、淡竹叶以清心火。

诸药配伍，上清心火，下滋肾阴，心肾相交，水火均平，故药后心烦自除，夜寐自酣。

4. 肝阴亏虚，心虚胆怯型

患者，男，39岁，2010年4月3日初诊。寐差1年多，加重半年。现寐差，不易入睡，易醒，多梦，伴心悸不安，易受外界环境惊扰，胆怯，性情急躁，口干喜饮，舌红，苔黄，脉弦细。证属肝阴亏虚、心虚胆怯，治宜养血清热、安神定志。拟安神定志丸合酸枣仁汤加减化裁：酸枣仁15 g，知母6 g，茯神15 g，川芎3 g，石菖蒲10 g，远志6 g，太子参15 g，龙齿30 g，琥珀末3 g，合欢皮15 g，黄精15 g，珍珠母20 g，甘草6 g。7剂，每日1剂，水煎分服，每日上午11时、下午5时、晚上9时服药。

二诊（2010年4月10日）：寐差、不易入睡、易醒、多梦、心悸不安减轻，舌脉同前，守上方加首乌藤20 g，继服7剂。

三诊（2010年4月17日）：睡眠明显好转、心悸不安减轻，易受外界环境惊扰、胆怯好转，舌脉同前。守上方再服7剂善后。

按：本案以寐差、不易入睡、易醒、多梦、心悸不安、处事易惊、心虚胆怯为辨证要点。《沈氏尊生书》云："心胆俱怯，处事易惊，梦多不祥，虚烦不眠。"故田老以安神定志丸合酸枣仁汤为主方，前者偏于安神定志，后者偏于养血清热安神，佐以合欢皮、首乌藤、珍珠母加强安神之效。诸药合用，恰合病机，故获良效。

综观上述案例，田老治疗不寐立法用药，切中肯綮，屡屡奏效。探其本质，有以下两大特点：一是治失眠常用对药，可获增加疗效之用。重镇安神取珍珠母、龙齿、灵磁石；养心安神取酸枣仁、柏子仁、远志；滋阴养血加生地黄、阿胶；疏肝理气取柴胡、郁金；解郁调气取玫瑰花、合欢花；平肝息风取天麻、钩藤；化痰定志取石菖蒲、远志；清心泻火取莲子芯、连翘心；化瘀安神取丹参、琥珀；交通心肾取黄连、肉桂。二是调理脏腑之虚实。田老认为，不寐之病机总属阳盛阴衰，阴阳不交。在脏腑方面，因脾主运化，心主神志，肝主疏泄而调节情志活动，肾藏精而生髓充脑，故失眠主要与心、肝、脾、肾四脏紧密相关。治疗上以补虚泻实、调整脏腑阴阳为原则。如治疗肝阴亏虚、心虚胆怯型不寐，除滋养肝阴外，兼以健脾养心安神，使五脏之间回归平衡协调的状态。

刘建设　从痰浊论治失眠

刘建设，全国第五批老中医药专家学术经验继承工作指导老师，河北省第二、第三批中医临床优秀人才培养指导老师，首批全国优秀中医临床人才，河北省首届名中医，天津中医药大学（中医传承）博士研究生导师，河北医科大学硕士研究生导师。师承于国医大师路志正、颜正华及全国著名老中医薛伯寿教授，深得三老真传。刘老熟读经典，兼学诸家，善治疑难杂症。兹将刘老师从痰浊论治失眠经验介绍如下。

1. 失眠的病因病机

常因思虑伤脾，心神失养，或阴虚火旺、阴不敛阳，或心虚胆怯、心神不安，或痰浊阻滞、痰浊扰心等，引起脏腑功能紊乱，营卫失调，阴阳失和，导致卫阳不能入阴，这是发生失眠的主要病机。刘老认为，痰浊阻滞，痰浊扰心最为多见。痰浊阻滞、上蒙清窍，伤及元神或郁久化热扰动心神致阴阳失调、心神不安而失眠。

2. 痰浊

痰饮是人体水液代谢障碍所形成的病理产物，又是继发致病因素，一般把稠浊者称为痰，清稀者称为饮。痰饮为浊物，故称痰饮为浊，痰饮为病称痰浊为病。痰浊为病，随气上逆，蒙蔽清窍，扰乱心神，使心神活动失常。津液的正常输布，有赖于肺、脾、肝、肾、三焦等脏腑的正常生理功能，一旦肺宣发肃降的功能失调，则津液不能外输于皮毛和下输于膀胱，而致痰壅于肺，甚则发为水肿；脾的运化功能减退，则可使津液在体内环流减弱，而致痰湿内生；肝失疏泄，则气机不畅，气滞则津停；肾失蒸腾气化，则气不化津而致津液停滞；三焦的水道不利，影响了津液在体内的环流和气化功能。刘老认为，现代社会，随着人们的生活从温饱型向小康型转变，人们的生活水平大幅提高，因过食肥甘，嗜烟好酒，恣食生冷，内伤脾胃，致使脾失健运不能为胃行其津液，而生痰浊及痰热；现代社会生活工作节奏快，压力大，易情志抑郁，致气机不利，津液输布障碍，聚而成痰浊；人们喜静少动，素体肥胖，胖体多湿，静易伤气，气机不利，津液输布障碍，聚而成痰湿。因此，脾的运化失职是痰浊内生的关键，临床痰浊阻滞、痰浊扰心失眠最为多见。

3. 失眠治法

《灵枢·邪客》指出："补其不足，泻其有余，调其虚实，以通其道而去其邪……饮以半夏汤一剂，阴阳已通，其卧立至。"方中半夏辛温通阳，化痰降浊，秫米甘凉益阴，通利大肠。此方补泻兼施，调和营卫，交通阴阳，切中病机，新发者，复杯则卧，久者，三饮而已。对后世治疗失眠病证产生了极其深远的影响。

刘老从痰浊论治失眠，以除痰化浊安神为法。痰浊阻滞者以平素嗜酒厚味，酿成痰浊，阻滞气机。多见于中老年患者，形体肥胖，伴高血脂、动脉硬化等。症见失眠多梦，头目眩晕，胸闷，痰多，舌苔腻，脉弦滑等。治宜除痰化浊安神。方用温胆汤加减，常用法半夏、陈皮、茯苓、麸炒枳实、竹茹、石菖蒲、制远志、人参、炙甘草等。温胆汤源于《集验方》，全方健脾燥湿化痰，清热除烦安神。辨证论治，屡用屡验。刘老师在临证中，根据患者兼症灵活变通，取得很好的治疗效果。

（1）兼火（痰火内扰）：多突然受到情绪影响，思虑过度，致气机逆乱，或饮食不节伤脾，脾胃运化失常，酿成痰湿，郁而化热，表现为失眠多梦，烦躁不安，胸闷口苦，不思饮食或胸闷嗳气，腹中不舒，舌苔黄腻，脉滑数等。治宜清热化痰，和中安神。用黄连温胆汤加减，温胆汤加黄连、胆南星、浙贝母、首乌藤等。其中黄连苦寒而入心经，为治失眠要药。

（2）兼瘀（痰瘀互结）：若五志化火，灼津为痰，痰火扰心；情志不舒，气血瘀滞，痰瘀互结，多出现顽固性失眠、多梦、胸闷、胸痛、心悸气短，舌紫黯或有瘀斑瘀点、苔黄腻、脉滑数或涩等。治宜除痰化瘀，清热安神。用温胆汤合血府逐瘀汤加减，药物组成：黄连、法半夏、茯苓、竹茹、麸炒枳实、陈皮、甘草、炒桃仁、红花、生地黄、赤芍、川芎、柴胡、石菖蒲、制远志、丹参、琥珀、益母草等。

（3）兼阴虚（痰热阴虚）：多由痰热日久伤阴，或心阴素虚，兼痰热内扰，神志不安所致。表现为顽固性失眠，或心情抑郁，淡漠寡言，或烦躁不安，口干口苦，舌红苔黄，脉沉细数等。治宜化痰养阴，清热安神。用黄连温胆汤合百合地黄汤加减，药物组成：黄连、法半夏、茯苓、竹茹、麸炒枳实、陈皮、甘草、石菖蒲、制远志、百合、生地黄、知母等。方中百合养心阴，清心安神，生地黄养阴清热，既入心经，滋阴清热，又可滋养肾阴，《珍珠囊》谓生地黄"补肾水真阴"，二者合用，治疗心肾阴虚之失眠。

此外，对肝失疏泄、气机不畅、气滞则津停痰浊阻滞者，治宜疏肝理气、除痰安神，以柴胡疏肝散合温胆汤为主方，方中柴胡、白芍药以和肝解郁为主，香附、枳壳、陈皮理气除滞。脾主运化且有赖于肾阳的温煦气化，对过食生冷而伤脾、怕冷、大便溏、小便长、舌淡苔厚、脉沉者，治宜温肾健脾、除痰安神，以温胆汤为主方，去竹茹，加肉桂、桂枝。

4. 典型病案

段某，女，41 岁。2012 年 5 月 1 日就诊。失眠 3 年。3 年来一直在某精神病医院治疗。每日必服这家医院的药方能入睡，否则彻夜不寐，但常导致精神恍惚，健忘，头晕，不敢再服。刻诊：头晕，失眠，周身发紧，怕冷，浑身难受，不可名状，恶心，不欲食，大便不畅。舌黯红，苔薄，脉沉弦。西医诊断：顽固性失眠。中医诊断：不寐。证属痰热阴虚。治宜化痰降浊，养心安神。用温胆汤、酸枣仁汤合百合地黄汤加减。药物组成：半夏 12 g，竹茹 12 g，茯苓 30 g，麸炒白术 12 g，麸炒枳实 15 g，党参 12 g，石菖蒲 10 g，制远志 10 g，炒酸枣仁 30 g，知母 12 g，川芎 10 g，百合 20 g，生地黄 15 g，木香 12 g，炒莱菔子 20 g，甘草 10 g，生姜 4 片，大枣 5 枚。每日 1 剂，水煎 2 次取汁 300 mL，分早晚 2 次服。服 7 剂后，症状明显减轻，又按原方服 3 剂，夜能寐，大便畅，头不晕，身体轻快。刻诊：颈侧不适，有时恶心，口唇干痛，眼部不适。舌红，苔薄，脉沉弦。原方去木香，加菊花 15 g，夏枯草 15 g。服 7 剂而愈。

按：本案患者严重失眠，精神恍惚，头晕，健忘，《金匮要略》指出"百合病者，百脉一宗，悉致其病也。意欲食，复不能食，常默然，欲卧不能卧，欲行不能行"，其失眠、精神恍惚、头晕、健忘、浑身难受不可名状、恶心、不欲食、大便不畅等与百合病有相似之处，属痰浊阻滞、心脉失养。用温胆汤、酸枣仁汤合百合地黄汤加减，化痰降浊，养心安神。温胆汤方中半夏降逆和胃，燥湿化痰为君；竹茹清热化痰，止呕除烦，枳实行气消痰，使痰随气下，兼通便，均为臣；茯苓健脾渗湿为佐；生姜、大枣、甘草益脾和胃，协调诸药为使。诸药合用，共奏理气化痰、清胆和胃之效。百合清心润肺，补虚安神，生地黄清热凉血滋阴；重用酸枣仁养血补肝，宁心安神；知母滋阴清热，川芎调气疏肝；另加木香疏肝和胃；麸炒白术健脾祛湿；党参益气健脾；石菖蒲、制远志祛痰安神；炒莱菔子降气健脾，和胃通便。全方共奏化痰降浊、养心安神之效。刘老师辨证准确，用药精当，从痰浊论治失眠效果明显。

王琦　首辨主因主症，治病求本

王琦，教授，国医大师，全国老中医药专家学术经验继承工作指导老师，在失眠的治疗上有独特的思维方式和用药特点。

1. 首辨主因主症，治病求本

失眠症患者临床表述多样，随症表现繁杂。对失眠症关键要抓病因，明确疾病关键所在，判断失眠症在疾病中的作用。若失眠症是疾病的关键问题，即使患者非以失眠为主诉，用药组方也当以治失眠为主；若失眠症仅为疾病的伴发临床表现，即使失眠为患者主诉，也不能以安眠立法，当辨病治本，病除则失眠自愈。

典型病案：王某，男，34岁。主因早泄3年，于2008年11月3日初诊。患者婚后3年，交而即泄，未得子息，时心烦失眠，口干腰酸，食纳可，二便调。舌红苔白略腻，脉细数。王老以交通心肾、安神定志为法，予交泰丸合百合地黄汤加味。药用：黄连10 g，肉桂6 g，百合20 g，地黄12 g，茯苓20 g，炙远志10 g，生龙骨30 g，生牡蛎30 g，黄柏10 g，砂仁6 g，磁石15 g，钩藤15 g。

服上方21剂后，睡眠好转，早泄改善，复以上法巩固疗效。

按：此患者以早泄为主诉，失眠是问诊所得。王老认为，早泄的发生与心肾不交、水火不济所致的失眠有重要关系。睡眠障碍常可引发早泄、阳痿等男科病变。故以交通心肾、安神定志为法治其本，水火既济，睡眠得安，则早泄自止。

2. 论治从肝安魂，重调体质，善用专药

（1）调肝安魂，交通阴阳

王老常以"调肝安魂，交通阴阳"八字为治疗失眠的纲领。《景岳全书·不寐》云："不寐证虽病有不一，然唯知邪正二字则尽之矣，盖寐本乎阴，神其主也，神安则寐，神不安则不寐。其所以不安者，一由邪气之扰，一由营气之不足耳。有邪者多实证，无邪者皆虚证。"在当今，失眠症不论中医学还是西医学，首先考虑情绪状态的不良影响为主要病因。王老认为失眠主因肝失条达，魂不安藏。寤寐与魂有重要关系，盖"肝藏魂""随神往来者谓之魂"(《灵枢·本神》),言其在精神上有调控作用,故《血证论·卧寐》说:"肝病不寐者,肝藏魂,人寤则魂游于目,寐则魂归于肝,若阳浮于外,魂不入肝,则不寐"。故情志所伤,肝失条达,以逍遥散加甘松、合欢皮之属,疏肝气、宁肝魂以解郁养血治疗肝郁血虚所致失眠;肝郁化火,用丹栀逍遥加珍珠母之属,清解肝热、宁肝安魂治疗肝郁化火所致失眠;肝胃不和者用抑肝散(半夏、陈皮、当归、川芎、柴胡、白术、钩藤),此为小柴胡汤之变方。

典型病案1:郑某,女,72 岁。主因反复失眠 2 周,伴胸闷心烦于2008 年11 月25 日求治。患者2 周来反复失眠,入睡困难,睡后易醒,胸闷心烦,咽干口燥,手足烦热,二便调。舌红少苔,脉细。王老给予交泰丸合黄连阿胶汤加味。药用:肉桂6 g,黄连10 g,阿胶12 g,杭白芍15 g,黄芩10 g,生、炒枣仁各10 g,丹皮10 g,合欢花、皮各15 g,夜交藤15 g,夏枯草20 g,苏叶10 g,百合20 g,珍珠粉3 g,鸡子黄1 枚。服上方3 剂后睡眠渐安,1 周后诸证缓解。

按:《难经·四十六难》云:"老人血气衰,肌肉不滑,营卫之道涩,故昼日精,夜不寐也。"肝藏血,人卧则血归于肝,年迈正虚,血亏气郁,夜卧则血难归于肝,肝魂失养则难眠。黄连阿胶汤方出自《伤寒论》,由黄连、黄芩、芍药、鸡子黄、阿胶组成,共奏滋阴降火、除烦安神之功。此为阴虚火旺、心肾不交所致失眠,上药合用,使心肾交泰,自能入寐。

典型病案2:阮某,男,44 岁。主因反复失眠多梦1 个月于2008 年11 月3 日求治。患者1 个月来因生意不顺,反复失眠多梦,且多梦怪异,伴口干,心烦郁闷,喉中痰阻,食纳尚可,二便调。舌暗红,苔薄黄略腻,脉滑。王老师予逍遥散合温胆汤加减。药用:柴胡12 g,当归10 g,白芍20 g,茯苓10 g,薄荷10 g,生甘草6 g,白术10 g,夏枯草20 g,竹茹20 g,半夏10 g,枳实10 g,橘红10 g。服上方2 周后,失眠及多梦怪异等症均得缓解。

按:现代社会竞争激烈,易致思虑劳倦过度,情志不遂,气机郁结,郁而化火,火邪伤阴,阴血不足,血不养神,神不守舍而失眠;火邪伤津,炼津成痰,痰热互结,扰动心神而多梦怪异,正如《血证论》谓:"阳浮于外,魂不入肝,则不寐";《景岳全书·卷十八·不寐》云:"痰火扰乱,心神不安,思虑过伤,火炽痰郁而致不寐者多矣"。逍遥散疏畅气机兼以补血安神,温胆汤理气化痰,清热安神。二方合用则肝气舒,痰热清,心神宁,故诸证得解。

（2）辨体调体，逐瘀安神

王老善于辨体、辨病与辨证相结合，对瘀血体质或失眠日久的患者，常运用血府逐瘀汤，且多获奇效。王老认为血府瘀阻亦是"魂不安藏"的重要病机。"肝藏魂""血舍魂"（《灵枢·本神》），气血违和则影响魂之所舍，而目难瞑，此者则投血府逐瘀汤，正如《医林改错·血府逐瘀汤所治之症目》所云："夜不安者，将卧则起，坐未稳又欲睡，一夜无宁，此血府血瘀。"因此对顽固性失眠，血行不畅者投以此方每多获效。

典型病案：王某，男，54 岁。主因失眠伴头痛头晕 3 个月求治。患者唇暗面晦，食纳可，二便调，舌紫黯，苔白，脉弦。王老辨其为血瘀质，从体质论治，予血府逐瘀汤加味。药用：柴胡 12 g，当归 12 g，川芎 10 g，干地黄 10 g，赤芍 10 g，枳壳 10 g，桃仁 10 g，红花 10 g，丹参 15 g，鸡血藤 15 g，葛根 15 g，郁金 10 g。服上方 14 剂后，失眠及头晕头痛缓解，唇色转鲜，面色渐润。

按：患者虽以失眠为主诉，但兼以头痛，唇暗面晦，舌紫脉弦，为血脉瘀滞不畅的瘀血体质。瘀阻血脉，心神失养则失眠。血府逐瘀汤方取四逆散理气疏肝，桃红四物活血化瘀，以桔梗引气上升，牛膝导血下降，一升一降以通阴阳。服药后瘀血得散，心神得养，故失眠得解。

（3）专病专药，助获佳效

清代徐大椿在《兰台轨范·序》中云："欲治病者，必先识病之名……一病必有主方，一病必有主药。""专药"是指治某病某症有特殊功效的药物，即所谓现在的特效药。通常针对疾病加入复方中，而起主要治疗作用。王老师认为专药用量宜大、不宜单用，应与治体药、治病药、治证药配伍使用。在失眠的治疗中，王老尤其善用专药。

典型病案：赵某，男，34 岁。主因反复失眠伴腹胀 1 月余于 2009 年 12 月 16 日初诊。患者 1 个多月来反复失眠，每晚入睡困难，睡后轻浅易醒，多梦，睡眠时间不足 4 小时，伴乏力，纳少，腹胀，呃逆，食冷即泻。既往患有肠易激综合征。舌暗淡，苔白略腻，脉濡。王老予逍遥散加减。药用：柴胡 12 g，当归 10 g，白芍 10 g，茯苓 10 g，白术 10 g，薄荷 6 g，生姜 10 g，炙甘草 16 g，甘松 15 g，竹茹 15 g，刀豆子 15 g，苏叶 15 g，半夏 10 g，夏枯草 20 g，百合 20 g。服上方 7 剂后，于 2009 年 12 月 24 日再诊。患者失眠减轻，每晚 10 点左右即能入眠，可睡 6~7 小时，但仍有多梦，食纳渐佳，已无腹胀，偶有呃逆，大便调。舌淡红，苔薄白，脉沉细。王老前法继图，上方加生酸枣仁、炒酸枣仁各20 g，再服7剂后，睡眠得安，呃逆消，乏力除。

按：对失眠的治疗，王老在从肝论治、辨体调体的同时，尤其注重专药的运用。上方中所用的半夏、夏枯草、苏叶、百合及生酸枣仁和炒酸枣仁，是王老师治疗失眠症的常用专药。王老认为，半夏得至阴之气而生，夏枯草得至阳之气而长，二药配伍，和调肝胃，平衡阴阳而治失眠。苏叶辛温气薄，理气和营，引阳入阴；百合甘微寒，可治失眠不宁，易惊醒。四药合用共奏交通阴阳、理气宁心之效，是治疗失眠症常用专药组合。而将酸枣仁生炒并用更是王老师运用专药的一个特点。《本草纲目》云：“其仁甘而润，故熟用疗胆虚不眠……生用疗胆热好眠。”故有治不眠宜炒用、治多眠宜生用之论。王老取生酸枣仁白天兴奋、晚上安眠之效，使患者白天有精神，晚上能入睡，从而达到很好的安眠作用。

总之，对于失眠症的治疗，王老的临证特点为善于抓住疾病关键，全面审因辨证，重视从肝调治，交通阴阳，辨体、辨病与辨证相结合，巧妙运用专病专药，因此能取得奇效良验。

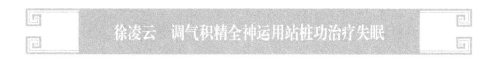

徐凌云　调气积精全神运用站桩功治疗失眠

徐凌云，早年跟随国医大师路志正、著名老中医董德懋学习，是董德懋的学术继承人，从事临床工作40余年，在治疗疾病及养生中继承了董老调气积精全神的学术思想，尤对失眠论治颇有心得，常以药物治疗配合站桩功，收获良效。现将徐老应用调气积精全神学术思想及站桩功治疗失眠的经验总结如下，以飨读者。

1. 对失眠的认识

徐老认为，人之寤寐，由心神控制，心神不安，神不守舍，不能由动转静而致不寐。临证重视“神”的作用，以调气积精全神为指导，提出“治病必先治神”，在中药基础上，结合站桩功，提高临床疗效。

2. 调气积精全神学术思想

（1）理论溯源：徐老的调气积精全神学术思想受承于名老中医董德懋，

董老早年涉及气功，后受中国佛教协会副会长巨赞法师、马寅初及蒋维乔老先生的影响，专研气功理论，上及《内经》，下及各家学说，推崇"呼吸精气，独立守神，肌肉若一""积精全神，游行天地之间，视听八达之外"及《勿药元诠》中调息、养生和小周天的认识，结合站桩功，形成调气积精全神的学术思想。徐老在临床实践中秉承此学术思想，防病治病。

（2）学术思想概要：精、气、神三者，是人体生命活动的根本所在。精化生气，提供生命活动的动力，生命活动的主宰和表现是神。精、气、神三者互相资生。精充则气足而神全，是人体健康的保证；精亏气虚神耗，是人体衰老的原因。精、气、神亦是气功基础，气功作用的核心是调气积精全神，调气则积精，精聚则神全；同样，神全则精积、气调。徐老常提到，神为主宰、统帅、灵魂，治病必先治神，养病必先养神。调神须从两方面入手：一是治神以调气积精。病为本，工为标，标本不得，邪气不服；医患相得，邪气乃除。徐老临证常嘱患者保持光明思维（使自己始终沉浸在乐观向上、积极进取的良好心理氛围），树立战胜疾病信心，保持乐观心态，患者神气得治，可达到神化气、气生精的境界，则疾病向愈。所谓"三分药，七分养"。七分养，关键是治疗调养受挫的元神，元神得充，可达到神充而化气生精的效果。二是调气积精可以全神。对于失眠日久的患者，在药物治疗的同时，宜配合站桩功。疑难病证及积年沉疴，大多病情深重，累及精、气、神。站桩功为气功中静功的一种，气功调气积精全神，亦即"治病必先治神"之意。《素问·上古天真论》有"呼吸精气"之论，说的就是调息以调气之法。积精是指通过调气使精旺，调气积精则神全。站桩功是通过调整人体的功能，发挥人体潜能，以达到祛病延年的目的。

3. 站桩功

（1）练功前具备"三心"："三心"即信心、决心、恒心。首先要相信气功能治病、养生，即有了信心，才能下决心去钻研气功、练气功，而更重要的是要有恒心，持之以恒，方能体会效果。

（2）练功"十六字诀"：徐老传承了董德懋老中医的"安神静坐，物我相忘，心息相依，呼吸自然"十六字诀，其总结了练功经验，也道出了站桩功真谛——调身、调心和调息。调身所以养身，是调整身体姿势，使其放松、舒服、适宜，为调心、调息打下基础。调心所以养神，是意识训练，要求思想、情绪、意识逐渐停止活动，排除杂念，安静下来，使大脑进入一种静、虚、空、轻松愉快的境界，从而调动人体潜能，以达到强身治病的目的。调息所以养气，是调整呼吸来调动人体之内气，使之逐步聚集，储存于身体某一部位，并循经络运行，以疏通经络气血。

总之，做好站桩功的关键是排除杂念，必先治神，精神与呼吸相结合。

（3）练功"三要领"：徐老临床治疗难治性失眠，在患者身体许可的情况下，除用药物治疗外，嘱患者练习站桩功，以提高临床疗效，并亲自示范，授以要领。①调姿，即调整身体的姿势。全身尽量放松，两腿分开，与肩宽持平，双膝稍屈膝下蹲，两手自然抱球姿态，置于胸前，舌尖抵上腭，双目平视微闭。②调意，即调节自己的意念。排除杂念，停息思虑，意念操守于下气海丹田；如不能排除杂念，则想远不想近，想虚不念实，可以随呼吸想象气息的出入上下，自然心静。③调息，即调整自己的呼吸。用鼻子吸气，也用鼻子呼气。吸气要深至丹田，不能吸到丹田也想象认为吸到了丹田；呼气要缓要慢。吸气与呼气时间之比为 1∶3，通过不断练习逐步达到1∶6、1∶9。每日 2 次，每次 20~30 分钟。

4. 典型病案

患者，女，45 岁，2012 年 12 月 7 日就诊。主诉：失眠 3 年余。患者平素劳累，入睡难，易醒，夜寐不足 3 小时，头痛时作，时有心烦，双目干涩，迎风流泪，纳可，二便调，舌尖红，苔薄白，脉弦细小数。证属肝肾阴虚，心肾不交。治以滋补肝肾、交通心肾。方选杞菊地黄丸加味：枸杞子10 g，菊花 10 g，生地黄、熟地黄各 15 g，山萸肉 10 g，山药 10 g，牡丹皮10 g，茯苓 10 g，泽泻 12 g，炒酸枣仁 15 g，远志 10 g。5 剂，每日 1 剂，水煎服。

二诊（2012 年 12 月 14 日）：症状改善不明显，夜寐 3~4 小时，头痛略好转，仍目涩，二便可，舌尖红，苔薄白，脉弦细。守方继服 5 剂，并教授患者站桩功法，调姿、调息、调意，进行练习，嘱回家后做功，开始时 5分钟，渐增至 20 分钟，每日 2 次，坚持练功。

三诊（2012 年 12 月 21 日）：站桩已增至每次 15 分钟。头痛、目干涩、流泪明显好转，夜寐增强至 5 小时，入睡难，二便调，舌尖红，苔薄白，脉弦细。患者增加了战胜疾病的信心，情绪稳定，嘱再坚持站桩，汤药守方加首乌藤 15 g，继服 5 剂。

四诊（2012 年 12 月 28 日）：头痛等症消失，入睡较前好转，能睡 5~6小时，二便调，舌红，苔薄白，脉细。站桩每次 20 分钟。中药守方继服7 剂。

五诊（2013 年 1 月 4 日）：精神愉快，睡眠正常，精力充沛。嘱继续站桩以调整身心，予中成药杞菊地黄丸，每日 2 次（午餐及晚餐后），每次 8 粒，服 7 日以巩固疗效。1 年后，患者睡眠安好，每次站桩 30 分钟，身体日益康健。

按：本案患者年逾四十，阴气自半，平素劳累，元神受挫，肝肾不足，心神不交，而致失眠，用杞菊地黄丸加味滋补肝肾、交通心肾，并授以站桩，调气积精全神，宿恙顿失。

华海清　交泰丸辨治癌性失眠的经验

华海清，中国人民解放军东部战区总医院秦淮医疗区医院全军肿瘤中心著名中西医结合专家，从事中西医结合教学、临床及科研工作近 30 年，其学术思想源于历代名家经典，并加以创新，在肿瘤中西医结合治疗上独树一帜。现将其运用交泰丸辨治癌性失眠的经验简介如下，以飨读者。

1. 交泰丸治疗癌性失眠的理论基础

失眠在《内经》被称为"不得眠""不得卧""目不瞑"，《难经》称其为"不寐"。其主要表现为睡眠时间、深度不足，轻者入睡困难，或寐而不酣，时寐时醒，或醒后不能再寐，重则彻夜不寐，常伴随头痛、头昏、心悸、健忘、神疲乏力、心神不宁、多梦、恐惧、五心烦热等症状。华师认为癌症患者失眠多与其对癌症的恐惧、精神紧张、思虑过度及一些损伤性的治疗手段如手术、放疗、化疗等有关，是癌症患者的常见伴发症，其证候特点往往是虚实夹杂，其病位主要在心，与肺、脾、肝、肾等脏器也密切相关。主要病机为气血阴阳失和，脏腑功能失调以致心神被扰，神不守舍而不得安寐。在治疗上除了要进行扶正抗癌外，关键要交通阴阳，平抑心火，使心神安宁，神能守舍，而使睡眠恢复正常。

交泰丸是治疗失眠的名方，主要功用为交通心肾，用于心肾不交、夜寐不宁等症。本方源自《韩氏医通》，清代王士雄在《四科简效方·安神》中明确提出黄连肉桂同用，可治心肾不交，其配伍比例为 10：1。《本草新编》中提到："凡人日夜之间，必心肾两交，而后始得既济，水火两分而心肾不交矣。心不交于肾，则日不能寐，肾不交于心，则夜不能寐矣，黄连与肉桂同用，则心肾交于顷刻，又何梦不安乎？"华师认为该方的特点重点在于"交通"，即以黄连之苦寒平抑亢盛之心火，使心阳不亢；同时以肉桂之温阳鼓舞肾气，使肾水能上承于心，水火相交，二药一寒一温，相反相成，水火既济，交泰之象遂成，夜寐不宁等症便可消除。因此本方不仅对肾阳不足、心火亢盛的患者适用，其他各种证型的失眠在辨证论治的基础加用本方亦每能取得良效。华师认为，原方中黄连与肉桂用量10：1的比例提示应用本方要讲究药量的合理配比，但临证需根据实际病证灵活应用，一般以5：2的比例较为适宜。黄连用量不宜过大，以免苦寒败胃，一般用5~6 g；肉桂剂量不宜过小，2~3 g为宜，不然难以鼓舞肾气，使肾水上承而使水火相济。

2. 运用交泰丸分型辨治癌性失眠

癌性失眠与心肾不交有关，因此华师认为治疗失眠，扶正祛邪是根本，交通心肾、调整阴阳是关键，临床可根据不同的证型表现来辨证论治，加上交泰丸治疗，这样不仅利于癌症的控制与康复，亦能改善睡眠。

（1）痰热内扰型：患者失眠不寐，胸闷心烦，头晕目眩，呕恶痰涎，纳谷呆滞，兼见头晕目眩、口燥咽干、腰酸腿软等心肾不交等表现，舌苔腻而黄，脉滑数。华师认为该型多因积湿生痰，因痰生热，痰热上扰导致心神不安，可采用交泰丸合山栀、丹皮、半夏、陈皮、茯苓、浙贝母、瓜蒌皮、竹茹、枳实等以化痰清热，和中安神；同时可配合南沙参、生地黄、山萸肉等以养阴补肾。

（2）心阳亢盛型：患者入睡前兴奋或入睡后易醒，醒后难再寐，胸闷烦躁，口渴引饮，舌尖红、苔黄。华师认为此型患者多为心火亢盛，火不归原，心肾不交所致。临床常用交泰丸联合导赤散治疗，药用山栀、丹皮、生地黄、连翘、淡竹叶、通草、黄连、肉桂，并配合煅龙牡、珍珠母、夜交藤潜阳镇心、宁心安神。

（3）肝气郁滞型：患者因思虑太过，忧愁烦恼太甚，以致情志不遂，肝气郁结，心肾不交而失眠。症见不寐多梦，甚则彻夜不寐，急躁易怒，或情绪低落，或伴头晕头胀、不思饮食、便秘等症。华师认为此型失眠当以疏肝解郁、交通心肾为治则，可选用交泰丸合柴胡疏肝散，肝火偏旺者可合龙胆泻肝汤治疗。

（4）阴虚火旺型：患者放化疗后，易产生阴虚体质，阴虚火旺，心肾不交而成失眠。症见潮热盗汗，神昏不宁而夜寐不安。华师以交通心肾、滋阴降火为治法，常采用交泰丸合六味地黄丸、知柏地黄丸等治疗，同时配合酸枣仁、夜交藤等增加宁心安神之效，盗汗明显者，再加用五味子、煅龙骨、牡蛎等安神敛汗。

（5）心脾两虚型：癌症患者脾虚血亏，心神失养伴心肾不交而致失眠。症见不易入睡，多梦易醒，心悸健忘，神疲食少，腹胀，耳鸣，腰酸腿软，面色少华，舌淡苔薄，脉细。华师擅以交泰丸合归脾汤加减，以健脾养血，交通心肾，养心安神。

综上，华师认为，癌性失眠证型复杂，往往虚实兼夹，单用传统治疗中的镇惊安神与养血安神之品很难取得理想疗效，而依据不同的证型辨证施治，同时配合交泰丸治疗常有意想不到的效果。此外，由于肿瘤患者病情特殊，在治疗失眠的同时，必须辨证与辨病相结合，才能较好地起到标本兼治的作用，既控制患者的病情，又能改善睡眠，提高生活质量。

3. 典型病案

张某，女，67岁。2010年12月15日就诊。患者宫颈中分化鳞癌姑息切除术后7月余，失眠1月余。患者于2010年8月2日行全子宫＋双附件切除术，术后病理示宫颈中分化鳞形细胞癌。术后予以放化疗。1个月前患者出现失眠，并日益加重，经用多种中西药无效。刻下：入睡困难，多梦易醒，醒后难以再寐，腹胀，乏力，面色少华，纳食欠香，二便调，舌红苔薄少，脉细数。辨证为心脾两虚，心肾不交。治以补益心脾，交通心肾。以归脾汤联合交泰丸加减。处方：炙黄芪10g，太子参10g，焦白术15g，茯苓15g，当归10g，川芎10g，炒白芍15g，生地黄10g，酸枣仁10g，远志10g，五味子10g，煅龙牡各18g（先煎），夜交藤10g，川连5g，肉桂2g，山慈菇10g，壁虎10g，炙甘草6g。7剂。常法煎服。服药后，睡眠明显改善，继以上方7剂巩固疗效，睡眠转为正常。

按：患者宫颈癌术后放化疗，素体亏虚，心脾两虚，气血不足，故见面色少华，腹胀乏力，纳食欠佳。心肾不交，水火不济，心神失养，神不安宁，故见失眠，入睡困难，睡后易醒，醒后难再寐。治以补益心脾，交通心肾。方中炙黄芪、太子参、焦白术、茯苓、炙甘草益气健脾；当归、生地、川芎、炒白芍补血安神；远志、酸枣仁、五味子、夜交藤、煅龙牡镇静安神；川连、肉桂交通心肾；山慈菇、壁虎解毒抗癌。全方合补养安神及重镇安神于一体，心脾同治，标本兼顾，故收奇效。

陈克进 从瘀血论治失眠经验

陈克进，男，湖北省中医院神经内科主任医师、教授、硕士研究生导师。从医30余年，在长期治疗失眠病证中，积累了丰富的临床经验，强调辨证论治，用药平中见奇，特别对顽固性失眠的治疗取得了较好疗效。

1. 不寐日久，化生瘀血

陈师认为不寐多为情志失调、劳倦内伤所致，其基本病机为阳盛阴衰，阴阳失交。而阳盛常责之心火亢盛，阴虚多为肾水偏衰，肾水不能上济心火，心火偏亢，心神不安而不寐。如《灵枢·邪客》曰："厥气客于五脏六腑，则卫气独行其外，行于阳，不得入于阴。行于阳则阳气盛，阳气盛则阳跷陷，不得入于阴，阴虚则目不瞑。"此外，陈师认为失眠日久还会化生瘀血，其瘀血或由于患者长期失眠，心情不畅，忧思郁怒于内，七情失调，扰乱五脏气机，致使气血不行而生瘀。《灵枢·百病始生》曰："若内伤于忧怒，则气上逆，气上逆则六俞不通，温气不行，凝血蕴里而不散。"又如《素问·痹论》云："病久入深，营卫之行涩，经络时疏，故不通。"再如周学海的《读医随笔》记载"病久气血推行不力，血络之中必有凝瘀。"而患者体内瘀血既为病变过程中形成的病理产物，在另一方面又将成为致病因素。瘀血阻心，心神失养，神扰则不寐，加重失眠，除此之外还会形成多种兼杂症状，如瘀阻心脉，心失所养，则悸动不宁；瘀血上阻清窍，则遇事易忘，头昏、头痛；心血瘀阻，血不养肝，肝经不行，肝郁脾虚，可见郁郁寡欢、情绪低落、肢体乏力等症。

2. 通养结合，以安心神

陈师结合自己的临床经验，针对日久不得寐伴有瘀血内停的患者，认为治则上不宜单纯养心安神和重镇安神，而主张伴以活血化瘀，概括其法为通养结合，以安心神。据此，陈师临床常以下方为基础加减化裁：当归10 g，赤芍10 g，川芎10 g，茯苓15 g，茯神15 g，酸枣仁10 g，柏子仁10 g，合欢皮15 g，夜交藤30 g，生龙牡各30 g。方中当归味甘，性辛温，功擅活血化瘀，配合诸药养心安神；川芎味辛，性温，该药辛香行散，温通血脉，既能活血化瘀，又能行气开郁止痛，而少寐日久，瘀血上扰清空易发头昏、头晕或头闷不适，且川芎为治疗瘀血头痛之要药；方中赤芍清热凉血，散瘀止痛，既能佐制当归、川芎之性温，又能加强两药的活血祛瘀之力，三药为用，活血祛瘀而不伤正，强调补血而不壅滞，活血而不耗血动血，三药由血入心，直达病所，兼具引经药之功。酸枣仁，养血安神；合欢皮，解郁安神，《神农本草经》认为其"主安五脏，和心志，令人欢乐无忧"；茯苓、茯神宁心安神，四药药性甘平，均入心经，主治失眠之病证。方中生龙骨、生牡蛎，两者质重，均能重镇安神，加强安神之力。

陈师在临证中，常根据患者兼症灵活变通，取得良好治疗效果。如兼肝郁，瘀血留滞于肝脏，肝失疏泄，气机郁滞，临床多表现为失眠多梦，烦躁不安，伴两胁胀满或窜痛，胸闷不舒，且胁痛常随情绪变化而增减，舌红，苔薄，脉弦细，用上方加柴胡 6 g，郁金 10 g，延胡索 10 g，广木香 10 g 以疏肝解郁除烦，行气活血止痛；兼化火，血瘀日久，气机郁滞，郁久化火，患者多见胸闷口苦，不思饮食或嗳气，腹中不舒，易怒，舌红苔黄，脉细数，上方可加柴胡 6 g，牡丹皮 10 g，黄连 6 g，山栀 6 g 以清除血分之热；兼痰浊，为病久不愈，气滞血瘀，而易痰浊内生，痰瘀阻滞，症见失眠多梦，头目眩晕，胸闷，痰多，舌红苔腻，脉弦滑。上方加法夏 10 g，陈皮 10 g，全瓜蒌 10 g，胆南星 10 g 等以化痰消瘀而达安神之功；兼肺气虚，卫表不固，可见时时汗出，易感冒，用上方加黄芪 30 g，浮小麦 30 g，煅龙牡各 30 g，白术 10 g 等以固表止汗，敛阴安神；兼脾虚，脾失健运，运化失职，症见不思饮食甚则厌食，面白无华，肢体不适，舌淡苔白，脉细。用上方加党参 10 g，甘草 6 g，佛手 10 g，焦山楂 10 g，神曲 10 g 等以健脾和胃而使卧安；兼肾虚，此症多见于老年患者，少寐日久，肾水亏损愈重，患者可见腰膝酸软，精神不振，脱发，口干，用上方酌加枸杞子 10 g，菟丝子 10 g，山萸肉 10 g，女贞子 10 g 等；如伴畏风，畏寒肢冷，夜尿频频，多为阴损及阳，阴阳两虚，可再加桂枝 10 g，细辛 3 g，杜仲 10 g，防风 10 g，山萸肉 10 g 等以阴阳双补而安神。

3. 典型病案

王某，男，56 岁。少寐证逾 10 年。入睡困难，多梦，易醒，醒时难以入睡。无高血压，无糖尿病，伴头昏，烦躁，焦虑。舌黯红，苔白，脉细。中医诊断：不寐。方药：柴胡 6 g，当归 10 g，赤芍 10 g，川芎 10 g，地龙 10 g，郁金 10 g，茯苓 15 g，茯神 15 g，酸枣仁 15 g，柏子仁 15 g，合欢皮 15 g，夜交藤 30 g，生龙牡各 30 g。患者用方 7 剂后，自述心情平静，烦躁焦虑明显减轻，睡眠时间延长，病情逐渐好转痊愈。

按：患者主诉少寐，但病程长达10余年，阴虚阳盛之余，必有瘀血停内，头昏为血瘀不能上养清窍，使脑失濡养；多梦为瘀血阻滞，新血难生，心失所养，心神不安；烦躁焦虑为血瘀气滞，肝失疏泄，气血不调，患者精神欠佳，情绪不良。舌暗红、脉细为血瘀之外象。全方共14味药，活血化瘀中养心安神，通养结合，潜阳安神。

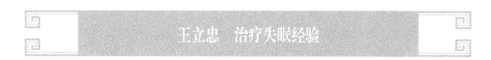

王立忠　治疗失眠经验

王立忠教授系河南省中医院主任医师，"名师传承研究室"终身导师，全国第四批老中医药专家学术经验继承工作指导老师。王教授从医40余年，广纳古今各家之长，积累了丰富的临床经验，擅治内科疑难杂症，尤其对于临床难治之顽固性失眠的辨治，独具匠心，屡见奇效。

王教授根据长期临床观察与治疗体会，认为失眠的病机主要有脾胃不和，痰热内扰；肝气失和，心肾阴虚；心脾两虚，心神失养；痰瘀阻络，心脉不畅4型，临床治疗须辨证治之。

1. 脾胃不和，痰热内扰

《素问·逆调论》载有"胃不和则卧不安"，后世医家延伸为凡脾胃不和，痰湿、食滞内扰，以致寐寝不安者，皆属于此。饮食不节，宿食停滞，脾胃受损，酿生痰热，壅遏于中，胃气失和，阳气浮越于外而卧寐不安，如《张氏医通·不得卧》云："脉滑数有力不得卧者，中有宿滞痰火，此为胃不和则卧不安也。"

典型病案：患者，男，36岁，2008年9月2日初诊。主诉：入睡困难2月余。症见：心烦不眠，伴胸闷、嗳气、口干口苦，头部昏沉，记忆力减退，平均每晚睡眠不足4小时。纳食差，二便可，舌红，苔厚腻微黄，脉弦滑。西医诊断为神经衰弱，服用镇静及抗神经衰弱药物疗效不佳，前来求治。辨证为脾胃不和、痰热内扰，治以清热化痰、和中安神。方用黄连温胆汤合栀子豉汤：竹茹10 g，枳实10 g，陈皮10 g，法半夏12 g，茯苓15 g，黄连6 g，龙齿15 g，淡豆豉10 g，栀子10 g，茯神20 g，酸枣仁30 g，生龙骨、生牡蛎各20 g，甘草6 g。每日1剂，水煎服。

服上药 7 剂，2008 年 9 月 8 日复诊，患者诉睡眠较前明显好转，平均每晚睡眠可达 6 小时左右，但仍有嗳气、胃脘胀满。守原方加炒莱菔子 12 g，继服 7 剂，患者诸症均已消失。嘱患者平素注意饮食清淡，忌食肥甘厚腻以调养脾胃。

按：本案属脾胃运化失常，酿生痰浊，痰火扰心所致之失眠。方中黄连温胆汤清热化痰和胃，栀子豉汤清心泻火除烦，龙齿、茯神、酸枣仁、生龙骨、生牡蛎等重镇养心安神，共奏清热化痰、和中安神之功。

2. 肝气失和，心肾阴虚

情志不遂，肝气郁结，肝郁化火，邪火扰动心神，神不安而不寐。或肝肾阴虚，肝阳偏亢，火盛神动，心神失交而神志不宁。如《景岳全书·不寐》所说："真阴精血不足，阴阳不交，而神有不安其室耳。"亦有因心虚胆怯，暴受惊恐，神魂不安，以致夜不能寐或寐而不酣。

典型病案：患者，女，48 岁，2008 年 9 月 14 日初诊。主诉：多梦易醒，醒后难以入睡 3 个月。症见：心烦多梦，睡后易醒，咽干口燥，心悸不安，胆怯易惊，情绪易波动，纳食正常，大便干结。西医诊为自主神经功能紊乱，给予营养神经药物治疗，效果欠佳。遂求治于中医。王教授辨证为肝气失和，心阴受损。治以滋阴柔肝，养心安神。采用甘麦大枣汤加味：甘草 15 g，生地黄 12 g，枸杞子 12 g，生白芍 15 g，竹茹 10 g，茯神 20 g，桑椹 20 g，黑芝麻 20 g，合欢皮 20 g，酸枣仁 30 g，百合 30 g，陈小麦 30 g，大枣 8 枚。日 1 剂，水煎服。

服药 7 剂，2008 年 9 月 21 日复诊，患者心烦多梦、睡后易醒、大便干结等症状均减轻，自觉情绪较前愉快，仍有口干、心悸易怯。守原方加麦冬 12 g，生龙骨、生牡蛎各 20 g，继服 7 剂，诸症均基本消失，继服逍遥丸合六味地黄丸以调理善后。

按：肝气不和，阴血不足，临床常见不寐多梦，多伴有头晕头胀，目赤耳鸣，或伴心悸不安，胆怯易惊，或口干津少，五心烦热，情绪易波动，或急躁易怒，或常悲伤欲哭，舌红苔少，脉弦或细数。甘麦大枣汤为仲景《金匮要略》中治妇人脏躁之方，甘润缓急，恰合本证之症状表现，加入生地黄、生白芍柔肝敛阴，桑椹、黑芝麻、枸杞子滋阴补肾，茯神、酸枣仁养心安神，百合、竹茹、合欢皮清心除烦。复诊加以养阴重镇之品，共奏奇效。

3. 心脾两虚，心神失养

心藏神而主血，脾主思而统血，思虑劳倦过度，损伤心脾，或女子月经过多均可导致气血不足，心失所养，而出现失眠。

典型病案：患者，女，27岁，2008年8月16日初诊。主诉：失眠多梦半年余。症见：心悸健忘，神疲食少，伴头晕目眩，倦怠乏力，面色少华。平素月经量多，纳差，大便溏，舌淡苔薄，脉沉细无力。辨证为心脾两虚、心神失养，治以补益心脾、养血安神。处方：党参15 g，炒白术12 g，炙黄芪15 g，当归12 g，熟地黄10 g，炙远志10 g，龙眼肉12 g，酸枣仁30 g，柏子仁10 g，茯神20 g，夜交藤30 g，木香5 g，甘草6 g，大枣4枚，生姜2片。日1剂，水煎服。连服7剂。

2008年8月23日复诊，患者失眠多梦已明显减轻，食欲增强，仍有倦怠乏力、便溏，原方炒白术改为15 g，炙黄芪改为18 g，继服7剂，诸症消失。后以归脾丸坚持服用以资巩固。

按：脾胃为气血生化之源，脾虚则气衰血少，心无所养，不能藏神，故见失眠多梦，心悸怔忡。方用党参、白术、黄芪、甘草益气健脾；当归、熟地黄补血；远志、酸枣仁、柏子仁、龙眼肉、茯神、夜交藤健脾安神；生姜、大枣为引，调和脾胃；木香行气健脾，使全方补而不滞，使气血足而心脾健，心神得养，故失眠愈矣。又以归脾丸健脾益气，补血养心，而收全功。

4. 痰瘀阻络，心脉不畅

痰瘀导致血行不畅，营阴不能正常上濡元神，阴血不足，阴虚不能涵阳而致失眠。

典型病案：患者，女，46岁，2008年8月10日初诊。主诉：入睡困难2年。患者近2年来每晚辗转难以入睡，需服用安定2.5～5 mg方能入睡。患者曾多方求治，前医多予重镇安神之剂，症状丝毫不减。详问病史得知患者平素急躁易怒，伴胸闷心悸、胸胁刺痛，舌黯红，苔滑腻，脉弦。证属痰瘀阻络，心脉不畅。方用血府逐瘀汤化裁治之。处方：当归12 g，生地黄12 g，生白芍12 g，柴胡12 g，桔梗10 g，牛膝10 g，桃仁10 g，红花10 g，法半夏30 g，酸枣仁30 g，黄连6 g，甘草6 g。日1剂，水煎服。连服7剂，睡眠明显好转，无须服用安定已能入睡，原方再服7剂，已告痊愈，随访半年未发。

按：临床上因痰瘀导致失眠者甚多，本案即属痰瘀阻络、心脉不畅型，痰瘀导致血行不畅，故见胸闷心悸、胸胁刺痛；气血瘀滞，心失濡养，故见失眠。本方在血府逐瘀汤基础上重用半夏即活血化瘀祛痰之理。方中当归、生地黄、白芍、柴胡、桔梗、牛膝、桃仁、红花共奏活血化瘀之功，大量半夏祛痰化湿，黄连、酸枣仁清心安神。辨证用药直中病所，故能效如桴鼓。

临床失眠患者甚多，此病应用西药镇静药物虽暂时有效，但长期服用易形成药物依赖或耐药。而辨证应用中药治疗，疗效满意，且安全无害。根据失眠的病因病机特点结合临床诊疗经验，王教授还总结出失眠患者应注意平素调摄：①进行适当的体力活动或体育锻炼，持之以恒，增强体质，促进身心健康。②生活起居有常，养成良好的作息习惯，早睡早起。睡眠环境宜安静整洁，光线应柔和。③调畅情志，保持心情舒畅，避免生气及思虑太过。④注意饮食调养，晚餐要清淡，不宜过饱，睡前忌饮浓茶、咖啡及吸烟等。如能从以上几方面注意调摄，则能促进疾病康复，且不易复发。

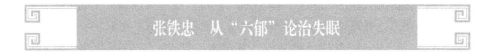

张铁忠 从"六郁"论治失眠

张铁忠，男，中日友好医院主任医师，北京中医药大学教授，博士研究生导师。曾任中日友好医院中医老年病科主任。兼任北京中医药学会脑病专业委员会委员，《中国老年学杂志》医学专家顾问组成员，中日友好医院学术委员会委员，中华医学会医疗事故鉴定委员会委员等。

1. 从"六郁"阐明失眠病机

张师认为，现代社会生活压力大，休作节律紊乱，缺乏运动，饮食不节，极易成郁，出现忧思郁虑、愤懑恼怒等不良情绪，均可使肝失调达、气机不畅而生"气郁"。因气为血帅，气行则血行，气滞则血瘀，气郁日久，影响及血，使血液运行不畅而形成"血郁"。若气郁日久化火，致肝火上炎，则成"火郁"。又忧愁思虑，精神紧张，或长期伏案思索，使脾气郁结，或肝气郁结，横逆侮脾，均可导致脾失健运，使脾消磨水谷和运化水湿功能受损，食积不消，而成"食郁"，水湿内停而成"湿郁"，水湿凝聚成痰浊而成"痰郁"。气郁化火，扰动心神亦可致不寐。叶天士说："郁则气滞，气滞久必化热，热则津液耗而不流，升降之机失度，初伤致不寐；痰火扰心亦可产生不寐"；食积不化，"胃不和则卧不安"；脾不健运，湿痰阻滞，气血生化乏源，初伤气分，久延血分，损及心血，伤及心神，心神失守多可出现不寐。可见，六郁和不寐有密切关系。

2. 治以行气解郁，佐以安神定志

通过长期观察，张师发现以柴胡剂调畅气机治疗肝郁气滞型失眠效果并不理想。临床上，失眠患者大多病程日久，情志因素的影响起初在"气"，逐渐由气郁而衍生血、火、痰、湿、食诸郁，故仅解"气郁"必势单力薄，必须"六郁"齐解方能显效。据此，张师临证以行气解郁、安神定志为大法，并在越鞠丸合安神定志丸基础上化裁演变，创制标本兼顾方剂——越鞠安神丸（由苍术、川芎、香附、石菖蒲、栀子、神曲、蒺藜、半夏曲、茯苓、茯神、党参、远志、龙齿组成）。方以越鞠丸中苍术、川芎、香附、栀子、神曲解六郁。《医方论·越鞠丸》云："凡郁病必先气病，气得疏通，郁之何有？"故行气是根本，所谓"气畅则郁舒矣""气机通畅，则诸郁自解"。越鞠丸原方中仅一味香附行气解郁，略显单薄，故加蒺藜，以增强疏肝解郁之功。对于痰郁，越鞠丸原方无专药治之，故加半夏曲，成《医学集成》六郁汤，兼具化痰消食之功，两全其美。七药合用，六郁得解，气机顺畅。《景岳全书·不寐》说："盖寐本乎阴，神其主也，神安则寐，神不安则不寐。"故张师在辨证论治基础上合入安神定志丸。该方出自《医学心悟》，由茯苓、茯神、远志、石菖蒲、龙齿、人参组成。其中茯苓、茯神、人参补心气、安心神，共为君药；远志、石菖蒲化痰安神，龙齿镇心安神，共为臣药；合入酸枣仁、首乌藤，养肝血、安心神。诸药相合，共奏行气解郁、安神定志之功。加减：对于实证，"惊者平之"，治以重镇安神法，加龟甲、牡蛎、珍珠母；虚证，宜"虚者补之""损者益之"，治以滋养安神法，加柏子仁、麦冬、五味子、百合、生地黄等。

在用药上，龟甲与龙齿、石菖蒲与远志是张师常用的药对，有"孔圣枕中丹"之意，具有滋阴补肾、养心益智之功。《医方集解》云："此手足少阴经药也。龟者介虫之长，阴物之至灵者也；龙者鳞虫之长，阳物之至灵者也；借二物之阴阳，以补我身之阴阳，借二物之灵气，以助我心之灵气也；远志苦泄热而辛散郁，能通肾气，上达于心，强志益智；菖蒲辛散肝而香舒脾，能开心孔而利九窍，去湿除痰；又龟能补肾，龙能镇肝，使痰火散而心肝宁，则聪明开而记忆强矣。"

3. 典型病案

患者，女，61岁，2013年9月17日初诊。失眠10余年，加重半年。

患者有长期睡眠不实病史，半年前受到惊吓后出现眼底黄斑病变，由此失眠逐渐加重，甚则彻夜不寐，曾在外院辗转治疗，先后服用米氮平、艾司唑仑、柏子养心丸、血府逐瘀丸等，未见好转。近半年服用安眠药效果不佳，每夜睡 3～4 小时，疲乏，情绪低落，抑郁烦躁，头鸣耳鸣，眼干，鼻干，舌红，苔薄白，脉弦。中医诊断：不寐，证属肝郁气滞、心神不安。治宜行气解郁、安神定志。方用越鞠安神丸加减：苍术 9 g，栀子 6 g，醋香附 9 g，川芎 9 g，神曲 9 g，半夏曲 9 g，蒺藜 12 g，石菖蒲 30 g，远志 9 g，党参 12 g，茯苓 18 g，龙骨（先煎）30 g，龟甲（先煎）12 g，酸枣仁 30 g，首乌藤 12 g，莲子心 6 g，郁金 12 g，山药 18 g。7 剂，每日 1 剂，水煎，早晚分服。

二诊（2013 年 9 月 24 日）：服 7 剂后，1 小时内能入睡，醒后可再睡，每晚睡眠 4～5 小时，心情低落、疲乏均减轻，舌脉同前。守方改栀子 9 g，醋香附 12 g，加珍珠母 30 g，磁石（先煎）30 g，牡蛎（先煎）30 g，百合 12 g，生地黄 12 g。继服 7 剂。

三诊（2013 年 10 月 8 日）：服用安眠药即可入睡，每晚睡眠 6 小时以上，心情低落好转，有时心慌，口干，鼻干，舌暗，脉弦。守方继服 7 剂。

四诊（2013 年 10 月 15 日）：停服艾司唑仑可自主入睡，睡眠可持续 8 小时，心情低落明显好转，偶有心悸，舌暗，少苔，脉略弦。上方加紫石英 18 g，玄参 18 g。继服 7 剂巩固疗效。随访 1 个月，睡眠正常，未再求助药物，精力倍前，面貌大改。

按：本案患者临床症状包括躯体精神两方面内容，张师提纲挈领，抓住"六郁为本、失眠为标"的特点，以行气解郁、安神定志为治法，首诊以越鞠安神丸加莲子心、郁金、山药。方中莲子心清心火；郁金合石菖蒲取"菖蒲郁金汤"之意，加强祛痰清热、开心窍之功；山药配苍术是张师常用对药，苍术燥湿健脾，山药可滋脾阴，以制其燥性。二诊时，加强清热、解郁、潜阳之力，并合入治疗百合病之百合地黄汤，滋阴清热、壮水制火。其后，随证加紫石英平悸定忡，玄参清热凉血、滋阴降火，《本草正》谓玄参"能退无根浮游之火"，每遇舌红暗、少苔，张师即重用玄参 18～30 g 以滋阴降火。

朱致纯　治疗不寐临床经验总结

　　朱致纯，教授，全国老中医药专家学术经验继承指导老师，湖北省名老中医，从医 70 余年，对中医内科疾病的诊断和治疗积累了丰富的临床经验，尤其擅长不寐、郁证、头痛、眩晕、痫证等内科疑难杂症的诊治。其临床辨证准确，立法严谨，组方灵活，遣药精当，药简力宏，效如桴鼓，在湖北中医界享有盛誉。不寐即"失眠"之别称，《内经》亦谓之"不得卧""不得眠""目不瞑"。临床主要表现为入睡困难或睡眠不实，多梦易醒或早醒而难以再入眠，重者彻夜不眠。患者夜间休息不好，白天精神困倦，病情缠绵反复，给患者带来很大痛苦，影响生活质量，引发其他疾病。责之病因虽有数种不同，但虚实二字足以尽之。临床应从整体出发，查病因，定病性，分虚实进行辨证论治，以"补其不足，泻其有余，调其虚实"为辨证用药总则。

　　1. 病因病机

　　朱致纯提出现代人不寐主要与情志因素相关，即"情志致病学说"。由于现代社会竞争日趋激烈，人们的生活节奏逐渐加快，工作、学习及就业压力不断增大，社会、婚姻、家庭矛盾日益增多，致使受其不良情志因素困扰的人越来越多，而不寐的发生与日俱增。朱致纯认为不寐当主要责之于肝、心，且源起于肝，传变于心，因此提出"肝为畅情志之枢，心为出神明之府；肝为起病之源，心为传病之所"这一独特学术思想。在疾病过程中，又可相继或同时累及他脏，引起五脏六腑皆受其害，进而导致湿、痰、热、食、瘀相因或相兼为病，而使不寐病机愈加复杂。

　　（1）心为传病之所：吾师认为"心为出神明之府"，即神藏之于心，心为神之舍，神由心所主，"神"（狭义）是指人的精神情志、意识思维活动，由心所产生。而睡眠与人的精神情志、意识思维活动密切相关，亦为心神所主。明代张景岳在《景岳全书·不寐》中说："寐本乎阴，神其主也，神安则寐，神不安则不寐。"可见心神对睡眠起主导作用，心神不安是导致不寐的主要病理因素。不论何种原因、哪一脏腑病变，只有病传于心，引起心的气血阴阳失调，使心神不安，才能导致不寐发生，即吾师提出的"心为传病之所"。另外，《灵枢·邪客》云："心者，五脏六腑之大主也……心动则五脏六腑皆摇。"心神受损亦可涉及其他脏腑，从而导致心胆、心脾、心肾等脏腑同病。

（2）肝为起病之源：吾师认为"肝为畅情志之枢"，即肝是主情志的重要脏腑，在调畅情志中起主导地位。而情志内伤，肝必先受之。沈金鳌在《杂病源流犀烛·心痛源流》中说："七情除喜之气能散于外，余皆令肝郁而心痛"，魏之琇在《柳州医话》中说："七情之病，必由肝起"。肝主调畅气机，而七情内伤最易导致引起气机失调，如《素问·举痛论》云："怒则气上，喜则气缓，悲则气消，思则气结，恐则气下"。因此，吾师提出"情志为病，首先伤肝"。不寐之初多引起肝失疏泄，气机升降出入无序，气血失调，进而引起脏腑气机紊乱，心神受扰；病久则正气损伤，引起阴阳气血亏耗，引起脏腑功能虚衰，心失所养。而情志不得调畅，心神不能安宁，则百病丛生，不寐遂发。清代林佩琴在《类证治裁·郁证》中说："七情内起之郁，始而伤气，继必及血，终乃成劳。"

2. 辨证论治

朱致纯认为不寐病位主要在肝、心二脏，可牵连胆、脾、胃、肾等脏腑。起病之初，气机不畅，脏腑气血失调，情志失主，心神受扰，病性属实证。病久则正气受损，阴阳失调，气血亏耗，脏腑虚衰，病性可由实转虚，呈虚实夹杂证或虚证。病程中兼夹的湿、痰、热、食、瘀等病理变化，又可成为新的病因，致使不寐缠绵不愈。治疗强调以"泻其有余，补其不足，调其虚实"为基本原则，以"调肝与安神并举"为治疗大法，临床处方根据病性虚实的不同，或以泻实为主，或以补虚为主，然而必兼用安神之品。对病程中兼夹的其他脏腑损伤及湿、痰、热、食、瘀等病理改变，多随证加减。同时朱致纯非常注重对患者进行心理疏导，使患者消除顾虑，缓解紧张情绪，开解心结，为患者病愈创造有利条件，临床每每收效甚大。故将治疗肝气郁结、阴虚火旺等证型的临床经验介绍如下。

（1）心肾不交证

心肾不交是指心肾之间水火阴阳的交济失调。心属火，位居于上而属阳；肾属水，位居于下而属阴。位于下者，以上升为顺；位于上者，以下降为和。《素问·六微旨大论》说："升已而降，降者为天；降已而生，升者为地。天气下降，气流于地；地气上升，气腾于天。"所以，心火须下降于肾、肾水须上济于心，心肾功能才能协调。心肾相交有赖于营卫的运行，即卫气根于肾命，滋养于中焦而开发于上焦，自下而上，使肾气上腾交心，使心气下行交肾。营行脉中，卫行脉外，营卫相贯，相互交通，因而起到了交通心肾、传递水火的作用。本病多血亏阴伤，肝肾阴虚，肾水亏耗，肾水不能上济心火，心火独亢，水火不能既济，心肾不交则神不内守，多见心烦不寐，入睡困难，头晕耳鸣、目花目干、颧红盗汗、健忘，神疲乏力，腰膝酸软，妇女月经不调，五心烦热，口干津少等。舌红少苔，脉细数为肝肾阴虚，虚火内扰之象。

治当滋肾养心，交通心肾。方用黄连阿胶汤合交泰丸。黄连 6 g，黄芩 9 g，白芍 12 g，阿胶 12 g（烊化），鸡子黄 2 枚。方中黄连苦寒，入心经，清心降火以下交肾水，用量较重，肉桂辛热，入肾经，引火归原，以温升肾水上济心火，用量较轻，又可制约黄连苦寒之性，而无助火之弊，二药相伍，一清一温，以清为主，相反相成，和调阴阳，能使心肾水火阴阳二气相交，水火既济；黄芩直折心火、除烦宁神，阿胶滋肾阴、养心血，鸡子黄生血养心，白芍和营，阿胶以滋肾敛阴气。兼口干咽燥可加生地、麦冬、五味子滋肾养血生津；心中烦热较甚可加栀子、竹叶、灯心草以清心除烦；失眠严重、精神抑郁可加远志、夜交藤益智安神；梦遗明显加生龙骨、生牡蛎；眩晕耳鸣加龟板、磁石补肝肾虚，宁心安神；腰膝酸痛加桑寄生、杜仲以补肝肾，强筋骨。

（2）肝郁气滞：治疗肝郁化火型不寐除疏肝泻火外还治以养血柔肝，使"阴平阳秘，精神乃治"。除施方处药外还十分注重患者精神的自我调摄作用。古人谓："医者，意也"，针对焦虑患者，多予以情志疗法，疏导心理障碍，积极劝导患者陶冶情操，加强思想修养，保持心情乐观畅达，从而对提高临床疗效起到较好的裨益作用。

3. 典型病案

陆某，女，48 岁，2013 年 4 月 28 日初诊。近 3～4 天来因家中琐事与丈夫吵架，心烦易怒，夜寐欠佳，晚上可睡 3～4 小时，稍入睡则梦多。平素易发口腔溃疡，口干咽燥，经期腰酸胀，月经量少。舌尖红，苔白，脉细数。证属阴虚火旺，心肾不交型不寐。予滋阴降火，除烦安神。黄连阿胶汤合交泰丸加减：黄连 10 g，黄芩 10 g，白芍 15 g，阿胶（烊化）10 g，肉桂 10 g，女贞子 15 g，沙苑子 15 g，枸杞子 15 g，玉蝴蝶 10 g，夜交藤 30 g，酸枣仁（打碎）20 g，合欢皮 20 g，麦冬 10 g，炙甘草 10 g。7 剂，每日 1 剂，水煎分服。每天上午 10 时，下午 4 时，晚上 8 时服药。二诊（5 月

5日）：服药7剂后，夜寐能安，但偶发胸闷，咽中有痰。苔黄微腻，脉细。仍继前法治之，但虑患者胸闷，咽中有痰，恐阿胶太过滋腻，遂去之加用半夏10 g。再服7剂。改用天王补心丹、六味地黄丸调服，每服1丸，每日3次，服30天痊愈。

按：本案证属阴虚火旺，心肾不交。患者素体阴虚，肾阴耗伤，阴衰于下，不能上奉于心，水火不济，心火独亢，火盛神动，心肾不交则神志不安，《景岳全书·不寐》言："真阴精血不足，阴阳不交，而神有不安其室耳"。故治以滋阴降火，除烦安中，处之黄连阿胶汤损益。方中芩连直折心火；白芍酸寒，既能上协芩连以清火，又能酸甘化阴以生阴血。阿胶、女贞子、沙苑子、枸杞子益水以滋阴，达正本清源之功；菊花、玉蝴蝶清热利咽；夜交藤、酸枣仁、合欢皮、远志、石菖蒲治以安神，其中远志、石菖蒲交通心肾，使水火既济。诸药合用，心肾相交，水火均平，故药后心烦自除，夜寐自酣。

《伤寒论》云："少阴病，得之二三日以上，心中烦，不得卧，黄连阿胶汤主之。"黄连阿胶汤为肾水亏于下，心火亢于上之心肾不交的主治方剂。朱致纯善用黄连阿胶汤化裁治疗心肾不交之不寐，此种不寐的本源是肾阴不足，阴虚不能制火，心火亢盛所致。为加强补肾药力量，除了阿胶外，吾师还加用生地黄、女贞子、枸杞子、沙苑子等，此即有"壮水之主，以制阳光"之义。若用鸡子黄，老师会嘱患者先煎草药为汤，稍凉后，再纳入鸡子黄，搅匀后服用。另外，吾师治疗阴虚较甚，火旺之象不显之不寐用六味地黄丸上下调之，收效亦佳。

参 考 文 献

[1] 胡蓉，袁继丽，陈丽云，等.严世芸以益气活血、补肾通督法治疗失眠经验［J］.中国中医药信息杂志，2015，22（2）：96 - 97.

[2] 金园，张士善.琥珀酸的中枢抑制作用［J］.河北医学院学报，2001，1（1）：38 - 40.

[3] 展文国，常娟.裴正学教授治疗失眠的经验［J］.甘肃医药，2012，31（2）：118 - 119.

[4] 李云海.田玉美治疗不寐经验撷拾［J］.中国中医药信息杂志，2013，20（10）：79 - 80.

[5] 蔺忠梅，张淑丽，高莉，等.刘建设从痰浊论治失眠经验［J］.河北中医，2013，35（8）：1126 - 1127.

［6］姜敏. 浅谈王琦教授治疗失眠的经验与思路［J］. 北京中医药大学学报，2010，33（6）：425－426.

［7］高峰，李艳斐. 徐凌云基于调气积精全神运用站桩功治疗失眠经验［J］. 中国中医药信息杂志，2015，22（6）：118－119.

［8］邵杰. 华海清运用交泰丸辨治癌性失眠的经验［J］. 江苏中医药，2012，44（5）：10－11.

［9］张健，陈克进. 陈克进论治失眠经验［J］. 湖北中医杂志，2014，36（4）：26－27.

［10］孔繁飞，杨阳，杨丽平. 张铁忠从"六郁"论治失眠［J］. 中国中医药信息杂志，2014，21（7）：92－93.

第七章 口僻专辑

口僻，俗称"掉线风""喝嘴风"，在《黄帝内经》中已经有了"口癖""卒口僻"的称呼，唐代之前的文献中还出现了"口僻/噼""口喝僻""喝僻""厥口僻""偏喝"等称呼。宋代以后，除了以上称谓，"口眼喝斜"这一病名逐渐多见。以上均是以症状命名者。此外，众多古籍中还有在主症前加上病因作病名者，如《针灸资生经》《普济方》中称作"偏风口喝""偏风口眼喝"，《千金要方》中称作"卒中风口喝"；《杨敬斋针灸全书》《古今医统大全》等称为"中风口眼喝"，等等。在《针灸集成》中还出现了"面瘫"这一词汇。

明代楼英《医学纲目·口眼喝斜》中提到"凡半身不遂者，必口眼歪斜，亦有无半身不遂而喝斜者。"可见他所观察到的有单纯口眼歪斜而不伴有偏瘫者，即口僻。

口僻相当于西医学所称的面神经麻痹，属于面瘫。包括中枢性面瘫和周围性面瘫。

一、中医对本病的认识

中医对面瘫有着较早较为深刻的认识，《内经》最早提出了面瘫的外因致病说，《灵枢·经筋》云："颊筋有寒则急，引颊移口，有热则筋弛，纵缓不胜收，故僻。"认为风寒、风热之邪侵袭面颊部经筋使面部气血流通受阻，筋肉失于濡养，故而发为口眼歪斜。《灵枢·刺节真邪》亦云："真气去，邪气独留。"在《内经》理论的指导下，历代医家对面瘫的病因病机做了进一步的探索和发挥。在唐宋以前，多以"外风"学说为主，多认为本病因"内虚邪中"，东汉张仲景亦提出"络虚邪中"。《金匮要略·中风历节病脉证并治》云："脉络空虚，贼邪不泻，或左或右，邪气反缓，正气即急，正气引邪，㖞僻不遂。"认为邪之所凑，其气必虚，左盛则右病，右盛则左病。隋代巢元方《诸病源候论·卷一·风病诸侯》载："风邪入于足阳明、手太阳之经，遇寒则筋急引颊，故使口㖞僻，言语不正，而目不能平视。""体虚受风，风入于颊口之筋也。足阳明之筋上夹于口，其筋偏虚，而风因乘之，使其经筋偏急不调，故令口㖞僻也。"指出患者平素体质虚弱，正气不足，则脉络空虚，卫外不固，一旦外感之邪侵袭面部经筋，则面部气血运行失调，经筋失养，筋肉纵缓不收，则发为面瘫。宋朝《圣济总录·卷六·风㖞》云："夫足阳明脉循颊车，手太阳脉循颈上颊。二经俱受风寒气，筋急引颊，令人口㖞僻，言语不正，目不能平视。"张元素提出："风本生于热，以风为标。"均认为外感风寒、风热之邪是引起面瘫的主要病因。直至清代叶天士开始明确提出"内风"学说，如《临证指南医案·中风》阐明了"精血衰耗，水不涵木，肝阳偏亢，内风时起"的发病机制，并提出滋液息风，补阴潜阳，以及开闭、固脱等治疗方法。清代林佩琴在《类证治裁·卷一·中风论治》中有云："口眼㖞僻，因血液衰涸，不能荣润筋脉。"指出面瘫是人体内部血液衰涸，不能荣润面部筋脉所致。

本病是由于正气不足，脉络空虚，卫外不固，风邪趁虚而入中脉络，气血痹阻而发生。《诸病源候论·偏风口㖞候》说："偏风口㖞是体虚受风，风入于夹口之筋也，足阳明之筋上夹于口，其筋偏虚，而风因乘之，使其经筋急而不调，故令口㖞僻也。"可见本证是由于脉络空虚受风而得。但有感受风寒、风热的不同，风痰瘀血阻滞脉络亦能导致口僻。

口僻治疗以祛风通络、养血和营为基本原则。临床一般选用宋代杨炎《杨氏家藏方》牵正散为主方。

本病如治疗及时得当，一般 2~3 个星期可开始恢复，1~2 个月可完全恢复正常。若逾期未恢复者，多为病久气滞，痰浊瘀血壅塞脉络，恢复较慢；若经治 6 个月以上，仍效果不佳者，往往恢复比较困难。

二、西医对面神经麻痹的认识

面神经瘫痪，简称面瘫，学名面神经麻痹，也称面神经炎、贝尔麻痹亨特综合征，是以面部表情肌群运动功能障碍为主要特征的一种常见病，一般症状是口眼歪斜。它是一种常见病、多发病，不受年龄和性别限制。患者面部往往连最基本的抬眉、闭眼、鼓腮、努嘴等动作都无法完成。

引起面神经炎的病因有多种，临床上根据损害发生部位可分为中枢性面神经炎和周围性面神经炎两种。中枢性面神经炎病变位于面神经核以上至大脑皮层之间的皮质延髓束，通常由脑血管病、颅内肿瘤、脑外伤、炎症等引起。周围性面神经炎病损发生于面神经核和面神经。

周围性面神经炎的常见病因为：①感染性病变，多由潜伏在面神经感觉神经节病毒被激活引起；②耳源性疾病，如中耳炎；③自身免疫反应；④肿瘤；⑤神经源性；⑥创伤性；⑦中毒，如酒精中毒，长期接触有毒物；⑧代谢障碍，如糖尿病、维生素缺乏；⑨血管功能不全；⑩先天性面神经核发育不全。

西医治疗主要促进局部炎症、水肿及早消退，并促进神经功能的恢复。在保守治疗3个月后面神经麻痹仍未恢复，测定面神经传导速度及面肌肌电图检查均无反应即电位活动者，可采用外科手术治疗。

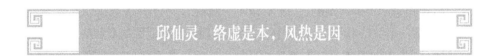

邱仙灵　络虚是本，风热是因

邱仙灵，国内外著名针灸学家，江苏省中医院主任医师，从事临床、教学、科研40余载，学识渊博，学验俱丰，尤其擅长治疗疑难杂症，临证屡起沉疴，声名远播。对于不同类型的面瘫患者，邱仙灵在40多年的临床经验中形成了一套完整的治疗方案，兹简介如下。

1. 络虚是本，风热是因

邱仙灵认为面瘫病位在面部，头面属阳位，是阳经经气汇聚之处，而风为阳邪，其性升泄，兼夹他邪上犯头面，客于面部诸阳经络，阳邪与阳气相搏，遂引起症状。是以在发病上，或风热直接致病，或受风寒于先，而化热于后，始终符合症状、病因、病位、病机上的一致性。临床观察表明，面瘫虽因吹风受凉引起，辨证属于风热型者多见，部分为风寒型，总伴有热象，如患部轻度红肿、耳后部灼痛、脉浮数等。故而在面瘫发病上，络虚是本，风热是因。

2. 辨证治疗

邱仙灵将面瘫病程分为2期。初期，即急性期，为开始发病的第1~10天，此期逐渐出现症状，且有加重趋势，多因汗出当风，或贪凉受风，或酒后吹风，加之正气不足继而出现歪斜，也可夹湿。病势浅表，辨证以风寒型、风热型为主，治疗当宣泄表邪，主以泻法，手法宜浅刺，刺在皮下即可，称为挂针。原因在于面瘫为邪中络脉所致，络为横向浅表的分支，分布表浅；另以经筋病变来看，瘫痪位于浅层，若深刺，则易出筋达骨，非病位所在，治非所宜，故须浅刺。取穴宜少而精，选用阳白、丝竹空、迎香，扩大了针感范围。取穴少，可减少进针时的疼痛，同时又保证了针刺效果，可谓一举多得。每2日1次，每次4~6穴，配合电针，留针30分钟。后期，又称后遗症期，为发病的第20~30天，症状逐渐恢复，有症状迁延不愈（2个月以上）者称为顽固性面瘫。此期正虚邪恋，辨证多为气虚血瘀型或气血亏虚型，治以调理气血，补法为主。此期需注意出现面肌痉挛或"倒错"现象，治疗上需在改善面肌功能基础上加以预防。健侧与患侧轮替针刺，选穴以翳风、阳白、颧髎、地仓、合谷、足三里为主，眼睑恢复缓慢者，取丝竹空、鱼腰或攒竹；鼻唇沟平坦，取迎香；人中沟歪斜，取水沟；口角下垂，取承浆；头痛、脉浮等，取外关。每周1~2次，每次3~5穴，配合电针，留针30分钟。

3. 典型病案

病案1：杨某，女，28岁，2007年8月6日初诊。1天前突感口角歪斜，右侧眼睑不能全闭，前来就诊。检查：口唇向左侧歪斜，右睑不能闭合，右侧不能蹙额、皱眉，鼻唇沟平坦，说话漏风，不能做露齿、鼓腮、吹口哨等动作，舌质青紫、苔白，脉象浮。诊断：周围性面瘫（风寒型）。体针治疗：取右侧阳白透鱼腰、迎香、水沟、地仓透颊车，双侧合谷穴，捻转泻法，留针20分钟，隔1日1次。嘱患者回家多休息，避免眼部劳累。采用上法治疗6次而愈。

病案2：李某，男，54岁，2006年10月12日就诊。因耳部带状疱疹引起亨特综合征，住院治疗4个月无效，前来门诊治疗。检查：患侧面部额纹消失，眼睑闭合不全。左侧鼻唇沟较对侧变浅，口角向对侧明显歪斜，吹口

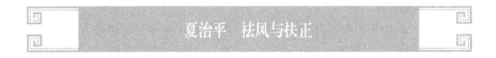

哨、鼓腮均不能，患者平素有高血压，伴腰痛，乏力。舌质紫黯、苔厚白乏津、脉细数。诊断：周围性面瘫（风邪伤络，肝肾阴亏），属本虚标实之证。治疗：攒竹透鱼腰、丝竹空透太阳、迎香透四白、地仓透颊车，捻转泻法，手法轻。配合针刺颧髎、双侧合谷、双侧足三里、双侧太溪，每次 4～6 穴，配合电针，留针 30 分钟，每周 2～3 次。共针 26 次，患者口角歪斜、鼻唇沟变浅情况基本消失，仅微笑时稍有异样。

按：邱仙灵认为本病的早期治疗十分重要，一般只要治疗及时、得当，有 90% 左右可以治愈，平均疗程约 1 个月。若治疗超过 1 个月，恢复则明显减慢，或留有一些后遗症。造成这些后果的主要原因：①医者手法过重；进针深、手法多、刺激量大、深透刺多。②电针的不恰当应用，或过早使用电针。③患者没有很好地配合；长时间看书、看电视、反复感冒、嗜食辛辣海鲜等。对早、中、后期面瘫患者，要认真分析原因，根据实际情况制定出不同的治疗方案。不可片面追求速效而在针刺时给予超限度的刺激，以免导致面肌痉挛或"倒错"现象。面肌痉挛表现为面部肌肉不自主地抽动；"倒错"即人中、口角反被牵向病侧，病侧的鼻唇沟反而加深，眼睑缩小。难治性面瘫的治疗重点是眼轮匝肌和口轮匝肌。当眼睑闭合不好或不能抬眉、额纹欠缺时，可调整患者阳白穴的进针方向；如果口角仍下歪、鼓气漏气、不能自主咀嚼，可调整水沟、地仓、承浆等穴的刺法。中、后期的患者治疗时，一定要加健侧的穴位，如颊车、颧髎、阳白、太阳等，患侧与健侧轮替针刺。

夏治平　祛风与扶正

夏治平，海安市中医院针灸科主任医师，全国第三、第四批老中医药专家学术经验继承工作指导老师，全国卫生系统模范，享受国务院政府特殊津贴专家，早年在南京中医药大学执教 20 年。主编和参编中医著作 19 部，其中有《中国医学百科全书》等 6 部专著代表部级和国家级水平，《简明针灸学》译成英文，受到国外针灸学者的重视。他在临床上擅长运用针灸结合中药治疗内科和男科疾病，方法独特，临床疗效显著。

夏老认为口僻虽有风寒、风热之分，其治重在辨证，辨证论治，方收良效。但多数患者则寒热并不显著，其早期以祛风为主，病程至 20 天后，则以扶正为主。兹举医案数则以示其义。

1. 外感风寒，治当辛散温通

王某，女，23 岁，2010 年 1 月 11 日初诊。主诉：左口眼歪斜 2 天，曾有受凉史。查见左额纹及鼻唇沟减弱，眼睑闭合不全，眼裂增宽约 0.1 cm，口角向右歪斜，笑时明显，鼓腮漏气，舌质淡，苔薄白，脉浮而紧。诊为面瘫外感风寒型，立法益气养血、疏风散寒、温经通络。穴选阳白、太阳、迎香、地仓、夹承浆、双合谷、足三里。面部诸穴毫针浅刺之，左翳风、颊车二穴隔姜温灸，经治 15 次而愈。

按：面瘫一证，多为风吹受凉所致。然"邪之所凑，其气必虚"，亦如《金匮要略》所云："寸口脉浮而紧，紧则为寒，浮则为虚；寒虚相搏，邪在皮肤；浮者血虚，络脉空虚；贼邪不泻，或左或右；邪气反缓，正气即急，正气引邪，㖞僻不遂。"可见本病以虚为本，再感风寒，入中于络使然。除面瘫外，伴有舌淡、苔薄白、脉浮而紧等症，其治在于辨证取穴。但夏老还十分注重结合现代医学解剖学知识取穴，常避开位于神经干部位的穴位。取阳白、攒竹、四白、迎香、地仓、夹承浆及合谷、足三里等穴，面部诸穴初起用毫针浅刺、轻刺；中后期根据具体情况酌情加减穴位，毫针浅刺透穴，如阳白透鱼腰、地仓透颊车、迎香透四白、夹承浆透大迎等。对于本证，除针刺外，夏老更崇尚隔姜温灸，常选翳风、颊车、牵正 3 穴。盖辛散以疏风散邪，温灸以散寒补气，针灸并施，共收疏风散寒、益气和营、温筋通络之功。面瘫一证，现代医学认为多由于茎乳突孔内的面神经发生急性非化脓性炎症水肿而致，通过局部的隔姜温灸可以改善其周围的血液循环，促进局部炎症水肿的消退，促使面神经的功能恢复。据初步观察，隔姜温灸在缩短疗程和减少后遗症的发生方面起到了很大的作用。此外，在针灸同时，还常配合水针治疗，据临证体会，水针治疗不宜在面部进行，以免因局部吸收不良，持续肿胀，而不利于病情恢复。宜选取足三里，常用当归注射液、维生素 B_{12} 注射液，亦可收补益气血之功。上法 10 次为 1 个疗程，2～3 个疗程即可获愈或基本恢复。

2. 外感风热，法须祛风清热

谢某，女，39 岁，2010 年 3 月 1 日初诊。2 天前患感冒咳嗽，咽痛，伴有左耳中烘热。继之即觉左侧口角明显向右歪斜，人中沟亦歪向右侧约 1 个半齿，鼻唇沟平坦，左眼睑不能闭合，时有流泪，眼裂增宽 0.3 cm，左耳后乳突压痛明显，味觉明显减退，舌质红，苔薄黄微腻，脉浮小数。诊属面瘫，风热型（中医）；特发性面神经炎，鼓索型（西医）。针取大椎、曲池、风池、外关、左地仓、夹承浆、迎香、太阳、翳风、合谷，面部诸穴浅刺，针用泻法。并辅以中药祛风清热、活血通络之品 2 剂，急投之，针药并进以祛其邪。四诊后病情稍有改善，改用合谷、风池、左地仓透颊车、禾髎透地仓、迎香透四白、阳白透鱼腰、夹承浆透大迎。15 次后症状明显改善，后经调治 25 次而愈。

按：面部为阳明分野，风热邪袭，使局部气血阻滞，筋纵不收发为面瘫。关于本证《灵枢·经筋》早有论述："足阳明之筋……其病……卒口僻，急者目不合，热则筋纵、目不开。颊筋……有热则筋弛纵，缓不胜收，故僻"。本证临床上并非鲜见，在诊治中夏老常告诉我们，本病初起邪气亢盛，除面瘫外，往往伴有咽痛、耳部疱疹、舌红苔薄黄、脉浮且数之症，常有加重趋势，故早期务必及时控制病情发展。善取大椎、外关、曲池、合谷等穴，针用泻法，同时取面部阳明经穴，毫针浅刺。并予中药防风、银花、连翘、板蓝根、赤芍、丹皮、僵蚕、制南星、生甘草等药内服以祛风清热、活血通络。中后期邪气渐衰，当以面部阳明经穴为主，辅以远部取穴。常取阳白、太阳、四白、迎香、口禾髎、地仓、翳风、合谷等穴，面部诸穴浅刺透穴，法施平补平泻，旨在疏导阳明筋脉、调和气血，使筋缩自如、喎僻得正。一般约 3 个疗程即可恢复。惟病程较长、病情较重的患者往往比较棘手，疗程较长，部分患者可能不能完全恢复而有后遗症。对于此，尚待今后进一步研究。

3. 外感风邪，理应祛风散邪

徐某，男，32 岁，南京工作，2005 年春节探亲发病。春节早上发现面瘫，上午 10 时许求治。见右侧面瘫，患侧额纹不能皱，眉不能抬，目闭合不全，流泪，口角歪向左侧，撅嘴或笑时明显，味觉不减退，右耳后下方伴有轻压痛，不发热，脉象浮缓，舌质淡红而苔薄。诊为面瘫风邪型。针取阳白、丝竹空、四白、迎香、地仓夹承浆，并灸翳风。药用地塞米松 10 mg、甲钴胺 0.5 mg 作足三里穴注，同时内服中药桂枝 10 g、细辛 3 g、荆芥 10 g、防风 10 g、炒白术 10 g、茯苓 10 g、银花 20 g、板蓝根 20 g、甘草 5 g，每日 1 剂。针灸 4 日，面瘫已基本恢复，仅笑时尚有口喎，目可闭合但不甚紧，因假期已至遂嘱其到南京续治。第 5 天即到省中医院针灸科治疗，接诊医师认为已愈。

按：此例患者，其病性质寒热均不显著，仅为风邪，治疗及时，故效如桴鼓。夏老平时所诊面瘫，绝大多数使用本例治法。由于面瘫于寒热变化节气时成批散发，常见于感冒流行之后，故用银花、板蓝根以清病毒，因其性凉，加用桂枝、细辛温热之品，血得热则行，走而不守；方中炒白术、茯苓利湿，亦有助于消除面神经水肿；荆、防祛风；甘草调和诸药。本方用于初发病时，若病程迁延 20 天以上，夏老在针灸同时加用电针，中药则改用牵正散加黄芪 30 g 或以上，因牵正散为虫类搜风剂，大剂量黄芪生用，不仅扶正，且亦活血，能濡养经筋，利于疾病的康复。

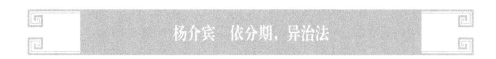
杨介宾　依分期，异治法

杨介宾，成都中医药大学博士生导师、全国名老中医、四川省首届十大名中医之一。杨老不仅精通中医针灸理论，且于临床有独到之处，对针灸治疗各种面瘫具有独到体会。

1. 明病因，定病位

西医称面瘫为面神经麻痹，分中枢性和周围性两种。杨老师认为，中枢性面瘫归于中医中风之中经络范畴，一定要按中医学的原则，辨明病因，确定病位，也就是依据致病因素的性质和致病特点，将患者的各种临床表现加以综合归纳，分析推理，寻找出经络发病的原因，此即中医的审证求因，目的在于揭示致病因素和病理变化之间的因果关系，为针灸的病因治疗提供依据。杨老认为本病的主要病因是脉络空虚，卫外不固，风寒或风热之邪乘虚侵入面部经络，致气血运行不畅，经脉失养，肌肉萎软无力而成，正如《灵枢·经筋》言："颊筋有寒，则急引颊移口，有热则筋弛纵缓，故僻。"《诸病源候论》中记载："风邪入于足阳明、手太阳之经，遇寒则筋急引颊，故使口㖞僻。"《医林改错·口眼㖞斜辨》则言："若壮盛人，无半身不遂，忽然口眼㖞斜，乃受风邪阻滞经络之症，经络为风阻滞，气必不上达，气不上达头面，亦能病口眼㖞斜。"金元时期李东垣认为，口眼㖞斜乃邪中血脉，风邪阻络，气滞血瘀所致。临床上本病可发生于任何年龄，常见于冬季和夏季。发病急速，以一侧面部发病为多见。杨老师认为当经络及其所联系的脏腑发生病变时，在经络循行所过的道路上必然会出现病理反应，机体也常可出现一系列特有的症状和体征，这就是经络病位分析的基本依据。因手、足阳明经，手、足太阳经，手、足少阳经均上行头面部，当病邪阻滞面部经络，致经络不畅，尤其是手太阳和足阳明经筋功能失调，从而导致面瘫的发生。故其病位可确定为手、足阳明经，手、足太阳经，手、足少阳经病变。

2. 述病机，详辨证

杨老认为，经络疾病的产生，是在致病因素的作用下，经络的生理功能出现异常变化的结果，经气的盛衰则是发病与否及病情轻重的决定因素。如隋代巢元方说："人之经络，循环于身，若气血调和，不生虚实，邪不能伤。"经气不足，病邪乘虚而入，经气无力抗邪，就会出现"其道不利，经气不营"等疾病现象。病邪性质不同，则邪正相争所造成的病理变化及临床证候各有特征。西医则认为周围性面瘫的发病机制尚未明确，主要观点认为是局部受风或寒冷等刺激，引起面神经管及其周围组织发生炎症、缺血、水肿，或引起自主神经功能紊乱，引发局部血管痉挛，导致组织水肿，使面神经受压而出现炎性变化。

杨老认为本病之发生，一则由于脉络空虚，风寒之邪侵袭阳明、少阳经脉，气血阻滞，经筋失养，筋肉纵缓不收，口角歪向健侧而成；二则由于劳作过度，机体正气不足，脉络空虚，卫外不固，风寒或风热乘虚入面部经络，致气血痹阻，经筋功能失调，筋肉失于约束，出现口眼歪僻。周围性面瘫包括眼部和口颊部筋肉症状，由于足太阳经筋为"目上冈"，足阳明经筋为"目下冈"，故眼睑不能闭合为足太阳和足阳明经筋功能失调所致；口颊部主要为手太阳和手、足阳明经筋所主，因此口歪主要系该三条经筋功能失调所致。临床实践中杨老师常将面瘫分为4种证型，以利辨证用穴：一为风痰阻络，以突然口眼歪斜、舌淡苔白伴见头疼、恶风等为主要辨证依据；二为气血两虚，以主症伴神疲乏力、容易感冒、气短汗出、纳差便溏、苔薄、脉细软等为主要辨证依据；三为痰浊阻络，以主症伴头身困重、咳痰黄白、纳呆胸痞、苔腻、脉滑为主要辨证依据；四为肝风内动，以主症伴面赤眩晕、急躁易怒、口干而苦、便秘溲赤、舌红苔黄、脉弦数为主要辨证依据。

3. 依分期，异治法

杨老认为，临床上对于面瘫的治疗，一定要根据患者病情等多方面情况，辨证论治，依面瘫的不同分期来确定不同的治疗方案。他将面瘫分为3期治疗。

（1）初期：发病 1 周以内为急性期

发病症状随着时间推移逐步加重。杨老认为，面瘫初期多为表证、实证，要依《内经》"实则泻之，虚则补之"原则进行取穴治疗，主张治疗当以疏风通络、调和气血为主，可用透针法、重手法刺激，适当时候可电针加强刺激，以利于疾病快速恢复，必要时可行刺血疗法。处方：①地仓透颊车，合谷、太阳、翳风；②迎香透颧髎，列缺、攒竹、风池。以上 2 组，循经远近相伍，交换治疗，双侧透针术，平补平泻手法，得气后留针半小时，每 3 分钟行针 1 次。同时可于上下睑结膜和颊黏膜点刺出血。上列 2 组处方，体现循经远近相伍，"病随经所在，穴随经而取"的大法。取气血俱多之经的合谷、颊车、地仓调气活血通络，取少阳主风之经的翳风、风池、太阳疏风透表散邪。列缺为肺之络穴，与阳明为表里，疏皮毛肌腠之风邪；攒竹属太阳主表，善祛头面风邪。风邪得去，络道得通，筋肉得荣，则口歪自愈。

典型病案：陈某，女，25 岁，1962 年 12 月 18 日初诊。患者 4 天前受风着凉，晨起洗漱时发现颜面麻木板滞，颈项强痛，口角向右偏斜，左眼不能闭合，额纹消失，舌僵不灵，味觉减退，咀嚼困难，食物残渣留滞于齿颊间，语言不利，口角漏风流水，鼻尖也歪向右侧，耳后作痛，面容变形，舌质淡红，苔薄白，脉弦紧。诊断：左侧面瘫。治宜疏风散邪，通经活络。选穴：①地仓透颊车，合谷、太阳、翳风；②迎香透颧髎，列缺、攒竹、风池。以上 2 组处方，循经远近相伍，交换治疗，双侧透针术，施平补平泻手法，得气后留针半小时，每 3 分钟行针 1 次。必要时上下睑结膜和颊黏膜点刺出血。经治 3 次，胞睑能闭合，面肌灵敏度增加，额纹增多，翳风压痛点消失，但发笑时尚有轻微歪斜，共治 4 次治愈。

（2）恢复期：发病 1 周至 1 个月为恢复期

患者多数伴有耳后疼痛、听觉过敏，或患侧舌前 2/3 味觉减退。此类患者因正气先亏，脉络空疏，外来之邪侵袭阳明、太阳、少阳经脉，气血运行失常，致经筋失于濡润、纵缓不收而成。同时伴有气血瘀滞，针刺治疗以疏散外邪、温通经络、行气活血为其大法。处方：①地仓透颊车，阳白、风池、人中；②迎香透颧髎，丝竹空、翳风、列缺；③颊车透地仓，攒竹、承泣、合谷。同时于上下睑结膜和颊黏膜点刺出血。以上穴位，循经远近相伍，1 次/日，1 组/次，轮换针刺，以 28 号 1.5～3 寸毫针斜刺，多用透针法，得气后留针半小时，每 3 分钟行针 1 次。上下睑结膜和颊黏膜点刺出血，隔日 1 次。

典型病案：张某，男，26 岁，1988 年 1 月 7 日初诊。患者 1 周前因工作劳累并感受风寒，自觉颜面板滞发木，口角向左歪斜，眼睑闭合不全，口角漏风流水，味觉减退。曾在其他医院肌注维生素 B_1，内服疏风解表中药汤剂 1 周未见好转。诊见：颜面变形，唇口歪斜，眼裂增大至 1.5 cm，怕风流泪，不能扬眉，不能鼓腮吹哨，鼻唇沟变浅，语言不利，咀嚼不便，食物嵌留于齿颊间，表情丧失，翳风处有压痛，舌质淡红，苔薄白，脉弦紧。诊断：口眼歪斜（面瘫）。治宜疏解表邪，通经活络。选穴：①地仓透颊车、阳白、风池、人中；②迎香透四白、丝竹空、翳风、列缺；③颊车透地仓、攒竹、承泣、合谷。以上穴位，循经远近相伍，1 次/日，1 组/次，轮换针刺，以 28 号 1.5~3 寸毫针斜刺，多用透针法，得气后留针半小时，每 3 分钟行针 1 次。3 次后患者能皱眉和打口哨，面肌灵敏感度增强。再治疗 4 次后诸症基本消失。为了巩固疗效，继针 2 次，完全恢复正常面容。

（3）后遗症期：发病 1 个月以上为后遗症期

患者经多方治疗未见疗效，或伴有体质虚弱，或有大悲大怒等情绪起伏，或合并有其他慢性疾病。此类患者多因病情迁延不愈，正气不足，络脉空虚，面部营卫气血运行障碍，而致面部筋脉肌肉更加纵缓不收，治疗极为困难。杨老师认为此期"应从风论治"，当遵循治风先治血、血行风自灭的原则。《素问·调经论》云："病在血，调之络。"故除常规针刺外，要重用刺血疗法，可达疏通气血、祛风活络的目的。面瘫经久不愈者，其病机要点，在于邪困日久，血瘀经络。点刺血络，可活血化瘀，使面部筋肉得到血液濡养，改善面部血液循环，增强神经组织的营养和肌肉的紧张度，提高神经兴奋性，从而加速麻痹神经肌肉功能的恢复。依《黄帝内经》"实则泻之，虚则补之"原则，针刺以补法为主，手法宜轻，但因病入经太久，仍需透刺。所以临床上不用电针等强刺激手法。治宜疏通经络、扶正祛邪。选穴：①地仓透颊车、阳白、球后、迎香、三阴交、合谷；②禾髎透颧髎、颐中、承泣、足三里、列缺；③患侧上、下睑结膜及颊黏膜。以上穴位，循经远近相伍，1 次/日，1 组/次，轮换针刺，以 28 号 1.5~3 寸毫针斜刺，多用透针法，得气后留针半小时，每 3 分钟行针 1 次。上下睑结膜和颊黏膜点刺出血，隔日 1 次。

典型病案：罗某，男，16 岁，1995 年 3 月 5 日初诊。主诉：口眼歪向左侧 2 月余。病史：患者于 1995 年 1 月 2 日因受风着凉，出现右侧口角歪向左侧，颜面麻木，经中西药及针灸治疗月余，症状无改善，遂来成都求杨老师诊治。诊见：右侧口眼歪斜，面肌麻木、抽搐板滞，额纹消失，不能抬眉，眼裂扩大约 1.5 cm，鼻唇沟变浅，口角漏风，人中沟歪向左侧，味觉减退。耳后翳风穴有压痛，舌质黯红，苔薄白，脉弦细。诊断为面瘫。治以疏通经络、扶正祛邪。选穴：主穴：右侧上、下睑结膜及颊黏膜。配穴 2 组，1 组：地仓透颊车，阳白、球后、迎香、人中、合谷；2 组：禾髎透颧髎、颐中、承泣、足三里、列缺。睑结膜及口腔黏膜行刺血法。足三里针刺补法，余穴针刺平补平泻法，针后于患侧下关穴处拔罐，留 5～10 分钟，1 次/日。7 次为 1 个疗程，疗程间隔 2 天，1 个疗程后，症状明显好转，15 次基本痊愈而返乡。

杨老治疗面瘫，主张明辨病因病机，早期多用泻法，后期多用补法，擅用透刺针法，崇尚刺络泻血法，用之于面瘫，尤其是陈旧性、顽固性面瘫，具有疏风通络、活血化瘀的作用，能使面部筋肉得到正常血液的濡养，改善面部循环，增强神经组织代谢，加速麻痹神经功能的恢复，从而令疾得瘳。

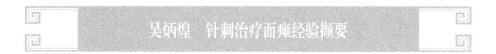

吴炳煌　针刺治疗面瘫经验撷要

吴炳煌，教授，原福建省针灸学会会长，曾任福建中医药大学针推系主任，教授，主任医师，硕士研究生导师；致力于针灸科研、教学与临床 40 余年，擅长中西医结合治疗多种疑难杂症，如顽固性失眠、哮喘、慢性腹泻、急性痛证等。其对面瘫的诊治，独辟蹊径，从面神经的解剖角度、病理知识指导针灸临床，确有独到之处。

面神经为混合神经，其运动纤维主要支配面部表情肌，面神经麻痹后多因表情肌不能运动而就诊。具体临证时，吴师除进行系统辨证论治外，亦非常重视面部表情肌的检查，依面神经的分布与病理特点推断面神经各分支受损部位和程度，以指导针灸的临证应用，常有如鼓应桴之效。

1. 穴位选择

腧穴的选择与配方是针刺治疗面瘫的重要基础工作，吴师在临床实践中师古而不泥古，遵先贤遗训而多有创新。面神经主干出茎乳孔后，分为颞面干与颈面干，其中，颞面干又可分为颞支、额支、颧支及上颊支，颈面干除发出部分颊支外，主要发出下颌缘支和颈支。吴师认为面部的面神经干及其分支在分布上与治疗面瘫的经典穴位和经外奇穴位存在着对应的解剖学关系，具体为：翳风、牵正与面神经主干（颞面干、颈面干）关系密切；瞳子髎、太阳及三阴三阳（以耳珠为起点向前引一水平线与鬓角后缘的交点处）、丝竹空与颞支和额支相关；颧髎、迎香、口禾髎、太阳、弹拨点（耳珠与眼外眦连线的中点处）、瞳子髎与颧支相关；地仓、燕口（口角口腔黏膜与皮肤交界处）、散笑（鼻唇沟中点处）、口禾髎与颊支相关；颊车、夹承浆、承浆与下颌缘支和颈支相关。

因此，在诊治周围性面瘫时，吴师仔细分析患侧局部面肌功能障碍的具体部位，确定病变面神经分支。除了运用系统辨证论治选穴外，尚充分依据病变面神经的相关分布穴位，进行经穴的优化组合以确定相应的治疗处方。

2. 手法运用

面神经主干出茎乳孔后，穿经鼓乳切迹，沿下颌支上段的后缘，呈弓状行向前下入腮腺，分为颞面干与颈面干。经面部各分支于面部走行时又分为各细小分支，且各颊支支配肌之前常相互吻合成颧面襻，故而，根据面神经主干和分支走行特点，在针刺主干及其分支的穴位时，吴师分别采取了直刺和透刺手法。

①主干直刺法：如针刺翳风穴，深度达 50 mm 左右，向鼻尖方向，可刺激患侧面神经主干，缓解面神经血管痉挛，促进供血供氧；而针牵正穴时，下颌支在距皮肤 12 ~ 33 mm 深的位置，所以多直刺 13 mm 即可。两穴均快速捻转提插（提插幅度不宜过大）1 ~ 2 分钟，使患者针下有强烈的酸麻胀的感觉，以向面部放射最佳。②分支透刺法：针对面神经分支位于肌肉浅薄部相互吻合成颧面襻的特点，故多用横透针法，针尖与皮肤成 10° ~ 20°，从一个穴位倾斜进针，缓缓向第 2 个穴位推进。可先在进针的穴位运行手法，得气后再将针推进至透刺穴位的下方，以使产生新的针感为目的。因横透针法进针与运针均在表皮下，不必施捻转手法，应代以轻而频率较快的小幅提插手法。

3. 刺激量大小

从面神经病理改变来看，初期主要为面神经的缺血、水肿，尚没有出现髓鞘及轴突的变性，随着水肿的程度和时间的延长，面神经受压逐渐加重而出现变性，以致难以恢复。所以，临证时，吴师认为在面瘫初期、恢复期和后遗症期针治时，刺激的强度至关重要，强调依面神经病理变化改变刺激量的观点贯穿疾病始终，表现在疾病各期刺激量上，从而使患者获得显而易见的疗效，最终取得理想或近于理想的表情肌功能恢复。

（1）初期：远道取穴加局部浅针。吴师认为急性期机体与病邪正处在抗争阶段，也是针灸治疗的最佳时期。此时病邪尚浅，治疗原则是扶正祛邪，故应重视下肢远道穴位的补泻，而局部取穴宜浅，刺激宜轻，达到促进炎症的吸收和神经的恢复目的，否则易伤正气。

（2）恢复期：重用透刺。吴师认为此期主要作用应通过对肌肉及神经的刺激，提高局部神经肌肉和中枢神经的兴奋性，从而促进面神经和面部表情肌功能的恢复。透穴疗法，一针透二穴，具有取穴少、针感范围大、减少进针疼痛的优点；一针透二经，激发二经气血运行，面部筋脉得养而发挥正常功能。寥寥数针既保证了刺激的面，又控制了刺激的量，可谓是一举而数得。

（3）后遗症期：兼用透刺和浅针。吴师认为此时正虚邪恋，应特别注意培护正气，谨防出现面肌痉挛及"倒错"现象。故应减少患侧用穴，针刺宜浅，刺激量宜小。适宜的透刺加浅针，可较好保证刺激的量和度，又不至于出现以上后遗症，可谓一箭双雕。

4. 预后判断

对面瘫预后及疗程判断是治疗面瘫的一个重要组成部分。一方面，医者可确定有效的治疗方案，有的放矢，做到心中有数；另一方面，患者对疾病康复情况的了解，可以避免不必要的检查及各地盲目寻医寻药治疗的烦恼。

吴师在诊治周围性面神经麻痹患者时，常结合附加症状判断面神经受损部位。脑桥损害常伴有第五、第六、第八对脑神经麻痹；面神经出颅后，损害面神经管时因鼓索支受累可伴有味觉缺失；镫骨肌支受累可伴有听觉过敏；岩浅大神经段受累出现泪液减少；如伴有外耳道疼痛和疱疹则提示膝状神经节带状疱疹感染，即亨特综合征；前庭神经段受损合并眩晕。需要指出的是，面神经麻痹合并味觉减退、听觉过敏等症状的多少及顺序，不仅仅是表现为面神经损害部位的高低，实质上是显示了损害范围的大小，直接对预后转归有着重要影响。临证时，吴师一方面依患者伴随症状来初步判断面神经受损水平以判断面瘫程度及预后，按出现味觉减退、听觉过敏、泪液减少、耳部疱疹症状顺序，临床康复从易趋难；另一方面，吴师认为面瘫合并上述表现 2 个以内者，面神经损害范围小、针刺效果好。2 个以上者，面神经损害范围大、预后差。当然，条件允许则可配合肌电图和神经传导速度测定，进一步确定面瘫预后及疗程。

5. 典型病例

患者，男，43岁，2006年3月初诊。主诉：右侧口眼喝斜3月余。曾服激素、维生素，接受过针灸、理疗等，症状有所好转，但改善不明显。刻诊：右侧额纹平浅，皱额、抬眉困难，眼裂增大，闭眼不能，右鼻唇沟稍平坦，口角稍偏向左侧，右侧腮颊仍滞留食物，鼓腮微漏气，刷牙漏水，舌黯淡、苔薄白，脉弦细。中医诊断：顽固性面瘫（气虚血瘀型）。取穴：①以右颞面干之颞支、额支及颧支相关穴位为主，头维、阳白、瞳子髎、太阳、三阴三阳、丝竹空；②双侧合谷、足三里。操作：患者取仰卧位，常规消毒后，穴组①采用浅针补法，重推轻刮（向针尖时谓"推"，向针柄时谓"刮"），连续9次或其倍数，紧接之后，针尖仍在穴位上，医者将食指、中指两指夹住针柄，右拇指按针顶，反复提起复按动作，一般连续6次，或加大顺时针旋转幅度。穴组②行烧山火法，患者右侧面部开始出现温热感为佳，留针30分钟后取针；并嘱患者出门时佩戴口罩，每日以热毛巾做面部热敷，适时做脸部自我按摩；以眼药水滴眼，以防眼部感染。每日1次，治疗10次为1个疗程。第1疗程结束时，眼裂缩小，但仍闭合不全，口歪及漏水、漏气有不同程度好转。休息2天后进行第2疗程，至第3疗程结束，各种症状、体征消失，临床治愈。

吴师学识渊博，医术精湛，临床注重以现代生理、病理及解剖知识为基础，结合中西医理论诊治多种疑难痼疾。其对面瘫的治疗，从选穴、手法、刺激量、预后判断方面，均在结合面局部神经分布的解剖学结构特点择定相应的刺激点和刺激量，是在充分考虑机体生理、病理学变量的基础上，有序组合的辨证思维过程，临床实践证明，疗效卓著，不失为治疗面瘫的又一有效途径。

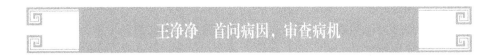

王净净　首问病因，审查病机

王净净，全国第五批老中医药专家学术经验继承工作指导老师、湖南省第二批老中医药专家学术经验继承工作指导老师、博士研究生导师、湖南省医学会脑电图与神经电生理学专业委员会主任委员及现任名誉主任委员。王师从事中西医结合神经内科研究及临床40余载，对神经内科常见病、多发病的中西医治疗有独特的见解及经验，采用中药治疗面瘫亦疗效显著。

1. 首问病因，审查病机

王师认为，本病的产生不外乎内、外风邪致病，外风多由风寒、风热之邪入中，侵袭面部筋脉，阻滞气血经络运行而致病。内风多因久病气血不足无以濡养面部筋脉，虚风内生，而致面部肌肉不能自主；或是肝肾阴虚，阳亢化火生风，虚阳上浮头面而致本病；或五志化火动风，或是脾失健运，痰浊内生，或火热之邪炼液成痰。总之，新发疾病常属正气不足、经络空虚、风邪入中、夹寒热痰毒痹阻面部筋脉，而久病则多因脏腑功能失调，阴虚风痰内生痹阻经络，气血不足、筋脉失于濡养是基本病机。

2. 治疗以祛风化痰、益气活血为总则

王师认为，面瘫急性期起病迅速，多以外感风邪为主，为病情进展邪入经络所致，病变可涉及少阳、阳明。其病情轻者容易恢复，若处理失当或延误，易导致病势缠绵难以痊愈甚至遗留后遗症。因此本病早期属外感邪毒，而中后期病邪入络伤津耗血导致内风。王师指出治疗面瘫应该从整体辨证施治，从患者实际状况出发，遵循本病发生发展的机制——万病之源归于阴阳失衡，外邪入侵，邪毒伤络，使经络气血受阻失去平衡。中医治疗采用"内调外疏"治疗原则，即疏风散寒，通络止痉，活血通络，从而达到机体经络平衡、消除疾病的目的。治疗以祛风化痰、益气活血为总的治则，针对不同原因、不同程度的面瘫均有很好的疗效。

王师同时指出，治疗本病还应该兼顾调理脾胃，《灵枢·经脉》有云："胃足阳明之脉，起于鼻，交頞中，旁纳太阳之脉，下循鼻外，入上齿中，还出挟口，环唇，下交承浆，却循颐后下廉，出大迎，循颊车，上耳前，过客主人，循发际，至额颅。"清代《杂病源流犀烛》云："凡面部所有之处，其脉俱有以维络之。故面病专属于胃。"由此可见面部肌肉多属足阳明胃经面部循行之处，足阳明经筋散布于颜面部，故由此可见面瘫与阳明脾胃密切相关，同时中医认为"脾主肌肉"，故治疗本病亦应考虑调理后天脾胃。

3. 辨证分型论治

经过多年临床实践，王师将本病归纳为风寒袭络、风热伤络、热毒伤络、风痰阻络、血虚肝旺5种证型，用川芎、防风、地龙、葛根、白附子、僵蚕、全蝎、荆芥、牡丹皮、丹参、当归、细辛、鸡血藤、丝瓜络等药组成基础方。该基础方是治疗面瘫的名方"牵正散"的加味，王师认为诸药合用，既能疏风散邪、祛除外风，又能养血活络、平息内风，可用于各种不同证型面瘫的治疗，在此方基础上再根据不同证型分别予以相对应的治法及药物加减。

（1）风寒袭络证：症见突然口眼歪斜，眼睑闭合不全。恶风寒，肌肉酸痛，舌质淡红，苔薄白，脉浮紧。治宜疏风散寒，通经活络。药用基础方加麻黄、桂枝、甘草。

（2）风热伤络证：症见突然口眼歪斜，眼睑闭合不全。口苦咽干，肌肉酸痛，发热恶风，舌边尖红，苔薄黄，脉浮数。治宜疏风清热，通经活络。药用基础方加生石膏、黄芩、白芷、甘草。

（3）热毒伤络证：症见突然口眼歪斜，眼睑闭合不全，伴耳部疱疹，口苦咽干，舌边尖红，苔黄腻，脉滑数。治宜清热解毒，通经活络。药用基础方加忍冬藤、连翘、黄芩、牛蒡子、甘草。

（4）风痰阻络证：症见突然口眼歪斜，眼睑闭合不全，口角流涎，脘腹胀痛，舌质淡红，舌体胖大，苔白腻，脉滑数。治宜祛风化痰，通经活络。药用基础方加法半夏、陈皮、茯苓、甘草。

（5）血虚肝旺证：症见口眼歪斜，日久不愈，眼睑闭合不全，伴有头晕目眩，神疲乏力，舌红苔少，脉弦细无力。治疗宜养血缓急，通经活络。药用基础方加白芍、炙甘草、钩藤、何首乌。

4. 遣方用药特点

中药药对是临床上按照患者病情及药物的性质特点，经过长期实践有选择地将配伍精妙且临床疗效显著的2味中药固定使用，组成常用药对。在治疗面瘫的基本方当中运用药对可以增强疗效。常用面瘫药对如下：①川芎与防风，川芎辛、温，为"血中之气药"，能行气活血，上达头目、下至血海，防风味辛、甘，性微温，归膀胱、肝、脾经。功能祛风解表，胜湿止痛，息风止痉。防风为"风中之润药"、寒热皆宜，为"治风之通用药"。川芎与防风合用，两药辛温升散，共奏息风止痉、引药上行头目之效。②葛根与地龙，葛根味甘、辛，性凉，归脾、胃经。有解肌退热、生津止渴、升阳止泻、通经络等作用。本品通督脉、升清阳、濡养经脉。地龙味咸，性寒，归肝、脾、膀胱经，功能清热息风，通络，平喘，利尿。两药为伍，行散相合，相得益彰，具有息风止痉、通络止痛之效。③鸡血藤与丝瓜络，鸡血藤功能行血养血，润肠通便，丝瓜络功能通络、活血、祛风，两药合用有通络除痹之效。④白附子、全蝎与僵蚕，白附子善散头面之风；全蝎入肝经，性善走窜，其能平息肝风、搜风通络，乃治痉挛抽搐之要药；僵蚕味辛行散，息风止痉，此三味药合用，其平息肝风之力专而疗效显著。基本方再加丹参、牡丹皮活血、凉血。整个组方辛而不燥、清中有补、补中有通，诸药合用共奏祛风化痰、通络活血之效。另外，现代医学认为，面瘫常因感染病毒所致，故在面瘫的急性期使用忍冬藤，既能清热解毒，又可疏风通络；而对于面瘫恢复期或经治疗经久不愈的患者常加黄芪、党参、白术等药以益气扶正，补益后天脾胃以促面部肌肉功能恢复。

5. 典型病案

病案1：赵某，女，56岁，2015年3月24日初诊。患者1周前无明显诱因出现右侧口眼歪斜，未予特殊治疗，随后症状逐渐加重。现症见右侧额纹变浅，右眼闭合不全，露白1 cm，右下眼睑外眦处皮肤偶见不规则跳动，不能完成抬眉、皱额、吹口哨等动作。纳可，寐安，舌红少苔，脉小弦。既往体健。中医诊断：面瘫（风邪袭络，血虚肝旺）；西医诊断：面神经炎。治以祛风通络，养血柔肝。予以基础方加减。处方：川芎15 g，防风10 g，地龙10 g，葛根15 g，白附子10 g，僵蚕10 g，全蝎10 g，牡丹皮10 g，丹参10 g，当归10 g，鸡血藤15 g，丝瓜络10 g，白芍20 g，炙甘草10 g。常法煎服。

二诊（2015年4月1日）：患者经治右侧额纹变浅，右眼闭合不全，较前减轻，二便调，舌淡红、苔薄，脉沉细。原方加蝉蜕10 g。

三诊（2015年4月8日）：患者经治疗后右侧口眼歪斜明显减轻，寐安，二便调，舌质淡红、苔薄，脉弦细。续前方继续治疗10日，再次复诊患者症状完全消失。

病案2：张某，男，73岁，2015年2月26日初诊。患者3天前因夜间受寒，早晨起床时发现口角左歪，右眼闭合不全，不能吹口哨，饭渣陷在左侧口腔内牙龈与面颊之间。自行在家做理疗，症状无改善。现症见右侧额纹变浅，右眼闭合不全，露白0.5 cm，示齿口角左偏，不能完成抬眉、吹口哨等动作。纳可，寐安，二便调。舌质淡红，苔薄白，脉浮缓。既往有高血压、糖尿病病史。中医诊断：面瘫（风寒袭络证）；西医诊断：面神经炎。治以疏风散寒通络。予以基础方加减。处方：川芎10 g，防风10 g，地龙10 g，葛根30 g，全蝎3 g，蝉蜕9 g，白附子10 g，僵蚕10 g，蜈蚣1条，钩藤10 g，白芍20 g，细辛3 g，当归10 g，白芷10 g，甘草5 g。7剂，水煎服。

二诊（2015年3月5日）：眼睛可闭合，仍口角稍左歪，饭渣陷在左侧口腔内。舌淡红，苔薄白，脉浮缓。原方加丝瓜络10 g，丹参15 g等通络之品，续服7剂症状完全消失。

按：王师言面瘫多由外感风邪、肝风内动而为病，故此类者当以疏风散邪，祛风养血为要，风邪夹寒，酌加细辛、白芷等辛温散寒之品，并结合病灶部位之特点，投以引经之药，使药直达病所，更加虫类药物助其功效。在整个治病过程中，王师谨从整体辨治、审证求因，依据患者个体特点随证加减，灵活变通，内调外疏，故能起到较好疗效。

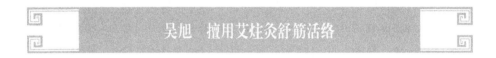

吴旭　擅用艾炷灸舒筋活络

吴旭，男，主任医师，博士研究生导师。从事中医专业近50年，具有较为深刻的中医内科基础，临床擅长针药。1996年率先开展了针灸急症，对一些急性病症（如头痛、面瘫、胸痹、胃痛、胆绞痛、腹痛、肾绞痛、腰腿痛等）摸索到一些有效穴位和有效刺激法。1983—1996年担任江苏省中医院针灸科主任；1993—1996年兼任南京中医药大学针灸专业系主任、针灸研究所所长；江苏省针灸学重点实验室主任、针灸学科带头人。

1. 少用针配中药

面瘫后遗症的患者往往一直处于过度治疗中，吴主任首先让他们停止针灸1周，改为服用益气活血通络中药治疗，一周后给予针灸治疗。生理实验——青蛙坐骨神经刺激实验，用探棒刺激青蛙坐骨神经时蛙腿会引起强烈收缩，但当反复刺激超过10余次时，蛙腿就没有反应了，只有休息几分钟再给予刺激，蛙腿收缩又会再现。所以说局部神经的过度刺激会产生不应期，只有休息得当，刺激适度，才不会引起神经变性，取得良好的效果。

2. 擅用艾炷灸舒经活络

吴主任在治疗这类患者时，常喜用灸法来获取疗效。他在治疗时患侧往往少用针法多用灸法，可取用下关、牵正、完骨等穴温针灸，也可根据后遗症所在部位选用阳白、迎香、地仓、下关等穴进行隔姜灸，以温经通络、调和气血。或远部温针灸，或近部隔姜灸，或艾炷麦粒灸，每次根据病情选取

3~4个穴位，艾炷麦粒灸者每穴5~7炷即可；另外，吴主任也常先在病变局部先点刺以不出血或轻微出血为度，然后再在这些部位行艾条悬灸。其机制是鼓舞振奋局部经脉之气使局部行气化滞，活血和血。本法常用于面部板滞麻木不适，而仍不见功能活动征兆的患者，是所谓"针所不为，灸之所宜"的治则。

3. 重远道轻局部

治疗面瘫后遗症吴主任局部取穴较少，多用合谷、足三里、三阴交、太冲等远道穴位。"面口合谷收"，合谷为治疗面部疾病要穴；足三里、三阴交用以补气养血调经，濡养筋脉；《内经》中提到太冲善治面瘫。故远近结合，标本兼治，共奏奇效。

4. 点面结合

面瘫后遗症患者症状各有不同，有的眼裂较大，闭眼困难；有的鼻唇沟浅，皱鼻困难；有的口角下垂，示齿时口角被牵向健侧；有的患者遗有病侧面肌的面肌痉挛。吴主任在整体治疗的基础上，也兼顾不同的症状进行治疗。对眼睑闭合不全者，采用眼睑部位冲击性点刺，提高局部眼肌的张力，再配以眼睑麦粒灸，效果显著。

5. 灵活应用缪刺法

《素问·缪刺论》："邪客于足太阳之络……左取右，右取左。有痛而经不病者，缪刺之。"吴主任根据面瘫后遗症患者症状常灵活运用缪刺法，左病取右穴，右病取左穴，有效避免了患侧局部肌肉痉挛的发生。

6. 典型病案

王某，男，74岁，2008年9月22日初诊。主诉：右侧面瘫50余日。在某医院诊为"周围性面神经麻痹"，给予中西药及针灸治疗，效果不明显来本院求诊。现症见左侧额纹消失未复，左眼睑闭合不全，眼裂增大4 mm，左鼻唇沟浅表，口角明显右歪，耳后疼痛，寐欠安，纳可，二便调，苔厚腻，脉滑乏力，既往有中风史。拟舒筋和络缓缓调治。处方：左侧攒竹、迎香、颧髎、颊车、地仓、承浆、完骨、双合谷。操作：颊车、承浆；完骨、左合谷加电针，其余穴位平补平泻，留针30分钟，每天1次，10次1个疗程。

二诊（2008年10月8日）：患者左侧额纹浅显，左眼仍闭合不全，耳后疼痛缓解，拟益气活血为主治之。处方：①左侧攒竹、鱼腰、颧髎、颊车、地仓、丝竹空；②双曲池、合谷、足三里、阳陵泉、三阴交、太冲。操作：①处方先在眼眶周围及地仓、颧髎等穴点刺、扫刺然后再行隔姜灸。②处方曲池、合谷；足三里、阳陵泉加电针，余穴平补平泻。二组穴位交替使用，每日或隔日1次，10次为1个疗程。

三诊（2008年11月18日）：患者左侧额纹恢复，眼已能闭，仅留面颊及目外眦处挛缩麻木不舒，左唇收缩无力，治以协调阴阳为主。处方：左侧听宫、完骨、地仓、承浆、合谷；右侧地仓、颧髎、合谷。操作：左侧听宫、完骨点刺；右侧地仓、颧髎加电针，左侧地仓、承浆浅刺，留针30分钟，1周2~3次，10次1个疗程。

按：经过4个多月的治疗，该患者面瘫顽疾基本痊愈，吴主任在分析此病时认为患者年老体虚，正气不足加之此前有中风病史，是此面瘫难治的重要原因，在治疗上除了针刺局部穴位以舒缓局部筋脉外，调气益气、养血和血、协调阴阳是收效获愈的关键。

吴主任还认为面瘫为经络空虚，风寒湿之邪乘虚而入，侵袭面部筋脉，使气血阻滞，肌肉纵缓不收所致。轻中程度的面瘫易治，后遗症期面瘫难治。吴主任认为在临床上要善于细心观察病情的点滴变化，灵活运用或配合使用各种治法，根据患者不同病情、体质及心理状况，从而增强针灸治疗作用，取得较好疗效。

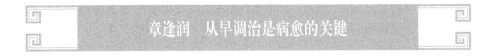

章逢润　从早调治是病愈的关键

章逢润，主任医师，全国名老中医药专家学术经验继承工作指导老师，享受国务院政府特殊津贴专家，有突出贡献的中医针灸专家，国家及陕西省针灸医学重点学科学术带头人。

1. 紧扣病因，闪罐法运用其始终

闪罐是针灸界人士所共知的方法，在针灸临床上被广为应用。随着针灸学术对外交流的不断扩大，这一疗法亦已传到了国外，而且已被我国编入普通高等中医药教材中，以供中医及针灸专业学生学习。在20世纪60年代初期章教授用闪罐法治疗面瘫获得了成功。他所撰文章《针刺加闪罐法治疗口眼歪斜28例临床疗效初步观察》于1966年在《福建中医药》杂志发表，为这一疗法以后的发展奠定了基础。章教授强调闪罐法的操作要做到"稳、准、轻、快"。稳，就是闪罐操作要平稳、妥当、熟练；准，就是细心对准闪罐部位；轻，就是轻巧地按压患部，用力勿重；快，就是闪罐操作时，动作要快速，敏捷顺畅。闪罐法操作时要特别注意两点，一是闪罐用的棉球酒精含量不要太多，以防烧伤皮肤；二是要用止血钳紧紧地夹住燃烧的酒精棉球，快速、准确地投入罐内，勿要烧在罐口边沿，以防烧伤患者皮肤。

章教授认为传统的拔罐法会在面部留下"印记"。这虽不伤身，但有失于大雅和体面，而用闪罐法既不担心留下"印记"，又可收到很好的效果，同时还有温和舒适之感，因而患者乐于接受。章教授改用闪罐法治疗面瘫主要的原因有两个方面，一是由于用这种闪罐法不会在脸上留下"印记"；二是考虑本病的发病原因多与感受风寒有关。风寒之邪乘虚入袭以致面部气血阻滞，经脉失养，筋肌纵缓而发面瘫。闪罐法具有温经散寒、活血通络、改善面部经络气血运行之功效，使面肌得以充养，以闪罐时的吸着力牵动面部肌群调整神经血管功能，从而加速瘫痪病证恢复，因而用于治疗面瘫甚为相宜，且应将此法用于治疗始终。

2. 从早调治是病愈的关键

从早调治，对于面瘫的恢复很关键。章教授认为本病治疗越早，取得效果就越好，如失去了最佳治疗时机，往往会使病程延长，甚或收效不良。病在初期，病邪在表，病势轻浅，此时及早应用恰当的治法，其病易愈。现代医学认为面神经处于急性炎症阶段缺血、水肿不宜进行针刺，担心刺激会使面神经受到进一步损害，使炎症水肿加重。其实这种担心是对针灸治疗作用的不甚了解所致，也是中西医学两种不同理论体系在认识上的差异而出现看法不一。现代研究表明，针刺具有较好的抗菌、消炎、消肿作用，对周围性神经损伤具有明显的再生修复作用，能消除局部缺血、水肿，因而在面神经处于急性炎症阶段应用针刺治疗，可以控制炎症发展，减轻神经水肿、缺血，这对病情恢复较为有利，因此我们应该打消不必要的顾虑，尽早从快治疗，早日康复。

3. 依病情进程，掌握好适度的刺激量

刺激量是指针刺的强弱、轻重程度及机体对针刺的感应强度。刺激量与治疗效应密切相关。因此掌握好适度的刺激量对于提高治疗效果十分重要。章教授认为，面瘫早期病邪在表，病气轻浅，刺激要浅、要轻，以浅刺祛邪外出；病在中期邪已入内，宜用中度刺激以激发经气，扶持正气，祛邪外出；病在中后期，病势深入，正气亏损，经络气血功能虚弱，经脉严重失养，刺激或轻或重，要视患者状态予以调整。此期就应重用"药姜灸"，加用电疗仪，多法联用病情恢复。

4. 不要低估"药姜灸"作用

对于中后期患者章教授创用了"药姜灸"方法，临床应用效果甚为满意。其制法是：黄芪50 g，当归20 g，水煎煮取出药汁，将姜片数个趁热放入药液中泡4~6小时取出备用，使用时将药姜片放在患处，用电磁波照射。黄芪补益气血，消肿通络，能改善微循环，促进损伤神经恢复；当归补血；生姜性味辛温、走窜，祛风散寒，通利经络，加上电磁热效应，使药姜效用直透皮肤，起到很好的温经通络、补益气血、调整神经血管功能之效，从而使面瘫得以尽快康复。

5. 综合治疗亦是必要

针刺、闪罐、电磁波、电疗、中药、穴位点搓按摩等相互配合已经成为临床治疗面瘫常规方法。章教授认为凡病综合医治，群效合一较单一方法为好，这样可以充分发挥各自疗法的特长和效能，起到较好的协同联动效用。在中药应用方面，疾病的早期，章教授常用《千金方》小续命汤化裁加减，防风10 g，麻黄10 g，太子参15 g，白芍10 g，桂枝10 g，白附子10 g，杏仁10 g，川芎10 g，防己10 g，全虫10 g，僵蚕10 g，甘草10 g，水煎服，早晚服用。病在中期，病情迁延不愈，久病气血俱虚，虚可致瘀，形成气虚血瘀。虚和瘀成为面瘫中后期病机的关键，在治疗应予以充分考虑。在此期章教授常用补中益气汤加减化裁，黄芪30~50 g，太子参15 g，当归10 g，白术10 g，熟地15 g，赤芍10 g，陈皮10 g，茯苓10 g，升麻10 g，丹参30 g，红花10 g，川芎10 g，地龙10 g，早晚煎服。

章教授十分重视调理阳明，中医学认为阳明乃多气多血之经，除面部应用阳明经穴外，在四肢常配用合谷、足三里，他认为合谷善于通利经络，活血祛瘀，而足三里重在调理脾胃，壮气血生化之源，以起补益气血之功用，因而对于中后期面瘫处于气血虚弱、虚中加瘀的病机状态，用之甚为合拍。

6. 典型病案

李某，男，60岁，以"左侧面瘫2年"为主诉来诊。患者2年前无明显诱因出现左侧面瘫，去外院求治，给予西药口服（具体用药不详）及理疗，无效。后又贴膏药，先后于多家私人诊所针灸治疗3~4个月，均无明显效果。病情拖延近2年后，转来我科治疗。来诊时症见：左侧面部活动不灵，面部紧绷、僵硬，左眼流泪，左侧挟食漏水。舌体胖大，舌质淡黯，苔白，脉沉细。辨证：气虚血瘀。治法：益气活血通络。处方：黄芪 30 g，太子参 15 g，当归 10 g，白术 10 g，熟地 15 g，赤芍 10 g，陈皮 10 g，茯苓 10 g，升麻 10 g，丹参 30 g，红花 10 g，川芎 10 g，地龙 10 g，早晚煎服。患者守方治疗 2 月余，左侧面部活动灵活，面部紧绷感明显减轻，仅吃饭时稍有流泪。

张斌岐　分阶段治疗周围性面瘫

张斌岐，从医 30 余年。先后被世界针灸学会联合会选派至印度尼西亚共和国、巴拿马共和国从事中医、针灸、推拿医疗教学工作近 10 年，为中国传统医学在国外的推广、交流作出了杰出贡献。张教授中医基础理论扎实，悟性较高，善于学习、研究，应用新疗法、新技术，平素临床诊治疾病注重将心理疾病与躯体疾病相结合，在诊疗针灸科常见病、多发病、疑难病方面积累了丰富的临床经验。

治疗过程分为三个阶段大部分患者共用 21 天。

1. 第一阶段（发病后前 7 天）

针刺前：患者初发周围性面瘫来门诊就诊，确诊为周围性面瘫，先嘱患者平静坐在凳子上休息 5 分钟，患者平躺于治疗床上，医生坐在床头，面对患者头部，手掌四指并拢，分别由口角向巨髎方向推至目外眦，再从太阳穴用拇指侧腹推至承浆，患侧和健侧均用同样手法，额头用双手拇指分推法，再对面部穴位进行点按。结束后，嘱患者休息 1 分钟。

针刺：医生手、针具和施术部位消毒，对患侧合谷、地仓、巨髎、四白、颊车、阳白、攒竹和太阳取 1 寸毫针针刺。风寒证加风池；风热证加曲池；人中沟偏斜加水沟；鼻唇沟变浅加迎香；乳突痛加翳风；舌麻、味觉减退加廉泉。攒竹、阳白均向鱼腰透刺，面部其他穴位均浅刺，平补平泻，急性期不宜手法过重，留针 30 分钟，隔 10 分钟行针 1 次。发病 7 天，张教授的治疗思想是连续针刺 7 次，前 4 天单纯针刺，后 3 天可以两穴位交替使用电针刺。电针使用疏密波，是疏波、密波自动交替出现的一种波形，能克服单一波型产生的缺点，常用于面瘫的治疗。电针的治疗强度以患者能够忍受为度。每次带电针 20 分钟。

针刺后：嘱患者平躺于治疗床上，医生手持刮痧板，按照针刺前放松的方向对患侧脸部进行轻微刮动，以患者能够忍耐为度进行 5 分钟刮痧。嘱患者面部防风。

2. 第二阶段（发病后 9 到 21 天）

针刺前：第二阶段患者的治疗时间是隔天 1 次。针刺前过程同第一阶段。

针刺：针刺过程同第一阶段，可根据患者病情进行腧穴的加减，如口角歪斜减轻可以不针刺地仓。这 7 天的疗程，2 个穴位用温针灸与 2 个穴位使用电针交替使用，如第 9 天患者在治疗时取 2 个穴位用温针灸，第 11 天在治疗时选取 2 个穴位进行带电针治疗。温针灸时间为 20 分钟。电针的治疗强度以患者能够忍受为度。每次电针 20 分钟。

针刺后：此阶段采用刮痧和闪罐交替使用。刮痧同第一阶段。嘱患者取坐位，背部靠紧椅背或墙，换侧脸微仰，用 1 号罐治疗，以口角、面部中央和额部为主要闪罐区域，以面部微红为度。结束后让患者休息 1 分钟，嘱患者面部防风。

3. 第三阶段（发病后 23 到 35 天）

针刺前：此阶段患者隔天针刺，针刺前过程同第一阶段。

针刺：此阶段患者处于恢复期，除第一阶段的穴位都用补法外，这个阶段主要加足三里穴进行补法操作，同样也是隔次交替使用温针灸和电针。电针针刺强度要轻，在患者能够忍耐之上。另外，足三里穴也是隔次交替使用针刺补法和温针灸。其他操作均同第一、第二阶段。

针刺后：此阶段用闪罐疗法。随着每次治疗结束，闪罐的力度逐次递减。此阶段患者面瘫基本恢复正常嘱其防风保暖。

4. 典型病案

张某，男，21 岁。因头天晚上开窗睡觉受风，面部运动异常遂来门诊就医，主要症状为左侧面部额纹消失，不能皱眉，闭目不全，鼓腮不能，漏气，口角歪向右侧，人中沟歪斜。诊断为周围性面瘫。张老师遂取合谷、阳白、攒竹、太阳、四白、巨髎、地仓、颊车、人中和迎香穴为主穴，再配风池。按照三阶段，每一阶段又分 3 个步骤的方法进行治疗。经三阶段治疗，张某面部不适症状消失，恢复正常功能。嘱其防风保暖。

按：张教授在临床上运用他的三阶段，每阶段又有 3 个步骤的方法对周围性面瘫的临床治疗有很好的效果。他看到疾病发生有其基本规律，即发生、发展和结束。每一次治疗过程中，首先，不论患者怎样，先休息 5 分钟，让患者平静下来，紧接着用推拿手法推拿面部，疏通局部经络，为接下来的针刺提供好的基础。其次，治疗步骤中使用的都是中医的针刺治疗，加艾条温针灸、电针，不使用任何中西医药物，突出单纯物理治疗的优势。因为现在很多治法都在强调针药结合，但是有了疗效，又不知道是哪个方面在起主要作用，若是单纯用针刺这些物理疗法就能治好，对患者来说能省下很大一笔费用。总之，周围性面瘫的愈后与面神经的损伤程度有关。如果 3 个月到半年内不能恢复，多留有后遗症。

石学敏　经筋刺法治疗周围性面瘫经验

石学敏，国医大师，中医、针灸学专家。中国工程院院士。世界著名中医针灸学专家，博士研究生导师，国家有突出贡献专家，享受国务院政府特殊津贴专家，国家授衔针灸学专家。天津针灸学会会长。

1. 经筋刺法机制

"经筋刺法"是石学敏院士在中医学"经筋理论"基础上，结合长期临床实践及现代医学总结出的，具有丰富的理论和临床价值。面瘫多由于劳累、汗出当风导致正虚邪入，使经筋受阻，气血瘀滞，纵缓不收，可采用针刺治疗，关键在于恢复经筋的气血功能，采用"祛外邪、调气血、通经筋"的方法治疗此类病证。针刺可以改善局部神经水肿缺血的现象，可以促进水肿吸收，增加局部微循环和神经的修复，改善面部肌肉运动功能，疗效显著。根据经筋的分布和联结的情况可知，经筋同肌肉系统的关系是密不可分的。《素问·痿论》的"宗筋主束骨而利机关也"，说明经筋的作用是联结筋肉，约束骨骼，利于关节的屈伸活动而取穴。石院士依据《灵枢·经筋》"治在燔针劫刺，以知为数，以痛为腧"，治疗经筋病，将"腧"引申理解为天应穴、阿是穴、压痛点、反应点，体现《灵枢·卫气失常》"筋部无阴无阳，无左无右，候病所在"的经筋病治疗思想。

十二经筋是十二经脉之气结聚散络于筋肉关节的体系，是十二经脉的外周连属部分，行向躯干，终于头身，结聚于关节、骨骼部。手三阳经筋起于手指，循臑外上行结于角（头部）；手三阴经筋起于手指，循臑内上行结于童（胸部）；足三阳经筋起于足趾，循股外上行结于面部；足三阴经筋起于足趾，循股内上行结于阴器（腹部）。周围性面瘫是由于正虚邪入，导致面部肌肉瘫痪不用、经筋弛缓。因此，治疗时，根据三阳经经筋在面部的分布，采用透刺、围刺和排刺的治疗方法。

对于周围性面瘫的"经筋刺法"治疗，石院士几十年来通过针灸临床、教学及科研，对经筋病的理、法、方、穴、术有了独特的见解和总结，在融汇古今针灸文献和大量医疗实践的基础上，创建"经筋刺法"治疗周围性面神经麻痹的新理论，应用于临床，疗效显著。明确指出经筋刺法中，因面部是手足三阳经筋散布结聚之处，凡面部与筋肉有关的疾病皆可从经筋论治。

2. 经筋刺法操作

筋病的取穴是根据经筋的病候，多表现为拘挛、强直、抽搐、疼痛、弛缓和瘫痪等证，在治疗上多以局部取穴为主，即在病变部位取穴，或寻找压痛点、阿是穴进行治疗。经筋刺法治疗周围性面瘫的主穴为：阳白四透（分别针向上星、头维、攒竹和丝竹空），即"鸡足刺"，一穴多针多向斜刺，用3.0寸针，从太阳经过颧骨弓下，透向颊车，治疗口歪，取地仓三透（透向承泣、下关、颊车），地仓与颊车之间阳明经筋排刺，按照阳明经筋循行，采用多针浅刺、排刺，每隔1寸1针。选用的配穴为：鼻通透睛明，承泣透睛明、迎香、牵正、颧髎、下关、承浆、风池、翳风和健侧合谷。

风池向对侧眼角斜刺；合谷善治头面诸疾，所谓"面口合谷收"，共同应用于面瘫急性期以加强疏风通络之力。除睛明、下关用捻转补法外，余穴用捻转泻法，各穴施手法1分钟，留针20分钟，每日刺1次，28日为1个疗程。针刺施术后可祛风邪、调气血、舒筋络。

口苦、耳鸣肝火旺盛者，可加外关、率谷和行间（均用捻转泻法）；病久或体虚者可用双侧足三里施捻转补法；出现后遗症面肌痉挛者，加刺健侧腧穴及刺络拔罐（太阳和颧髎等）；失治误治者，可用缪刺法治疗。

3. 典型病案

患者，男，45岁。主因口眼歪斜1日，2014年1月18日就诊。因熬夜加之感受风寒，患者于1月17日出现口眼歪斜，左侧额纹消失，左嘴角下垂，鼓腮漏气，不能皱眉，鼻唇沟变浅，迎风流泪，闭目露睛，且耳后有压痛，素有高血压及糖尿病病史，有吸烟饮酒史，查血常规未见明显异常。血压140/90 mmHg。饮食睡眠可，舌黯红，苔黄，脉弦滑，尺脉沉。中医诊断：面瘫（肝肾不足，正气亏虚）。西医诊断：周围性面神经麻痹。治疗原则：活血祛风，疏理经筋；改善局部血液循环，减轻面神经水肿受压，促进神经和面肌功能恢复。

主穴：阳白四透（分别针向上星、头维、攒竹和丝竹空），即"鸡足刺"，太阳透颊车，地仓三透（透向承泣、下关和颊车），地仓与颊车之间阳明经筋排刺。配穴：鼻通透睛明、承泣透睛明、迎香、牵正、颧髎、下关、承浆、风池、翳风和健侧合谷。

刺络疗法：取阳白、颧髎、下关、颊车、太阳和地仓等穴位刺络拔罐，每次选取 2 个部位，用三棱针点刺 3~5 点，速用闪火罐法，出血量在 3~5 mL，留罐时间不得超过 5 分钟。刺络法多隔日 1 次，根据病情而确定间隔时间。

治疗经过：患者发病处于急性期，因此取穴轻浅。临床中亦有学者认为在面瘫急性期的中后段进行针刺治疗，恢复最快，效果最好。治疗 1 周以后，症状缓解，此时，神经水肿已基本吸收，处于恢复期，采用经筋刺法和经穴刺法，来加速肌肉的恢复。患者额纹出现但未完全恢复，眼睑下垂，额纹浅，采用阳白穴一穴四透，采用斜刺法，一穴多刺，分别透向上星、攒竹、鱼腰和丝竹空；口角下垂、存食，太阳透下关，地仓透承泣，地仓透下关，地仓透颊车，颊车地仓互透，颊肌排刺，面颊部瘫痪肌群围刺等；眼睑外翻、闭目露睛，则用承泣透睛明、鼻唇沟变浅用鼻通透睛明，施捻转平补平泻，实施手法 2 分钟，留针 20 分钟。取双侧风池，患侧完骨、下关、颧髎、迎香、睛明、攒竹、丝竹空、承浆、下关和颊车，健侧合谷；久病加双侧足三里和风池，向对侧眼角斜刺，进针 1.0~1.5 寸，完骨直刺 1.0~1.5寸，翳风直刺 1.5 寸，合谷直刺 1.5 寸，施捻转泻法 1 分钟，留针 20 分钟。此期处于神经的恢复期，刺激面部经络穴位，则利于面部气血经络和肌肉功能的恢复，可在此期加用电针。根据患者的体质，加用足三里、三阴交的捻转补法，太冲提插捻转泻法。

按照上述的治则治法，2 个月后，额纹恢复，两侧面部肌肉平衡，没有留下面神经损伤的后遗症。

按：风池穴和完骨穴属足少阳胆经，翳风属于手少阳三焦经，可疏风通络；阳白属足少阳胆经穴位，疏通少阳枢机；地仓属于足阳明胃经，足阳明胃经为多气多血之经，地仓三透可加强面部三阳经的联系，改善面部肌肉瘫痪不用的状态；地仓与颊车间的阳明经排刺，则可加强阳明经气血的恢复；鼻通透睛明则主要改善鼻唇沟变浅的状态，承泣透睛明则用于下眼睑外翻，眼睑闭合不利；牵正为经外奇穴，是治疗面瘫的经验穴；迎香治疗面瘫嗅觉减退；合谷为手阳明大肠经穴位，"面口合谷收"，面部疾病都取合谷穴位，因手阳明大肠经循行为"左交右，右交左"，因此取健侧合谷，另外合谷可疏风清目；根据患者的体质，选用足三里、三阴交，补益肝、脾、肾三脏，加曲池、太冲则平肝潜阳，以达降压之功。由于面部肌肉比较薄弱，小血管分布丰富，在针刺时，不能实施过强的提插捻转手法，防止出血或加重面部水肿。另外发病超过 2 个月，则为神经变性期及后遗症期，此时应注意防止并发症，若因失治误治，或刺激手法过重，出现倒错、连带运动、面肌痉挛，可采用缪刺法、刺络放血法加经筋透刺法进行治疗。对于患有糖尿病、高血压、冠心病或其他疾病患者，则应积极治疗基础病。对于严重的耳道疱疹引起的面神经变性、外耳道瘤所致的面神经压迫、手术所致的面神经损伤等，针灸难以治疗。

面瘫属经筋发病，因劳汗当风，腠理开泄，卫外不固，风寒之邪乘虚直中面部经筋，致外邪瘀阻，经筋失利，纵缓不收。三阳经经筋均上行于面，取颊、颧、额等处为刺络法的主要穴位，配合经筋透刺、排刺法以祛风通络，辅以散风活血的经穴，这是石学敏院士根据多年临床经验及丰富的医学理论知识在针刺治疗原发性周围性面瘫方面的创新。

周围性面瘫的治疗和预后多与治疗的选穴、手法的利用及治疗的时期有关，疾病多在 3 个月内恢复，若疾病半年以上不愈，则易留有后遗症。疾病的恢复也与患者的体质、年龄、生活习惯、是否有病毒感染及基础病等有关，应注意查肌电图以判断神经的状态而判断预后。经筋的透刺、排刺、围刺疗法是石教授多年经验的总结，通过针刺经筋及面部穴位，刺激三阳经经脉，以祛风散邪、调和气血、舒筋活络，达到治愈的目的。另外，有研究显示中医健康教育结合中医护理干预，对此类患者可提高依从性，提高治愈率，减少并发症。

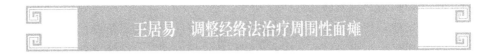

王居易　调整经络法治疗周围性面瘫

王居易教授曾师从杨甲三、程莘农、王乐亭、贺普仁等数位针灸界前辈，从事针灸临床研究 50 载，对于将传统的经络理论运用于临床有着丰富的经验，自 20 世纪 70 年代末开始，先后在欧美国家传授针灸，著有《王居易经络医学讲演录》（英文版）。

王教授在 50 余年的临床实践中，运用经络理论指导临床，摸索出一整套循经诊察的方法，通过审、切、循、按、扪等手段，查找异常经脉，分析疾病，辨别病变经脉所在，从而选经施治，明显提高了临床疗效，尤其适用于难治性面瘫。

1. 注重颜面部经络诊察

王教授经络诊察主要在肘膝关节以下进行，并根据病性再在某些特定部位予以加强。对于面瘫患者，王教授在原有手足十二经经络诊察的基础上，注重对颜面及其附近区域的经络诊察，如详细循推患侧脸颊部、颞侧及额部等。面瘫的病变范围较小，在局部需要细致、全面的经络诊察。

王教授认为，对于难治性面瘫，经络诊察的侧重点在于：①面瘫的难治点，难治性面瘫往往局限于某处或几处功能恢复缓慢，如抬眉费力，但鼓腮尚可，即可将诊察重点放在前额部。具体手法：以拇指指腹在前额部沿经络循行线缓慢循推，凝神静气，守神感知手下经络的变化，在经络异常的部位可以反复循推，以明确经络异常的虚实状况。若经络异常部位较细小，可换用拇指侧腹部重新循推。②上次治疗的侧重点，本次治疗前一定对上次治疗的疗效及经络变动的状况有所了解。

（1）依经络状态不同选取不同治疗经脉：同是面瘫患者，经络状态的差别决定了治疗因人而异，尤其对于难治性面瘫，病变经脉的确认将决定治疗的方向等。如经络诊察提示病变经脉为少阳经，参考临床表现存在平素性情急躁易怒，查体颜面红赤、口苦口干等，治疗中需关注颜面部及四肢部少阳经的经络状况，并在选穴中偏重选取少阳经腧穴。

（2）依疾病不同阶段选取不同治疗经脉：同一个患者在面瘫的不同阶段，会存在不同的病变经脉，治疗中也要根据病变经脉的不同，选取不同的治疗经脉，即不同治疗阶段存在不同的治疗经脉。如治疗初期以调整少阳经为主，太阳经为辅，治疗过程中根据经络的变动，调整治疗经脉，经络诊察结果提示少阳经得以改善，阳明经异常明显，须将调整阳明作为治疗的侧重点，如此方可在临床诊疗时应经脉之变而动。

（3）各经络在颜面的主要分布及功用：太阳经在颜面部的循行主要集中在额部，主司额纹的变动；少阳经的循行主要在颞侧及外眼睑部位，主司睑裂的开合；阳明经在颜面部的循行集中于面颊部位，眼睑以下部位功能的恢复主要依靠调整阳明经。三阳经并非孤立存在，三者存在明确的协同关系，如少阳经可以辅助太阳经及阳明经，沟通、协助二经共达疏通面部经络的作用。

2. 经络诊察的重点

颞侧少阳经是经络诊察的重点，因其上可辅助太阳经调整额部，中可调整眼睑开合，下可辅助阳明经司面颊运动，故调整少阳经成为面瘫治疗的关键经脉。通过长期的临床观察发现，①少阳经在颔厌、悬颅、悬厘、曲鬓一段常有经络异常，性质主要表现为结节、结络、结块、阻滞不通、串珠样改变等，经过调整少阳经，该段的经络异常会有不同程度的改善。②对双侧经络的上述部位进行了对比性观察，发现健侧经络较平缓、顺滑、有弹性，患侧经络异常变异增多，板结感明显，患者多表述以酸、痛、麻为主。

3. 重点穴位的摸穴要领

颔厌至曲鬓一段，尤其是悬颅、悬厘是王教授针对难治性面瘫的常用腧穴，针刺治疗前需先确认颔厌和曲鬓的连线，再嘱患者咬牙，颞侧会有明显的咬肌隆起，通过反复的肌肉松弛收缩，在肌肉隆起旁即可摸到明确的异常反应点，通常患者会有酸痛感，此即是悬颅穴所在。针刺悬颅穴时亦在其肌肉边缘进针，针感会向三个方向徐徐感传，即颅顶、耳、颞侧，面瘫治疗以传至颞侧颜面部为佳。

4. 典型病案

患者，男，60岁，因"右侧口眼歪斜10天"于2012年2月8日来诊。患者10天前受凉后出现右侧口角歪斜，右侧闭目露白，右眼分泌物增多，蹙眉、示齿、鼓腮不能，无耳后疼痛，无耳鸣耳聋，无肢体活动不利。外院诊为"面瘫，周围性面神经麻痹"，经营养神经、改善微循环、针灸等治疗，未见效，仍右侧口眼歪斜来诊。纳眠可，二便调。既往史：高血压病20年；2型糖尿病15年，糖尿病视网膜病变、周围神经病诊断1年；冠心病10年；陈旧脑梗死病史，无后遗症状。性情急躁，嗜食肥甘厚味。颜面红，口气重，右侧面纹变浅，右眼闭目不全，示齿口角左偏。舌红苔白厚，脉弦滑大。

经络诊察：右侧足少阳胆经悬颅段有涩滞感，患者自觉酸窜感；右侧手太阳小肠经颧髎处可触及细小结节，患者有酸胀感；右侧手少阳三焦经外关处可触及细小结络，患者有酸痛感。经络分析：综合分析患者平素性情急躁易怒，经络诊察提示手少阳、足少阳改变明显，对接患者目前主症，考虑少阳经为其病经，与太阳经相关。治疗选取本经，取穴以手足少阳经为主，太阳经为辅。取穴：①右侧悬颅、外关、颧髎穴。②右侧阳池艾灸 15 分钟。手法及针感：悬颅针尖朝向右耳尖方向，进针 5～8 分，进针后针感传向右侧眉棱骨上方；右侧外关，进针 8 分～1 寸，针感徐徐传向右手中指尖；右颧髎，贴颧骨下缘进针，进针 5 分，患者自觉酸向鼻侧；右阳池艾灸后无感传，仅自觉局部温热。针后患者即觉右侧闭目较前有力，露睛较前明显减少。其后每日依照王老选经，以调理少阳经为主。

二诊（2012 年 2 月 22 日）：患者右侧额纹渐现，抬眉较前明显有力，眼睑闭合较前改善，但右眼睑以下示齿、鼓腮等动作无明显变化，故来诊。经络诊察：悬颅段滞涩感明显改善，仍可触及细小结络，右侧四白、下关处结节明显。病以阳明为主，少阳为辅。取穴：右侧四白、下关、地仓透颊车，悬颅、外关，右侧手三里、足三里。复诊后依照王老调理阳明的思路，着重调理手阳明大肠经和足阳明胃经，经 1 周余患者右侧面肌运动较前明显改善。

面瘫的选经取穴是以详细、全面的经络诊察为基础的，在手足十二经的基础上，要注意对颜面局部及其周围经络的诊察，并注意在病变的不同阶段经络存在相应的变动，医者需明辨经络寒热虚实，查找病变经脉。

王教授积累 50 年临床经验，摸索出一整套诊察方法，值得后者学习。尤其是在诊察面瘫难治点上，通过诊者的细心感知，来明确经络异常的虚实情况；针对上次治疗的侧重点，来了解患者经络变动的状况，都具有现实意义。对于重点穴位的摸穴要领，王教授也毫无保留地贡献出他的切身体会，这是经验的言传身教，使我们学到了许多书本上学不到的宝贵经验，受益匪浅。少阳经在面瘫的治疗中有着承上启下、调控中部的重要作用，悬颅、悬厘在临床中应用广泛，穴位的定位可依据局部循摸的结果而确定。

参 考 文 献

[1] 吴志涛，史国屏．程子俊老中医诊治面瘫经验 [J]．针灸临床杂志，2001，17（6）：5－6．

[2] 张磊．邱仙灵治疗面瘫经验 [J]．江西中医药，2008，39（11）：13－14．

[3] 花红兵．夏治平老师诊治面瘫验案举隅 [J]．按摩与康复医学，2011，2（4）：27－28．

[4] 缪奇祥，杨运宽．杨介宾教授针灸治疗面瘫经验撷萃 [J]．西部中医药，2015，28

（4）：51 – 52.

[5] 邢恒珍. 针刺治疗周围性面神经麻痹的最佳时机探讨 [J]. 山西职工医学院学报，
2013，23（2）：47 – 48.

[6] 陈瑞华. 分期综合治疗周围性面神经麻痹 80 例 [J]. 中国民间疗法，2011，19
（8）：30 – 31.

[7] 薄云. 烧山火法联合患侧 TDP 照射治疗风寒型面瘫 60 例 [J]. 西部中医药，2013，
26（7）：99 – 100.

[8] 左帮平，王兴丽，王维佳，等. 针刺治疗顽固性面瘫临床应用分析 [J]. 西部中医
药，2013，26（2）：100 – 101.

[9] 靳爽，郑健刚. 论周围性面瘫治疗中的远道取穴 [J]. 西部中医药，2014，27（2）：
56 – 57.

[10] 黄冬娥，吴强，陈传江. 吴炳煌教授针刺治疗面瘫经验撷要 [J]. 中国针灸，
2008，28（3）：225 – 226.

[11] 艾炳蔚. 吴旭教授治疗面瘫后遗症经验心得 [J]. 中国中医药现代远程教育，
2011，9（14）：19 – 20.

[12] 毛莉，章逢润. 章逢润教授治疗周围型面瘫的思路和方法 [J]. 上海针灸杂志，
2007，26（8）：1 – 2.

[13] 陈靖轩，王瑞辉. 张斌岐老师治疗周围性面瘫的临床经验 [J]. 健康导报，2015，
8（20）：37.

[14] 郭蕴萍，石学敏. 经筋刺法治疗周围性面瘫经验浅谈 [J]. 中华针灸电子杂志，
2015，4（4）：18 – 19.

[15] 李志亮，谭双，王居易. 王居易调整经络法治疗周围性面瘫经验 [J]. 北京中医
药，2012，31（12）：897 – 898.

第八章　颤证专辑

颤证是指以头部或肢体摇动、颤抖为主要临床表现的一种病证。

秦汉时期《内经》中虽无"颤证"病名，但相关描述较多，如《素问·至真要大论》曰："诸风掉眩，皆属于肝。""诸禁鼓栗，如丧神守，皆属于火。"《素问·脉要精微论》亦云："骨者，髓之府，不能久立，行则振掉，骨将惫矣。"《素问·五常政大论》中有"其病摇动""掉眩巅疾"之说。亦有学者认为，颤证又名"脑风"，因《素问·风论》有"风气循风府而上，则为脑风"之说。然纵观《内经》经文，其中无颤证之名，而将"颤"泛谓为"掉""振""摇""鼓栗"等，并将其理解为某一疾病的症状、病机。

时至东汉末期，《金匮要略·痉湿暍病脉证治》将痉病中的"头颤"症状，称为"头动摇"。柔痉亦有"手足颤动"的表现。虽其病为痉，与颤证无关，但表现为颤动。由此可见，仲景时期已经发现颤之表现，然未能将其系统分析归纳为证。

唐宋金元时期，有关"颤"的论述多见于本草著作中，尤其是宋代本草典籍。如宋太平兴国三年（公元978年）由官方组织编写的《太平圣惠方》中提到治疗心脏中风之"虚寒寒颤"用麻黄散；治疗肺脏中风之"嘘吸颤掉"宜服川芎散；亦有"手足时颤""四肢颤掉""以本虚是以发颤"等症状及病机的描述。《证类本草·新添本草衍义序》中亦有"颤掉而厥，遂与大承气汤，至一剂，乃愈"的论述。除此之外，亦有些论著提出"颤"可单独作为一种病证，并将其病因病机和治疗方法分析归纳。如宋代窦材《扁鹊心书》载有"手颤病"，并提出"手足颤摇不能持物者，乃真元虚损"的病机，同时备注"手足颤摇，终身痼疾"，可见其病难治，但是窦氏亦指出"常服金液丹五两，姜附汤自愈"的治疗方法，并说明"若灸关元三百壮则病根永去矣"。但是此类论述较少，并未引起医家重视，故颤证并没有独立于诸病之中。

至金元时期，名医张子和有治疗"新寨马叟，病大发则手足颤掉不能持物"的案例；许国祯《御药院方》指出透空丸"治男子妇人一切诸风……手背颤动"。又如张元素《医学启源·六气主治要法》亦提到"风中妇人，胃中留饮……[阳狂] 心风，搐搦颤掉"的表现。可见在明代以前，"颤"多以"症"的形式出现，而并未形成"证"。

明清时期为颤证作为独立疾病继承、发展的关键时期，对后世影响深远。明代楼英《医学纲目·颤振》："颤，摇也；振，动也。风火相乘，动摇之象。"楼氏对颤证进行初步定义，并将其与瘛疭相较，开创颤证研究先河。其后，孙一奎《赤水玄珠·颤振门》亦指出："颤振者非寒禁鼓栗，乃木火上盛，肾阴不充，下虚上实，实为痰火，虚则肾亏，法则清上补下。"此外，孙氏在其著作《医旨绪余·颤振》中曰："夫颤振，乃兼木气而言，惟手足肘前战动，外无凛栗之状。"虽然孙氏将颤证列为单病论述，并将颤证进行了大体总结归纳，但并未形成体系。直至王肯堂明确指出颤证之病名，其所著《证治准绳·杂病颤振》云："颤，摇也；振，动也。"明代万全《片玉心书·惊风门·西江月》亦曰："两指伸缩名为搐，十指开合搦之形。掣则连身常跳起，颤而四体动摇铃。"

清代张璐《张氏医通》系统总结前人的经验和论述后，对"颤证"进行整理，不仅定义颤证，而且对颤证病因病机以及治疗处方加以诠释。其著作中"颤"泛指战栗、头摇、四肢抖动诸症。清代其他医家亦各抒己见，如尤怡继承王肯堂之论，认为颤证的主要表现即"颤振，手足动摇，不能自主"；何梦瑶《医碥》指出："颤，摇也；振，战动也"。龚自璋在《家用良方》中论述急惊风时曰："凡急惊有八候，不可不知，搐搦掣颤反引窜视是也。"可见，清代医家对颤证认识较为全面。

西医学所称的某些锥体外系疾病所致的不随意运动，如帕金森病、舞蹈病、手足徐动症等，与中医所说的颤证相类似。

中西医对颤证的认识

一、中医对颤证的认识

颤证以头部或肢体摇动、颤抖为主要表现，发病之初，多与内风、气滞、痰瘀、实热等因素相关，随着病情迁延进展，逐渐转为虚实夹杂之证。病因大抵有外因、内因和不内外因三种。病机主要有肝阳化风、气血不足、风痰瘀阻脉络等。其病性以本虚标实为主，病位在筋脉、脑髓及肝、脾、肾脏。病初浅之时主要责之于肝，日久涉及脾肾等脏腑。

1. 肝阳化风，筋脉失约

《素问·至真要大论》云："诸风掉眩，皆属于肝。"《素问·阴阳应象大论》亦云："风胜则动。"一切风掉眩病，皆与肝密切相关。盖因肝属木，木盛则生风、生火，且《周易》曰："鼓万物者，莫疾乎风。"鼓，动也，木亦随风而动，即"大抵掉眩，乃风木之摇运也"。又因肝主筋，故肝阳上亢化风，筋脉约束不住，发为颤证，故张景岳《类经·六气之复病治》曰："掉为颤掉，眩为眩运，风淫所致也。"此外，《类经·五运三气之纪物生之应》中曰："发生之纪，是谓启陈……其动掉眩巅疾。"并注曰："掉，颤摇也。眩，旋转也。巅，顶巅也。风木太过，故其为病如此。"明代孙一奎《赤水玄珠》曰："颤振者非寒禁鼓栗，乃木火上盛。"明确指出肝阳上亢为颤证的病机之一。清代王邦傅《脉诀乳海·小儿生死候歌》论述急慢惊风引起颤证时提到："虚能发热，热则生风，是以风生于肝，痰生于脾，惊出于心，热出于肝，而心亦热，以惊风痰热，合为四证，搐搦瘛颤。"后世医家亦有根据发病部位对颤证的病机进行归纳者，如清代张璐《张氏医通·诸风门·颤振》曰："颤振则但振动而不屈也。亦有头动而手不动者。盖木盛则生风生火。上冲于头。故头为颤振。若散于四末。则手足动而头不动也。"可见古代医家明确认识到，肝阳化风、筋脉失约为颤证的病机。

2. 情志不遂，风痰阻滞

情志不舒，气机不畅，气运受阻，导致筋脉气血不通，不能正常任持，故颤振不拘。明代武之望《济阳纲目·痫证·治颤振方》曰："惊恐相乘，肝胆受邪，使上气不守正位，致头招摇，手足颤掉，渐成目昏。"情志不遂的同时，若风火盛且伴有脾虚，脾不能行津液，故痰湿停聚。风痰相互搏结，阻滞经络筋脉，则发为颤证。可见，颤证与风、气、痰密切相关。如金元医家张子和有治"因秋欠税，官杖六十，得惊气成风搐已三年矣"的例子；明代孙一奎《赤水玄珠·颤振门》引用张戴人案例指出"病之轻者，或可用补金平木、清痰调气之法，在人自斟酌之"。可见，因情志不遂、风痰阻滞所致颤证，可用清痰调气法进行治疗。

3. 心脾两虚，气血不足

明代楼英《医学纲目·肝胆部·破伤风·颤振》云："常见此症多于伤寒，热病痢疾中兼见者，多是热甚而然，虚亦有之。"明代武之望《济阳纲目·痫证·论颤振》曰："若妇人产后颤振，乃气血亏损，虚火益盛而生风也，切不可以风论，必当大补，斯无误矣。"此外，后世医家对气血两虚而致颤进行了扩展总结，找出气血不足这一真正原因。正如清代尤怡《金匮翼·颤振》所述："脾应土，土主四肢，四肢受气于脾者也。土气不足，而木气鼓之，故振之动摇，所谓风淫末疾者是也。"盖因心脾两虚，气血化源不足，脾主四肢，土气不足，木气乘之，心主血脉，血脉不充，不能濡养筋脉，故而发颤。尤氏按曰："手足为诸阳之本，阳气不足，则四肢不能自主……故犯此症者，高年气血两虚之人，往往有之，治之极难奏功。"明确提出年高患颤证者多属于此类。

4. 肺肾气虚，外感邪气

宋代施发《察病指南·辨七表八里九道七死脉·八里脉》曰："左手尺内脉迟，主肾虚不安，小便白浊，身寒体颤，夜梦惊悸。"迟为肾虚之脉，肾虚则水不涵木，子木失其母水涵养，发为颤证。此外，肾水不足，肝木失养，可引发木火偏盛，木火刑金，肺金被伤，易感邪气，肺气虚，腠理开疏，气血虚弱，外感风邪，攻于脏腑，发为颤掉。如宋代《太平圣惠方·治肺脏中风诸方》"肺主于气，气为卫，卫为阳，阳气行于表，荣华于皮肤，若卫气虚少，风邪相搏，则胸满短气，冒闷汗出，嘘吸颤掉"，指出肺脏中风之颤，病由肺气虚损，外感风邪。《太平圣惠方·治肺虚补肺诸方》云："肺为华盖，覆于诸脏。若肺虚则生寒，寒则阴气盛，阴气盛则声嘶，语言用力，颤掉缓弱。"除了风邪以外，寒气侵袭人体亦可导致颤证，如清代张璐《张氏医通》云："经云：寒气客于皮肤，阴气盛，阳气虚，故为振寒寒栗……振乃阴气争胜，故为战，栗则阳气不复，故为颤。"

5. 其他脏腑部位病变致颤

宋《太平圣惠方·治冷淋诸方》："肾气虚弱，下焦受于冷气入脬，与正气交争，寒气胜则寒颤而成淋，正气胜则寒颤解，故得小便也。"即肾气虚弱，下焦受寒，冷气入膀胱，与正气相争，若正不胜邪则发为寒颤冷淋，若正胜邪退则寒颤而解。清代张璐《张氏医通·诸风门·颤振》谓："骨者髓之府。不能久立。行则振掉。骨将惫矣。"肾主骨生髓，过劳则伤肾，肾虚则髓少，髓少则骨惫，骨惫则行颤。张氏亦指出，肾脏与颤证密切相关。

颤证首先要辨清标本虚实。肝肾阴虚，气血不足为病之本，属虚；风、火、痰、瘀等病理因素多为病之标，属实。一般振颤较剧，肢体僵硬，烦躁不宁，胸闷体胖，遇怒而发者，多为实证；颤抖无力，缠绵难愈，腰膝酸软，体瘦眩晕，遇烦劳而加重者，多为虚证。但病久常标本虚实夹杂，临证需仔细辨别其主次偏重。

随着历代医家对颤证病因病机认识的不断完善，颤证的治疗方法亦逐步扩充。

6. 从肝论治——平肝息风，消痰除颤

《素问·至真要大论》曰："诸风掉眩，皆属于肝。"历代医家治疗颤证亦主要责之于肝。明代王绍隆《医灯续焰》引用宋代《太平圣惠方》之搜风顺气丸，以治疗颤证，"如颤语謇涩及瘫痪，服之随即平复"。此外，《医灯续焰·奇经八脉脉证第七十九·附方》曰："交加散（当归、荆芥），治瘰疬，或颤振，或产后不省人事，口吐痰涎。"明代薛铠《保婴撮要·颤振》中记载："一女子患瘰疬，因怒两手颤振，面色或青或赤，此肝经血虚火盛而生风也，用四物加山栀、钩藤、龙胆草、甘草，而颤振渐愈。"薛氏每以先治肝养血，后补肾填精的方法治疗颤证，疗效显著。明代孙一奎《赤水玄珠·颤振门》云："摧肝丸，镇火平肝，消痰定颤。〈普济本事方〉钩藤散，治肝厥头摇眩运，能清头目。"孙氏对其他脏腑所致颤证病机进行归纳，并提出佐金平木之法，并将其记录在《医旨绪余·颤振》中："木之畏在金，金者土之子，土为木克，何暇生金"。《素问》曰：肝一阳也，心二阳也，肾孤脏也，一水不能胜二火。由是木挟火势而寡于畏，反侮所不胜，直犯无惮。"《难经》谓："木横乘金者是也。"此后，王肯堂《证治准绳·颤振》再次引用孙氏之言，其谓："摧肝丸，镇火平肝，消痰定颤。"可见王肯堂亦主张从肝论治颤证。明代武之望《济阳纲目·论颤振》中引用薛己之语，其云："薛氏曰：肺金克肝木，用泻白散。"并且提出三因独活散可以治疗因惊恐相乘、肝胆受邪、上气不能内守正位，导致头摇、手足颤掉、渐成目昏的颤证。明代王绍隆提出，采用李东垣之葛花解醒汤治疗饮酒后痰饮阻塞胸膈、肝胆疏泄失职所致手足颤摇之症。《医灯续焰·饮食劳倦第三十九·附方》曰："东垣葛花解醒汤，治饮酒太过，呕吐痰逆，心神烦乱，胸膈痞塞，手足颤摇，饮食减少，小便不利。"除了以上所列治方，还有明代李时珍在《本草纲目·草部第十七卷·草之六·乌头》中提到治疗中风颤掉的左经丸，其曰："中风瘫痪，手足颤掉，言语蹇涩，左经丸。"清代张璐将肝木致颤之病机又细分为实热、虚热、夹痰等加以分条论治，其在著作《张氏医通》中曰："若肝木实热，泻青丸。肝木虚热，六味丸。肝木虚弱，逍遥散加参、术、钩藤。挟痰，导痰汤加竹沥。"清代陆懋修则另辟蹊径，提出应用运气理论治疗，其曰："筋骨掉眩，清厥。此风气盛而头目颤运，手足逆冷也。厥阴之复，治以酸寒，佐以甘辛，以酸泻之，以甘缓之"。

7. 从肾论治——补肾培元，固本消颤

宋代窦材托名扁鹊所传的《扁鹊心书·手颤病》提到："四肢为诸阳之本，阳气盛则四肢实，实则四体轻便。若手足颤摇不能持物者，乃真元虚损也。"窦氏认为，手足等肢体颤动的原因在于真元虚损，治疗应当扶正固本，扶助真元。因此，其提出灸药并施："常服金液丹五两，姜附汤自愈。若灸关元三百壮则病根永去矣。"明清时期，某些医家认为颤证为上实下虚所致，所谓上实即木火上盛，下虚即肾阴不充，故治疗应当清木火、补肾阴，正如明代孙一奎《赤水玄珠·颤振门》提到："颤振者非寒禁鼓栗，乃木火上盛，肾阴不充，下虚上实，实为痰火，虚则肾亏，法则清上补下。"清代医家何梦瑶在其《医碥·杂症·颤振》中亦提到："颤，摇也；振，战动也。亦风火摇撼之象，由水虚而然。水主静，虚则风火内生而动摇矣。"而有些医家则认为治疗肾虚导致的步行颤掉应阴阳双补，应用金匮肾气丸或十全大补丸，如清代张璐《张氏医通》曰："肾虚而行步振掉者，八味丸、十补丸选用。"清代傅青主《女科仙方·产后恶寒身颤》中亦应用十全大补汤治疗产后身颤，其曰："治其内弱，而外热而解，壮其元阳，而身颤自除。"

8. 从心脾论治——益气补血，补虚除颤

宋代国家组织编纂整理医书，使诸多古籍得以流传保存，如宋代《圣济总录·卷八十六》所载补气黄芪汤，《中医辞典·名方·补气黄芪汤》谓

其能治疗"肺劳，饮食减少，气虚无力，手足颤掉，面浮喘嗽"。明代孙一奎在其著作《赤水玄珠·颤振门》中提出应用以人参、白术等补脾益气药治疗气虚颤掉；应用柏子仁、当归等补血安神之品治疗心虚惊恐手颤；应用天麻、秦艽、地黄、当归等息风、补血之品治疗老人血虚生风导致的颤动，其曰："参术汤气虚颤掉……《统旨》秘方，补心丸，心虚手振……《统旨》秘方，定心丸，老人战动风气所致，及血虚而振。"明代王绍隆《医灯续焰·痿病脉证第六十七·附方》引用李东垣之参术汤，谓："东垣参术汤，治气虚颤掉。"亦有医家指出，颤证多见于老年人，盖因老年人气血两虚，其发病多缓慢，病程多持久，故而治疗效果不明显，正如清代尤怡《金匮翼·颤振》所述："故犯此症者，高年气血两虚之人，往往有之，治之极难奏功。"清代杨乘六《医宗己任编·颤振》引用高鼓峰语："大抵气血俱虚，不能荣养筋骨，故为之振摇，而不能主持也。"强调气血亏虚是颤证的重要原因，并应用补益气血法治疗此证，其曰："须大补气血，人参养荣汤或加味人参养荣汤主之"。因而在临床中，许多医家从补益心脾气血角度治疗老年颤证及因虚致颤者。此外，妇人产后颤振，多属于气血亏损，治疗亦相同，如明代武之望《济阳纲目·痫证·论颤振》中曾引薛己之语："脾血虚弱，用六君子汤加芎、归、钩藤。胃气虚弱用补中益气汤加钩藤。若妇人产后颤振，乃气血亏损，虚火益盛而生风也，切不可以风论，必当大补，斯无误矣。"

9. 针灸治疗

古代医家运用针灸治疗颤证有着丰富的临床经验，如明代徐凤《针灸大全·灵光赋》中，应用少海穴治疗手颤，其曰："心痛手颤针少海"，少海为手少阴心经合穴，心经经水在此穴汇合，针刺此穴可以治疗因心血不足所致之颤证。明代高武《针灸聚英·手少阴心经》曰："少海（一名曲节）……心脉所入为合……心疼，手颤，健忘。"

本病多见于中老年患者，起病缓慢，且多呈进行性发展，总的来说不易治愈。若肝肾精亏不甚，痰热风阳不重，且能早期正确运用中医治疗或中西医结合治疗，部分病例能缓解症状，延缓自然加重过程。若失治或调摄治疗不多，或年老精亏、精气衰竭、已属晚期，或并发他证者，预后不良。颤证之脉，小弱缓滑者为佳，虚大急疾预后欠佳。沉浮涩滞为痰湿结滞之象。若久病而脉反实大，暴病脉反弱小皆为难治之象。颤证可因肾精亏损，脑髓空虚，神机失控，而转变为痴呆。

预防颤证应注意生活调摄，保持情绪稳定，心情舒畅，避免忧思郁怒等不良精神刺激，饮食宜清淡而富有营养，忌暴饮暴食及嗜食肥甘厚味，应戒除烟酒等不良嗜好。此外，避免中毒、中风、颅脑损伤对预防颤证发生有重要意义。

颤证患者生活要有规律，保持心情愉快和情绪稳定。平时注意加强肢体功能锻炼，适当参加力所能及的体育活动，如太极拳、八段锦等。病室应保持安静，通风好，温度宜人。对卧床不起的患者，注意帮助患者翻身，经常进行肢体按摩，以防发生褥疮，要及时处理，按时换药，保持创口干燥，使褥疮早日愈合。

二、西医对帕金森病的认识

中医所讲颤证包括帕金森病在内的诸多疾病。但帕金森病临床较常见，故现做如下介绍。

帕金森病（Parkinson's disease，PD）是一种常见的神经系统病变性疾病，老年人多见，平均发病年龄为60岁左右，40岁以下起病的青年帕金森病较少见。我国65岁以上人群PD的患病率大约是1.7%。大部分帕金森病患者为散发病例，仅有不到10%的患者有家族史。帕金森病最主要的病理改变是中脑黑质多巴胺（dopamine，DA）能神经元的变性死亡，由此引起纹状体DA含量显著性减少而致病。导致这一病理改变的确切病因目前仍不清楚，遗传因素、环境因素、年龄老化、氧化应激等均可能参与多巴胺能神经元的变性死亡过程。

1. 年龄老化

PD的发病率和患病率均随年龄的增高而增加。PD多在60岁以上发病，这提示衰老与发病有关。资料表明随年龄增长，正常成年人中脑黑质多巴胺能神经元会渐进性减少。但65岁以上老年人中PD的患病率并不高，因此，年龄老化只是PD发病的危险因素之一。

2. 遗传因素

遗传因素在PD发病机制中的作用越来越受到学者们的重视。自20世纪90年代后期第一个帕金森病致病基因α–突触核蛋白的发现以来，目前至少有6个致病基因与家族性帕金森病相关。但帕金森病中仅5%～10%有家族史，大部分还是散发病例。遗传因素也只是PD发病的因素之一。

3. 环境因素

20 世纪 80 年代美国学者 Langston 等发现一些吸毒者会快速出现典型的帕金森病样症状，且左旋多巴制剂对其有效。研究发现，吸毒者吸食的合成海洛因中含有一种 1 - 甲基 - 4 苯基 - 1，2，3，6 - 四氢吡啶（MPTP）的嗜神经毒性物质。该物质在脑内转化为高毒性的 1 - 甲基 - 4 - 苯基 - 吡啶离子 MPP^+，并选择性地进入中脑黑质多巴胺能神经元内，抑制线粒体呼吸链复合物 I 活性，促发氧化应激反应，从而导致中脑黑质多巴胺能神经元的变性死亡。由此学者们提出，线粒体功能障碍可能是 PD 的致病因素之一。在后续的研究中人们也证实了原发性 PD 患者线粒体呼吸链复合物 I 活性在黑质内有选择性的下降。一些除草剂、杀虫剂的化学结构与 MPTP 相似。随着 MPTP 的发现，人们意识到环境中一些类似 MPTP 的化学物质有可能是 PD 的致病因素之一。但是在众多暴露于 MPTP 的吸毒者中仅有少数发病，提示 PD 可能是多种因素共同作用下的结果。

4. 其他因素

除了年龄老化、遗传因素外，脑外伤、吸烟、饮咖啡等因素也可能增加或降低罹患 PD 的危险性。吸烟与 PD 的发生呈负相关，这在多项研究中均得到了一致的结论；咖啡因也具有类似的保护作用；严重的脑外伤则可能增加患 PD 的风险。

药物治疗是帕金森病最主要的治疗手段。左旋多巴制剂仍是最有效的药物；手术治疗是药物治疗的一种有效补充；康复治疗、心理治疗及良好的护理也能在一定程度上改善症状。目前应用的治疗手段主要是改善症状，尚不能阻止病情的进展。用药宜从小剂量开始逐渐加量，以较小剂量达到较满意疗效，不求全效。用药在遵循一般原则的同时也应强调个体化，根据患者的病情、年龄、职业及经济条件等因素采用最佳的治疗方案。药物治疗时不仅要控制症状，也应尽量避免药物不良反应的发生，并从长远的角度出发尽量使患者的临床症状能得到较长期的控制。

西医认为帕金森病是一种慢性进展性疾病，具有高度异质性。不同患者疾病进展的速度不同，目前尚不能治愈。早期患者通过药物治疗多能控制症状，至疾病中期虽然药物仍有一定的作用，但常因运动并发症的出现导致生活质量下降。疾病晚期由于患者对药物反应差，症状不能得到控制，患者可全身僵硬，生活不能自理，甚至长期卧床，最终多死于肺炎等并发症。

颜乾麟　当归芍药甘草汤治颤证

颜乾麟，男，1945 年 4 月生，江苏丹阳人，祖父颜亦鲁为著名中医学家，父亲为国医大师颜德馨教授，现为全国第四批老中医药专家学术经验继承工作指导老师，2007 年获得"全国首届中医药传承高徒奖"。

一、肝阴不足，筋失所养

颜老认为肝在本病的发生发展中占首要地位。如《内经》指出"诸暴强直，皆属于风"，《证治准绳·杂病》"颤，摇也；振，动也。筋脉约束不住而不能任持，风之象也"，指出肢麻、颤证、强直等均为内风的见症。风从内生，主要责之于肝的功能失调，诚如《素问·至真要大论》曰："诸风掉眩，皆属于肝。"《素问·痿论》指出肢体运动的能量来源，全赖于肝的藏血充足和调节血量的作用。无论任何原因导致筋脉失养，均会引起筋急风动而变生颤证，因此如果肝阴不足、阳亢化风或肝的阴血不足、筋失所养，多可出现手足颤动、屈伸不利、头摇不止等症。由此可见，颤证是肝阴不足、筋失所养所致，这是颤证的共同病机。颜老认为肝的阴血不足，则血液相对黏滞，运行不畅，从而导致血液瘀滞而产生瘀血。因此颜乾麟教授提出颤证的基本病机应是肝阴不足为本，瘀血内阻为标。临证每以当归芍药甘草汤加味治疗，并取得显著疗效。

二、当归芍药甘草汤治颤证

当归芍药甘草汤系张仲景的芍药甘草汤加减化裁而来，芍药甘草汤首见于《伤寒论·辨太阳病脉证并治上》第 29 条："伤寒脉浮，自汗出，小便数，心烦，微恶寒，脚挛急。反与桂枝欲攻其表。此误也。得之便厥，咽中干，烦躁吐逆者，作甘草干姜汤与之，以复其阳。若厥愈足温者，更作芍药甘草汤与之，其脚即伸"。由本条条义得出芍药甘草汤对阴液不足的脚挛急有很好的治疗效果。有鉴于此，颜老在其基础上加当归、赤芍，以达到柔肝养阴、养血活血的双重功效，实乃一举两得。当归、白芍二药酸甘化阴，柔肝缓痉，当归甘温质润，补血活血；白芍乃养血濡筋、缓急止痉之良药，酸苦微寒，养血敛阴、柔肝，质清不腻，补而不滞；赤芍主入肝经，能清肝火，活血散瘀；炙甘草性味甘平，能补脾益气，缓急止痛，与白芍共用可增强养肝血、濡筋脉之功效。临床上颜老在治疗心脑血管病时常赤、白芍同用，养血又可活血，在应用当归芍药甘草汤时，可随证灵活加减，如兼手足麻木，可加独活、豨莶草；兼入夜难以入睡，可加黄连、肉桂；兼双下肢无力，可加川、怀牛膝；兼大便不通，可加生决明子、生地、生白术等，颇多效验。

三、典型病案

1. 典型病案 1

陈某，男，56 岁，2003 年 9 月 13 日初诊。高血压病史 20 余年，形体偏胖，两年前右侧肢体发抖，1 年后右腿行走无力，言语不清，血压 170/120 mmHg，外院诊断为帕金森病。近来颤抖加剧就诊。初诊：右肢颤抖，伴有紧掣，不良于行，甚则痿而不举，言语謇涩，目瞀，舌红苔薄，脉细数。证属肝阴亏虚，痰瘀交阻。治以柔肝养阴、豁痰化瘀。方用当归芍药甘草汤加减，当归、赤芍、白芍、红花、苍术、白术、木瓜、千年健、伸筋草、络石藤各 10 g，灵磁石、煅龙牡各 30 g，丹参、豨莶草各 15 g，炙地龙 4.5 g，炙甘草 6 g。每天 1 剂，水煎服，服 14 剂。

二诊（2003 年 9 月 28 日）：颤证小止，语清，头昏，举步仍无力，神萎多痰，舌红苔薄，脉细弦。续以原方加减，当归、赤芍、白芍、苍术、白术、伸筋草、龟板、熟地、山药各 15 g，木瓜、千年健、红花各 10 g，黄芪、虎杖、丹参 30 g，炙甘草 6 g，续服 14 剂。注：上方进退调治，病呈小康之局。

按：肝主筋，肝血不足则筋失柔润，遂成痉症。滋阴药养血添精，精血旺则筋得濡润。风无以作，则病得瘥。本方龟板、熟地、当归、白芍育阴添精；加黄芪大补肺气，以益肾水之上源，使气旺则能生水；加赤芍、丹参、红花活血化瘀，以滋化源。

2. 典型病案 2

王某，女，28 岁，2003 年 11 月 20 日初诊。患者产后阵发性头部摇动及上肢抽动已半年，因在外院医治无效而转入本院。来院时发作频繁，发则头部摇动不已，伴上肢抽动，摇至神怠无力方得小休。经针灸及服药治疗无效。初诊：头部摇动不止，伴四肢酸楚，梦多，呓语喃喃，脉弦滑，舌紫不泽。证属产后瘀滞，肝血不足，血虚生风之象。治以补血活血，柔肝养筋。方用甘麦大枣汤合当归芍药甘草汤加减，柴胡、当归、桃仁、红花各 10 g，赤芍、白芍、丹参、川芎、生地各 15 g，淮小麦、龙骨、牡蛎、山羊角各 30 g，枳壳、桔梗、牛膝各 4.5 g，全蝎 1.5 g，炙甘草 6 g，大枣 6 枚。

注：住院 29 天，症状消失而出院，恢复工作。

按：产后百脉空虚，血不养肝，肝属风木，性喜条达，其变动为震颤强直。论治法，肝主急，应以甘缓之。故取甘麦大枣汤加味，养心阴，益心气，柔肝息风，这是辨证的一个方面。另外，产后最易蓄瘀，临床多见多梦、呓语、舌紫等血瘀症状，故取攻补兼施之法，亦符合"治风先治血，血行风自灭"之义。

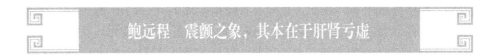

鲍远程　震颤之象，其本在于肝肾亏虚

鲍远程，安徽省中医院神经内科主任医师、博士生导师，安徽省中医药学会脑病专业委员会主任委员，从事临床教学及科研工作 40 余载，对帕金森病、肝豆状核变性、脑血管病、神经系统遗传病等有较深入的研究，躬耕不辍，学验俱丰。

一、震颤之象，其本在于肝肾亏虚

鲍师认为，本病突出的症状是震颤，此为肝风内动之征。《素问》曰："诸风掉眩，皆属于肝。"肝风之起，乃由肝肾亏虚，水不涵木，虚阳化风所致。从发病年龄看，本病多发于老年人，40 岁以下发病者少见。《证治准绳》曰："此病壮年鲜有，中年以后乃有之，老年尤多，夫年老阴血不足，少水不能制肾火，极为难治。"原因有二：①生理性虚衰。《素问》谓"年四十，而阴气自半也"，人过中年，肝肾阴气自然衰减，形体衰败，若摄养不慎，极易造成肝肾亏虚。②病理性肝肾虚损。因高年多病重叠，或久病及肾，致使肝肾交亏。肝藏血而主筋，肾藏精而主脑髓，肾虚则髓减，脑髓失养则神失所荣，身失主持而失灵。故本病阴虚者多见，但久病阴虚，阴损及阳，故又可兼见阴阳两虚。此外，因气虚失运，血不养筋，血虚生风，气血两虚也不少见。而五志化火、食积化火、外邪内袭等，往往都是引动肝风的重要因素。

二、强直之症，与痰瘀相关

鲍师指出本病除震颤外，又并见麻痹与强直。麻痹者，中医早有"风麻痹湿木"之说，诚如《张氏医通》："麻则属痰属虚，木则全属湿痰死血"。强直者，《内经》中已阐明"诸暴强直，皆属于风"。而强直之因，《医学原理》谓"有因痰火塞窒经隧""有气血不能引导"，致使血与津液无以荣养筋脉。痰由湿所化，多因素体肥胖，痰湿过盛，或过食肥甘，大量饮酒，痰湿内蕴；或饮食劳倦，内伤脾胃，水湿停蓄所致。《素问》说"诸痉项强，皆属于湿"，痰湿内阻，经气不畅，以致筋脉失养而僵硬强直，手不持物，动作迟缓、振掉。痰与风相挟，风痰阻络，使诸症更重。瘀乃由气滞或气虚而成，肝肾阴虚，木失所养，疏泄失权，气机不畅致瘀；或因气虚失运，血少而涩，血行迟缓而瘀阻脉道。此外，情志内郁、痰湿积滞等，也可影响气的流通而形成局部或全身的气机不畅或阻滞，以致产生血瘀。瘀血阻滞，脉道不通，血行不畅，筋脉失濡而手足颤动，屈伸不利，此即"血瘀生风"。在肝肾亏虚的基础上，痰瘀内生，阻滞脑络，更加剧了内风暗动，在本病与他病重叠时痰瘀交阻尤为突出。鲍师特别强调本病除以风气内动为主要枢机外，尚有痰瘀阻塞经脉之病理环节。患者肢体僵直症状与痰瘀有关。

三、辨治经验

鲍师认为帕金森病多为本虚标实之证，肝风内动为病之标，脏腑气血功能失调为病之本。肝肾阴虚、气血不足为病之虚；风、痰、瘀为病之实。本虚标实，虚实错杂。辨证首当明辨虚实、标本之主次。临床所见肝肾阴虚者居多，有半数以上。标本之间密切联系，风、痰、瘀可因虚而生，诸邪又进一步影响阴血对筋脉的濡养。风、痰、瘀之间既相互联系，又可互相转化，临床虚实并见，各种证候错杂，临证时应详审病机，辨证治疗。

临床上应掌握：临证用药应治实勿忘补其虚，补虚尚应祛其邪。补虚以滋补肝肾、益气养血、滋阴扶阳为要，攻邪以化痰除湿、活血化瘀为主，祛邪宜十去其六即可，以免太过伤正。并可于原治法加入息风止痉之品增强疗效，所谓震颤属风，息风为先，不论何种证型，均应在治本的基础上运用平肝息风之法。震颤日久，则可加入虫类药以加强其搜风通络、息风止痉之效。年高病久，治宜缓图。因老年体虚加之震颤日久，脏腑气血失调，病理变化复杂，欲速反招致诸多变证，只宜缓图，循序渐进。临证用药不宜过于滋腻，否则易致本病胶着难解。知常达变，最宜变通。依据其病情的增减进退而及时调整治法方药，从而治法有常有变，灵活准确。帕金森病患者无论何种证候，大都兼有瘀血阻络之象。瘀血既是一种病理产物，也是引起加重颤振的重要因素，因此在治疗上应重视活血化瘀。

四、典型病案

患者，男，72 岁，因渐进性四肢抖动，肢体僵直，动作缓慢 6 年。2004 年在日常生活中出现右手抖动，静止时明显，紧张时加重，持物不灵。渐渐发展至右下肢，逐渐延及左手、左下肢，动作缓慢，肢体僵直。在外院诊断为帕金森病，一直以多巴丝肼、金刚烷胺、苯海索等治疗，疗效初期尚可，但逐渐减退，肢体抖动明显，翻身、行动困难，2009 年 8 月 15 日求治于鲍师。

初诊：表情呆板，面色晦暗，言语含糊，行动困难，需家人搀扶，四肢静止性震颤明显，以右侧为甚，四肢肌张力齿轮样增高。怕热多汗，心烦口干咽燥，大便干结。舌暗红，脉弦细数。证属肝肾阴虚，兼气滞血瘀。治以补益肝肾，育阴息风，养血化瘀。主治肝血不足，筋脉失养，瘀血内阻，虚风内动。方用何首乌 30 g，生地黄 20 g，白芍 30 g，天麻 20 g，当归 20 g，蜈蚣（去头足）2 条，全蝎 10 g，珍珠母 30 g，煅龙骨、牡蛎各 20 g（先煎），葛根 25 g，木瓜 20 g，丹参 30 g，五味子 15 g。每日 1 剂，水煎 2 次，分 2 次温服。功效：滋肾柔肝，平肝息风。

二诊（2009 年 8 月 29 日）：服中药 14 剂，西药依原剂量服用。自诉肢体抖动、双下肢僵硬感较前好转，出汗减少。仍有头昏、口干、大便秘结，舌暗红。去蜈蚣、全蝎，加怀牛膝 12 g，活血通经，补益肝肾，强筋健骨；石菖蒲 20 g，补肾健脑，化痰开窍；火麻仁 10 g，润肠通便。

三诊（2009 年 9 月 12 日）：下肢行走困难明显改善，右上肢抖动、四肢僵直减轻，精神转佳，大便正常，口干消失，偶有脘腹胀满。上方去火麻仁、龙骨、牡蛎。继续服用，随访患者症状基本控制，病情稳定。

按：患者出现烦躁、便秘、舌红、脉弦细等阴虚见症。阴精亏损，体虚显著。重用生地黄、何首乌；其中何首乌味甘而涩，微温不燥，善补益肝肾，养血滋阴，收敛精气，为平补阴血之良药；生地为滋阴之上品；当归养血祛风、五味子益气生津，津血同源，更加滋阴之效能。肢体僵直，拘挛，肌张力较高，加葛根、木瓜及大剂白芍柔肝止痉，舒筋活络，又可滋阴生津，补充阴血，特别是白芍性寒味酸，补肝柔肝，缓肝之急，可"敛肝之液，收肝之气，而令气不妄行"；震颤显著，天麻性平味甘、辛，主入肝经，善息风止痉，祛风通络；珍珠母、龙骨、牡蛎重镇息风为主，方中亦可酌加龙牡之量，此类药品又能镇心宁神止汗，对兼有心悸、失眠、多汗之症者尤为合用；病久多瘀，丹参活血化瘀。

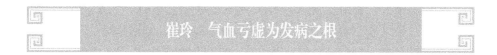

崔玲　气血亏虚为发病之根

　　崔玲，中国中医科学院西苑医院主任医师，硕士研究生导师，从事内科临床及教学研究近30年，对老年疑难杂病的治疗经验丰富，在坚持辨病与辨证结合的基础上，遣方用药颇具特色，自拟"补肾平颤方"，在10余年中治疗百余名颤证患者，使患者生存期延长，运动波动征减轻，生活质量得到提高，疗效满意。颤证是以头部或肢体摇动、颤抖为主要临床表现的一种病证，"滋补肝肾，息风定颤"一直是中医药治疗颤证的主要方向，在此基础上，崔老师根据其多年临床经验提出以益气养阴、滋补肝肾、息风定颤、祛浊通络为法治疗颤证。

一、气血亏虚为发病之根

　　血属阴，气属阳，气为血之帅，血为气之母，二者共同维持机体功能活动。清代高鼓峰在《医宗己任编》中提出："大抵气血俱虚不能荣养筋骨，故为之振摇而不能主持也。"帕金森病是中老年人群中常见疾病，在老年人衰老病理状态下，脾胃功能虚弱，气血生化乏源，气血亏虚，不能上荣于脑，虚风扰络，故见肢体震颤拘急，行动迟缓；血虚则肝血不足，筋脉失养，肢体关节震颤；气虚则温煦、推动血液运行之力减弱；血停为瘀，津液聚而生痰，痰瘀胶结，留滞筋脉，筋失所荣而不能自持，故筋颤、肌强，遂发为本病。

二、肾虚髓空为发病之本

明代王肯堂在《证治准绳》中记载："此病壮年鲜，中年以后乃有之。"颤证的发生有明显的年龄特征，临床资料表明其多发于中老年人。《素问·灵兰秘典大论》曰："肾者，作强之官，伎巧出焉。"全身脏腑维持正常生理功能、筋脉关节保持正常活动均有赖于肾之精气的滋养。肾藏精生髓，又脑为髓海，髓海是主司人体生命活动的物质基础，只有脑满髓充且结构如常，髓海内无痰瘀之邪潜居，人体的各种功能活动才能处于协调状态。年高体衰，肾精渐亏，髓海空虚，脑神失用不能总持精与神，故常出现反应迟钝、面部表情呆板、动作缓慢等症状；"血主濡之"，肾精亏乏，精不化血，致四肢百骸失养，故常出现静止性震颤、四肢拘挛等症状。肾虚髓空是导致帕金森病发生的内在条件。

三、浊邪（痰瘀互夹）阻络为病情加重的基本环节

"痰者，水也，其源发于肾"（《医贯》），痰浊是衰老的病理产物，痰浊生成的病理基础在于老年气血亏虚，脏腑功能失常，从而导致水谷津液不能正常施布，聚而成痰浊；年老肾精不足，气化乏源，精不化血，阴虚血少，气机升降出入失常，血失流畅，乃成血瘀；痰瘀内停，浊邪久留于内，缠绵不解，化为死血、顽痰，阻滞脑窍、经脉，筋骨失控，发为本病。痰瘀日久，郁而化热，耗伤阴血，劫灼肾阴，使肾愈虚，从而形成痰浊、血瘀、肾虚的恶性病理循环。因此，痰瘀阻络是颤证病程中普遍存在的病理现象，也是病情缠绵加重的基本环节。风气内动为发病之标，本病以震颤、动摇为主症，"风胜则动"，是为肝风内动之征。《证治准绳·颤振》亦曰："颤，摇也；振，动也。筋脉约束不住而不能任持，风之象也。"说明颤证主症是风气内动。可见，无论是肾精亏虚证，还是气血亏虚，痰瘀阻络，只有引动内风，震颤才能发生。

四、典型病案

患者，男，57岁，于2009年12月19日初诊。患者有帕金森病史7余年，在外院诊断为"帕金森病"，坚持服用多巴丝肼片及苯海索，药量逐年增加，并出现药物不良反应，即运动波动征，有加重趋势。就诊时，患者肌肉紧张，行走时转弯不能，在床上辗转不能，起步困难，步履不稳，面容刻

板，表情淡漠，焦虑，大便干，舌尖红，边有齿痕，苔白，舌底络脉青紫，脉左关弦、尺弱。西医诊断：帕金森病。中医诊断：颤证；证属肝肾亏虚，风气内动，筋脉失养。治拟补肾活血、填精血、育阴息风。处方如下：党参30 g，麦冬10 g，五味子6 g，太子参30 g，白芍30 g，生甘草6 g，白蒺藜12 g，丝瓜络6 g，何首乌40 g，厚朴20 g，珍珠母30 g，全虫10 g，蜈蚣1条，女贞子12 g，山茱萸30 g，枳壳10 g，肉苁蓉15 g，白术12 g。水煎服，每日1剂，每日2次。并以此为基础方，随证加减，坚持服药半年。现患者病情稳定，仅午后出现肢体震颤，肢体活动自如，行走自如，可与人正常交流，表情较为丰富，生活完全自理，可独自外出晨练。

按：颤证病机关键是气血亏虚，肝肾不足。气血虚则生痰生瘀，肾虚髓海不足，脑失所养，出现神情呆滞、动作迟缓等症状。肝肾亏虚使得肝阳偏亢，筋脉失养，肝风内动，出现肢体拘挛等症状。肾精亏虚，筋脉失于濡润，血脉滞涩，瘀血阻络，精血不继，则脑髓尤难充养。方中以何首乌、女贞子、山茱萸、肉苁蓉补肾填精益脑；生脉饮大补阴液以养肝筋；白芍可养肝血，滋肝阴，柔肝气，为养血濡筋、缓急止颤之良药；丝瓜络祛风活血通络；蜈蚣、全虫破血通络以息风定颤；白蒺藜以平肝息风；枳壳理气宽胸，厚朴下气消痰，一升一降使全身气机畅通，以促进血行；用白术、甘草健脾和胃，顾护胃气，促进药食运化，补中兼疏，久服无弊。全方针对肾精不足，瘀血阻络，内风妄动之病机，在补肾填精的基础上辅以活血通络、滋阴息风之品，使得虚风得息，血脉得畅，筋脉得养，共奏补肾益精、活血化瘀、息风通络之效。全方配伍合理，药中病机。颤证病程缠绵，在短时间内难以取得理想的治疗效果。

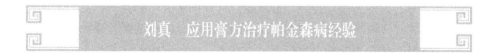

刘真　应用膏方治疗帕金森病经验

刘真，女，河北医科大学教授，主任医师，硕士研究生导师，河北省首届名中医，河北省第四批老中医药专家学术经验继承工作指导老师。从事中西医心血管病临床30余年，从事中医治未病工作10余年，对临床各种慢性病尤其是心血管系统疾病有深入研究，对各种疑难杂病亦有独到见解。

刘教授总结前人医理并结合临床实践，指出颤证病位不仅在肝、肾，还在心、脾。《素问·痿论》曰"脾主身之肌肉",《素问·灵兰秘典论》曰"心者,君主之官,神明出焉",脑为元神之府,心经有热则热扰神明,神明失司亦可导致肢体失用出现震颤。《云笈七签·元气论》所述:"脑实则神全,神全则气全,气全则形全,形全则百关调于内,八邪消于外。"故而在调补肝肾之时,强调运脾清心,脾气健则肌肉丰,心神清则神明利。

一、临证治病,注重选择剂型

刘教授在临证时注重根据疾病特点,辨证论治而选择不同剂型。人的体质有虚有实、疾病有缓有急、证型虚实兼加,因此选择中药剂型十分重要,其中膏剂是一个代表。元代《汤液本草·东垣用药心法》曰:"汤者荡也,去大病用之。散者散也,去急病用之。丸者缓也,不能速去之。"因此,根据疾病特点选择药物剂型也是保证药物疗效的一个关键所在。汤剂是临床中最广泛使用的一种剂型,具有吸收快、作用迅速、加减灵活、针对性强等特点,如新病、急病应选用汤剂,便于吸收,以速达药效;丸剂具有作用缓慢、药效长的特点,如逍遥丸治疗肝郁不疏证;膏方具有补虚和治病两大优势,具有作用和缓、药力持久的特点,又有成方膏方、临方膏方之分,临床中多根据患者疾病特点辨证论治开具临方膏方。如慢性病和病后调养者适于选用膏剂,尤其是大病术后、放化疗后等体质虚弱者更应选用膏剂调补治疗,以求作用缓和、效力持久、服用方便及依从性好。

二、四时不同,调整膏方配伍

刘教授根据四时季节不同,调整膏方配伍,不仅仅在冬令进补膏方,如在春季,天气干燥,风邪当令,开具的膏方中如柴胡、白芍药等药物可以用之;在夏季,天气潮湿,体内湿邪较重,开具的膏方中如佩兰、薏苡仁等药物可以用之;在秋季,天气更加干燥,燥邪当令,开具的膏方中如百合、麦门冬、桑叶、菊花等药物可以用之;在冬季,天气寒冷,寒邪当令,机体阳气收敛,开具的膏方中如桂枝、菟丝子等药物可以用之。

三、慢病日久,调补肝肾之时,强调运脾清心

对于慢性疾病患者,疾病日久,无论有无脾胃系证,均要根据病证应用调理脾胃之品,运脾以固后天之本,易于药物吸收。对于帕金森病,目前是无法治愈的,而延缓疾病进展成为治疗该病的关键。在调补肝肾的同时,要

注意运脾，同时加用清心经热之品，如牡丹皮、栀子等。

刘教授指出，颤证病程长，病难速去，利用膏方"调补兼治、缓图其功"的特点，予中药膏方口服的方式有着其他制剂无法比及的优势。如此，也体现了中医治未病的"已病防变，病后防复"学术思想。

总之，中药起效比较缓慢，需要持之以恒，长期服用效果会越来越好，但长期服用中药要选择合适的剂型，而膏方具有"调补兼治、缓图其功"的特点，正合此类病证的特点。因此，对于不同的疾病，选择合适的剂型，结合辨证论治，定能使患者的临床症状缓解，提高生活质量。

四、典型病案

郭某，男，74岁，2011年12月4日就诊。帕金森病病史3年，平素口服左旋多巴片。初诊：双手颤抖，不能持笔，表情呆滞，行走步态尚可，时有头晕，心烦易怒，手足心热，平素时有汗出，下肢乏力，不思饮食，难以入睡，大便不成形，小便可，舌质嫩红，苔薄白微腻，脉沉弦细。西医诊断：帕金森病。中医辨证属肝肾阴虚、心脾两虚（心阴虚脾气虚），兼有湿阻。治宜调补肝肾，运脾清心，理气祛湿。因患者初诊，先予开路方，药用：熟地黄10 g，当归10 g，白芍药10 g，人参10 g，炒白术20 g，茯苓15 g，炙甘草6 g，黄芪15 g，清半夏6 g，天麻10 g，煅珍珠母20 g，五味子6 g，制远志10 g，炒薏苡仁20 g，鸡血藤10 g，忍冬藤30 g，知母10 g，黄柏10 g，牡丹皮10 g，焦三仙30 g。5剂，每日1剂，水煎取汁400 mL，分早、晚2次温服。之后上方加减共服19剂，症状逐渐平稳。

二诊（2011年12月23日）：双手颤抖减轻，可持笔但写字困难，饮食较前好转，寐略渐好转，入睡时间缩短，大便渐成形，舌质嫩红，苔薄白微腻，脉沉弦细。鉴于患者症状有好转，据此开路方制定膏方处方，药物组成：熟地黄90 g，酒山茱萸60 g，当归90 g，白芍药120 g，人参60 g，炒白术120 g，黄芪120 g，茯苓120 g，炙甘草60 g，清半夏54 g，陈皮120 g，天麻90 g，煅珍珠母180 g，五味子36 g，制远志90 g，炒薏苡仁150 g，鸡血藤240 g，忍冬藤240 g，紫苏梗90 g，炒谷芽90 g，炒麦芽90 g，炒鸡内金60 g，知母90 g，黄柏90 g，牡丹皮90 g，怀牛膝120 g。另：龟板胶60 g、蜂蜜700 g，收膏。早、晚空腹各1汤匙（约20 g），约100 mL开水冲服，如遇感冒、腹泻等急性病应暂停。忌食辛辣、浓茶、虾蟹等。

三诊（2012年1月30日）：患者双手颤抖减轻，可短时持笔写字，食欲渐佳，寐好转，大便成形。舌质嫩红减，苔薄白，脉沉弦。调整上方白芍药180 g，另加龟板胶100 g、蜂蜜700 g，收膏。继服，服用方法同前。

四诊（2012年3月21日）：患者精神愉悦，双手颤抖偶有发作，握笔写字时间延长，食欲佳，寐可，时有大便偏稀，小便尚可，舌质淡红，苔薄白，脉沉弦。调整上方加柴胡60 g，另龟板胶100 g，调蜂蜜500 g，收膏。继服，服用方法同前。

按：膏方亦称膏滋方，是以剂型命名，属于中医八大制剂（丸、散、膏、丹、酒、露、汤、锭）之一，是以胶或蜜等赋形剂调制而成的膏状内服复方中药制剂。膏方具有补虚和治病两大优势，膏方组成中多配以阿胶、龟板胶、鹿角胶、参类等具有良好滋补作用的中药，其药味组成亦较多，兼顾方面多，而慢性病病程长，缠绵难愈，一般多夹虚，利用膏方慢补的优势，其对慢性病的补虚治疗作用有着独特的制剂特点，故其调理慢性疾病有很好的优势。

本例年高体衰，初诊时已年逾七旬，"年四十，而阴气自半也，起居衰矣"，中年之后，脾胃渐损，精气渐衰，乙癸同源，亦出现肾水不足不能濡养肝木，肝木失于濡养导致筋脉失荣不能自持，虚风内动而发双手颤抖；肝木失于濡养以致风阳上扰则头晕；寐差心烦易怒，手足心热，平素时有汗出，难以入睡均为心经有热的表现；下肢乏力，不思饮食，大便不成形，为脾气虚的表现。故方中以熟地黄、酒山茱萸、天麻、知母、黄柏、怀牛膝调补肝肾；心主神明、肝主情志，病久患者多出现情志不畅，煅珍珠母、五味子、制远志、牡丹皮清心经热，养心安神，其中煅珍珠母、牡丹皮亦有疏肝之功；人参、白术、黄芪、茯苓、炒薏苡仁健脾祛湿；清半夏、陈皮理气祛湿；当归、白芍药、鸡血藤、忍冬藤补血养血以濡养筋脉。诸药合用，共奏补虚祛邪之效；炒鸡内金、紫苏梗、炒谷芽、炒麦芽运脾开胃理气有助药物吸收；以龟板胶、蜂蜜适量收膏，补益肾阴，健脾养血。

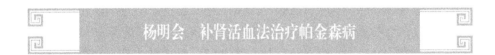

杨明会 补肾活血法治疗帕金森病

杨明会，中国人民解放军总医院全军中医研究所所长，博士研究生导师，中华中医药学会副会长。长期从事中医临床、教学、科研和保健工作，重点研究老年病，以心血管疾病、肿瘤、糖尿病、帕金森病为主攻方向。

一、病位在脑，病机在于肾虚血瘀

杨明会总结几十年临床经验，从中医角度论述帕金森病的病因、病机、病位和治疗原则。他认为目前临床上关于帕金森病的病因病机及治疗有不足之处，临床诊治过程中大多数医师重视震颤的症状，对于肌强直则没有引起足够重视；病机上强调肝风、痰火等标证，弱化了肾虚、血瘀之本证；治疗方面则以平肝潜阳、息风止痉为主，忽视了对其基本病因肾虚血瘀的治疗。杨老师认为，帕金森病的患者以中老年人居多，《素问·上古天真论》"丈夫……五八，肾气衰，发堕齿槁……七八，肝气衰，筋不能动，天癸竭，精少，肾脏衰，形体皆极"，也就是说随着年龄的增长，肾中精气逐渐衰退，而肾气衰会出现于肝气衰之前，继而出现水不涵木、筋脉失养、肝风内动而表现为震颤。其次，帕金森病以静止性震颤、动作迟缓及减少、肌张力增高、姿势步态不稳等为主要特征，肌强直为本，震颤为标。《素问·灵兰秘典论》提出"肾者，作强之官，伎巧出焉。"唐容川说："盖髓者，肾精所生，精足则髓足，髓在骨内，髓足则骨强，所以能作强，而才力过人也。精以生神，精足神强，自多伎巧，髓不足则力不强，精不足则智不多。"这里所说的"伎"指多能，"巧"指精巧灵活，可见肾虚则动作笨拙、迟缓、表情呆板。传统中医理论认为血液的正常运行依赖于心的生理功能，与肺朝百脉、肝之疏泄藏血、脾的统血功能密切相关。元气根于肾，肾中精气受之于父母的先天之精，又赖后天水谷之气的培育。"精血同源"，二者存在相互滋生和转化的关系，精藏于肾，血藏于肝。肾中精气充足，则肝有所养，血有所充；肝的藏血量正常，则肾有所藏，精有所资。帕金森病患者多为老年人，病程日久，元气不足，肾虚为其发病之本，精亏血虚又导致久病致瘀。因此杨明会提出了帕金森病病位在脑，病机在于肾虚血瘀的观点，指出该病多由肾精亏虚，脑髓受损，瘀血阻络而发病。

二、辨证用药经验

依据肾虚血瘀的病机，杨明会拟定补肾活血为治疗原则。研究表明，补肾活血中药具有明显的神经保护作用，在延缓衰老、抗脑老化方面具有极大的潜力和优势；在缩短患者起立时间及改善患者肌张力等方面疗效更明显。

实验表明，补肾活血方药在改善老年机体自由基代谢方面明显优于单纯补肾和单纯活血的方药，说明肾虚血瘀是衰老的主要病机。在多年临证实践中，杨明会多采用山萸肉、何首乌、肉苁蓉等补肾填精益脑；当归、丹参、赤芍、川芎等活血化瘀；黄芪、当归益气养血；同时，还擅用蜈蚣、水蛭等虫类药。张锡纯认为蜈蚣"走窜之力最速，内而脏腑，外而经络，凡气血凝聚之处皆能开之，性有微毒，而专善解毒，凡一切疮疡诸毒能消之"；并指出"蜈蚣节节有脑，乃物类之至异者，是以性能入脑，善理脑髓神经，使不失所司，其走窜之力最速，功擅息风止痉，通络止痛"。水蛭在《神农本草经》中"主逐恶血、瘀血，破癥瘕积聚……利水道"，现代药理研究证实，干燥的水蛭含有水蛭素、肝素等，有破血通经、消积散结、消肿解毒的功效。杨老师善于运用水蛭、蜈蚣等虫类药以破血逐瘀、息风止痉通络；在上述治疗的基础上，多加用决明子、焦槟榔、肉苁蓉等养阴润肠通便药物，使邪有出路。实践证明，杨明会采用补肾活血法治疗帕金森病可以明显改善运动功能，降低肌张力，显著改善患者便秘、多汗、排尿困难等症状，提高患者的生活质量，降低恶化率。

三、典型病案

患者，女，59岁，2014年5月12日初诊。主诉：头部及双手不自主细微静止性纤颤5年，加重伴便秘1个月。现症：患者5年前无诱因出现头部及双手不自主静止性震颤，无烦躁易怒、大汗等症状，就诊于北京市某医院检查治疗，诊断为帕金森综合征，给予抗帕金森药物治疗，头部及双手不自主静止性震颤减轻，坚持口服药物治疗。近1个月来患者头部及双手不自主静止性震颤明显，伴大便不利，口服抗帕金森药物，上述症状减轻不明显，欲求中医中药治疗，遂来就诊。就诊时症见：头部及双手不自主静止性震颤，轻微头重，口干，耳鸣，眼睛干涩，纳食一般，睡眠可，腰酸困，乏力，大便一日1次，不利，不净感，小便尚可。舌淡黯苔薄白，脉弦涩。辅助检查：血、尿、便常规未见异常；肝、肾功能未见异常。杨明会教授辨证为肝肾亏虚，气虚血瘀，虚风内动。治则滋补肝肾，益气活血，化瘀通络，息风止痉。方药：生黄芪20g，酒当归10g，川芎15g，丹参20g，赤芍20g，山萸肉20g，肉苁蓉15g，水蛭8g，蜈蚣2条，决明子20g，焦槟榔15g，盐知母15g，石菖蒲20g，虎杖15g。14剂，每日1剂，水煎服。嘱其继续服用西药。

二诊（2014年5月28日）：头部及双手不自主静止性震颤较前减轻，轻微头重，口干，眼睛干涩，纳食可，睡眠可，腰酸困，乏力减轻，大便一日1次，利，不净感减轻，小便略黄。舌淡黯苔薄白，脉弦涩。继予上方加拳参15 g，服14剂，每日1剂，水煎服。

三诊（2014年6月15日）：病情平稳，头部及双手不自主静止性震颤继续好转，腰酸困，乏力减轻，仍有口干，眼睛干涩，纳食可，睡眠可，大小便调。中药继续予上方加生地24 g，服14剂，每日1剂，水煎服。坚持服药2个月，后患者病情明显好转。

按：该患者患帕金森病5年，服用西药抗帕金森治疗，症状改善不明显，时而加重。在服用抗帕金森药物治疗中，由于药物的副反应出现消化道症状，加之久病患者出现肝肾亏虚，气虚血瘀的表现，杨明会治以滋补肝肾，益气活血化瘀，通络息风止痉，并以理气开窍之品收到满意疗效。可见，病症复杂，辨证准确，用药得当，可收到良效。

帕金森病临床上多以静止性震颤、动作迟缓及减少、肌张力增高、姿势或步态不稳等为主要表现，发病机制较为复杂。以本虚标实为主，肾虚为本，血瘀为标。杨明会教授治疗帕金森病用药以滋补肝肾，益气活血化瘀，通络息风止痉为主，并在活血化瘀中善于使用虫类药物，收到满意疗效，为中医治疗帕金森病的辨证论治提供了丰富的思路。

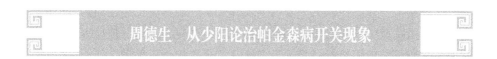

周德生　从少阳论治帕金森病开关现象

周德生教授认为帕金森病开关现象属于经筋性疾病，关键病机是内风扰动，夹瘀痰浊毒，风痰瘀浊毒相结，阻碍少阴少阳经络通畅，致使少阴少阳枢机不利，经脉之气夹内生之邪结聚于筋肉，经脉气血不畅，则筋缩筋障为关（筋路受阻、神经传导不畅及紊乱）；经脉之气血调动，筋缓筋柔为开（筋路开通，神经传导不畅及紊乱暂时得到调节）。风性主动，善行而数变，风挟痰瘀浊毒阻塞经筋，经筋通畅与不通畅在于风痰瘀血对经筋腠理开合的阻滞程度及变化情况，所以症状表现为缓解和加重。

一、少阳少阴为枢，运转不利

《素问·阴阳离合论》记载："是故三阳之离合也，太阳为开，阳明为合，少阳为枢。是故三阴之离合也，太阴为开，厥阴为阖，少阴为枢。"少阳为一阳，少阴为一阴，初生之阴阳，乃生命之根本。升降出入是生命的基本表现形式，少阴少阳为气血阴阳升降出入之关键所在。少阳为元气之枢，少阴为元气之机。张景岳《类经》注："少阳为枢，谓阳气在表里之间，可出可入，如枢机也。"少阴为枢，以少阴为水火之脏，心肾相交水火既济，体现阴阳平衡。人身之阳气皆源于肾中之元阳，人身之阴气皆源于肾中之元阴。

三焦为元气升降出入之道路，肾中元气通过三焦膀胱布达肌肉腠理，主司腠理开合，以温润肌肉、熏养筋膜。上焦如雾、中焦如沤、下焦如渎，三焦为津液之枢。三焦者，决渎之官，通调水道，运行水液；和内输外，周身灌体。经筋、肌肉、腠理之温养，概莫能外。胆为脏腑之枢，肾为脏腑之根。足少阳胆附于肝，内藏精汁而主疏泄。胆腑清利则肝气条达，脾胃运化正常。气血生化有源，气机升降平衡，故凡十一脏取决于胆。足少阴左肾生肝木而心火，右命门生脾土而肺金，为五脏六腑之根本。少阴少阳转运元气、津液、水火阴阳之枢机不利，则脏腑、经筋、肌肉腠理之开合障碍。经脉之气夹内生之邪结聚于筋肉，筋路受阻，则筋缩筋障为关；经脉之气血调动，筋缓筋柔为开。经脉之气与内生之邪交争进退，决定经筋腠理开合的阻滞程度及阻塞变化情况，所以部分筋路通与不通交替进行，症状表现为缓解和加重。所以枢机转运不利是帕金森病开关现象的病机关键。

二、经筋筋膜为用，开合失司

经筋包括现代医学所讲的肌肉、肌腱、韧带、筋膜、腱鞘、滑囊、关节囊、神经和血管，甚至关节软骨、关节盂缘等。经筋系于关节，联于肌肉，络缀形体，著藏经络，通行气血，沟通上下内外，主司运动。经筋有大筋、小筋、筋膜之分。大筋连于骨内，小筋络于骨外，筋膜为肌肉的延续部分。经筋的正常生理功能为筋力强健、运动灵活，需要少阳之气的流通柔养和阴精之血的荣润濡养，三焦中的元气和津液向外流入肌肉腠理；而腠理开合、气血流通，主要依赖肝脏的疏泄调节功能。因此，《灵枢·九针论》曰："肝主筋。"《素问·痿论》亦曰："肝主身之筋膜。"肝为罢极之本，经筋为运动力量之用，肝病则经筋肌肉腠理开合失司。肝为风木之脏，有曲直之用，一旦其功能失调则肝风不循常道，发为邪风，关期的静止性震颤是为邪风内脏腑外经络而达经筋所致，肝气上薄导致肌张力增高、肌强直，引起相应的随机运动减少、运动迟缓、步势姿态异常、便秘等。肝风挟胆火上扰，则引起耳鸣、口苦、目瞤、失眠等症状。因此，《素问·至真要大论》云："诸风掉眩，皆属于肝……诸暴强直，皆属于风。"经筋肌肉腠理闭郁，则筋缩筋障。缩者短促，障者阻碍，发为筋急。筋急者屈而不伸，人体筋肉组织多发生拘急、扭转、紧张、强直、引掣、屈而不伸、聚而为结、痉挛、僵硬、疼痛、运动受限、关节僵死、功能减弱、周身酸楚疼痛、手足瘛疭、小腿抽筋等病理改变。帕金森病关期主要表现为筋急状态，属于筋缩筋障范畴，患者随意运动减少，速度缓慢，肌强直呈齿轮样或铅管样，精细动作受限，书写小字征，弯腰困难，抬腿弯膝不如从前，扭头转身困难，面部表情减少、眨眼少、双眼凝视，讲话困难、吞咽困难等。经脉之气血调动，腠理开通则筋路开通，肝藏血淫气于筋，起维筋、缓筋、养筋、柔筋等作用，则相对的筋缓筋柔。帕金森病开期的病机关键是筋缩筋障快速缓解至关期以前状态，临床表现为震颤麻痹、肌强直、行动缓慢、动作起动困难和姿势异常等。

三、风痰瘀浊毒阻塞，筋路不通

周德生提出荣气虚滞论，认为荣气包涵一切精微物质，源于肾，生于脾，疏泄于肝，由心肺为之主宰，流沛全身，充养形体，滋润脏腑，兼赅阴阳气血津液的综合功能。具有滋养充行、气化流通、外显神气、平秘阴阳的作用。机体衰老机制和疾病的共同病机是荣气虚滞，荣气虚滞则津液及气血运行不畅，津液及气血运行不畅导致痰瘀浊毒的产生。帕金森病开关现象多发生于老年帕金森病重症患者。《素问·阴阳应象大论》云："年四十，而阴气自半。"随着年龄的增长人体肾阴逐渐减少，肾为肝之母，肾阴亏虚导致肝阴亏虚、肝阳相对偏亢，从而成为肝阳化风的基础。盖风能助痰，痰能化风，痰浊互化；痰能生瘀，瘀能生痰生风，以痰瘀二者尤为重要；风痰瘀浊蕴久化为热毒，长期抗帕金森病药物应用积为药邪之毒。风、痰、瘀、浊、毒连锁反应，胶结难分，影响枢机气化，阻滞筋路运行；风、痰、瘀、浊、毒既是造成帕金森病开关现象的病理因素，也是帕金森病开关现象反复发作的病理产物。

四、帕金森病开关现象的用药特点

基于以上认识，周德生临床上治疗帕金森病开关现象的原则是调和阴阳、开通筋路，治法以滋阴息风、养血荣筋、化气生津、重镇潜阳为主，兼涤痰、逐瘀、化浊、解毒诸法。帕金森病开关现象发病暴急、变化迅速、病势猛烈、起止频繁者，乃脏气厥逆，风能化火，火能生风，风助火势，火动生风，风火相煽，相互转化，互为因果。症见抽搐颤抖、肌肉痉挛、狂躁妄动、高热渴饮、气粗痰鸣、面红目赤、大便结滞。宜清热息风开窍、通腑泄热排毒，用羚角钩藤汤合星蒌承气汤加减。帕金森病开关现象发病较急、关期较长、开期更长、病势缓和者，乃肝阴久耗，阴伤阳浮，厥阳无一息之宁，又操持怫郁，阳化内风，倏然上旋。症见震颤瘛疭、肌肉瞤动、脊背不舒、头眩耳鸣、口干不欲饮、溲淋不利、大便秘涩。宜滋阴息风和阳，补肾滋肝潜镇，化浊清利虚热。用一贯煎合三甲复脉汤加减。帕金森病开关现象偶有发病、病势衰微者，乃年老五液耗枯，脏阴少藏，肾精亏虚，髓海不足，虚阳化风，萌动莫制。症见震颤瘛疭、肌肉瞤动、腰膝酸软、动作迟缓、恐惧恍惚、眩晕健忘、头目不清、瘛不成疭、溲淋难出、大便滞涩。宜厚味填精，介贝潜阳，佐以清营敛摄神志，用虎潜丸合天王补心丹加减。

周德生还针对帕金森病开关现象的症状特点用药，注重选择应用归少阳经、少阴经、厥阴经、阳明经的藤类药、树脂类药、虫类药、介贝矿物类药等。诸如，肢体震颤严重者加用天麻、豨莶草、山茱萸、石楠藤、忍冬藤、海风藤、白僵蚕、全蝎、土鳖虫。肢体强直肌肉痉挛明显者加用钩藤、白芍、金刚刺、鬼箭羽、白芷、皂荚、威灵仙、乳香、没药。耳鸣眩晕者加用头晕草、鹿衔草、姜黄、蔓荆子、蝉蜕、天麻、钩藤、白蒺藜。口干咽燥者加用龙胆草、柴胡、南沙参、玄参、麦冬、天冬。五心烦热者酌用地骨皮、丹皮、银柴胡、胡黄连、鳖甲、青蒿、秦艽。睡眠不佳者选用夜交藤、茯神、酸枣仁、磁石、栀子。焦虑抑郁者加用合欢花、玫瑰花、雪莲花、郁金、佛手、延胡索、橘核。出汗多者加浮小麦、五味子、淡竹叶、生石膏、龙骨、牡蛎。血压偏低者加用麻黄、红参、黄芪、附片、桂枝、五味子、老鹳草。小便困难者加葶苈子、通草、牵牛子、车前子、皂角刺。便秘者加用大黄、决明子、火麻仁、肉苁蓉、番泻叶、风化硝。

五、典型医案

患者，女，64 岁，因"双下肢震颤乏力 10 余年，加重 1 天"，于 2013 年 7 月 25 日由门诊诊断为"帕金森病"，轮椅入院。患者于 10 年前无明显诱因感右下肢震颤乏力，逐渐左下肢也出现震颤乏力，被当地医院（具体不详）诊断为帕金森病，口服多巴丝肼片，0.375 g，4 次/日，盐酸普拉克索片，0.5 mg，4 次/日，开始症状控制可，近段时间控制欠佳，频繁出现加重与缓解交替进行，在加重期出现严重的静止性震颤，运动迟缓加重，肌强直增加，每次持续 15～40 分钟，然后上述症状又明显减轻，每日发作 4～5 次。2013 年 7 月 25 日晨起患者又出现此现象，双下肢震颤乏力，且上述情况加重。遂来院就诊，以"帕金森病"收入院。既往有"冠心病"病史，现自服心康胶囊，自诉病情控制可，有"糖尿病"8 年，皮下注射门冬胰岛素注射液，早晚餐前各 8 IU，血糖控制情况可。2013 年曾行"左髋关节置换术"，否认输血史。否认食物药物过敏史。入院时症见：双下肢震颤僵硬，运动迟缓，缓解和加重交替发作。倦怠乏力，时有胸闷，头胀感，抬头乏力，左髋疼痛，自汗多，神疲，夜寐差，纳食可，大便结，小便淋漓。查体：体温 36.2 ℃，脉搏 62 次/分，心率 18 次/分，血压 140/70 mmHg。神志清楚，言语流利，面具脸，颈软。双侧瞳孔等大等圆，直径 3 mm，直接间接对光反射灵敏，双眼球活动自如，无眼球震颤。双侧鼻唇沟对称，伸舌居中。双肺呼吸音清，无啰音。心率 62 次/分，心律整齐，未闻及明显杂音。腹平软，无压痛反跳痛。双下肢不肿，四肢肌力正常，肌张力增高。四肢腱反射（＋＋），克氏征（－），巴宾斯基征（－）。舌淡红，苔薄白，脉细。血常规：平均血红蛋白浓度 363 g/L，血小板压积 0.12%，余项正常。尿常规：酮体（＋），亚硝酸盐（＋），白细胞（＋＋），白细胞（镜检）0～1/HP。大便常规及隐血：各项均正常。颅脑及腰椎 CT：脑萎缩（轻度），脑白质脱髓鞘；T_{12}/L_1 椎体压缩性骨折；L_4/L_5、L_5/S_1 椎间盘膨出，椎管狭窄。TCD：双侧椎－基底动脉血流速度正常。双侧颈椎动脉彩超：双侧颈椎动脉硬化并少量斑块形成（软斑及混合斑）；左侧椎动脉 C_5－C_6 段走形弯曲。心脏彩超：左房稍大，左室前壁运动欠协调；二尖瓣、三尖瓣轻度反流；主动脉瓣轻度反流、主动脉弹性稍减退；左室顺应性减低，收缩功能正常。胸部＋左髋关节 X 线：肺内未见明显主质性病变；左髋关节人工关节置换术后改变，双膝关节退行性病变。心电图：窦性心动过缓。

诊断：帕金森病；2 型糖尿病；冠心病缺血性心肌病心功能Ⅲ级；人工左髋关节置换术后。在治疗上采取中西医结合的方法进行治疗，给予多巴丝肼片，0.375 g，po 4 次/日，盐酸普拉克索片，0.5 mg，po 4 次/日，控制帕金森病症状，单唾液酸四己糖神经节苷脂冻干粉针剂 20 mg ivgtt qd 营养神经，塞来昔布胶囊 0.2 g po bid、盐酸替扎尼定片剂 2 mg po tid 缓解肌肉痉挛，阿托伐他汀钙片剂 10 mg po qn 稳定斑块，门冬胰岛素注射液早晚各 8 IU 降糖及对症支持治疗。并予中成药参麦注射液补气养阴，丹参酮注射液活血化瘀，以及中药汤剂自拟方：木瓜 15 g，独活 15 g，金刚刺 30 g，威灵仙 10 g，生地黄 15 g，山茱萸 10 g，玄参 10 g，生牡蛎 30 g，秦艽 10 g，白芍 15 g，大皂角刺 10 g，僵蚕 10 g，甘草 10 g，全蝎 6 g；7 剂，水煎服，每日 1 剂，早晚分服。服上药 7 剂后，双下肢静止性震颤稍改善，乏力情况较前减轻，胸闷及左髋关节疼痛情况缓解，夜寐情况改善，病情加重与缓解交替发作次数较前减少。仍有大便秘结，起步困难，慌张步态，予前方加决明子 30 g，制首乌 15 g，虎杖 15 g，怀牛膝 15 g，14 剂，服法同前。后以此方加减，服至患者 2013 年 9 月 9 日出院，双下肢静止性震颤症状，已不明显，开关现象偶有发生，出院门诊继续治疗，2013 年 9 月 29 日随访，帕金森病开关现象每周发作 1~2 次。

按：此患者基础疾病较多，病情复杂，但其总病机为少阳枢机不利，风痰瘀浊阻塞脏腑、经筋、肌肉、腠理，致使少阳开合失司。方中木瓜、白芍柔肝和胆，疏解少阳厥阴，兼引领诸药达筋膜肌肉，生地黄、山茱萸补肝肾之阴，缓肝风之动，玄参、生牡蛎软坚散结化痰，秦艽、威灵仙、金刚刺活血化瘀通络，僵蚕、全蝎搜剔风邪，大皂角刺祛顽痰，独活可入肾经，散深入人体内部之风邪，全方起到补阴液、通筋路、通补脏腑经络虚滞之功，故效果良好。

帕金森病开关现象的发生与帕金森病发病机制一致，病情相对较重，与帕金森病药物的服药时间、血浆药物浓度无关，治疗比较棘手。周德生教授认为其病机是由少阳少阴枢机受阻，脏腑、经筋、肌肉腠理开合障碍，经脉逆气夹杂风痰瘀浊毒交互凝结，因此在治疗上以补开通或以通为补，祛除内生诸邪，恢复腠理气化、枢机运转，使筋路开通，故能取得较好的临床效果。

刘淑霞　治疗颤证经验

刘淑霞，主任医师，硕士研究生导师。陕西中医药大学优秀教师。咸阳市医疗事故鉴定委员会专家成员。中华中医药学会脑病分会第一届委员会委员。

刘淑霞认为本病责之于肝、脾二脏，初期多以肝郁气滞、痰热阻络为患，治以疏肝理气、清热化痰为法，并认为脾胃虚弱与本病的发生有密切关系，在整个治疗过程中始终不忘顾护胃气，健脾和胃。

一、辨证论治

1. 肝郁气滞型

起病较为急骤，可见肢体颤动，程度较重，难以自制，每因情绪激动时加重，可伴有面赤，心烦急躁，头晕目眩，口干，口苦，小便黄赤，大便秘结，舌质红，苔黄或腻，脉弦滑。刘老师认为颤证肝郁气滞者，多因情志失调，郁怒太过，脏腑气机失于调畅所致；或因郁怒伤肝，肝气郁结，气血运行不畅，筋脉失养；或因肝郁化火生风，风阳暴张，窜经入络，扰动筋脉。肝主疏泄，调畅一身气机；肝为罢极之本，主身之筋膜，为风木之脏，肝风内动，筋脉不能任持自主，随风而动，牵动肢体及头颈部颤抖摇动。治以疏肝解郁理气为法。刘老师习用逍遥散化裁，本方具有疏肝解郁而不耗气，养血和血而不伤血的特点。临床根据患者症状酌加活血、安神之品，每获良效。常用药物有当归、白芍、柴胡、茯苓、白术、薄荷、珍珠母、生龙牡、鸡血藤、郁金、远志、炙黄芪、焦三仙等。诸药配合，疏肝解郁，养血和血，使血气疏，肝木条达而和平。然肝为刚脏，体阴而用阳，因此刘老师主张临证选用药性平和之品以疏肝解郁、缓痉舒筋，切忌过用行气活血、通利息风之品，以免伐肝，耗伤肝血，加重病情。

2. 痰热阻络型

症见头摇，肢体震颤，头晕目眩，手不能持物，甚至四肢不知痒痛，胸闷，甚则呕吐痰涎、舌体胖大有齿痕，舌红，苔白腻或黄腻，脉弦滑数或濡数。刘老师指出其病机为痰浊内阻，郁久化热，经气不畅，内则脏腑、外则皮肉筋脉失养而发为颤证。多因素体肥胖，痰湿内盛，或过食肥甘厚味，大量饮酒，痰湿内蕴，郁久化火；或情志过极，郁怒伤肝，气郁化火，灼津成痰，痰热阻滞经络筋脉，引动肝风。治以清热化痰、息风止痉为法。运用黄连温胆汤化裁。药用黄连、竹茹、半夏、陈皮、枳实、茯苓、山药、当归、鸡血藤、珍珠母、生龙牡、石决明、郁金、远志等。方中黄连味苦，性寒，清热燥湿、祛湿，使湿去，痰无所生；半夏味辛，性温，燥湿化痰，降逆止呕，两药合用，辛开苦降、调畅气机共为君药；臣以竹茹，偏治热痰，并善开郁除烦；枳实下气行气，气顺则痰消；当归、鸡血藤补血活血，治风先治血、血行风自灭；佐以陈皮、茯苓健脾理气化痰，以固本；珍珠母、生龙牡、石决明重镇息风止痉。使以甘草调和诸药，焦三仙顾护脾胃，防苦寒重镇之品损伤胃气。诸药合用，具有清中有补，动中有静，寒热并用，动静结合的特点，共奏清热化痰、息风止痉之效。刘淑霞指出在选方用药上要注重药性的配伍，力求寒热并用，动静结合，并指出对于苦寒之品需中病即止，不可尽剂，待热邪祛除后，根据患者病情调整用药。

3. 脾胃虚弱型

对于颤证的认识，既往医家多从肝肾阴虚、气血不足、风火内生、痰瘀阻络的角度来辨治，往往忽略了脾胃与本病的关系。清代何梦瑶《医碥·颤振》云："颤，摇也；振，动也。亦风火摇撼之相，有水虚而然。风木盛则脾土虚，脾为四肢之本，四肢乃脾之末，故曰风淫末疾。风火盛而脾虚，则不能行其津液，而痰湿亦停聚，当祛痰也"，指出脾虚痰阻是颤证的发病因素。马云枝等提出脾虚痰阻、瘀血阻络是本病发病的基本病机，脾虚贯穿本病发生发展的全过程。郑国庆强调脾阴虚风动为发病的关键。刘淑霞认为颤证的发生与脾胃虚弱有密切关系。一则"脾胃为后天之本，气血生化之源""脾主肌肉、四肢"，脾胃虚弱，气血生化乏源，四肢肌肉失于气血濡养，出现筋惕肉瞤之象；二则"脾为生痰之源"，脾胃虚损，运化失职，聚湿生痰，阻于筋脉，筋脉失养，发为颤证。由此可见，脾胃虚弱亦是颤证发病的重要因素之一。

脾胃虚弱者症见头摇肢颤，面色少华，头晕，纳呆乏力，少气懒言，畏寒肢冷，舌黯淡，苔薄，舌体胖大，边有齿痕，脉沉细或缓。刘淑霞认为本型多因饮食不节，恣食肥甘厚味，内伤脾胃，聚湿生痰，痰浊阻络化热动风；或过食生冷，损伤脾胃，气血生化乏源，筋脉失养；或肝郁脾虚，气血生化不足；或思虑太过，耗伤精血，筋脉失养而致。治以健脾和胃、益气养血为法。方选归脾汤化裁。方中炙黄芪、太子参、白术健脾益气，使脾旺气血生化有源；当归、鸡血藤养血活血，使四肢肌肉筋脉得以濡润；茯苓、山药、薏苡仁健脾祛湿，湿祛痰无所生；远志、生龙牡、珍珠母安神镇颤；焦山楂、神曲顾护胃气，诸药配伍，使脾胃健，气血充，筋脉肌肉得以濡养而颤证自除。

二、疏肝柔肝，缓痉舒筋

刘老师认为颤证责之于肝，临证多从肝气郁结论治。治以疏肝理气为法，然肝为刚脏，体阴而用阳，非柔润而无以调和，因此刘淑霞在疏肝的同时不忘柔肝之法。《岳美中论医集》中指出"肝性多郁，宜泻而不宜补；肝性至刚，宜柔而不宜伐。"用药方面刘淑霞遵循泻而不补，柔而不伐的用药原则，选取不腻不燥、酸甘平柔和缓之品以疏肝、柔肝，使肝木条达，气畅血行，筋脉荣润而震颤之象自除。

三、调畅情志，疏理气机

《内经》云："百病皆生于气。"在长期的临床实践中，刘淑霞认为颤证的发生与情志失调有密切关系，七情内伤、气机郁滞、脏腑功能失调是导致疾病发生发展的重要因素，而且患病后又可因情志不畅加重病情，因此在治疗中刘淑霞更注重患者的调护。不忘对患者进行情志疏导，消除患者的紧张顾虑情绪，嘱患者避免忧思郁怒等不良的情志刺激，保持心情舒畅和情绪稳定亦是防治本病的关键。

四、固本培元，缓图其功

脾胃居中焦，脾升胃降，是人体气机升降的枢纽，升降相因，气血生化有源，精微得以布散，五脏得以柔养，脏腑功能强健而有助于疾病的治疗，且脾胃强健有利于发挥药效。因此刘淑霞在治疗本病时提倡要始终顾护胃气、健脾和胃，达到固本培元以助后天的目的，同时也是中医学"治未病"及"既病防变"理论的体现。在选方用药方面不忘加入山药、陈皮、茯苓、薏苡仁、焦山楂、神曲、鸡内金、麦芽等，一则健脾和胃以固本培元；二则防重镇、苦寒之品损伤胃气；三则有利于患者坚持服药。本病多发于老年人，病程缠绵难愈，呈渐进发展趋势，一般治疗难取速效，因此临床治疗当辨证论治，以调理气机、舒筋通络、养血活血为法，且不忘顾护胃气，健脾和胃以培本固源，从而有利于患者长期坚持治疗，缓缓图之，达到满意的疗效。

五、典型病案

患者，男，18岁，2011年10月28日初诊。1个月前因受重刺激，情绪激动，突然出现头摇不能自制，时发时止，情绪激动时加重，心烦意乱，逐渐导致少寐多梦，纳差不欲食，就诊时可见头摇不止，自诉心烦，不欲食，夜眠差，多梦，大便时干时稀。神清，精神差，面红，舌淡红，苔薄黄，脉弦滑。辨证：颤证（肝郁气滞），治以疏肝解郁，理气镇颤。方以逍遥散加味。处方：当归15g，炙甘草3g，白芍15g，柴胡10g，茯苓15g，白术15g，薄荷10g，郁金10g，珍珠母（先煎）30g，生龙牡（先煎）各30g，鸡血藤15g，远志10g，焦三仙各15g，夜交藤15g，合欢皮15g，莲子心10g。水煎服，日1剂，早晚分服。并疏导患者情绪，嘱其调畅情志。服7剂，患者自觉精神好转，头摇较前稍减轻，可自制，夜眠好转，大便调。守方加用炙黄芪10g，继服7剂后，患者精神佳，头摇较前明显减轻，夜眠可。三诊守方加量炙黄芪15g，再服7剂后，头摇消失。随访1个月，未再复发。

按：此因情志失调，郁怒太过伤肝，肝气郁结乘脾，气血运行不畅，脏腑气机失于调畅，筋脉失养所致。方中炙甘草、白芍酸甘化阴，缓急解痉，调和肝脾；柴胡、薄荷、郁金疏肝理气兼清郁热；当归、鸡血藤养血活血，遵"治风先治血，血行风自灭"之意；珍珠母、生龙牡、远志、莲子心镇颤安神；白术、茯苓、炙黄芪健脾益气。诸药合用，使肝郁得解，肝脾调和，气畅血行，筋脉得养而颤止。

陈亦人　肢颤勿忘息肝风，却病仍当寻因机

一、肢颤勿忘息肝风，却病仍当寻因机

肢体震颤抖动，可见于诸多疾病，治法各异。一般而言，随着原发疾病逐渐好转、痊愈，肢颤也随之减轻、消失。然而，临床亦可见到单纯以肢体

震颤为突出症状，现代医学又难以查出病因，或原发病虽愈，而肢颤久治乏效者，对此，陈师认为施治首当息风。因风为阳邪，其性易动，风邪致病，每有"动"之特点，如动摇、眩晕、抽搐、震颤等病理反应，即是风气内动的具体表现。《素问·至真要大论》云"诸暴强直，皆属于风""诸风掉眩，皆属于肝"。明确指出了震颤、动摇、抽搐类疾病，皆与风邪及肝脏有关，如肝阳化风、热极生风、阴虚风动、血虚生风等。此外，尚有其他原因而致者，则不易为人所知。故对该病之治，首当注意平息肝风，肝风息则震颤可止。

在诸多息肝风药中，钩藤以其味甘、微寒之性，寒证热证皆可应用，并具有较好的息风止痉功效，故余每在辨证用药的基础上，喜加用钩藤。

二、审证入微，全面分析

审证正确与否是决定治疗成败的关键，要言之，即"参考以往，直取当前，综合分析"。所谓参考以往，即尽可能收集材料，为辨证打好基础。因目前证情单一，辨证困难，故应明确患者原患何病，并依此推测病机；再者，应仔细分析患者以往用药情况，前法何以不效，根结何在，若自己想法与前医相同，更应慎重仔细，检查各个环节，是前医用药量小或未坚持治疗？抑或辨证有误？认真分析后，得出初步结论。直取当前，即围绕患者现病史，仔细诊察患者的舌、脉及发作情况，从而确定其寒、热、虚、实属性，病在何脏何腑何经。将二者综合分析，推理判断，得出证型结论，再据证立法处方，结合平肝息风，疗效往往较佳。

1991年3月12日曾治姚某，男，25岁。持续头、手抖动2年，屡治乏效而来诊。诊见患者头、双手颤抖不已。询知1983年因与人口角，旋即出现头部、手腕、上肢阵发性颤抖，遂入某院治疗，服药效差，后经某精神病院诊为"轻度癫痫"，服西药年余，诸症消失。1989年再次发作时，初服镇静药有效，继而于服药期间又发2次，自服单方10余天（药物不详），上述症状始得缓解，但遗头、手震颤，久久不除，再服上药乏效，经西医多项检查，未发现异常。目前，患者自觉头昏而胀，夜寐自觉身体胀大，反应迟钝，仔细诊视现症，系大量久服镇静药物所致，观其舌质淡，苔薄白，脉细而弦，每在情绪激动时其头、手抖动加剧。辨为肝气郁滞、风痰阻滞之证。嘱其停服镇静药。拟平肝舒肝、息风化痰之法。处方：钩藤12 g，杭白芍15 g，炙甘草6 g，全当归12 g，全蝎2 g，合欢皮15 g，制南星6 g，菖蒲

6 g，泽泻 12 g，云苓 15 g。日 1 剂，水煎服。方以钩藤、全蝎平肝阳，息风止痉；芍药甘草汤柔肝舒筋，缓急通络，以加强钩藤、全蝎息风止痉之功；当归养血活血，配白芍以养肝体，缓肝急；合欢皮疏肝解郁，配菖蒲宁心安神，合当归疏通肝经；制南星、菖蒲、泽泻、云苓化痰祛湿、健脾通阳，因脾主四肢，脾健湿除，阳气通达，则四肢筋脉得养，自无震颤之弊；菖蒲芳香化湿，开窍宁神，以疗头部风痰之疾。全方从疗肝着手，参以息风化痰、通络止痉，服后效果颇著。4 月 26 日来信曰：服上方后诸症大减，抖动甚轻，偶有所发，即于上方加煅龙骨、煅牡蛎各 15 g，加强潜阳息风之力，以巩固疗效，又服 10 余剂后，颤止病除。

三、酌古鉴今

中医源远流长，其著述汗牛充栋，其中不乏真知灼见，尤其是医圣张仲景之《伤寒杂病论》，更是辨证论治理论与实践结合的典范，备受后世医家尊崇，我们应善于总结，吸取精华，以提高辨证用药的准确性、针对性。然而，学古人法，用古人方，应灵活变通，明其理，解其意，妙在随证加减化裁，使病证与方药之间联系更为紧密，疗效才会提高。

曾治朱某，男，22 岁，1993 年 12 月 15 日初诊。患者肢体抖动年余，经西医检查无阳性发现，难以确诊，给予"镇静剂"久服无效，特来诊治。除见四肢不停抖动外，余无所苦，食纳均可。舌尖红，苔薄黄，脉数。观是证，症状单一，似无所辨。但《金匮要略·水气病脉证并治》曰："皮水为病，四肢肿，水气在皮肤中，四肢聂聂动者，防己茯苓汤主之。"言脾主四肢，脾病则水气留于四肢皮肤，阳气被郁，邪正相争，故四肢肌肉有轻微跳动。其舌尖红、脉数，则为营热络痹之象，《金匮要略·中风历节病脉证并治》有"防己地黄汤：治病如狂，妄行，独语不休，无寒热，其脉浮"之说。此实系营热阳郁之证，赵以德注曰："此狂者，谓五脏阴血虚乏，魂魄不清，昏动而然也"。此证虽与《金匮要略》之证不同，但两者病机相似。于是方拟防己茯苓汤与防己地黄汤化裁：细生地 15 g，木防己 6 g，云茯苓 15 g，生黄芪 15 g，桂枝 6 g，炙甘草 10 g，葛根 15 g，忍冬藤 15 g，淫羊藿 10 g，钩藤 10 g，水煎服。服药 20 剂，诸症消失。

沈宝藩　按证分型治帕金森病

一、本病为虚实夹杂之病证，当按证分型治之

沈宝藩认为，本病的突出症状是震颤，属肝风内动的本虚标实证。肝肾虚损为本虚，气血失衡产生瘀血、痰浊、风动证候为标实，初期多以邪实为主，以痰热内阻、血瘀动风之证较为明显，此时临证当辨清肝风、痰热、瘀血为患的偏盛；病程发展至中晚期，病情渐见加重，气血也已亏虚，震颤强直往往累及双侧肢体，甚至出现智能减退、情志异常等。可见此病在中晚期肝肾不足，气血亏虚，血瘀动风之象日益加重，证治时应注意气血亏虚、肝肾精亏、肝风内动之轻重缓急。现按以上病机分析将此病症分为以下4类证型治疗。

1. 痰热风动证候特点

肢体震颤，头晕头昏，胸脘痞闷，大便秘结，小便黄赤，舌质黯红、苔薄黄或黄腻，脉弦数或滑数。治法：清热化痰、息风止痉通络。代表方用黄连温胆汤加减：枳实、竹茹、天麻、牛膝、炒山栀、地龙、郁金各10 g，茯苓、赤芍各13 g，法半夏、黄连各6 g。加减：热盛风动，加羚羊角、钩藤；大便秘结，加瓜蒌仁、莱菔子、酒军。

针刺处方：①头针：顶颞前斜线；②体针：百会、风池、合谷、外关、阴陵泉、丰隆、太冲、内庭、公孙；③针法：平补平泻，得气后留针30分钟，头针接电针，频率200次，强度以患者感觉适宜为度。

2. 痰瘀互阻证候特点

肢体震颤拘紧，头晕、头痛，身困重，纳少，或时有心前区闷痛、心悸，苔较腻、舌暗淡、见瘀点或瘀斑，脉弦滑或脉弦结代。治法：健脾化痰，息风通络。代表方用二陈汤合桃红四物汤加减：法半夏、白附子、天麻、僵蚕、当归、桃仁、红花、川芎、丝瓜络各10 g，茯苓13 g，陈皮、制南星各6 g。加减：气虚、身困乏力，加黄芪、炒白术；纳差、脘腹胀闷，痰湿重，加砂仁、菖蒲、苍术、山楂；心前区闷痛，加瓜蒌、薤白、郁金、元胡、厚朴。

针刺处方：①头针：顶颞前斜线；②体针：百会、合谷、中脘、丰隆、三阴交、血海、阴陵泉、膈俞；③针法：平补平泻，得气后留针30分钟，头针接电针，频率200次，强度以患者感觉适宜为度。

3. 肝肾不足证候特点

肢体颤动麻木，头晕耳鸣，腰膝酸软，舌黯红，脉弦细或滑数。治法：滋补肝肾，息风通络。代表方用大补阴丸加减：生地、熟地、山茱萸、龟甲、枸杞子、丹参、钩藤、赤芍、白芍各13 g，天麻、元参、女贞子、牛膝各10 g。加减：肢麻震颤，肝肾精亏甚，加鳖甲、鹿角胶、木瓜；五心烦热、口渴甚，加知母、黄柏、丹皮、元参；大便秘结，加何首乌、枳实、酒军。

针刺处方：①头针：顶颞前斜线；②体针：百会、风池、合谷、阳陵泉、三阴交、太冲、太溪、照海、肾俞、肝俞；③针法：三阴交、太溪、肾俞、肝俞用补法，余穴平补平泻，得气后留针30分钟，头针接电针，频率200次，强度以患者感觉适宜为度。

4. 气血两虚证候特点

肢体震颤、拘挛，项背强直，神昏懒言，气短乏力，面色㿠白，自汗动则尤甚，头晕眼花，舌质暗淡，脉细弱。治法：益气养血，息风通络。代表方用八珍汤加减：党参、丹参、当归、钩藤、赤芍、白芍各13 g，白术、茯苓、川芎、天麻各10 g，牛膝12 g。加减：气虚甚，加黄芪、太子参、山药；血虚甚，加何首乌、熟地、女贞子；肢体拘挛，加木瓜、鸡血藤、蜈蚣；纳食差，加砂仁、山楂、麦芽；神呆，流涎，痰浊重，加菖蒲、远志、制南星；血瘀重，加桃仁、红花、水蛭。

针刺处方：①头针：顶颞前斜线；②体针：百会、合谷、内关、血海、足三里、气海、关元、三阴交、膈俞；③针法：足三里、血海、气海、关元、膈俞、三阴交用补法，余用平补平泻，头针接电针，频率200次，强度以患者适宜为度。

二、平息内风，祛瘀通络化痰的治法应贯穿治疗的全过程

本病以震颤、肢体拘挛、肌强直为主症，此为风邪内动之象。符合《证治准绳·杂病》："颤，摇也，震动也。筋脉失束不住而不能任持，风之象也。"故治程中应注意平息内风，按证选用镇肝息风、养血柔肝息风、滋阴潜阳息风、清肝息风等药，如羚羊角、钩藤、珍珠母、天麻、首乌、熟

地、龟板、鳖甲、龙骨、牡蛎等。本病病程较久，常因虚风不息，扰逆窜动，影响气化，水道不畅，经气受阻，气血瘀滞，水凝痰浊滋生，痰瘀交阻，内风暗煽，风动尤甚，瘀阻痰凝愈深。肝风、瘀血、痰浊相互作用，病情加重。尤其本病如与高血压病、冠心病、糖尿病、高脂血症同时存在时，应该对上述疾病采取中医中药辨证治疗。要注意痰瘀为患，因为这些疾病常伴见痰瘀痹阻之诸类证候，故在取用平肝息风法的同时，当注意痰瘀同治，活血祛瘀药可按证型不同，选用养血活血、清热凉血通络、温经通络、养血通络药，如当归、鸡血藤、赤芍、丹皮、红花、川芎等；同理，祛痰药可选用健脾化痰、清热化痰、润燥化痰、温化寒痰、涤痰开窍药，如茯苓、炒白术、郁金、竹茹、贝母、瓜蒌皮、法半夏、菖蒲、远志等。当本病迁移日久反复加重。使顽痰、瘀血为患，非一般活血化瘀药加入而见效。必须按证选用全蝎、蜈蚣、水蛭、地龙等虫类疏风通络药。本文列举医案中选用的是名老中医沈宝藩研制的系列脉通片，此中成药中含有水蛭、地龙等药，故治疗帕金森病应把息风祛瘀化痰法贯穿治程之始终。

三、集中、西医之长，采用多种疗法综合治疗，提高疗效

本病迄今尚无根治的药物，有时采用某些西药对缓解症状较为明显，从而改善患者生存质量。但不能改变疾病的进程，在较长的西药治疗过程中，往往剂量要逐渐加大，随之而来的不良反应也增多，有的患者因为不良反应大而难以坚持治疗。而中医中药的应用对症状的缓解，虽然不如西药快，但不良反应较少。在发病早期，尤其仅仅单侧肢体震颤为主时，当及早采用中药配合针刺治疗，还是有一定疗效的。较重的震颤、肌僵直累及多肢体，应该采用中西医综合治疗。在西药应用的同时，有中医中药的参与治疗，可减少西药的不良反应。目前，抗胆碱能药物对震颤强直有效，但这类药应用后患者常见有口渴、便干等不良反应。适加养阴和润肠息风中药，可解除上述服用西药后的不良反应。这样有利于患者坚持服用西药，增加西药的有效时间，有的还可以配用中药治疗后逐渐减少西药的治疗剂量。有些药物治疗无效，采用手术治疗，可改善症状，但疗效不易巩固，可配用中药辨证调治。经临床试验研究证实针灸、推拿、磁疗、气功、康复训练应尽早参与，可减少西药的用量和药物的不良反应，延缓病程的进展，增进疗效。

四、注意生活调适，促进症候的改善甚为重要

1. 合理饮食调摄

帕金森病患者宜进食高热量，但要少食肥甘厚腻食物，少食多餐，每天饮水量不少于 2000 mL。当吞咽动作迟缓时饮水要用吸管，患者一定要细嚼慢咽以防食物反流。因为本病肌张力明显增高，肢体震颤，能量消耗相对增加。应给予足够的总热量，膳食中糖、蛋白质、碳水化合物均衡，减少肥甘厚腻；远离烟酒，多饮绿茶，提供优质蛋白质和不饱和脂肪酸；多吃新鲜蔬菜和水果，提供多种维生素，促进肠蠕动，防止便秘。研究发现，常食蚕豆、多饮咖啡可有效地预防帕金森病。美国学者和日本学者研究发现，老年帕金森病患者血中维生素 K 和维生素 D 明显低于同龄正常人群。因此，增加维生素 K 和维生素 D，常晒太阳，对于预防帕金森病是非常重要的。

2. 注意情志调畅

对患者进行健康教育、心理干预和护理措施，可以提高患者的自理能力，改善患者的生活质量。健康教育中，注意康复指导、用药指导、功能锻炼，保持适量的活动可促进血液循环和新陈代谢，功能锻炼要合理、适度、循序渐进，不能过度劳累，贵在坚持，持之以恒。心理干预，稳定患者的情绪。消除其心理障碍，减少负性情绪对康复的影响。有效地进行健康教育及心理干预，提高患者自理能力，改善患者生活质量，延缓病程进展，减少并发症的发生，减轻家庭及社会的负担。

五、典型病案

1. 典型病案 1

郑某，男，68 岁，2003 年 9 月 10 日初诊。5 年前患脑梗死，后遗半身不遂，经治疗右侧肢体活动改善，能自行走动。近 2 年来四肢颤抖，肌僵直，左侧尤甚。步履艰难，头晕痛，失眠，口角流涎，大便干结。曾服用多巴丝肼片或苯海索，服药后恶心呕吐甚而停服，前来求治。血压 130/60 mmHg，苔厚腻、舌黯红，脉弦细。双手震颤，肌张力增高，左侧较重，脑电图示 α 波指数为 26%，诊断帕金森病。中医辨证：脑中风病久，气阴亏虚，气虚生痰，阴虚生热，痰热内盛风动。取平肝息风、清热化痰通络法治之。处方：羚羊角粉（冲服）2 g。丹参、钩藤各 13 g，珍珠母 30 g，天麻、菖蒲、郁金、天竺黄、炒山栀、赤芍、枳实、牛膝各 10 g，胆南星 6 g。

7 剂，水煎服，每日 1 剂。

二诊：服药 14 剂，口渴头痛明显减轻，大便仍干结，颤动诸症改善不明显，苔脉同前。原方加全蝎 6 g，僵蚕、酒军各 10 g，嘱门诊配合针刺治疗，针药并治。上方随证适做加减。服药 1 个月，四肢颤动明显减轻，肌强直改善，走动较灵活，大便通畅，口角已不流涎。复查脑电图 α 波指数增为 50%，嘱常服平肝脉通片每日 3 次，每次 6 片，巩固疗效（该片为院内制剂，由天麻、钩藤、石决明、夏枯草、水蛭、地龙、栀子、胆南星、贝母、郁金等组成，具有平肝息风、清热化痰、通络之效）。1 年后随访，肢体颤动诸症未见加重。

按：患者脑中风病多年，病久气血亏损，血运不畅，致痰瘀痹阻化火化风，经脉失于濡养而致头晕头痛，震颤发作，取铃羊角、天麻、钩藤、珍珠母等镇痉清热息风药伍以全蝎、僵蚕虫类药搜风剔邪，祛痰镇痉息风并加用化痰清热通络之菖蒲、胆南星、天竺黄、炒山栀、酒军、枳实、郁金、赤芍、丹参等。诸药共奏平肝镇痉息风、清热化痰、活血通络之效，因而震颤明显改善。后期服用具有息风清热、化痰通络功效的平肝脉通片巩固疗效。

2. 典型病案 2

刘某，男，76 岁，2007 年 11 月 10 日初诊。多年患高血压病，平素恣食肥甘，喜饮酒。时感头晕，胸脘满闷，服用卡托普利降压药治疗，血压尚平稳。近半年来，头晕加重，纳差，颈项及双手震颤，四肢动作笨拙，多处医院诊治诊断为帕金森病。曾服苯海索、左旋多巴等药物治疗，症状改善不明显。血压 130/80 mmHg，面容呆滞，步态慌张而迟钝，口角流涎，痰多，舌黯、苔厚腻，脉弦滑。中医辨证：年老肝肾亏虚，肝病及脾，脾失健运，湿盛生痰，风痰阻络。取温运中州、化痰息风通络法治之。处方：苍术、厚朴、法半夏、菖蒲、远志、丝瓜络、郁金、天麻、僵蚕、川牛膝各 10 g，茯苓、钩藤各 13 g，山楂 15 g，橘红、制南星各 6 g。7 剂，水煎服，日 1 剂。

二诊：纳食明显增加，胸脘满闷也减轻，他症同前。嘱配合针刺治疗，中药守法原方又经治 2 个月，经针药并治后，口角已不流涎，咳痰也少，左手和颈项颤动已明显减轻，苔转为薄腻。效勿更法，原方去苍术，加炒白术、当归各 10 g，以健脾燥湿、养血通络，巩固调治。3 个月后随访，颤动诸症改善甚为明显。肢体活动也较灵活，嘱西药降压药续用，长期服用具有燥湿化痰、息风通络之效的化痰脉通片（天麻、半夏、炒白术、僵蚕、水蛭、地龙、橘红、菖蒲、制南星、远志、贝母、郁金等）。注意饮食清淡，饮酒适度。

按：老年高血压病患者，脏腑功能已虚损，又平素饮食不当，恣食肥甘，喜饮酒而伤脾。脾失健运，痰浊滋生，脉络瘀阻，痰瘀交阻生风而发颤病。取化痰通瘀息风法调治，针药并治数月，症状明显改善。但本病病程缓慢，诸症全除，非朝夕之功，嘱注意饮食调摄，长期服用健脾化痰、息风通络之化痰脉通片巩固疗效。

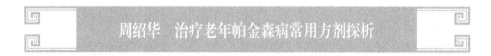

周绍华　治疗老年帕金森病常用方剂探析

周绍华，教授，全国名老中医药专家学术经验继承指导老师，从事神经内科临床工作近50年，擅长治疗多种神经内科疑难病证。

周老治疗老年帕金森病，在患者使用西药的基础上，加用汤药治疗，增强了疗效，减少了单用西药的不良反应，并且改善了患者的整体生活质量，部分患者还可以减小西药的维持剂量，效果相当满意。现从周老常用的方剂验案探析其诊治思路及用药经验。

一、大定风珠

患者，女，70岁，2008年4月18日初诊。患帕金森病13年，现服用美多巴维持。初诊时坐轮椅来诊，表现为双手震颤，四肢强直，面具脸，姿势前倾，饮食呛咳，有痰，口干烦热。舌质黯红苔少，脉细缓。周老辨属肝肾阴虚，法当滋阴养血，息风定搐，最喜用大定风珠加四物汤合止痉散加减。处方：醋龟板30 g，醋鳖甲30 g，杭白芍12 g，全当归12 g，阿胶10 g，牡丹皮10 g，全蝎3 g，广地龙10 g，生杜仲12 g，怀牛膝12 g，炙杷叶10 g，生甘草10 g，明天麻10 g，干生地30 g，白僵蚕10 g，条黄芩10 g，旋覆花10 g，代赭石30 g，西洋参6 g。患者服此方加减近2个月后，精神明显好转，虽仍有震颤，但强直明显好转，动作较前灵活，行走增多。

大定风珠出自《温病条辨》，在下焦篇十六条："热邪久羁，吸烁真阴，或因误表，或因妄攻，神倦瘛疭，脉气虚弱，舌绛苔少，时时欲脱者，大定风珠主之。"并谓"此邪气已去八九，真阴仅存一二之治也。观脉虚苔少可知。"由原文可知，辨证要点是：神倦瘛疭，脉气虚弱，舌绛苔少。故帕金森病属肝肾阴虚者用之最为恰当。周老选用大定风珠的主要药物有醋龟板、醋鳖甲、杭白芍、阿胶、干地黄。

周老强调"治风先治血，血行风自灭"的治疗原则，临证必于大定风珠基本方中加四物汤养血和血。同时，辨属阴虚风动者，多阴虚生热，热又助风动，故周老多于四物汤中去性燥之川芎，加牡丹皮以凉血化瘀，并加条黄芩清肝经之热。

止痉散为经验方，蜈蚣、全蝎等份研末服用，功效为祛风止痉，主要用于手足抽搐、角弓反张之症。对顽固性头痛、关节痛止痛作用较强。帕金森病患者由于锥体外系统的运动协调功能障碍，患者肢体强直，肌张力增高，中医称"筋脉拘紧"，多诉有肢体疼痛。现代药理研究表明，止痉散恰又有镇静止痛作用，周老临证用其治疗帕金森病，必在辨明虚证的性质，选定补虚的基础方后加用。单用止痉散力量不足，周老还加用广地龙、白僵蚕、明天麻等以加强息风定搐作用，可以减轻帕金森病的震颤症状，使肌张力减低，缓解强直，又兼镇静止痛，可谓一举多得。

帕金森病患者由于咽喉部肌肉的协调运动障碍，可伴有饮食饮水呛咳和构音障碍。这时患者往往痰涎增多。对于病程短、病情轻、症状和舌脉有痰浊阻滞之象者，加淡竹茹、炙枇杷叶或代赭石、旋覆花化痰降气；对于病程久、病情较重，症状和舌脉有虚象者可用生脉散，亦为周师经验。盖病久，咳吐痰涎，饮食饮水呛咳乃肺胃之气伤，津液不摄所致。生脉散中人参大补元气，麦门冬、五味子均可入肺胃二经，助人参益精气，固摄津液而能止呛咳。

帕金森病肌张力增高，强直明显者，加宣木瓜合大定风珠中之白芍柔筋缓急。中医认为肝主筋，肝木枯槁，筋脉拘紧，乃肾水不足，水不涵木。故在大定风珠滋养肝肾之阴基础上一定还要加强使用补肝肾、强筋骨的药，多选怀牛膝、生杜仲、川续断等合宣木瓜、杭白芍柔筋缓急之品并用。

老年患者关节疼痛是由于肌张力高，肌肉强直日久，使营养关节的血管血供受阻，同时使肌力减退，关节承受体重压迫所致。周老常在基本方基础上加人参、黄芪益气健脾，四物汤养血活血，止痉散息风定搐，镇静止痛。并常加用川萆薢通利关节。川萆薢常用作利水渗湿之品，但其并非只入足太阳膀胱经和足阳明胃经，还入足厥阴肝经，《神农本草经》明言其"主腰背痛，强骨节"。

帕金森病患者胃肠蠕动缓慢，伴便秘者多，临证可加火麻仁、肉苁蓉以润肠通便。帕金森病患者的便秘，其本亦是肝肾亏虚，阴血不足，故方中有生地黄、全当归、生杜仲等补肝肾、养血润燥通便之品。

患者服用上方加减近2个月，同时一直服用多巴丝肼片，药量未变。自觉肢体强直好转，疲乏无力感减轻，搀扶可行走，行动、面部表情较前灵活许多。胃纳增加，排便通畅，精神气色大为好转。仍有痰，语声低弱无力。舌质渐转黯，苔白。左脉滑，右脉弦细。周师于前方中去二甲，改人参10 g，加炙黄芪30 g，变为益气养血，化痰息风定搐。

服药至2008年11月7日复诊，患者已能自行步入诊室，面色红润，精神良好，饮食二便趋于正常。但查舌质淡黯，苔薄白，脉沉细。周老再易其法，以阴阳双补，加强温补脾肾为法。择右归丸加四物汤合止痉散加减。处方：制附子10 g，嫩桂枝10 g，酒熟地30 g，云茯神30 g，生杜仲12 g，怀牛膝12 g，全当归12 g，杭白芍15 g，鹿角胶12 g，阿胶珠10 g，牡丹皮10 g，炒杏仁10 g，明天麻10 g，全蝎3 g，蜈蚣3条，石菖蒲10 g，广郁金10 g，生甘草10 g，火麻仁10 g。另嘱家属用人参10 g，另煎兑入汤药服。

观周老从滋阴养血，到益气养血，再到温补脾肾，阴阳双补，辨证用药，随证加减，疗效巩固。在辨与变的过程中，似乎既是变化不拘，而又不离其宗。始终未改补气养血，补肾强筋，息风定搐。变化者，不拘于肝肾阴亏，舌质转淡后，先加强补气，用人参、黄芪，患者并无燥热之象，既说明阴液已复，阴精充足，又说明现出气亦虚，故舌淡，肢体无力。补益精气之后，症状虽好转，行走逐渐灵活，患者感觉下肢乏力突出。这时则补脾不如补肾，补气不如补阳，根本仍在肾虚，故更易法则，转用右归丸加减。

周老认为，"颤振"属风证，临床还常见血虚夹痰证型，既有阴血亏虚之象，又有痰浊内阻之象。血虚则风动，肢体震颤，患者内有痰浊，表现饮食、饮水呛咳，痰涎不易咯出。舌质淡或黯红，舌苔厚腻或水滑，脉象或见沉细，或见弦滑。这些都是血虚夹痰的辨证要点。

二、金水六君煎

患者，女，70岁。西医诊断帕金森病多年，口服多巴丝肼片每次1片，每日2次，肢体震颤好转，但肢体僵直，运动障碍明显，故来寻求中医治疗。患者表现为典型的面具脸，饮食呛咳，双腿酸困，大便干结。舌质黯红，苔白水滑，脉小滑。周老辨证为血虚夹痰，法以养血化痰，柔肝息风，强筋健骨。方取金水六君煎加减，处方：酒熟地30 g，缩砂仁5 g，全当归

12 g，法半夏 10 g，化橘红 10 g，云茯神 30 g，炒枳实 10 g，淡竹茹 10 g，杭白芍 15 g，生杜仲 12 g，怀牛膝 12 g，川萆薢 10 g，广地龙 10 g，全蝎 3 g，蜈蚣 2 条，白僵蚕 10 g，川续断 12 g，炙甘草 10 g。患者服上方取效，痰浊之象减轻后，更为大定风珠合止痉散加减出入。

金水六君煎亦是周老喜用方剂之一，出自《景岳全书》，为二陈汤去乌梅加当归、熟地而成。此方是"新和阵"中第一方，言其"治肺肾虚，寒水泛为痰，或年迈阴虚，血气不足，外受风寒，咳嗽、呕恶、多痰、喘息等证，神效"。周老用金水六君煎治疗帕金森病，正是抓住了帕金森病中也有与张景岳所述痰证相同的病机，即年迈阴虚，血气不足。而标实之痰和阴血亏虚之本治疗上比较矛盾。滋补阴血之品多味厚滋腻，易助湿生痰，故古人用熟地黄时喜用砂仁拌炒，以防其滋腻生痰。周老言现今熟地黄加工时已不用砂仁拌炒，所以临证遇阴血不足又挟痰湿较重者，需重用熟地滋补阴血时，必加砂仁芳香化湿，健运脾气。帕金森病患者的痰多呛咳为内生之痰，而非感受外来风寒，也恰合二陈汤可祛内生之痰。辨证要点是患者除帕金森病典型症状和体征外，主要有舌质暗红或舌淡不胖为阴血虚少之象，而非淡胖阳虚之象；舌苔多黄白厚腻，呛咳痰多等痰湿中阻之象。

周老用金水六君煎必合止痉散同用。辨属血虚者，必加柔肝补肾之品，可能也是周老临床疗效突出的原因之一。如方中加杭白芍养血柔肝，加杜仲、怀牛膝、川续断和川萆薢就是取其滋补肝肾、通利关节的作用。待痰邪之象渐轻，肝肾阴虚之象浮出时，便要改辙治法，滋补肝肾巩固疗效，并法随证变。

参 考 文 献

[1] 任芳，郭炜．颜乾麟治疗颤证经验举隅［J］．山东中医学院学报，2006，7（4）：40–41.

[2] 汪瀚，童建兵．鲍远程治疗帕金森病的经验［J］．中医药临床杂志，2010，22（11）：1018–1019.

[3] 李维峻，崔玲．崔玲治疗颤证经验［J］．世界中医药，2011，6（3）：225–226.

[4] 刘晓艳，曹焕敏．刘真应用膏方治疗帕金森病经验［J］．河北中医，2013，35（6）：808–809.

[5] 王济梅，李向哲．杨明会教授补肾活血法治疗帕金森病经验［J］．中西医结合心脑血管杂志，2014，12（12）：1565–1566.

[6] 丁瑞丛，胡华，袁雅洁，等．周德生教授治疗帕金森病开关现象的临床经验总结

[J].环球中医药，2013，6（S1）：152－153.

[7] 周德生，张雪花，谭静．荣气虚滞论［J］.中医药通报，2005，4（2）：22－25.

[8] 侯振萍，赵云霞．刘淑霞治疗颤证经验［J］.河南中医，2012，32（9）：1131－1132.

[9] 张喜奎．陈亦人教授医话［J］.国医论坛，2001，16（1）：18－19.

[10] 王格林，刘扬．沈宝藩教授证治帕金森病的临床经验［J］.新疆中医杂志，2012，30（2）：48－51.

[11] 万毅，司维．周绍华教授治疗老年帕金森病常用方剂探析［J］.世界中西医结合杂志，2012，7（3）：195－196.

第九章　痴呆专辑

痴呆是指在意识清醒状态下出现的已获得的职业和社会活动技能减退和障碍，认知功能下降，记忆力减退和丧失，视空间技能损害，定向力、计算力、判断力等丧失，并相继出现人格、情感和行为改变等障碍，且呈进行性加重过程。

中医对痴呆的研究历史漫长，但散见在诸多医籍中，存在中医病名使用混杂、病证涵盖交叉等问题，在古医籍阅读和研究中易引起疑惑。

早在先秦时期就有类似痴呆症状的记载。《左传·成公十八年》记载："周子有兄而无慧，不能辨菽麦，故不可立。"西晋杜预注："不慧，盖世所谓白癡。"古代"癡"字通现代"痴"，但其所指的范围与现代医学名词"痴呆"不相等同。

"痴呆"作为中医学名词首见于汉代《华佗神医秘传·华佗治痴呆神方》，晋代《针灸甲乙经》和明代《针灸大成》有"呆痴"之名，曰："心性呆痴，悲泣不已。"虽有"痴"或"呆"病名，但与今之"痴呆"内涵迥异。如《华佗神方》曰："此病患者常抑郁不舒，有由愤怒而成者，有由羞恚而成者。方用人参、柴胡、当归、半夏、酸枣仁、菖蒲各一两，茯苓三两，白芍四两，甘草、天南星、神曲、郁金各五钱，附子一钱，水十碗，煎取一碗，强饮之。少顷困倦欲睡，任其自醒即愈。"《针灸资生经》曰："人病狂痴手足厥，作狂病治不效。"《名医录》曰："此惊恐忧思所得。大惊伤心，大恐伤肾，大忧思伤神志。神不足则狂痴。"再如《景岳全书·癫狂痴呆》中叙述的症状为："痴呆证，凡平素无痰，而或以郁结，或以不遂，或以思虑，或以疑贰，或以惊恐，而渐致痴呆。言辞颠倒，举动不经，或多汗，或善愁，其证则千奇百怪，无所不至。脉必或弦或数，或大或小，变易不常。此其逆气在心或肝胆二经，气有不清而然。但察其形体强壮，饮食不减，别无虚脱等证。"从以上症状描述可见，所言"痴、呆"之证中未提及痴呆的关键症状"记忆力障碍"，而其他症状和发病原因与"郁证"（抑郁症、双向情感障碍等）、"癫狂"（精神分裂症的阴性症状）相近，所以可以推论古医籍中"痴呆"包括了现代医学的部分精神疾病和痴呆合并精神障碍的患者。叶天士提出"神呆"说，此类疾病包括温病（"神呆潮热，即发斑疹"）、中风（"初起神呆遗溺，老人厥中显然"）和痫证（"痫厥，神呆肢强"）等发展过程中出现的神志改变，这些均非今日之痴呆病范畴。

明代以前，对痴呆的认识不很明确，至明代《景岳全书·杂证谟》首次立"癫狂痴呆"专论，澄清了过去含混不清的认识，指出了本病由多种病因渐致而成，且临床表现具有"千奇百怪""变易不常"的特点，并指出本病病位在心及肝、胆二经，对预后则认为本病"有可愈者，有不可愈者，都在乎胃气元气之强弱"，至今仍对临床有指导意义。清代陈士铎《辨证录》亦立有"呆病门"，对呆病症状描述甚详，且分析其为肝气之郁，而最终转为胃气之衰的病理转化过程，其主要病机在于肝郁乘脾，胃衰痰生，积于胸中，弥漫心窍，使神明受累，髓减脑消而病。陈氏提出本病以开郁逐痰、健胃通气为主的治法。立有洗心汤、转呆丹、还神至圣汤等，对临床治疗有一定参考价值。

《丹溪心法·健忘》中引用"戴云：健忘者为事有始无终，言谈不知首尾，此以为病之名，非比生成之愚顽不知人事"，将痴呆与先天愚型相鉴别，但未引起后世医家的重视。《实用中医内科学》将痴呆病定义为：是以呆傻愚笨为主要临床表现的一种神志疾病，其轻者可见神情淡漠，寡言少语，善忘，反应迟钝等症；重者常表现为终日不语，或闭户独处，或口中喃喃，或言辞颠倒，举动不经，或忽笑忽哭，或不欲食，数日不知饥饿等。其中除包括"因老年精气不足，延为呆傻之症"外，还包括"痴呆有从幼年起病者，多渐成白痴之证"。中华中医药学会发布的《中医内科常见病诊疗指南·西医疾病部分》列出了阿尔茨海默病和血管性痴呆的诊断标准，但在《中医内科常见病诊疗指南·中医病证部分》仅列出"健忘"的诊断标准，并对"痴呆"与"健忘"的相关性进行说明，强调健忘"是痴呆早期表现之一，若久治不愈，部分患者可发展为痴呆"。

中医"健忘"的内涵与轻度认知障碍相关中医传统病名的确定方法之

一，即依据症状（主要症状）命名，如咳嗽、头痛等。记忆力障碍是痴呆早期的重要症状，古籍中常将记忆障碍归为"忘"。《肘后备急方》中有疗"多忘喜误"的方法记载；《诸病源候论》列"多忘候"；《太平圣惠方》有"喜忘""多忘""谬忘""好忘""强忘"诸多症状描述，并在"补心益智及治健忘诸方"中提出"补心虚，治健忘，久服聪明益智，茯神散方"，将"健忘"作为病证，并指出须加以治疗。陈言则在《三因极一病证方论》中归纳总结为"常常喜忘，故谓之健忘，二者通治"。《千金翼方·养性》的症状描述则较符合轻中度痴呆的临床表现，曰："健忘嗔怒，情性变异，食饮无味，寝处不安。"并记载了当时针对这种老人的处理方法，曰："子孙不能识其情，惟云大人老来恶性不可咨陈，是以为孝之道，常须慎护其事，每起速称其所须，不得令其意负不快。"清代陈士铎《辨证录》虽立"呆病门"，但却在"健忘门"中指出："人有老年而健忘者，近事多不记忆，虽人述其前事，犹若茫然，此真健忘之极也"。

轻度认知障碍是一种正常老化与痴呆的交替阶段，反映一种有记忆主诉和客观认知损伤证据但又不能诊断为痴呆的临床状况。轻度认知障碍这一概念对识别老年人的记忆下降和高痴呆风险的个体及对其积极实施干预起重要作用。诊断标准包括：①主观的认知主诉；②客观的认知下降；③基本生活能力正常；④不符合痴呆诊断标准等方面。与此对照，结合古医籍的症状描述，可以推论中医"健忘"病名与现代医学"痴呆"轻症（CDR：0～1分），或"轻度认知障碍"的范畴更为接近。

中医研究痴呆历史悠久，很早就关注痴呆的早期表现之一——记忆障碍的病因病机及治疗，且论述散见古医籍中，病名使用混杂各异。后世医家虽列病名"痴呆""健忘"证治，但与现代医学"痴呆"范畴有别。复习古医籍原文可以发现，中医"痴呆"内涵更广，也涵盖了现代医学痴呆的不同阶段，即"健忘"除包括正常的记忆力减退，还包括轻度认知障碍、痴呆轻症阶段，"痴呆"除包括了部分精神疾病外，还包括痴呆中重症合并精神障碍者。将中医"健忘"作为轻度认知障碍和痴呆早期阶段的中医病名，有利于推动中医药在轻度认知障碍病因、病机及治疗方面的研究，提高中医药防治痴呆的疗效。

中医所谓广义痴呆是以呆傻愚笨为主要临床表现，又称呆病。中医所描述的痴呆，包括现代医学的先天性痴呆和后天性痴呆。先天性痴呆包括先天性大脑发育不全等，后天性痴呆包括大脑有器质性损伤的真性痴呆和由于强烈精神创伤所致的假性痴呆。真性痴呆可包括老年性痴呆、麻痹性痴呆、脑动脉硬化性精神病、脑炎后遗症、外伤性痴呆等；假性痴呆包括反应性精神病及癔症等。一般痴呆患者的意识清晰，但其思维活动却变得很不完善，记忆力和计算力降低，理解能力减退，对周围的事物不能正确地进行分析和综合，主次不分，标本不辨，对复杂的现象常不能分析、判断，以致不能正常的工作、学习和劳动。

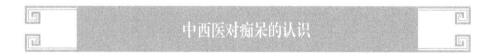

中西医对痴呆的认识

一、中医对痴呆的认识

中医认为痴呆是一种神志病。脑为元神之府，又为髓海，故本病的病位在脑，与心肝脾肺肾功能失调密切相关。病因以内因为主，由于七情内伤，久病不复，年迈体虚等致气血不足，肾精亏虚，痰瘀阻痹，渐使脑髓空虚，脑髓失养。其基本病机为髓减脑消，神机失用。其证候特征以气血、肾精亏虚为本，以痰浊、瘀血之实邪为标，临床多见虚实夹杂之证。具体病机认识如下。

（1）先天不足：自幼痴呆者多由于先天禀赋不足，脑髓不充，以致影响智力发育和精神、思维活动而致成此病。患者多有胎中失养、父母近亲婚配或家族有某些遗传性疾病等病史。亦有临产时、产程中伤及脑髓，使血瘀清窍而发病。

（2）痰浊上蒙：日久或情志刺激，肝郁脾虚，痰浊内积，上蒙清窍而致病。老年人平日过食肥甘，日久生痰，蒙蔽清窍，亦可发病。《辨证录·呆病门》中提出："痰积于胸中，盘踞于心外，使神明不清，而成呆病矣。"《石室秘录》又进一步指出痴呆的严重程度与痰的多少相关，即"痰势最盛，呆气最深"。由上述分析可以看出，痰是机体正气虚衰的必然结果，而痰浊这种病理产物在体内蓄积日久，可进一步导致脏腑功能紊乱失调。

（3）血瘀脑络：久病血虚气弱，气血运行不畅，或正气亏虚，或情志不遂，久郁伤肝，肝失条达，或大惊卒恐，脏腑气机失调，气血逆乱，均可累及脑络，血瘀神明，清窍失养，精神异常，智力减退而发病。金刃、跌仆等致头部外伤，外力冲击伤及颅脑，损及脑络和督脉，血瘀颅脑脉络，扰及神明，亦可致病。

（4）心脾两虚：心气血亏，一则心主神明之机渐不利，二则气血亏不能充养脑髓。脾胃虚弱，一则气血生化不足，脑失所养，二则使运化失健，滋生痰浊，上蒙清窍。人过中年，心之气血渐亏，脾胃功能渐弱；或癫、狂、痫日久，或长期情志不遂，肝郁抑脾，耗伤心气，营血渐耗；或久郁伤脾，纳少化源不足，气血亏损，心气内伤，均可致心脾两虚，心失所养，神失所藏，精神与思维障碍、智力减退而发病。

（5）肝肾亏虚：中老年人脏腑功能减退，肝肾渐亏，肝血不足，肾精虚损，无以奉上，脑髓不充，髓海空虚，神机失用，以致神志恍惚，谈前忘后，神情呆滞，神思不敏而成痴呆。

（6）热病伤脑：急性热病，邪热入营血，伤及清窍，损及脑髓，神明被扰，出现精神异常，灵机不运，智力减退之后遗症。

（7）毒邪犯脑：有毒之物侵入人体，邪毒犯脑，内伤神明，蒙闭清窍，轻则精神异常，出现思维、智力障碍；严重者可出现意识障碍、昏迷，甚至死亡。常见于一氧化碳中毒、酒精中毒等中毒性疾病。

本病临证时需要辨明虚实与主病之脏腑。本虚者，辨明是气血亏虚，还是阴精衰少；标实者，辨明是痰浊或痰火为病，还是瘀血为患。本虚标实，虚实夹杂者，应分清主次。并注意结合脏腑辨证，详辨主要受病之脏腑。

在治疗上，虚者补之，实者泻之，因而补虚益损，解郁散结是其治疗大法。同时在用药上应重视血肉有情之品的应用，以填精补髓。此外，移情易性，智力和功能训练与锻炼有助于康复与延缓病情。对脾肾不足，髓海空虚之证，宜培补先天、后天，使脑髓得充，化源得滋。凡痰浊、瘀血阻滞者，当化痰活血，配以开窍通络，使气血流通，窍开神醒。

本病的虚实之间可以转化，属实证的痰浊、瘀血日久，若耗伤气血，损及心、脾、肝、肾，或脾气不足，生化无源；或心失所养，神明失用；或肝肾不足，阴精匮乏，脑髓失养，转化为虚实夹杂之证。而虚证病久，气血亏乏，脏腑功能受累，气血运行失司，或积湿为痰，或留滞为瘀，也可见虚中夹实之证。故临床以虚实夹杂多见。

痴呆的病程多较长，患者积极接受治疗，部分精神症状可有改善，中医药治疗效果较可，但不易根治。治不及时及治不得法的重症患者，则预后较差。

精神调摄、智能训练、调节饮食起居既是预防措施，又是治疗的重要环节。对由其他疾病所致的痴呆，应积极查明病因，及时治疗。良好的环境和有规律的生活习惯及饮食调养等颇为重要，适当的医护措施可促进其一般健康水平和延缓其精神衰退进程。医护人员应帮助患者正确认识和对待疾病，解除情志因素。对轻症患者应进行耐心细致的智能训练，使之逐渐掌握一定的生活及工作技能；对重症患者则应注意生活照顾，防止因大小便自遗及长期卧床引发褥疮、感染等。要防止患者自伤或伤人。

二、西医对痴呆的认识

西医认为痴呆是指慢性获得性进行性智能障碍综合征。临床上以缓慢出现的智能减退为主要特征，伴有不同程度的人格改变。它是一组临床综合征，而非一种独立的疾病。

痴呆的病因很多，主要分为变性病痴呆和非变性病痴呆。中枢神经系统变性疾病包括有阿尔茨海默病、额-颞叶痴呆、Prion 病（克雅氏病是其中主要类型）、路易体痴呆、帕金森病、亨廷顿病。而非变性病痴呆则主要为血管性痴呆及占位性病变如肿瘤、慢性硬膜下血肿、慢性脑脓肿等引起的痴呆。另外感染如脑炎、神经梅毒、艾滋病、朊蛋白病等也是导致非变性痴呆的原因之一。此外还有脑外伤、正常颅压性脑积水、内分泌代谢障碍中毒、缺氧（酒精、重金属、一氧化碳、药物缺氧等）、副肿瘤综合征等因素。

客观证据表明痴呆患者确有短期或情景记忆损害。对怀疑有痴呆的患者，需检查血常规，血清钙、磷，血糖，肾、肝和甲状腺功能，血维生素 B_{12} 和叶酸，以及梅毒血清的筛查。也可按临床需要做神经系统影像检查，以明确病因。体格检查也非常重要。多数颅内疾病所致的痴呆患者往往有神经系统定位体征。诊断主要依靠相关痴呆量表。

首先，应注意将该病与抑郁症、老年期发生的中毒性、反应性精神病等导致的假性痴呆相鉴别。还要与谵妄状态区别；其次，尽可能查找痴呆的原因。

痴呆治疗应明确病因，针对病因治疗。如为神经变性病所致，治疗尚无特效药，以改善认知和对症治疗为主。虽然部分益智药（如胆碱酯酶抑制剂）短期内能改善患者接受新事物的能力，延缓痴呆的进一步加重，但其长期疗效仍有待观察。抗精神病药物可用于对抗精神病性症状、激越行为或攻击行为。抗抑郁药可用于痴呆伴抑郁的患者，有助于改善痴呆综合征。但必须注意，三环类药物的抗胆碱不良反应可加重认知功能的损害。可考虑选择性 5 - 羟色胺再摄取抑制剂，如氟西汀、帕罗西汀、西酞普兰、舍曲林，伴神经疼痛者可选用度洛西汀。苯二氮䓬类虽可控制痴呆者的行为问题，但因可引起跌倒和药物依赖，使用应特别谨慎。

除了药物治疗以外，生活护理康复非常重要，加强营养支持，防止肺炎发生。基因治疗技术目前研究很多，但尚不成熟，处在临床前实验阶段。

西医认为痴呆会进行性加重，患者几年之内丧失独立生活能力，多死于肺部感染和营养不良。如能及时发现、及早治疗，部分非变性病痴呆患者预后相对较好。

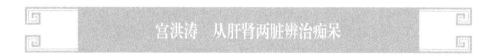

宫洪涛　从肝肾两脏辨治痴呆

宫洪涛，教授，从事中医之医、教、研工作 20 余年，学术上善于融汇古今，临证治病理论透彻，辨证准确，用药精当。尤善治痴呆。现将宫教授治疗痴呆的临床经验整理如下。

宫教授依据中医的传统理论和临床观察总结出肝郁、肾虚是痴呆发生的根本病机，采用补肾填精，生髓益脑，调肝佐以理脾为治疗大法。在运用药物治疗的同时，提倡和重视心理治疗及大脑的智能训练，疗效较佳。

一、肾精亏虚

宫教授认为痴呆病位在脑，脑位于颅内，由精髓聚集而成，其性纯正无邪，有气血滋养，精髓充实，才能发挥"元神之府"的功能。正如《素问·脉要精微论》曰："头者精明之府。"又如《本草备要》所说："人之记性，皆在脑中，小儿善忘者，脑未满也；老人健忘者，脑渐空也。"精是脑生成的基本物质，脑为髓之海，脑髓是脑最基本物质，其生成源于先天之精。《灵枢·经脉》云："人始生，先成精，精成则脑髓生。"《素问·金匮真言论》云："夫精者，身之本也。"《灵枢·海论》曰："髓海有余，则轻劲多力，自过其度；髓海不足，则脑转耳鸣，胫酸眩冒，目无所见，懈怠安卧。"

王某，男，65 岁，干部，患者 2007 年 1 月晨起后出现左侧上下肢运动不遂，急诊入院，急拍 CT 示右侧额、颞叶脑梗死，在我院住院 1 个月，好转出院。最近 3 个月来健忘明显，特别是近期记忆，就诊时症见：神情呆滞，时有头晕，健忘，近记忆力明显下降，计算力、定向力均有所减退，甚至不辨方向，亲属错认，懒惰思卧，腰酸骨软，口干不欲饮，纳呆，夜寐可，大便每日 1 次，小便正常，舌质黯红，苔薄白腻，脉沉细，血压 138/92 mmHg，此乃痴呆表现，证属下元虚衰，髓海不足，脑络瘀阻。方选地黄饮子加减：熟地黄 15 g，巴戟天 9 g，肉苁蓉 9 g，山茱萸 10 g，石斛 15 g，五味子 15 g，茯苓 20 g，白术 15 g，麦门冬 12 g，石菖蒲 15 g，远志 15 g，杜仲 12 g，薄荷 9 g，川芎 15 g，鳖甲 9 g，丹参 15 g。3 剂，水煎服，每日 1 剂，分 2 次服。并嘱患者家属给予患者心理支持疗法、智能训练及行为指导，多让患者参加户外活动，鼓励其尽量生活自理。服药 3 剂后复诊，患者纳呆症状有所好转，但仍时有头晕，上方加天麻 15 g，继服。服药后复诊，患者头晕症状明显好转，效不更方，守上方连服 3 个月后，患者面部表情丰富，记忆力、计算力、定向力均有明显改善。乐意参加户外活动，腰酸症状消失，生活能够完全自理。

按：宫教授认为肾主封藏，内寓元阴元阳，年老患者，肾气已衰，治当补肾，肾虚虽有阴虚阳虚之别，但阴阳互根，久病常易相互累及，即"阳损及阴，阴损及阳"转而变为阴阳两虚，为肾脏虚损的常见证型，在治疗上须滋阴与扶阳兼顾，既可促进生化之机，又可避免互伤之弊，地黄饮子具有滋肾阴、补肾阳、开窍化痰之功。方中熟地黄、山茱萸滋补肾阴；肉苁蓉、巴戟天温壮肾阳；麦门冬、石斛、五味子滋阴敛液，使阴阳相配；石菖蒲、远志、茯苓交通心肾，开窍化痰。综观全方，上下并治，标本兼顾，而以制下治本为主，使水火相济，痰浊得除。宫教授在临床中凡辨证为肾阴阳俱虚，脑髓不足者，运用该方加减并配以心理支持疗法、智能训练、行为指导，每获良效。

二、肝郁气结

宫教授认为肝疏则神明，肝郁则智呆，调肝则神聪。肝主疏泄，条达、舒畅是五脏正常功能的保障。肝失疏泄，气机不畅，在情志上则表现为郁郁寡欢，情志压抑；肝气上逆，或肝火上炎时，患者急躁易怒。《素问·脏气法时论》说："肝病者，两胁下痛引少腹，令人善怒。"肝属木，寓升发之气，万物因此而荣，人体肝脏犹如春发之气，升发鼓舞着整个脏腑的功能活动。诚如《类证治裁》云："凡上升之气，自肝而出。"《辨证录》云："大约其始也，起于肝气之郁；其终也，由于胃气之衰。肝郁则木克土，而痰不能化，胃衰则土制水，而痰不能消，于是痰积于胸中，盘踞于心外，使神明不清，而成呆病矣。"此为呆病的成因在于肝气之郁，而最终转为肾气之衰的病理机转过程，其主要病机在于肝郁乘脾，肾衰痰生，积于胸中，弥漫心窍，使神明受累，髓减脑衰而病。《景岳全书》云："痴呆证，凡平素无痰，而或以郁结，或以不遂，或以思虑，或以疑贰，或以惊恐，而渐致痴呆。"现代病理生理学基础研究表明，肝脏功能与大脑皮层的兴奋、抑制及自主神经，特别是交感神经的功能等多种因素有很密切的关系，可见，肝与某些高级神经功能有关系。

李某，女，68 岁，患者 1 年前丧偶，情绪低落，逐渐对周围事物不感兴趣，近半年记忆力渐进性减退，表情呆板，反应行动迟钝，定向力、计算力减退，纳呆神疲，夜寐欠佳，舌质紫黯有瘀斑、苔白腻，脉弦细。患者平素性格内向，郁郁寡欢，有高血压病史 10 年。此乃痴呆前期表现，证属肝郁脾虚血瘀。方选逍遥散合菖郁汤加减：柴胡 9 g，石菖蒲 10 g，当归 12 g，白芍 9 g，白术 15 g，茯苓 20 g，郁金 12 g，藿香 9 g，川芎 15 g，丹参 20 g，远志 10 g。5 剂，水煎服，每日 1 剂，分 2 次服，并给予患者心理疏导。服药后复诊，患者纳呆症状消失，神疲症状好转，但仍夜寐不安，舌质紫黯较初诊时减轻，余同前，上方加生龙骨、牡蛎各 12 g，合欢皮 12 g，续服 5 剂。三诊时患者诉夜寐可，每夜可睡 5 个小时，表情较初诊时丰富，反应也较以前灵敏，记忆力、定向力、计算力障碍有所好转，前方有效，续用前方调治 3 个月后，患者来诊时表情丰富，记忆力恢复至以前，定向计算力也明显好转。

按：本案患者平素性格内向抑郁，加之丧偶，肝气郁结，日久气滞血瘀，肝郁乘脾，脾失健运，滋生痰湿，终致痰瘀互结，蒙蔽心窍，神明失灵，而见健忘、痴呆。宫教授紧抓这一病机关键，方选逍遥散加减，不拘于原方之主症，取其疏肝解郁、健脾合营、化痰之功。方中柴胡疏肝解郁，白芍养血柔肝，当归、川芎、丹参调肝活血，又佐以白术、茯苓、藿香健脾化痰除湿，远志、石菖蒲辛温豁痰开窍定志。诸药调和，肝气疏泄，气行则血运，脾气转运，津气四布，痰瘀之源消除，则神明复聪。

谷越涛　精气亏虚为病本

谷越涛，主任医师，全国第四批老中医药专家学术经验继承工作指导老师，熟读经典，医理精深，学识渊博，深谙仲景之学，师古而不泥古，从事中医临床 40 余年，擅长治疗内科疑难疾病，对老年病的治疗经验丰富，治疗血管性痴呆更有独到见解，疗效确切。

一、精气亏虚为病本

老年人脏腑功能减退，精气血不足是血管性痴呆发生的内在体质因素。痴呆病位在脑，《灵枢·海论》说："脑为髓之海。"《本草纲目》曰："脑为元神之府。"《本草备要》曰："人之记性，皆在脑中。"《医林改错》载："灵机记性，不在心在脑。""髓海有余，则轻劲多力，自过其度；髓海不足，则脑转耳鸣，胫酸眩冒，目无所见，懈怠安卧。"髓海不足，清阳之窍被蒙，势必出现痴呆。王清任在《医林改错》中明确指出："小儿无记性者，脑髓未满；高年无记性者，脑髓渐空。"人始生，先成精，精成而脑髓生，脑髓是由肾精化生而来。肾为先天之本，内舍元阴元阳，肾之精气的盛衰直接关系到脑髓充盈及大脑功能的正常与否，肾精充足，则生髓功能旺盛，髓旺则脑髓充实，思维、认知和统御五脏六腑等功能才能正常发挥，神机才能聪灵；肾衰则精气化生不足，髓海空虚，大脑得不到正常的滋养，人的智力就会减退。《素问·宣明五气》曾云："肾藏志。"志即记忆力，即指肾中精气与人之记忆紧密相关。故《医方集解·补养之剂》言："人之精与志，皆藏于肾，肾精不足，则志气衰，不能上通于心，故迷惑善忘也。"

二、风火痰瘀为标

老年肾气虚衰，肾虚水无所主，脾虚不运水湿，湿聚生痰，痰扰清空则昏蒙呆钝。或因情志不调，肝气犯脾，克伐脾土；思虑过度，饮食不节，损伤脾胃；过用寒凉，中阳受损，脾失健运，水谷不化精微气血，反生痰浊，蒙蔽清窍，则形成呆病。"痰之为物，随气升降，无处不到""百病多由痰作祟"，痰浊上犯头部，蒙蔽清阳，脑神失用，故有"痰火迷神""痰迷心窍"之说，临床可见头痛眩晕、呆钝健忘、神昏癫狂等症。《临证指南医案》曰："风阳上僭，痰火阻窍，神识不清。"陈士铎《辨证录》更言："痰积于胸中，盘踞于心外，使神明不清，而成呆病矣。"临床观察发现老年痴呆患者多伴有舌质紫黯、暗淡或有瘀点、瘀斑、苔腻等痰瘀互结症状表现，痰浊、瘀血是脏腑功能失调的病理产物，这些病理产物作为致病因素可引起多种病证。年老气虚，导致脉道不利而气滞，血液运行受阻停而为瘀。脏腑阴阳失调，阴虚于下，阳亢于上，气机逆乱，血液随气奔走于上，气上而不下，则血瘀于脑络，形成瘀血，气血运行受阻，脑髓失养枯萎，神明失常。痰瘀相关，血瘀可阻滞气机，气失调达，水津代谢失常加重痰浊。反之，痰浊之邪内停，痰浊阻于脉道，血流受阻，脉络失畅，瘀血渐剧。痰瘀常交结，多滞留于正气亏虚之处而为病，脑髓空虚使痰浊有可乘之机，阻滞发为呆疾。或因情志所伤，诸郁乃生，气郁而致血流不畅，导致血瘀，瘀血内生，气血无法上注清窍，脑失所养，日久则脑髓枯萎，故而病情多呈进行性加剧，这深刻提示了痰瘀与脑病痴呆发生的内在关系。痰瘀互结日久不能及时排出，蕴积体内过多，败坏形体的病机称为"毒"。血络瘀滞，血凝痰生，热结毒生，脑络瘀塞损伤脑之神机，正气不能束邪，内风统领热邪火毒，窜扰脑络，毒害脑髓，元神受损，神机不用。

总之，谷老认为中风痴呆证是由脏腑内伤，因虚致瘀，痰瘀互结，蕴久生毒，留恋于络所致。本病为常见病、多发病、疑难病，病程较长，其病因病机特点为脾肾亏虚为本，风火痰瘀为标。肾气亏虚，髓海不足；脾胃虚弱，湿邪留连；久病入络，痰瘀内结。

三、辨证论治方面

谷老依据血管性痴呆的病因病机特点，提出"补肾健脾，活血化痰"的基本治疗法则，并予辨证辨病，灵活运用，首重补肾，以治病求本；调理脾胃，升清降浊，以巩固后天；泄浊和络，调畅气血，贯穿始终。常将血管性痴呆分如下几证论治。

1. 肝郁火旺证

症见记忆力减退，头晕头痛，心烦不寐，急躁易怒，焦虑不安，大便秘结，舌质红，苔黄，脉弦数。治以疏肝清热，清心安神。方用丹栀逍遥散加减。牡丹皮 12 g，栀子 12 g，柴胡 6 g，薄荷 6 g，知母 10 g，黄连 6 g，黄芩 9 g，大黄 6 g，钩藤 15 g，合欢皮 30 g，赤芍 12 g，桃仁 12 g，远志 15 g。

该证多见于血管性痴呆的早期，实证居多。应用中药有较好的疗效，特别是在改善心烦及失眠方面优势明显。若在此期及早用药阻止记忆力下降，会收到事半功倍的效果。但应注意黄连、黄芩、大黄为苦寒之品，不可久服，取效之后再以益气活血、补益肾精为主，配伍解郁化痰开窍之品以收功。

2. 气滞血瘀证

症见言语不利，善忘易惊，神情呆滞，面色晦暗，肌肤甲错，唇甲紫黯，口干不欲饮，健忘失眠，纳呆食少，舌质紫黯，苔薄，脉弦细涩。治以疏肝理气，活血开窍。方用柴胡疏肝散合桃红四物汤加味。柴胡15 g，当归15 g，白芍15 g，茯苓15 g，黄芪15 g，桃仁10 g，红花12 g，川芎15 g，川牛膝18 g，鸡血藤15 g，石菖蒲15 g，郁金15 g，生龙骨、牡蛎各30 g。该证多见于血管性痴呆的中期，表现为虚实夹杂，治疗时要在祛邪的同时注意顾护正气。该型治疗优势体现在中药可调节心情，改善睡眠、食欲，进而改善精神状态和面色晦暗状况。但疏肝解郁、活血化瘀类药物久则易耗气伤阴，不可过用，应中病即止。

3. 痰浊蒙窍证

症见终日无语，表情呆钝，口多流涎，哭笑无常，喃喃自语，头昏头沉，纳呆呕恶，脘腹胀满，懒言少动，舌质胖大有齿痕，苔白腻，脉弦滑。治以健脾化浊，豁痰开窍。方用参苓白术散合二陈汤加减。党参15 g，茯苓15 g，白术15 g，山药15 g，薏苡仁15 g，姜半夏9 g，青皮10 g，陈皮12 g，甘草6 g，竹茹12 g，石菖蒲15 g，远志15 g，郁金12 g。该证多表现为正虚邪实，虚实夹杂，往往病情缠绵。治疗应攻补兼施，但应根据虚实的孰轻孰重灵活运用健脾祛湿、化痰开窍药物。然过用祛湿化痰之药则化燥伤阴，故应仔细斟酌临证调理，方不致伤正。中医治疗优势在于从本调治，改善体质，对表情呆钝、口多流涎、头昏头沉、纳呆呕恶、脘腹胀满、懒言少动等症效果明显。

4. 脾肾两虚证

症见呆滞善忘，神思恍惚，失算失认，表情淡漠，语低声怯，善悲欲哭，面容苍老，发枯齿脱，头晕耳鸣耳聋，动作迟缓，怠惰喜卧，腰脊酸痛，骨痿无力，步履维艰，沉默寡言，腹胀便溏，纳呆食少，舌质淡胖，边有齿痕，苔薄白，脉沉细。治以补肾益精，健脾安神。方用左归丸合归脾汤加减。熟地黄15 g，山萸肉15 g，山药30 g，菊花15 g，陈皮12 g，丹参15 g，川芎12 g，黄芪30 g，党参15 g，白术12 g，当归尾15 g，茯神15 g，远志 15 g，石菖蒲 12 g。该型在痴呆诸证中最为多见，属痴呆晚期，多虚实夹杂，以脾肾两虚为主兼痰瘀之邪。治疗时侧重补虚，根据痰瘀的孰轻孰重伍以豁痰祛瘀之品，本型多见于年老体弱患者，需长期服药，经积极治疗，精神症状及体质状况可有明显改善，并可使低下的功能状态得以提高，延缓痴呆的发展。

四、治疗特点

1. 血管性痴呆首重补肾

肾为先天之本，一身水火之宅，肾虚则五脏失和，阴阳失调，气血失于调达。"年过四旬，阴气自半。"肾虚，一方面肾精不足，精少不能生髓，髓虚不能上冲于脑，髓海不足，脑窍空虚，易致邪阻清窍；另一方面，肾亏于下，则水不涵木，肝阳上亢，亢极生风，内风扰动，引动心火，与肝风形成风火相煽之势，气血上奔，闭阻脑络，如此反复发作，则脑失所养，脑神失乏。故肾气虚为血管性痴呆的根本原因，因此治疗首应补肾益髓。临证时根据肾阴阳之偏衰选择温肾阳滋肾阴药。补肾温阳药如仙茅、淫羊藿、巴戟天、补骨脂、骨碎补、川断、狗脊等；滋肾填精药如熟地黄、山萸肉、枸杞子、沙苑子、菟丝子等。

2. 注意调理脾胃

脾胃为后天之本，一是当今饮食肥腻，易伤脾胃；二是防止脾运失健酿生痰浊而不利于本病。脾虚不运水湿，湿聚生痰，痰扰清灵则昏蒙呆钝。或因情志不调，肝气犯脾，克伐脾土；思虑过度，饮食不节，损伤脾胃；过用寒凉，中阳受损，脾失健运，水谷不化精微气血，反生痰浊，蒙蔽清窍，则形成呆病。因此，谷老师主张对血管性痴呆患者应注意健脾化湿，醒脾和胃，多加白术、苍术、山药、茯苓等药，健脾养胃贯穿治疗始终。

3. 重视活血化瘀法在治疗血管性痴呆中的地位和作用

血管性痴呆的主要病因为脑梗死，瘀血为其病理基础，瘀血既是病理产物，又是主要的致病因素，"血不利则为水"，血瘀阻于脑络，使津液不行而渗于脉外，成水成饮；瘀血不去，新血不生，脑髓失养；瘀血不去，又可加重上述病理，形成恶性循环，瘀血证贯穿本病始终，因此活血化瘀法已成为治疗常法，体现在整个治疗过程中。

4. 血管性痴呆在治疗上强调整体观念及早期诊疗

谷老强调中医治病在于"治患病之人"，而非着眼于某一症状、某一器官，切忌"头痛治头，脚痛治脚"。整体观念强调人是一个与外在环境联系的有机整体，并非孑然独立，与他所生存的环境——自然环境和社会环境密切相关、浑然一体，这种辨证思想有效地指导血管性痴呆的预防与治疗。他临床治病颇有良效的原因不在于奇，而在于深入、准确地运用辨证论治，直截疑难病证的症结。他的处方颇似平淡，少有生僻药物，却屡能见效，取得意想不到的效果，足能体现出他在辨证论治方面的一番真功夫。在血管性痴呆的辨证论治中他更是强调整体观念与脏腑辨证的重要性。强调早期诊疗，是将痴呆的防治重心整体前移，做到早期发现、早期诊断、尽早治疗，才能进一步体现出中医药在治疗痴呆方面的优势。

5. 重视饮食起居，未病先防

起居应有规律，保证充足、高质量的睡眠，精神兴奋型患者，更应注意。抑郁者大多喜卧多寐，应调整睡眠，白天多给一些刺激，鼓励活动及适当的体育锻炼。注意饮食调节，给予清淡营养丰富的食物。可常服大枣、枸杞子、黄精、山药、刺五加、茯苓、天花粉或中成药六味地黄丸、杞菊地黄丸、刺五加片等，以补肾益精，延缓脑细胞衰老，有效地预防老年性痴呆的发生。

中医理论认为"肾虚髓亏为本，痰瘀阻滞为标，五脏失调，脑髓失用"是血管性痴呆的病机。"辨证论治"是中医基本治则，中医辨证论治是以证候为着眼点，根据疾病的病因病机而制定理法方药。依据血管性痴呆"肾虚髓亏为本，痰瘀阻滞为标，五脏失调，脑髓失用"的病机特点，"补肾健脾，活血化痰"成为痴呆的一个基本治疗法则。谷老师治疗血管性痴呆，很少用毒性较强的药物，而且用药剂量偏小，但是能够屡起沉疴。谷老师强调中药的疗效关键在于辨证准确，只有准确把握病机，找准四诊信息与征候的敏感点，才能正确地立法组方。药量虽小，却能起到"四两拨千斤"的效果。用药如用兵，兵不在多而在于精。兵多将杂则用力不专，不能针对主要病机集中用药，疗效自然不好。中医以临床症状为着眼点来定位病变，推论病因病机的方法，可能也为现代医学理论中痴呆病理、诊断、治疗等方面提供参考。中医具有可调节整体功能、疗效稳定、不良反应小的特点。中医可从辨证论治的角度，调整机体功能，以减轻西药不良反应，稳定疗效，治疗血管性痴呆能改善症状及缓解病程进展，它的近期疗效与同类西药接近或优于西药，远期疗效更好。因此，以中医基础理论为指导，发挥中医中药的优势，深入寻求中医中药有效的方法与药物将会取得重要的成果。

五、典型病案

金某，男，76 岁，2003 年 2 月 21 日初诊。近 3 年来出现健忘，烦躁，不欲与人交谈，表情呆板，反应迟钝，有时语言表达不能切题。右下肢外侧麻木，右手中指僵硬，活动不利。食纳尚可，大便质软欠畅，日行约 7 次，小便尚可。舌质黯红，苔薄黄，脉小弦滑。有高血压、高脂血症、冠心病病史 20 余年。生化检查：总胆固醇 9.86 mmol/L，低密度脂蛋白胆固醇 4.69 mmol/L，尿酸 498 mmol/L，尿素 10.76 mmol/L。心电图示：心肌缺血。证属肝肾下虚，痰瘀上蒙，心神失养，清阳不用。治以滋肾养肝、化痰消瘀。处方：何首乌 15 g，制黄精 12 g，枸杞子 10 g，炙女贞子 10 g，桑椹子 12 g，丹参 15 g，决明子 15 g，生地 12 g，续断 15 g，郁金 10 g，桃仁 10 g，鬼箭羽 15 g，炙水蛭 3 g，胆南星 10 g，栀子（炒黑）10 g。水煎服，日 1 剂。腹胀加炒枳壳 10 g，大腹皮 15 g，沉香 3 g（后下），烦躁寐差加莲子心 3 g，远志 6 g，合欢皮 15 g。以此方加减出入服药 6 个月，病情渐趋稳定，精神反应良好，言语应答切题，健忘改善，头稍昏，纳仍差，大便次数减为每日 2 次，排便通畅。舌质紫黯，舌苔淡黄腻，脉细滑。复查总胆固醇 8.03 mmol/L，高密度脂蛋白胆固醇 6.6 mmol/L，低密度脂蛋白胆固醇：5.61 mmol/L。目前患者仍在服药，未见病情反复。

按：患者年高，肾元渐亏，肾阴不足，虚火内生，灼津炼液而成痰浊；肾气虚弱，气不化津，清从浊化；水不涵木，肝失疏泄，木不疏土，脾运失司，脂浊停聚，痰浊壅塞脉道，滞而为瘀，胶结血脉。痰瘀相互影响，相兼为患。本病以肝肾不足为本，痰瘀互结为标，治当标本兼顾，予以滋肾养肝、化痰消瘀为主。本方药用何首乌味甘涩，性温，补益精血，具滋肾养肝之效；黄精味甘，性平，具养阴益气，滋肾填精之功。二者合用为君。水蛭咸苦性平，具逐血破结软坚之效，而性又迟缓善入，迟缓则生血不伤，善入则坚积易破。小量常服活血化瘀而不伤正，具臣辅之功。并佐鬼箭羽，增强化痰祛瘀之力。鬼箭羽苦寒入血，祛瘀活血通脉。方中并合宣郁通经汤，旨在疏郁滞，理血脉，通经络，组方意在虚实合治，消补兼施，标本兼顾，共奏滋肾养肝、化痰消瘀之效。

郭秀琴 运用益气聪明汤加减治疗痴呆症

郭秀琴,教授,主任医师,硕士研究生导师,从事中医临床、教学、科研工作40余年,致力于易水学派脾胃学说之研究,特别是对东垣的学说,造诣颇深。

一、髓海不足、神机失用为主要病机

郭师指出古代医家早已认识到痴呆是由髓海不足、神机失用而致。其发生是由于气、血、痰、郁、瘀、火等病邪造成老人精血亏损,脑髓空虚,元气不足,进而阴阳失调,神机失用出现以呆傻愚笨、智能低下、善忘等为主要临床表现的一种神志疾病。脑为元神之府,神机之源,一身之主。脑髓空虚则心无所虑、神无所依,使理智活动、记忆减退等,进而致病。

二、益气升阳、充髓养脑为主要治法

根据金元四大家之一李东垣"内伤脾胃,百病由生"的精辟论点,以及脑功能之发挥是以脑髓为基础,脾胃为"后天之本,气血生化之源",脑髓的充盈依赖脾胃化生的水谷精微供养的理论,郭师提出了健脾补土、益气升阳以达充髓养脑的治疗法则。

三、随证加减,重视痰、瘀

郭师治疗本病,在针对以"虚"为本的基础上遵循辨证施治的原则,重视肝经郁滞、痰浊蒙窍、瘀血内阻形成的标症,其中尤其重视痰、瘀及痰、瘀、虚之间的相互影响。

《辨证录·呆病门》有"大约其始也,起于肝气之郁"之论。"木之性主于疏泄,食气入胃,全赖肝木之气以疏泄之,而水谷乃化。"可见,肝主疏泄功能对脾胃运化功能有着重要影响,若肝郁不疏,气行郁滞,脾胃运化功能失司,则水液输布障碍,水聚而生痰。又"肝属木,木气冲和调达,不致遏郁,则血脉调畅",所以郭师抓住肝郁致痰浊、血瘀这一病机,临床中常在益气聪明汤的基础上加用川芎、郁金、广木香等达到调畅气机的

目的。

四、典型病案

患者，男，85岁。患者1988年初确诊为帕金森综合征，平素服用多巴丝肼片、石杉碱甲片等，症状无明显好转。2006年12月就诊，表情淡漠，神情呆钝，词不达意，行动迟缓，反应迟钝，记忆力减退（不认识自己的亲人，不知道自己的住处），健忘，生活不能自理，体倦乏力，手抖，头昏，大便干结，夜尿少、频数，睡眠差。舌胖大，边有齿痕，质淡红，苔白，脉沉细。患者血压正常，脑CT：双侧额、颞、顶叶区颅骨内板下可见弧形水样密度影，双侧外侧裂池明显增宽，中线结构未见明显偏移，双眼球大小、形态对称。辨为中气不足，清窍失养。方以益气聪明汤加减：炙黄芪20 g，党参30 g，升麻6 g，葛根20 g，白芍12 g，蔓荆子12 g，黄柏10 g，川芎15 g，丹参12 g，炙远志12 g，炙甘草10 g。服药1周后患者头晕、眠差症状明显减轻，两便已正常。复诊加用蜈蚣2条，僵蚕12 g，1个月后，患者精神转佳，反应尚可，记忆力改善，基本能自理生活。

按：强调益精填髓、培补脾肾的同时，更强调培补后天之本的重要性。老年痴呆的病机以髓海不足、神机失用为本，痰浊血瘀阻塞脑窍为标。脑髓的化生主要是肾藏精功能决定的，即肾藏精，精生髓，髓会于脑。同时，脾失健运，是水聚为痰和瘀血阻滞的基础。"内伤脾胃，百病由生"，由此郭师提出以健脾补土、益气升阳为基础治疗痴呆症，并在临床实践中取得了满意的疗效。

健补脾胃，重在益气方中黄芪甘、温，归脾、肺经。甘温补气主升，入肺脾经，为补肺脾气及升阳之要药。更配以党参、炙甘草，则甘温益气，调补肺脾之力更猛。

健补脾胃的同时，不忘升阳。《素问·阴阳应象大论》"清阳出上窍"，而清阳上升，浊阴下降，全赖脾胃运化功能，脾为后天之本，主运化水谷，为气血生化之源。故又配以升提要药葛根、升麻、蔓荆子，轻扬升发能入阳明，鼓于胃气，上行头目，中气即足，清阳上升，则九窍通利，耳聪而目明矣，痴呆之症随之而解。

治疗中重视虫类药药物的应用。虫类药物皆为血肉有情之品，祛瘀生新之力强。对痴呆症顽痰、顽瘀有明显疗效。药物如地龙、全蝎、僵蚕、蜈蚣等，达化痰逐瘀、搜风通络之功。

林水淼　调心补肾，首重心神

林水淼，男，上海市名中医，曾任上海中医药大学副校长、上海市中医药研究院副院长。现任上海市中医老年医学研究所所长、博士研究生导师，享受国务院政府特殊津贴专家。

一、调心补肾，首重心神

老年性痴呆又称为阿尔茨海默病（Alzheimer's Disease，AD），是在人体老化过程中发生的一种以渐进性记忆力减退，伴有认知障碍、智能减退、人格改变，并影响其生活和社会活动能力为主要表现的神经系统退行性疾病。根据其临床表现应属于中医神病、健忘、老年呆病等范畴。《医宗金鉴》明确提出"神病"一词，并把健忘、神志恍惚、心悸怔忡等病证归属于"神病"范畴。林师认为，阐释 AD 的病因病机应从"神病"的角度加以认识，老年人脏腑功能衰退，心气不足则神不归宅，肾精虚亏则脑髓失养，因此心、肾虚损是发生 AD 的本原所在。由此，林师确立了调心、补肾治疗 AD 的基本法则。林师认为心司神明，心气不足，心阳不振，痰浊蒙窍，终致神明失用。故调心当补益心气，振奋心阳佐以化痰开窍；肾藏精生髓，脑为髓海，肾精亏虚，脑失所养则灵机呆钝，故补肾当益肾填精，充补髓海，并以此创立了治疗 AD 的有效中药复方调心方、补肾方。应当指出，神明失用所表现的痴呆、健忘等症状贯穿 AD 发生发展的始终，《素问·灵兰秘典论》曰："心者，君主之官也，神明出焉。"神明为心所司，在 AD 患者中，具有心气不足，心阳不振，痰浊阻窍证候的患者占多数，故调畅心神当为 AD 的首要治法。临床及基础研究均表明，调心方能够显著提高简易精神状态检查量表、Fuid 物体记忆测验等量表的积分，降低日常生活活动的积分，显著改善类 AD 模型大鼠学习记忆障碍并部分改善其胆碱能系统和神经病理学改变。

二、四诊合参，尤重脉象

林师临证注重四诊合参，尤其重视脉象。林师认为"杂病从脉，热病从苔"，常谓时医治病多靠问诊，忽视脉诊，但病家所述往往掺杂假象，且 AD 患者存在记忆障碍，情况更为复杂。因此，在 AD 的治疗中充分运用脉诊是辨证精确、取得疗效的关键。如 AD 患者方某，自述无明显不适，似乎无证可辨，但林师诊其脉，见右脉弦紧，左寸细而小弦，断为心气不足、肝阳上亢之证，拟养心安神、平肝潜阳之法，疗效颇著。林师对脉诊有许多独到的见解，如 AD 患者左寸沉弱，多是心气不足，当疗"气馁"，两寸均沉弱者，多为髓海失充，当补"精残"。

三、燮理气血，慎用寒凉

林师认为时医多重"脏腑"而轻"气血"。《素问·八正神明论》曰："血气者，人之神。"AD 患者脏腑功能衰损，往往伴有气血运行生化的失调，因此，治疗应注重燮理气血，气血调顺，则神明内守，精神乃治。另外，临床上常见 AD 患者由于长期服用胆碱酯酶抑制剂，而出现手抖、头摇等肝风之象，林师认为治疗此种肝风切忌使用珍珠母、石决明等寒凉镇静之品凝滞气血，而应以养血柔肝理气之品来和营顺气，否则病情容易恶化。曾治 AD 患者潘某，补肾调心之法本已建功，但在转方时，他医为止震颤误加寒凉镇静平肝药而疗效退步。

四、辨证入微，莫忽按诊

林师诊病十分精详，察色按脉，细致入微，辨证施治，丝丝入扣，疗效显著。如曾治一女性 AD 患者，口噤，进食困难，双手震颤，在外院服中西药不效，病情较剧，林师通过详细诊察，断其为痰火肝风，上扰清空，旁及四末之证，处以温胆汤加味，化痰开窍，柔肝息风。服药 2 周口噤好转，答问切题。林师认为触诊是中医切诊的一个重要组成部分，临床应加以重视，尤其对于 AD 患者，对背部俞穴及经脉循行部位的诊察，对辨证施药大有裨益。临床上有些 AD 患者存在督脉奇经虚损，即可通过背部按诊体会其冷暖疼痛而诊察之。督脉为病，肾精不能上奉，则脑髓衰减，机窍愚钝。"奇经之实者，必苦辛芳香"，通之以麝香等芳香开窍药；"奇经之虚者，必辛甘温补"，故对这类患者常加鹿角霜、炒小茴香以通补奇经督脉。

五、典型病案

仲某，男，58 岁。渐进性近事记忆障碍 2 年。2 个月前上海市某医院脑

CT 示：两侧脑室对称性扩大，脑池脑沟增宽。刻下：画钟实验 1 分，出示 5 物，即刻回忆 3 物，延迟回忆 1 物，计算 100 - 7 = 93，93 - 7 = 86，读"皮球、国旗、树林"即刻回忆 2 物，延迟回忆 0 物，静则欲睡，夜寐不酣，时有焦虑，面赤唇暗，苔薄白腻，舌暗红，脉左寸沉弱，右关尤沉。诊断为早老性痴呆，辨证为心脾气虚，清阳不升，痰湿中阻，相火内扰。拟益气升清，豁痰通窍为先。潞党参 30 g，杭白芍 20 g，煨葛根 30 g，炙升麻 6 g，炒黄柏 10 g，香白芷 12 g，淡豆豉 12 g，焦山栀 10 g，大红枣 15 g，炙甘草 10 g，石菖蒲 20 g。炙远志 9 g，野菊花 30 g，羚羊角粉吞 0.6 g。服上方 1 个月。

二诊：近事健忘，画钟实验 1 分，出示 5 物，即刻回忆 3 物，延迟回忆 2 物，计算 100 - 7 = 93，93 - 7 = 86，读"皮球、国旗、树林"即刻回忆 2 物，延迟回忆 1 物，查脉左寸尺沉弱，关部浮弦，右关渐起，舌苔白腻质黯红，无不适主诉，洗澡需家人帮助，夜寐尚安。辨证为心肾衰损，痰火互阻，以致髓海空虚，神不守舍。宜以养心补肾，升清开窍为法。大熟地 15 g，川石斛 12 g，山萸肉 12 g，五味子 10 g，麦门冬 10 g，石菖蒲 12 g，炙远志 9 g，潞党参 15 g，炙甘草 10 g，大红枣 10 g，生山栀 12 g，淡豆豉 12 g，煨葛根 20 g，鹿角霜 20 g，苍耳子 15 g，川断 10 g，巴戟天 15 g，甜苁蓉 12 g。服上方 2 个月。

三诊：记忆力较前好转，有时仍有健忘，画钟实验 2 分，出示 5 物，即刻回忆 4 物，延迟回忆 3 物，倒背 2 位数、3 位数均正常，计算 100 - 7 = 93，93 - 7 = 86，86 - 7 = 79，读"皮球、国旗、树林"即刻回忆 3 物，延迟回忆 2 物。无明显不适，偶烦躁，夜尚安，苔白腻，舌偏暗。前法有效加减续进：石菖蒲 15 g，炙远志 9 g，云茯苓 15 g，潞党参 30 g，甜苁蓉 20 g，川断 15 g，苍耳子 15 g，鹿角霜 20 g，大熟地 15 g，五味子 10 g，麦门冬 15 g，巴戟天 15 g，淡豆豉 15 g，焦山栀 12 g，煨葛根 30 g，大红枣 15 g，炙全蝎 6 g，明天麻 10 g。上方服用月余，记忆力逐渐好转，生活已能自理。

按：患者首诊存在心脾两虚，故以养心益气健脾法，选用潞党参益心气，煨葛根、炙升麻、红枣、炙甘草等健运脾气，并佐栀子、野菊花、羚羊角等清宣郁热，服药 1 个月脾气渐复。二诊着重调心补肾，故以熟地、石斛、山萸肉、五味子等填精补髓海，并佐鹿角霜等通补奇经。三诊患者记忆力好转，调心补肾得效，故守方调治。值得指出的是，前后三诊，佐用远志、石菖蒲等开窍化痰及通补奇经药，补而不滞，填而不涩，故疗效显著。

唐农　从肺论治血管性痴呆

　　唐农，广西名中医，广西中医药大学校长，博士研究生导师，广西中医药学会内科专业委员会主任委员，从事中医教学、临床工作近 30 年。在精研经典、勤于临证的基础上，唐教授融合卢氏扶阳学派理论，将其学术思想融入老年病的诊疗之中，形成了自己的学术观点及独特的诊疗经验。针对血管性痴呆（vascular dementia，VD），唐农教授另辟蹊径，提出"从肺论治"，指导临床，疗效显著，现将其理论及经验总结如下。

一、从肺论血管性痴呆病机

　　血管性痴呆是脑血管病后的主要并发症，其临床表现以智力减退、性格改变、不能独立处理日常工作为特征，属于中医痴呆、呆病、健忘、癫狂等范畴。本病与脏腑功能失调密切相关，病机为脑痿髓空，神机失用，病性属本虚标实，五脏虚衰是其本，肾虚、血瘀、痰浊为其标，呆傻愚笨为其主要表现。其病位在脑，与心肝脾关系密切。中医各家对本病的病因病机见地不一。经过多年系统的临床观察、理论探讨及实验研究，唐农教授认为肺脏虚损及功能失调在血管性痴呆的发生发展过程中的作用不能被忽视，在国内首次提出了肺气虚和浊毒蕴结肠道是 VD 发生发展和演变过程中的重要因素，进而提出"从肺论治血管性痴呆"的理论。

二、血管性痴呆从肺论治的理论基础

1. 肺与肾及阳气的关系

　　《素问·生气通天论》"阳气者，若天与日，失其所，则折寿而不彰，故天运当以日光明……"提示阳气于人体须臾不可离也。《素问·上古天真论》曰："女子七岁，肾气盛，齿更发长；二七，而天癸至，任脉通，太冲脉盛，月事以时下，故有子……丈夫八岁肾气实，发长齿更。二八，肾气盛，天癸至，精气溢泻，阴阳和，故能有子……"这里的肾气，实际上就是人体之元阳，即肾阳。它贯穿人体生、长、壮、老、已的整个生命过程，肾阳是五脏六腑之原动力，也是精、气、血、津液输布的原动力。其中，肺

属乾金，象天，司宣发肃降，所赖卫耳，而"卫出于下焦"。《灵枢·营卫生会》曰："营出于中焦，卫出于下焦。"卫气由中焦水谷精微所化，其标在肺，其本在肾，只有通过肺之宣发布散，才能布达周身，发挥卫外之功。而肾阳为诸阳之源，卫气只有得其资助，方能源源不竭，发挥其卫外的功能。因此，肺卫之气与肾阳关系密切，故在考虑痴呆发病与肺的相关性时，此关系尤其重要。此外，肾藏精，主骨生髓，关系着髓海的盈亏。肾的功能都与其主藏直接相关，因为"肾者主蛰，封藏之本"。而肺属金主收生水，即肾封藏必须以肺的收为前提，藏实际是收的延续。若肺虚宣降失司，则肾封藏之功难以保障，故肺与肾为母子相生关系理属自然。

2. 肺与心的关系

《素问·灵兰秘典论》："心者，君主之官也，神明出焉。"肺主气，朝百脉，主治节，通调水道，心主血脉的功能离不开肺参与形成的宗气和朝百脉等功能的配合，故《素问》有"肺者，相傅之官，治节出焉"之说，相傅者，辅佐心君之意也。

3. 肺与大肠关系问题

肺与大肠，皆属于金，一脏一腑，构成表里关系。二者协调配合，共同完成气的宣降功能。肺之正常宣发肃降是保证大肠传导的重要条件，老年人脏腑功能衰退，肺气不足，宣降失职，从而导致大肠不能正常传导。腑滞浊留证，病位主要在大肠。大肠者传导之官，若大肠"传化迟"，如老年人卒中后，风阳上逆，影响大肠的正常传导，或老年人习惯性便秘，糟粕不能及时排出，停滞肠腑产生浊毒，上扰清窍，可使智力、学习记忆功能受到不良的影响。临床流行病学调查显示，腑滞浊留是 VD 发病不可忽视的因素。

三、血管性痴呆从肺论治的原则和方法

肺为五脏华盖，肺之宣降正常与否直接关系到五脏六腑的正常功能活动，尤其是心肾二脏的功能；此外，肺宣降失常，进一步发展可以产生血瘀、痰阻、浊毒等病理产物。而肺宣降功能正常应以肺气充盛作为前提，因此，从肺论治 VD 必须以益肺为主，佐以宣肺降浊。肺与大肠相表里，六腑以通为用，大肠传导正常是保证肺气宣降正常的重要条件，也是降浊的重要途径。所以，保持大肠通畅是从肺论治 VD 的一个重要而有效的辅助方法。

在 VD 的论治中，不能忽视益肺降浊与宣肺的密切关系。益肺辅以宣肺，使补而不滞，标本同治；肺之肃降之于肺气宣发，一升一降，降浊宣肺同用，使升降有序，上下兼顾。故以益肺降浊法论治 VD，必须适当佐以宣肺。

四、益肺宣肺降浊方的设计

在此理论和原则的基础上，唐农教授提出了益肺宣肺降浊方，主要由附子、人参、石菖蒲、杏仁、苏子、法半夏、田七、酒大黄八味中药组成，本方所列诸药归经，基本上与肺或大肠直接相关，诸药合用，具有较好的益肺宣肺降浊功能。

其中附子温肾，《神农本草经》曰："附子，味辛，温。主风寒咳逆邪气，温中，金疮，破癥坚积聚，血瘕，寒湿……躄拘挛，脚痛，不能行步。"《卢氏药物配合阐述》云："附子能大温肾水，使火盛而水沸，精化成气，气升于中，五脏得其营养。气升于上，大气最于华盖，化源可降，中下之物皆得滋润，清浊自然分化，气血自然交流。"附子温肾化气，使水气上行，交于华盖，雾露得降，元气可复，是为君药。人参能大补元气之功，《本草经》云："人参，味甘微寒，主补五脏，安精神，定魂魄，止惊悸……开心益智，久服，轻身延年。"肺主气，主宣降，朝百脉。肺得人参补益，肺气充盛，其助肾则藏精生髓，助脾则散布精气，助心则资宗气运血脉，助肝则柔筋疏泄，故人参是为佐药，其味甘微寒，亦可佐附子，防附子辛温燥烈之气。"附子得人参，一刚一柔，一阴一阳，引精中之气，由脏腑而脉而血而气，更能助髓通脑，上之化源有用，而五官灵活，皮色荣润，实水火既济之功也。"人参得附子，交阴交阳，互为其用，温气温血，能守能镇。现代研究认为，附子有强心、扩张血管、增加血流、改善血液循环作用，能明显增加脑血流量，对心、脑有保护作用。人参能抗缺氧、提高学习记忆能力，人参总皂苷能增加大鼠海马突触数量。法半夏，"气辛微温而烈。采于夏至之半，法制则气平矣。有降逆之能，通卫之效，化痰消浊。降胃中之逆，引胃与脾相协，使上通而下达，胃中之污秽降归于肠。"《神农本草经》云其"主伤寒寒热，心下坚，下气，喉咽肿痛，头眩胸胀，咳逆肠鸣，止汗"。石菖蒲开窍宁神、芳香化浊，《神农本草经》言其"味辛温，主风寒湿痹，咳逆上气，开心孔，补五脏，通九窍，明耳目，出音声。久服轻身，不忘不迷惑延年。"据统计，在目前治疗老年痴呆的益智中药中，石菖蒲是使用率最高的药物之一。现代研究认为石菖蒲对痴呆大鼠学习记忆力具有明显的改善作用，并认为其机制可能与石菖蒲的神经元保护作用及突触可塑性有关。杏仁，"微辛微苦，降逆疏肺，豁痰降中，外通皮腠，下润魄门，能降立肺中之浊。"润下开上，具开宣肺气助血脉的作用，还能润肠通便；苏子，辛温，主下气，行气宽中，上开七窍，下通二便。大黄泻下降浊，《神农本草经》云其有"下瘀血……荡涤肠胃，推陈至新，通利水谷，调中化食，安和五脏"之功，杏仁与大黄同用，肺与大肠皆通；肺朝百脉，肺气不足，不能正常推动血脉的运行，出现血瘀证，故以田七对治。田七为人参三七，《中药大辞典》言此药归肝、胃、大肠经，《本草再新》言此药归肺、肾二经。此药活血化瘀之功尤佳，研究表明，三七在抗脑缺血损伤及治疗血管性痴呆方面有很大的潜力。

人体气机，有升方降，有降方升，升降正常有序，惟赖一气流通耳。纵观全方，附子与人参合用，温阳化气，既补益脾肺，更资肺卫宣发之源，且温而不燥；石菖蒲开宣肺气，通窍益智；杏仁、苏子降逆肺气，亦能润肠通便；法半夏降胃中之逆，使胃中之污秽降归于肠；大黄泻下降浊，荡涤肠胃，推陈致新；田七活血化瘀，亦有补益之功。诸药合用，有升有降，附子、人参、石菖蒲分别从下焦、中焦、上焦层层通升；杏苏、法半夏、大黄分别从上焦、中焦、下焦步步肃降，一升一降，益肺、宣肺、降浊同用，使补而不滞，升降有序，上下兼顾。因此采用益肺宣肺降浊中药干预治疗 VD 能取得较满意的效果。

临证时需根据患者不同的症状以此方为基础方辨证加减：有表证者，可加桂枝汤解表；痰湿明显者，可加二陈汤化痰；肝郁血瘀明显者，可加郁金、元胡、当归、丹参等解郁化瘀。当患者寒、痰、湿、瘀等标证基本缓解后，则以补土填精善后，以宣肺益肺降浊方为基础加黄芪、党参、白术、陈皮、砂仁、菟丝子、巴戟天、淫羊藿、枸杞子、黄精等。如此，可使病情稳定，体质增强。

五、典型病案

张某，男，72 岁，2010 年 10 月 13 日初诊。主诉：行动迟缓，精神呆滞 2 个月。现病史：患者 2008 年患脑出血后右侧肢体活动不利，且记忆力下降及思维反应迟钝逐渐加重，记不清自己的年龄。遇亲友想不起称呼，外出迷路，计算能力明显下降，用过的物品找不到，生活不能自理，被诊为 VD。经多次诊治，效果不明显，求治于唐教授。患者右侧肢体活动不利，反应迟钝，生活不能自理，表情呆滞，口舌歪斜，怕冷，记忆力、计算力丧失，纳可，寐差，脘腹胀满。便意频，大便控制力差，不易排，夜尿增多。舌淡红，苔白腻，脉弦滑，沉取见涩脉。中医诊断：呆证。辨证：肾亏气虚，血瘀痰阻证。西医诊断：血管性痴呆。治法：补肾益气，化痰开窍，活血通络。白附片 60 g（先煎 2 小时），干姜 30 g，生白术 15 g，人参 15 g，党参 30 g，黄芪 30 g，砂仁 15 g，石菖蒲 20 g，法半夏 20 g，田七 15 g，淫羊藿 15 g，炙甘草 6 g，生姜 20 g。7 剂，水煎服，1 日 1 剂，3 次/日。

二诊（2010 年 10 月 20 日）：饮食较前增加，睡眠好转，夜尿次数减少。舌红，苔薄，脉细。服此方后脾气健运，痰湿得化，但仍肾虚髓空。脑失充润，神明呆滞，故仍补肾填精、健脾益气，前方加陈皮 15 g，益智仁 20 g，10 剂，水煎服，1 日 1 剂，3 次/日。

三诊（2010 年 11 月 3 日）：经前期治疗，患者诸证明显好转，行走较前有力，一般生活能自理，无故哭笑症状基本控制。因患者家在外地，就诊不便，嘱带药常服，处方如下：白附片 60 g（先煎 2 小时），生白术 15 g，人参 15 g，党参 30 g，黄芪 30 g，陈皮 15 g，砂仁 15 g，石菖蒲 20 g，法半夏 20 g，田七 15 g，淫羊藿 15 g，巴戟天 20 g，菟丝子 20 g，黄精 20 g，益智仁 20 g，炙甘草 6 g，生姜 50 g。30 剂，水煎服，1 日 1 剂，3 次/日。若病情稳定，可续服半年。随访 2 年，病情稳定，痴呆症状改善，生活可基本自理。

按：唐农认为痴呆病的特征是记忆的不同程度丧失，而记忆的丧失实际上是肾的"藏纳"功能障碍，即收藏不利，则直接影响信息的存储。而肾之"藏"是以肺之"收"为前提条件的，肺是启动记忆存储过程的关键环节，正如《素灵微蕴·耳聋解》所言："肾主髓。"《素灵微蕴》："谷入气满，淖泽注于骨，补益脑髓，是肾为髓之下源而肺为髓之上源也。肺郁化痰，无缘下生肾水，故骨髓空虚。"《素灵微蕴·惊悸解》亦言："以神发于魂，肝之魂生则胎心神，故魂含子气而知来，精产于魄，肺之魄结则孕肾精，故魄含子气而藏往。胃土上逆，肺金不降，阴魄浮升，不能并肾精下蛰，故往事遗忘而不藏也。"肾藏精，主骨生髓，关系着髓海的盈亏。肾的功能都与其主藏直接相关，因为"肾者主蛰，封藏之本"。而肺属金，主收生水，即肾封藏必须以肺的收为前提，藏实际是收的延续，若肺虚宣降失司。则肾封藏之功难以保障，不能补益脑髓，则记忆自然逐渐减退。治疗本病既要立足于老年人肾虚精亏之全局，又要着眼于脏腑病变之局部，兼顾补肾与宣肺益肺降浊，才能发挥更好的作用。患者年老久病，脏腑功能虚弱，气化不力，痰湿凝滞，属虚实夹杂之证。正虚遭邪侵，邪滞更伤正，邪结不祛则正气难复。唐教授认为老年疾病无论何证，都难以承受攻伐，因损之极易，培补甚难，应在扶正的基础上进行祛邪。宜缓缓调补，长期渐进，中病辄止。

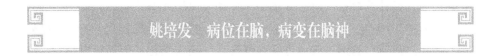

姚培发　病位在脑，病变在脑神

姚培发，长期从事中医内科临床、教学、科学工作。上海中医药大学附属龙华医院副院长、内科主任、中医内科教研室主任，曾任上海中医药大学、上海市中医药研究院专家委员会委员、博士研究生导师、中医内科教研室顾问，全国第二批老中医药专家学术经验继承工作指导老师。1995年被评为上海市名中医。

一、病位在脑，病变在脑神

在历代文献中，《内经》最早提出"心主神明"。而《素问·脉要精微论》曰："头者精明之府，头倾视深精神将夺矣。"李时珍亦说："脑为元神之府。"王清任更明确提出："灵机记性，不在心在脑。"可见中医一直不否认脑主神明及其在思维、记忆、意念、运动、任物等方面的功能。然而，姚教授在分析历代医家观点后，则认为"脑主神"与"心藏神"二者并不矛盾，他不拘泥于历代医家对脑、神明的认识，将"脑主神"与"心藏神"的理论有机地统一起来，认为脑其位最高，为奇恒之府，总统五脏六腑、四肢百骸。心分神明之心和血肉之心，而神明之心隶属于脑的功能，为君主之官。因而，脑有统御神、魂、魄、意、志五神之功。脑即指脑髓而言，脑为髓之府。若因各种原因致脑髓的血脉不利，痰浊瘀血蒙蔽清窍，清气不升，浊阴不降，轻者脑络瘀阻，脑髓失荣，久之遂生窠囊。重者络破血溢，压迫脑体，最终致脑体缩小，脑之用不能，魂不能升，魄不能降，感觉运动障碍，脑不主神，智力下降，心不藏神，心烦失眠，甚则性格及人格发生改变，肾精虚衰，脾胃虚弱，累及多脏。

姚教授认为，中医之脑髓与西医之脑神经不同。脑髓的生成靠肾精所化，《灵枢·经脉》云："人始生，先成精，精成而脑髓生。"肾藏精，精充髓，髓荣脑，"脑为髓之海"。《医学心悟》明确指出："肾主智，肾虚则智不足。"人体的衰老突出表现在肾的退化上。脑与髓均为奇恒之府，和五脏六腑相同，其生机、盛衰都赖肾中精气的激发和推动，故肾是人体生理退化始终之渊薮。人至老年，肾中真阴真阳不足，肾不化精，精血不足，髓海失充，造成髓少不能养脑，脑失滋养枯萎，萎则神机不用，五神失主，故临床上老年性痴呆常伴有肾虚症状。正如《灵枢·海论》所指："髓海不足，则脑转耳鸣，胫酸眩冒，目无所见，懈怠安卧。"因此，老年性痴呆的病理演变以肾精虚衰为本。

"脾为后天之本，气血生化之源。"人体的生长发育，其维持生命的一切物质均有赖于脾胃之运化。正如《素问·平人气象论》所云："五脏者，皆禀气于胃，胃者五脏之本也。"又如李东垣曰："凡有此病者，虽不易变生他疾，已损其天年。""阴精所奉，谓脾胃既和，谷气上升，春夏令行，故其人寿。"薛己也曾说："胃为五脏之本源，人身之根蒂。"脾为后天之本，后天可以养先天，脾胃虚弱经久不复，必然导致肾虚，从而引起早衰。脾胃为气血水谷之海，脾胃健运，气血充盛，生机旺盛，必无早衰之理；脾胃虚弱，气血不足，生机低下，全身各脏器必会受到影响，就会出现早衰之象。

二、脏腑失调，痰火瘀血丛生

头为诸阳之会，为阳经交会之处，脊髓为督脉所系，经颈部进入脑内，属脑，总督一身之阳经，为"阳脉之海"。因此，脑髓与五脏六腑靠经络相联系。正常生理状态下，气血津液运行无阻，充润精髓，营养脑体。当脏腑的功能失调，通过经络影响脑髓，其病理产物也会通过经络，行至脑髓，滞于脑络。姚教授认为，一方面，老年人肝肾不足，稍有情志不遂，肝风内动，肝火上炎，肝旺克脾，脾失运化，或素体脾虚，聚湿生痰，痰湿上蒙清窍，气血运行失畅而成瘀血，发为中风，遂成中风痴呆；另一方面，因肝阳偏亢，肝阴被耗，肝肾同源，肾阴亏虚，阴精不足，髓海失充，脑失荣养，加重痴呆，或成为混合性痴呆。痰浊与瘀血往往相夹为病，痰阻血瘀，致脑体络脉之局灶性痹阻而发病。

三、治当权衡标本缓急

由于老年性痴呆以脾肾亏虚为本，痰火瘀血为标，属虚实夹杂之证，治应针对本病之病理，急则治其标，缓则治其本，或标本兼顾，攻补兼施，以药中病机为好。当痰火瘀血之势较盛时，症见神情呆板，沉默寡言，或躁动不安，语言错乱，口齿不清，二便失控，不知饥饱。姚教授认为应先救其标，此时他善用当归芍药散加远志、菖蒲、丹参，以疏肝理气活血，健脾化痰除湿，绝其痰瘀之源。若兼心肝火旺，症见烦躁不安，心悸不寐，行为不轨，舌红少苔，脉弦细数，加龙胆草、焦山栀、丹皮，另吞服珠黄散或牛黄清心丸，以清泻心肝之火。痰浊较盛者，症见整日昏睡，沉默呆板，脘闷不饥，或时时口中喃喃自语，苔白滑腻，脉滑，加胆南星、礞石、姜半夏，另服苏合香丸，以辛温豁痰开窍。同时姚教授告诫，珠黄散、牛黄清心丸、苏合香丸之竣剂不可久用，待火热痰浊之象减缓后，即可停服，以避耗伤精血之虞。

当痰火瘀血之标缓解后，再予补肾填精培土，兼以清热豁痰，通络开窍。姚教授自拟"补肾醒脑煎"，方中生熟地黄、首乌、益智仁、女贞子、肉苁蓉以滋肾壮水填精，荣脑充髓益智；淮山药、炙黄芪健脾益气；菖蒲、远志、郁金、天竺黄、茺蔚子以理血化痰，通络开窍；青龙齿以安神定志，再少佐桂枝，以增其通络之功。诸药相合，益肾填精，健脾充髓，豁痰通络，开窍定志，寓通于补，攻补兼施，标本兼顾。

再者，本证患者大多年老体衰，肾虚髓少为其发病之本，痰瘀是导致本病产生的病理产物，且日久深踞脏腑经络，非朝日旬月能够去除，故姚教授在治疗此病时，谨守病机，持之以恒，耐心诊治，他反对贪图近效而过用温燥芳香开窍之剂而劫伐肝肾精血，加重症情。同时认为，肾亏髓少经补肾健脾，填精充髓，冀其精气来复，灵机转聪。其智能的恢复，应根据肾亏精少之程度而定，诸如健忘、行动反应迟缓、计算缓慢等，不必悉具，而见一治一，更不要操之过急，反致偾事。

四、典型病案

黄某，女，63岁。智能减退2年，一周来神情呆板，不思言语，躁动易怒，口干且苦，夜寐不安，纳差便溏，偶有二便失控，生活不能自理，形体消瘦，面色无华，舌质紫黯，苔薄黄腻，脉弦，尺部沉细无力。既往有高血压史20年，6年前有脑梗死史，后遗症右半身不遂。姚教授先予柴胡9g，当归12g，白芍10g，焦山栀10g，丹皮10g，白术12g，竹沥半夏10g，茯苓15g，泽泻10g，川芎12g，菖蒲10g，远志9g，郁金10g，

7 剂。二诊时口干苦已除，寐安，纳食渐增，大便转实，灵机较前有起色，能回答简单问题，舌质紫黯，苔薄白，脉弦细，续以生熟地各 10 g，制首乌 12 g，益智仁 10 g，女贞子 10 g，黄芪 12 g，淮山药 15 g，菖蒲 10 g，远志 10 g，郁金 10 g，青龙齿 30 g（先煎），茺蔚子 10 g，当归 12 g，川芎 15 g。加减调治 2 个月，神情转常，智能未再进一步减退，能自行饮食如厕，协助家人做简单家务。

按：患者素体肝肾精血亏损，髓海空虚，经脉肢体失养而致痴呆、消瘦、面色无华，且尺脉沉细无力；再遇情志不悦，心肝火旺，而见躁动易怒，口苦心悸，夜寐不安，脉弦；肝旺乘脾，脾运不力，纳差便溏；肝气不疏，湿热内蕴，血行不畅，瘀血丛生，故见舌质紫黯；苔黄腻为湿热之象。姚教授抓住病机关键，先予当归芍药散合丹栀逍遥散化裁疏肝清心，健脾化湿，活血理气，7 剂后待心肝之火平抑，脾运转枢，改投自拟"补肾醒脑煎"加减以补肾填精，健脾化痰，活血通络，终使精血来复，灵机转聪。

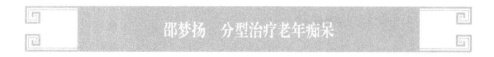

邵梦扬　分型治疗老年痴呆

邵梦阳，河南省著名中医药专家，临床擅治肿瘤及老年内科杂病，他认为老年痴呆的病机主要为心肾亏虚、神明失主，脾虚痰浊、清阳被蒙和血瘀阻络、元神失聪等数种，而瘀血常贯穿疾病始终。治疗宜分清虚实，辨证施治，缓治久图，调补疏理，不可操之过急，最忌峻补猛攻。主张活血化瘀可醒神开窍，临床习用通络胶囊配合辨证处方取效。兹就其治疗老年痴呆的经验总结整理如下。

一、心肾亏虚，神明失主

本证多见于老年人，尤其 60 岁以上者，记忆力、理解力逐渐下降，表现为呆滞如痴，静默寡言，时清时昧，甚则精神淡漠，喃喃独语，语无伦次，或时哭时笑，不能自制，舌淡，苔薄，脉细弱。此乃年高体衰，肾精衰枯，无以化生气血，精亏血少，脑海空虚，神明无主而发为本病，日久操劳，心血暗耗，心血不足，虚阳上扰，或肾阴亏虚，不济心阴，水火不济，心肾不交，心气浮越，神明不敛，呆病遂生。此为痴呆之虚证，治宜补肾益精，养心安神。方用珍珠母丸化裁：珍珠母、熟地黄、山药各20 g，当归、茯苓、肉苁蓉、桑椹、酸枣仁、川芎、生龙齿各15 g，核桃仁12 g，人参10 g。如口干，舌红者加玄参、麦冬；惊悸不安，神志无主者加百合、远志；头晕头痛者加白蒺藜、菊花；眩晕，肢麻者加石决明、钩藤等。

赵某，女，83岁，干部，1997年10月12日就诊。患者早年生活经历曲折，近半年来注意力不集中，健忘，表情淡漠，举止失常，呆滞寡言，时而自吟，时而自笑，询其病史，矢口否认，语无伦次，舌淡，苔薄，脉沉细，既往有精神病及高血压病史，神经内科诊其为老年期痴呆，予以地西泮、谷维素、三唑仑等治疗。邵老辨其证属心肾亏虚，神明无主。处方：百合30 g，熟地黄、山药、肉苁蓉各20 g，茯苓、当归、桑椹、酸枣仁、川芎、生龙齿各15 g，核桃仁12 g，炙甘草、人参各10 g。服10剂后，举止如常，言语较清，但仍然呆滞。继服1个月，症状大减，基本正常，仍有善忘，注意力不集中。继上方去龙齿、山药，加丹参30 g，水蛭10 g，改汤为丸，服至1年，患者基本如常。

二、脾虚痰浊，清阳被蒙

此类患者多为素体脾胃虚弱，痰湿偏盛，或年高积劳多疾，损伤心脾，脾失健运，聚湿生痰，痰浊泛滥，上蒙清窍，清阳蒙阻，脑髓失聪。症见反应迟钝，智力低下，神情呆滞，表情淡漠，精神抑郁，自言自语，脘腹胀满，纳呆，口多痰涎，倦怠困乏，苔白腻，脉沉滑或濡缓。症状时轻时重，治疗显效缓慢。辨证为脾虚生痰，蒙阻清阳。治宜健脾化湿，涤痰开窍。方用指迷茯苓丸加减：党参、生白术、石菖蒲各15 g，白茯苓30 g，清半夏、远志各12 g，胆南星、白豆蔻、陈皮、苏梗、甘草各10 g。体胖腹胀，痰涎多者加川朴、川贝母；呕呃、嗳气者加竹茹、砂仁；神志恍惚，痴呆重者加青礞石、天竺黄；便溏食少者加苍术、薏苡仁、焦三仙；便秘者加火麻仁、肉苁蓉、枳实；少气心慌者加黄芪、当归、丹参等。

高某，男，78岁，教师，1996年8月15日就诊。2年前曾患腔隙性脑梗死。1年多来，患胃病，纳差，健忘，起初不记近来事，逐渐发展为基本没有记忆，外出不能独自回家，诊断为老年性痴呆。家人陪送来诊，神志尚清，反应迟钝，表情呆滞，静坐少言，但时而躁动，时而叫骂，语言重复，所答非所问，丧失计算能力，流涎，食少，倦怠，二便正常，舌淡润，苔白中厚腻，脉细而滑。证属心脾亏虚，痰湿阻窍。拟健脾养心，化痰开窍。处方：白茯苓 30 g，党参、黄芪各 20 g，炒白术、川芎、银杏叶、石菖蒲各 15 g，远志 12 g，清半夏、白豆蔻、苏梗、甘草各 10 g。叠进 15 剂，神志渐清，精神好转，眠食正常，记忆稍有改善，但仍反应迟钝，近期事物不能记忆，时有自语，前方去白豆蔻，加郁金、核桃仁各 15 g，继服 30 剂。诸症大减，但记忆力、计算力、表达力、逻辑能力等仍很差，守前方化裁服药半年，并加血竭、琥珀、三七各等份为末装胶囊，每服 2 g，每日 3 次。治疗 1 年半，基本恢复正常。

三、血瘀阻络，元神失聪

本证多由情志刺激突然发病或加重，或者发生在大病、久病之后。症见痴滞不语，精神恍惚，面色晦暗，烦乱少寐，胸闷太息，不解人意，反应迟钝，善忘，甚则无记忆，或头痛如刺，舌黯或有瘀斑，舌下静脉青紫或瘀胀，脉沉弦或沉涩。忧郁伤肝，气滞血瘀，气血逆乱；或年高体弱，或久病、大病耗伤正气，气虚则血瘀，瘀浊阻塞灵窍，神明逆乱，元神失聪而致本证。治宜补气活血，安神益智。邵老自拟方：丹参 30 g，白茯苓、川芎各 20 g，肉苁蓉、核桃仁、银杏叶各 15 g，桃仁、人参、甘草各 10 g，三七 3 g（冲），水蛭 3 条。气滞血瘀明显者加红花、益母草、莪术；疼痛明显者加炒延胡索、鸡血藤；兼有狂躁不眠者加大黄、赤芍、丹皮。治疗此证邵老常制有通络胶囊，川芎 6 份，三七 2 份，血竭 1 份，琥珀 1 份，共为细末，装胶囊备用。

王某，女，62 岁，农民，1997 年 5 月 6 日就诊。3 年前患脑血栓形成，左侧偏瘫，经治疗基本痊愈。但反应迟缓，智力下降，言语迟钝，1 年前因家务矛盾，情志不遂，渐至精神抑郁，记忆下降，甚则不知儿孙名字，出门不知回家，时而述其头痛，面色暗晦，烦乱少寐，肌肤甲错，便干易解，舌暗、舌下静脉屈曲青紫，脉细沉弦，诊断为老年痴呆。辨证为血瘀阻络，元神失聪。治宜活血通络，补气益智。处方：白茯苓、鸡血藤、丹参各 30 g，川芎 20 g，肉苁蓉 15 g，人参、银杏叶、净桃仁、红花、甘草各 10 g。水煎服，每日 1 剂。另服通络胶囊，每日 3 次，每次 2 g，服 1 周时，大便量多色黑，3 天后转为正常，同时神志渐清，病情稍有好转。服至月余，患者已能自制。加减治疗半年后，诸症基本消除，后改为单独服通络胶囊。每遇情志不舒，病情稍有变化时，即加服汤剂，加强理气活血、化瘀通络作用。1 年后患者记忆力较前已明显改善，语言表达能力增强，能自行来诊，准确叙述病情。

老年性痴呆是常见的老年病之一，近年来发病率有增高趋势。邵老认为本病病位在脑，与心、肾、肝、脾关系密切。五脏六腑病变均可累及大脑，因为脑为元神之府，清阳之处，最忌浊扰。本病起病缓慢，逐步加重，多为虚实夹杂之证，虚则心肾为主，实则痰浊、瘀血、气滞为先，互为因果。治疗需分清虚实及其轻重缓急，强调辨证准确，用药得当，只宜缓治久图，调补疏理，不可操之过急，最忌峻补猛攻，以免病深不解，或伤正虚脱。方中多用白茯苓，渗利之中有补益之功，补心益脾又能安神益智，是治疗本病要药；川芎，辛香走窜，上达巅顶而通脑窍，行气活血则疏风祛邪，补剂中用之又能防止壅滞碍胃。银杏叶，收敛心气，而有补肾之功。再者，治疗本病多重视"瘀血"，因年高气虚，则血行不畅；肾精不足，不能上奉，则髓海空虚，气血不行；痰浊、气滞，则血瘀不行，最终脑络瘀阻，气血不行，清窍失养，则神明错乱。因此治疗此病多用通络胶囊，以活血化瘀，开窍醒神。脑络一开，气血通畅，则髓海得充，元神得养，神志自明，诸症可除。否则，清窍之上，瘀浊壅塞，图补无效。所以，临床治疗本病，除典型的心肾亏虚证外，均可服用通络胶囊，长期服用，多获良效。

参 考 文 献

[1] 李文涛，远慧茹. 针刺治疗多发梗死性痴呆1例 [J]. 长春中医药大学学报，2012，28（4）：720.

[2] 左丘明. 左传 [M]. 太原：山西古籍出版社，2004：264.

[3] 杜预. 春秋经传集解 [M]. 上海：上海古籍出版社，1978：785.

[4] 刘雅芳，程伟. 中国古代对痴呆的认识 [J]. 中华中医药学刊，2009，27（7）：1470 - 1472.

[5] 华佗. 华佗神方 [M]. 北京：中医古籍出版社，1992：61.

[6] 黄龙祥. 针灸名著集成 [M]. 北京：华夏出版社，1996：321.

[7] 张景岳. 景岳全书精选 [M]. 北京：科学技术文献出版社，1996：597.

[8] 叶天士. 临证指南医案 [M]. 北京：中国中医药出版社，2008.

[9] 朱丹溪. 丹溪心法 [M]. 北京：中国中医药出版社，2008：178.

[10] 中华中医药学会. 中医内科常见病诊疗指南：中医病证部分 [M]. 北京：中国中医药出版社，2008：53.

[11] 王怀隐. 太平圣惠方 [M]. 北京：人民卫生出版社，1958：102.

[12] 王象礼. 陈无择医学全书 [M]. 北京：中国中医药出版社，2005：104.

［13］张印生，韩学杰，胡国臣．孙思邈医学全书［M］．北京：中国中医药出版社，2009：728.

［14］陈士铎．中医古籍必读经典系列丛书：辨证录［M］．太原：山西科学技术出版社，2013.

［15］李敏，张萍，李思铭，等．陈可冀院士治疗老年痴呆的临床经验［J］．中西医结合心脑血管杂志，2015，13（2）：254－256.

［16］孙秀丽，牛磊，宫洪涛．宫洪涛教授从肝肾论治痴呆的经验［J］．甘肃中医，2008，21（6）：9－10.

［17］宋正良，郭秀琴．郭秀琴教授运用益气聪明汤加减治疗痴呆症的经验［J］．浙江中医药大学学报，2009，33（1）：92－93.

［18］王东建，洪庆祥．林水淼治疗老年性痴呆经验举隅［J］．中医文献杂志，2011，29（3）：41－42.

［19］赵清山，王清碧，毕信亚，等．唐农教授从肺论治血管性痴呆的经验［J］．贵阳中医学院学报，2014，36（1）：6－8.

［20］何颂华．姚培发治疗老年性痴呆经验采菁［J］．中医文献杂志，2007（2）：53－55.

［21］邵玉英．邵梦扬治疗老年痴呆的经验［J］．陕西中医，2009，30（9）：1193－1194.